仲景医学探索与实践

——《伤寒杂病论》研究 59 问

主　编：李宇航

全国百佳图书出版单位

中国中医药出版社

·北　京·

图书在版编目（CIP）数据

仲景医学探索与实践:《伤寒杂病论》研究 59 问 /
李宇航主编 . –– 北京 : 中国中医药出版社 , 2024. 11
ISBN 978–7–5132–8940–5

Ⅰ . R222.19

中国国家版本馆 CIP 数据核字第 2024KT9011 号

中国中医药出版社出版

北京经济技术开发区科创十三街 31 号院二区 8 号楼
邮政编码　100176
传真　010–64405721
三河市同力彩印有限公司印刷
各地新华书店经销

开本 787×1092　1/16　印张 21.75　字数 452 千字
2024 年 11 月第 1 版　2024 年 11 月第 1 次印刷
书号　ISBN 978 – 7 – 5132 – 8940 – 5

定价　89.00 元
网址　www.cptcm.com

服 务 热 线　010–64405510
购 书 热 线　010–89535836
维 权 打 假　010–64405753

微信服务号　**zgzyycbs**
微商城网址　**https://kdt.im/LIdUGr**
官 方 微 博　**http://e.weibo.com/cptcm**
天猫旗舰店网址　**https://zgzyycbs.tmall.com**

东汉末年，战争连年，疫病流行，民不聊生。南阳人张机（字仲景）感往昔之沦丧，伤横夭之莫救，乃勤求古训，博采众方，撰用《素问》《九卷》《八十一难》《阴阳大论》《胎胪药录》，并平脉辨证，为《伤寒杂病论》合十六卷。足见仲景《伤寒杂病论》继承并总结了汉及汉以前的医学成就，把《内经》《难经》《神农本草经》等医学理论与临床实践结合起来，克服了古医经家有理无方药、经方家有方药无理法的缺陷，乃集医经派和经方派研究之大成，是我国第一部理法方药俱备的医学典籍。《伤寒杂病论》确立了中医辨证论治体系的基本框架与临床理法方药应用的基本规范，为中医临床医学的发展奠定了坚实的基础，甘伯宗盛赞曰："其言精而奥，其法简而详，非浅闻寡见所能及。"

《伤寒杂病论》的流传，历经周折，至北宋由国家校正医书局分为《伤寒论》和《金匮要略》刊行于世，此即仲景医学之源。仲景《伤寒论》《金匮要略》经宋臣林亿等校定刊行，得以广泛流传。后世医家通过整理、校勘、编次、注释的形式，将自己的临证经验和认识，融会其中，使仲景学说的内容不断丰富、临床应用不断拓展，仁智互见，仲景学术流派亦随之产生。仲景学术流派，是以研究阐发《伤寒杂病论》辨证论治、理法方药为主体的众多医家形成的医学流派。一般认为，此流派发端于晋唐，形成于宋金，兴盛于明清。1800 余年来，研究《伤寒论》《金匮要略》的著作有千余种，医家八百余位，他们继承了张仲景的学术思想，在此基础上研究成果亦各有特色，在中医学史上留下了不可磨灭的业绩。后世各个医学流派的形成与发展，大多从《伤寒论》《金匮要略》中汲取营养成分，如明清之际的温病学派所倡导的卫气营血辨证、三焦辨证亦是在《伤寒论》六经辨证基础上的创新和发展；《临证指南医案》中记载著名温病学家叶天士以栀子豉汤为基础，随证化裁，治疗外感内伤杂病14证；清代温病学家吴瑭《温病条辨》中对承气汤、炙甘草汤创新发展出一系列方剂，以满足温热病治疗的需要。可以说，纵观中医学术发展史，历史上很多著名临床家都对仲景医学的研究颇有心得。

医圣张仲景著不朽经典《伤寒杂病论》，集东汉以前中国医学之大成，确立了中医学辨证论治基本体系，历代医药学家为之注解、诠释、补充和拓展，形成了独具特色的"仲景医学"，涵盖中医基础医学、临床医学、方剂学、中药炮制以及养生保健等领域，对中医药学的不断发展产生了深远影响。本书重点介绍了北京中医药大学"经方现代临床应用关键科学问题的基础研究"创新团队在仲景学术及中医药现代化研究方面取得的部分成果，内容包括理论与文献研究、临床研究、实验研究、经方配伍规律研究、中药寒热度及量化组方研究、经方现代研究方法论、名家经验传承、教育教学研究等8个版块。全书每个版块中内容均以所研究问题作为标题，以设问的形式展开讨论，从研究背景、研究内容与结果（研究论点与论据）、意义及展望等角度论述，如提出"法依病机、拆方依法"经方实验研究思路、"方－证要素对应"组方原理、仲景经方"五脏五味补泻"用药法则、四逆散开阖以运少阴枢机、基于六经阴阳的中药"寒热度"研究新思路等，共计59个专题。希冀能够为开展仲景医学研究提供借鉴，为中医临床基础等学科研究生学位论文选题、科研课题申请等提供思路，同时亦可供对仲景医学研究感兴趣的读者参考阅读。

我们综合采用病理学、药理学、分子生物学、微生物与免疫学、信息技术等技术，开展仲景学术和中医药现代化研究，体现了学科交叉融合创新的优势和特色，但仍有诸多方法处于探索阶段，需要进一步发展完善。本书介绍的专题研究难免有不足或错漏之处，敬请广大读者提出宝贵意见，以便我们不断改正、不断提高。

编 者
2024 年 8 月于北京

绪　论

本书分理论与文献研究、临床研究、实验研究、经方配伍规律研究、中药寒热度及量化组方研究、经方现代研究方法论、名家经验传承、教育教学研究8个版块，介绍本团队40余年来开展仲景医学研究，在理论探索与实践创新等方面的工作。各版块中的章节均以研究问题为引导，从研究背景、思路、方法、结果、意义及展望等角度论述，如提出四逆散开阖以运少阴枢机、观其脉证辨识诈病与"主诉偏倚"、调畅气机治疗失眠、"方-证要素对应"组方原理、仲景经方"五脏五味补泻"用药法则、基于六经阴阳的中药"寒热度"研究新思路、"法依病机，拆方依法"经方实验研究思路等。全书以设问的形式展开讨论，共有59个专题。

一、理论与文献研究

本章主要讨论了以下9个问题。

1. 关于《伤寒论》现存最佳版本及其条文数量

目前，宋本《伤寒论》被公认为现存最佳版本，共有10卷22篇（可分为前四篇，中十篇和后八篇）。行业内公认的398条原文即出自《伤寒论》中十篇，论六经病、霍乱病、阴阳易差后劳复病的证治，是《伤寒论》的重点与核心内容。除中十篇398条外，《伤寒论》还有前四篇、后八篇，全书共计原文多少条？以刘渡舟教授主编的《伤寒论校注》为蓝本，按赵开美翻刻宋本条文划分标准，厘定宋本《伤寒论》前四篇、后八篇条文数目：前四篇原文共计122条，其中"辨脉法"与"平脉法"作为脉法总论，"伤寒例"作为外感热病学概论、伤寒辨证之规范，具有重要理论意义及临床价值；后八篇原文共计288条，其内容虽与中十篇重复较多，但有学者考证提出后八篇的内容本是王叔和所见散失《伤寒杂病论》的原始状态，学术价值亦不可低估。总之，宋本《伤寒论》10卷22篇共计808条原文，有助于了解《伤寒论》宋版全貌，以全面领悟其辨证论治精神。

2. 关于《金匮要略》现存最佳版本及其条文数量

邓珍本是现存《金匮要略》的珍善本，据宋臣孙奇、林亿等统计，全书"凡二十五篇，除重复，合二百六十二方"，现今常常以正方、附方和杂疗三篇附录方分别计数，然说法不一，对全书25篇条文计数统计也未见报道。《金匮要略》原文共计多少条？本研究以元代邓珍本《金匮要略》为蓝本，建立原文和方剂数据库，采用可提取电子文本特定内容的正则表达式与描述数据间映射关系的数据字典技术，结合人工校对，对《金匮要略》全篇条文与载方进行统计，结果表明：全书载正方 182 首、附方 23 首、杂疗方 57 首，共计 262 首，与宋臣统计相合。前 22 篇条文计 431 条、杂疗 3 篇条文计 209 条，全书共计 640 条。可为系统研究与学习《金匮要略》提供参考。

3. 关于宋本《伤寒论》前四篇与后八篇的内容及其意义

宋本《伤寒论》是目前公认的最佳《伤寒论》版本，全书共 10 卷 22 篇，共计 808 条原文，被研究者分为前四篇、中十篇、后八篇三部分。中十篇从"辨太阳病脉证并治上"至"辨阴阳易差后劳复病脉证并治"共 398 条，主要论述六经病辨证，已广为人们熟知。"辨脉法""平脉法""伤寒例""痉湿暍"前四篇共计 122 条，"辨不可发汗""可发汗""发汗后""不可吐""可吐""不可下""可下""发汗吐下"后八篇共计 288 条，则较少有人问津。那么，宋本《伤寒论》"前四篇"及"后八篇"主要讲述了什么内容？本研究强调《伤寒论》前四篇与后八篇也是《伤寒杂病论》不可分割的重要组成部分。因此，研究《伤寒论》不可只局限于中十篇，也要对前四篇、后八篇的内容有所了解。如此，才能有利于了解经典全貌、融会贯通，对于全面继承和发扬仲景学术，同样具有重要价值。

4. 关于《伤寒论》"当齐握热"一词出处及其意义

"当齐握热"一词，见于《伤寒论·辨不可下病脉证并治》，文曰："诸外实者，不可下，下之则发微热，亡脉厥者，当齐握热。"论表实误下之变证。其中，对于"当齐握热"的理解，历代医家认识不一。多数医家认为这是一种表证误下后邪热深陷于内的临床表现，也有医家提出不同看法。如何理解"当齐握热"？研究从词义、病机及临床意义等方面进行探讨，认为"当齐握热"并非是一种证候表现，而是一种治疗"寒厥"的外治法，从而丰富了《伤寒论》外治法的内容，有利于更好地继承和发扬仲景学术。

5. 关于少阳"半表半里"

《伤寒论》中并无"半表半里"一词。成无己《注解伤寒论》及《伤寒明理论》首次提出"半表半里"概念，但有两点不足：一是《伤寒论》中有关表里的含义很多，成氏没有明确说出在此是针对那一种而言？二是成氏所说的"半表半里"可以理解为"亦表亦里"，也可以理解为"非表非里"，从而造成概念上的混乱，以致后人众说纷纭。"半表半里"意义何在？我们提出用"半表半里"表示少阳病位，不应是"非表非里"而应是"亦表亦里"。即邪犯少阳，既在少阳经表，也在少阳胆腑，兼枢机不利，其邪气游移于少阳经腑，难以看到经病单发之时，也很少见到腑病独作之刻，谓发则经腑同病，并以充足的论据加以阐述。

6. 关于太阴病治则宜服"四逆辈"

"四逆辈"一词，见于《伤寒论·辨太阴病脉证并治》第 227 条："自利不渴者，属太阴，以其脏有寒故也，当温之，宜服四逆辈。""四逆"此指四逆汤；"辈"犹类也。像这样用"辈"字来概括方药者，《伤寒论》中仅此一处。四逆汤主要针对下焦少阴肾虚寒证而设。太阴脾脏虚寒，当立温中散寒、健脾燥湿之法，采用理中汤予以对证治疗。仲景于此却以"四逆辈"统括而论，其意何在？本研究从六经病传变规律及仲景组方用药规律等角度深入探讨，并以后世治疗中焦虚寒下利日久不愈，运用理中汤加附子而制成附子理中丸为例，阐述了《伤寒论》"四逆辈"，体现了"未病先防""并病同治""随证治之"三大宗旨。

7. 关于四逆散运转少阴枢机

从三阴开阖枢的关系、四逆散证病机特点，以及四逆散组方用药特点三个方面阐述四逆散治在肝脾，确能运转少阴枢机的理论依据。从六经阴阳角度分析，四逆散与小柴胡汤相呼应，构成了运转六经三阴、三阳枢机的两大手法。不仅有助于我们更加全面、更加系统地认识《伤寒论》六经辨证论治理论体系，同时对于指导临床应用亦具有重要意义。

8. 关于"治未病"学术思想在《伤寒杂病论》中的体现

治未病的概念源自《黄帝内经》，《素问·四气调神大论》云："是故圣人不治已病治未病，不治已乱治未乱，此之谓也。夫病已成而后药之，乱已成而后治之，譬犹渴而穿井，斗而铸锥，不亦晚乎！"开创了中医对这一领域的独特认识和精辟见解的先河。张仲景继承了《黄帝内经》治未病的思想，不仅强调未病先防重养生调摄，还将中医治未病思想运用到临床辨证治疗中。张仲景将"治未病"思想贯穿于《伤寒杂病论》始终，涉及养生防病、有病早治、已病防传、病盛防危、新愈防复等方面。仲景治未病思想，对现代的预防医学起到了承前启后的作用，在现代健康教育和临床实践中具有广泛的指导意义，千百年来一直有效地指导着防病治病实践，在日常生活和临床工作均具有重要意义。

9. 关于当归芍药散与六气经纬丸的演变

当归芍药散见于《金匮要略》，治疗妇人怀妊腹痛或妇人杂病腹痛。现今临床应用本方治疗多种疾病。文献溯源发现，当归芍药散的广泛治疗作用与其源于六气经纬丸密切相关。根据"方－证要素对应"组方原理，解析当归芍药散及六气经纬丸证治的异同，研究发现当归芍药散与六气经纬丸虽然药物组成相同，且均为调肝理脾之剂，但"调肝"方剂要素（芍药、当归、川芎）中，当归芍药散重在"柔肝活血"（芍、归、芎的比例为 16∶3∶8）；六气经纬丸重在"柔肝养血"（芍、归、芎的比例为 16∶8∶4）。"理脾"方剂要素（茯苓、泽泻、白术）中，当归芍药散侧重"健脾利水"（苓、术、泽的比例为 4∶4∶8）；六气经纬丸侧重"健脾燥湿"（苓、术、泽的比例为 4∶8∶4）。正是因为六气经纬丸组方之旨在于"纵横调肝理脾，畅达六经之气"，较当归芍药散有着更加广泛的临床应用范围。

二、临床研究

本章重点讨论了以下 12 个问题。

10. 关于仲景方用药度量衡古今折算

仲景方用药度量衡古今差异较大，临床应用该怎样折算？在科技部国家"十一五"科技支撑计划课题——仲景方用药剂量古今折算标准研究（NO：2006BAI21B03）资助下，采用问卷调查、文献考证、汉代度量衡研究、药物品种考证、炮制法差异及实物测量等方法，得出仲景方用药剂量及配伍比例标准，为开展类似研究提供方法学借鉴，也为建立仲景方用药剂量及配伍比例的行业标准和国际标准，奠定了坚实的基础。

11. 关于仲景辨"病脉证并治"逐级分类临床诊疗决策模式

张仲景临床诊疗模式是什么？如何理解仲景辨"病脉证并治"逐级分类、循证推理之临床诊疗决策模式？研究基于仲景原文记载，遵循仲景"辨病→平脉→析证→定治"之临床诊疗决策过程，对仲景辨"病脉证并治"临床诊疗决策模式进行解析，得出《伤寒杂病论》每篇以"病脉证并治"冠名，正是仲景创立的临床诊疗基本模式的体现，这不仅强调临床诊疗的全过程，而且体现中医临床诊疗决策的复杂性，即在辨病的前提下，观其脉证，知犯何逆，随证治之。

12. 关于"诈病"及其临床甄别

《伤寒论·平脉法》第 4 条例举"诈病"论四诊合参、舍脉从症及舍症从脉的辨证方法。然而，何为诈病，临床应如何甄别？文中引入"主诉偏倚"的概念加以论述，强调主诉偏倚是临床实践中一直存在却未被人重视的现象，与诈病相似却不同于诈病。提高辨识主诉偏倚及辨别各种诈病的能力，有利于医生更好地遵循辨证论治原则，尽可能避免误诊误治，对于提高中医临床诊疗水平具有积极意义。

13. 关于"欲愈候"的临床判断

欲愈候是预示疾病将愈的一类证候，临床上出现此类证候时往往提示正胜邪退，疾病将愈。欲愈候在临床上怎样判断？《伤寒论》中十篇 398 条中涉及"欲愈候"的条文多达 35 条，内容十分丰富。本研究通过对《伤寒论》"欲愈候"原文进行梳理、提炼，意在挖掘仲景辨证论治思想理论内涵。判断疾病预后，当以《伤寒论》第 58 条"阴阳自和者，必自愈"为纲。若邪去而正衰，并非一定要用药物治疗，可通过饮食调补、休息疗养，待阴阳恢复平衡，病可自愈，此即"于不治中治之"之法。仲景从病之本在于阴阳失衡，推及病之愈由于阴阳自和，可谓发扬《黄帝内经》治病必求于本之义。其临床价值主要体现在以下两个方面：一是更加准确地把握疾病的发生和发展规律；二是指导临床用药，避免过度医疗，减少误治。

14. 关于仲景用药剂量的宏观把握

西医学研究人或动物的用药剂量，一般按公斤体重或按体表面积折算。中医治疗疾病，则既要考虑到人体体重，还要根据正气强弱、感邪轻重、有无宿疾等因素，特别是要详细观察患者服药后的反映，综合分析。仲景用药药量的宏观把握之具体方法，当以"以知为度"为原则。"以知为度"出自《伤寒论》麻子仁丸方后注，这是以用药见效为尺度来控制总体给药量的一种方法。通过全面梳理《伤寒论》《金匮要略》中的相关论述，对仲景用药药量的宏观把握方法加以总结，作为不同经方疗效评价及临床药量把握的依据，共计25法。意在启迪临床，指导经方现代应用。

15. 关于失眠验方僵蚕二黄散

失眠，常见中医证型有心火偏亢，扰动心神；肝郁化火，邪火扰心；心血不足，心失所养；肾阴耗伤，不能上奉于心，水火不济，心肾不交等。但其基本病理为阳不入阴、神不守舍，主要是机体气血和脏腑功能失调所致。临床观察，失眠常与气机紊乱、升降失密切相关。针对这一病机，自拟僵蚕二黄散（僵蚕、姜黄、天竺黄、蝉蜕、远志、合欢皮等），主要用于治疗失眠，屡获良效。僵蚕二黄散治疗失眠，其组方用药有什么特点？分析方药组成，可知其治疗重点不在调治内脏，而在调畅气机，痰消则气行通畅，气畅则不郁，不郁则无以化火，无火则神无所扰，故神安则寐。

16. 关于温热药在湿热病治疗中的使用

湿热病以湿热相合、如油入面、缠绵难愈为特点，治则为祛湿清热，而"分消走泄"为其重要治法之一。那么，治疗湿热病中能否使用温热药呢？答案是肯定的。以分消走泄法为例，其对湿热病的治疗并不局限于"热者寒之"的正治法范围内，其中温热药物如辛温、苦温、甘温、辛宣芳化、苦温燥湿等，用于治疗湿热病，属"反治"法范畴。本研究重点讨论温热药物在湿热病治疗中的作用，以期启迪并开拓临床治疗湿热病的用药思路。

17. 关于寒热错杂痞的病机特点及其治疗特色

《伤寒论》所论痞证，是临床上的常见病证。寒热错杂痞为其中最主要证型之一，其病机特点及其治疗特色体现在哪些方面？本研究从升降失职、寒热互结、痰湿内生三方面揭示寒热错杂痞的病理机制，从寒温同用、阴阳并调，苦降辛开、调畅气机，补脾和胃、涤痰化浊，灵活加减、随证治之，去滓再煎、调和胃肠五个方面，阐述《伤寒论》半夏泻心汤、生姜泻心汤、甘草泻心汤治疗寒热错杂的组方用药特点。以恢复中焦斡旋之职为主旨，苦降、辛开、甘调并施，组方用药独具特色。这对于多种外内伤杂，特别是一些消化系统疾病的治疗，具有重要临床指导价值。

18. 关于应用半夏泻心汤的临床辨证要点

半夏泻心汤是临床治疗寒热错杂痞证的代表方剂，刘渡舟教授《新编伤寒论类方》说："在临床上，对单纯的脾胃热证或寒证较易医治，而对于脾胃运化失常所产生的寒热夹杂、升降乖戾之证，若不明和解脾胃阴阳之法，则往往令人束手无策。"《伤寒论》载半夏泻心汤原文一条，症状仅有一个，即"但满而不痛"，临床应用本方应如何把握？其临床辨证要点为何？均值得深入探讨与研究。通过半夏泻心汤治疗心下痞古今文献案例的统计得出，其方证辨证要点如下：其一，主症主要有心下痞塞，恶心呕逆，大便不调，厌食纳呆；其二，或然症主要有肠鸣，神倦乏力，胃脘隐痛，口苦，舌红或淡，苔黄白而腻，脉弦或数、滑、细。

19. 关于半夏与白芥子配伍的临床应用

半夏与白芥子配伍，体现在半夏泻心汤组方中应用于临床，亦称半芥泻心汤。如此配伍有两个特点：一是增强豁痰开结之力，弥补因半夏毒性而用量受限的缺憾；二是增加疏肝理气之功效。经临床应用，取得了满意疗效。本研究阐述其配伍理论依据，并附临床验案。希望通过优化方剂配伍，实现增效减毒之目的。

20. 关于体现"从肠论治"思想的经方治疗慢性阻塞性肺疾病

慢性阻塞性肺疾病是一种具有气流受限特征的疾病，气流受限不完全可逆且呈进行性发展，属中医"咳嗽""上气""喘证"和"肺胀"等范畴。根据"肺和大肠相表里"理论，"从肠论治"肺病是临床具有中医特色的治疗手段，但并不局限于苦寒通腑，从肠论治还包括温肠、化湿、清热、利水等治大肠之法。例举《伤寒论》《金匮要略》经方论治咳喘，有从肺论治者，有从肠论治者，也有肺肠同治者，其中也有原本不治咳喘之方，现已拓展为慢性阻塞性肺疾病论治中常用的方剂，扩大了慢性阻塞性肺疾病从肠论治的经方运用。

21. 关于"肺与大肠相表里"的循证医学证据

有没有循证医学证据证明"肺与大肠相表里"？我们在国家重点基础研究发展计划（973 计划）中医基础理论研究专项资助（NO：2009CB522704）下，采用多中心、随机双盲、安慰剂对照的研究方法，将 488 名痰热壅肺证慢性阻塞性肺疾病急性加重期（AECOPD）患者随机分为对照组、治肠组、治肺组、肺肠同治组。根据药物功效对宣白承气汤进行拆方，四组均在西医对症治疗的基础上分别给予安慰剂（对照组），生大黄（治肠组），生石膏、瓜蒌皮、苦杏仁（治肺组）和宣白承气汤全方（肺肠同治组）。观察治疗前、10 天治疗过程中及治疗后肺部主要症状、肺功能、血气分析以及安全性指标，评价其临床疗效。研究结果表明，"从肠论治"法较单纯西医基础治疗具有显著的优越性，为以"从肠论治"作为切入点研究"肺与大肠相表里"理论提供了临床疗效证据，也为经方拆方在防治难治性疾病中的应用提供了思路。

三、实验研究

本章重点讨论了以下 13 个问题。

22. 关于半夏泻心汤组方原理与 Shay 氏平衡学说的相关之处

消化性溃疡（peptic ulcer，PU）是一种世界性常见疾病，具有反复发作倾向，其并发症上消化道出血、穿孔、梗阻、癌变等，严重危害人们健康。关于本病的发生曾有过各种各样的学说，其中占主导地位的是 Shay 氏平衡理论学说，即本病的发生是攻击因子增强与防御因子削弱引起，或者说两种因子平衡失调是发生 PU 的关键因素。攻击因子有胃酸、胃蛋白酶、幽门螺杆菌（helicobacter pylori，HP）等；防御因子包括胃黏膜屏障、胃黏膜上皮细胞再生、前列腺素等。半夏泻心汤是治疗 PU 的有效方剂，该方七味药物主要分为三组：①半夏、干姜，辛开而温；②黄芩、黄连，苦泄而寒；③人参、甘草、大枣，甘温调补；此即"辛开、苦降、甘补"之法，是中医临床调和脾胃阴阳，治疗寒热错杂痞的代表方剂。但其具体作用机理、方剂结构与作用关系尚待进一步研究。本团队在发现半夏泻心汤组方原理与 Shay 氏平衡学说在临床防治 PU 方面的相似之处基础上，遵循"法依病机，拆方依法"经方拆方原则，提出了探讨两者相关实质的具体研究方案。通过复制胃溃疡大鼠模型，采用形态学、病理学、免疫学、分子生物学等手段，观察半夏泻心汤及其拆方对胃溃疡模型大鼠攻击因子及防御因子的影响。该研究获 1998 年国家自然科学基金资助（NO.39870950）。

23. 关于半夏泻心汤的胃黏膜保护机制

胃黏膜位于胃壁的最内层，由上皮、固有层及黏膜肌层组成。在生理情况下，胃黏膜屏障可阻止胃腔中的氢离子（H^+）顺浓度差向黏膜内扩散而侵蚀黏膜层，防止酸性的胃液损伤胃黏膜。胃黏膜屏障一旦受到损伤，则 H^+ 会迅速向黏膜内侵袭而引起一系列病理过程，导致黏膜水肿、出血，甚至坏死，形成溃疡。胃黏膜病变是众多消化系统疾病的共同病理表现，也是临床治疗药物作用的关节环节之一。

为进一步研究半夏泻心汤保护胃黏膜的具体作用机制及其配伍规律，本团队重点从胃黏膜的保护机制，即胃黏膜屏障本身及胃黏膜周围各种细胞因子两方面来进行研究，制备大鼠慢性萎缩性胃炎 CAG 模型和大鼠胃溃疡模型（改良 Okabe 法），通过对胃黏膜和溃疡病灶形态学的观察了解胃黏膜及溃疡病灶的变化，检测胃液游离酸、总酸度、胃蛋白酶活性、胃泌素、表皮生长因子、胃黏膜细胞增殖等指标，观察半夏泻心汤及其拆方的干预作用。结果表明：半夏泻心汤可通过增强胃黏膜屏障作用，调节胃黏膜周围各种细胞保护因子来发挥保护作用，具体体现在改善胃的分泌功能、促进胃黏液分泌、加强胃黏膜营养、促进胃黏膜细胞增殖来提高胃黏膜防御能力；增加胃液中表皮生长因子含量、促进腺体细胞再生及其功能恢复，进一步对损伤后的胃黏膜进行修复，最终达到消除致病因素、减轻胃黏膜炎症、修复创面、保护胃黏膜的功效。

24. 关于半夏泻心汤削弱胃黏膜攻击因子、增强防御因子的作用

根据 Shay 氏平衡理论学说，消化性溃疡的发生主要是攻击因子增强与防御因子削弱引起的，即这两种因子失衡是发生 PU 的关键因素。其中攻击因子主要包括胃酸、胃蛋白酶、胃泌素、幽门螺杆菌、非甾体抗炎药等；防御因子主要包括胃黏膜屏障、胃黏膜上皮细胞再生和修复、前列腺素、表皮生长因子等。为观察半夏泻心汤是否能有效治疗消化性溃疡及其可能的作用机制，采用改良 Okabe 法建立大鼠胃溃疡模型，观察半夏泻心汤削弱胃黏膜攻击因子、增强防御因子的效果。结果表明：半夏泻心汤及其拆方能够促进溃疡灶肉芽组织的良好生长，加速溃疡表面新生黏膜的被覆，并增加覆盖于溃疡表面的黏液厚度。其中，苦降组"苦寒燥湿清热"表现出良好的抑制"攻击因子"的作用，甘补组"扶正和胃健脾"体现了"增强防御因子"的作用。半夏泻心汤方能够有效治疗消化道溃疡，其主要作用机制是通过调节 PU 攻击因子与防御因子间平衡，加速溃疡表面黏膜新生，加强胃黏膜屏障功能，从而达到促进溃疡愈合、降低愈合后溃疡复发的作用。辛开、苦降、甘补合用表现出最佳效果，体现了经方组方的合理性和科学性。

25. 关于半夏泻心汤调节胃肠动力

功能性胃肠病（functional gastrointestinal disorders，FGIDs），是由各种原因导致的一种功能性消化系统疾病，临床上多表现为腹胀、腹痛、便秘、嗳气、恶心、反酸、早饱、厌食等上消化道与下消化道的功能性疾病之间的重叠，病情复杂，病程较长，反复发作，迁延难愈。目前国际上将功能性胃肠病按症状出现的部位分为六大类，以功能性消化不良（functional dyspepsia，FD）、肠易激综合征（irritable bowel syndrome，IBS）最为多见，皆属于胃肠动力紊乱。临床及文献报道表明，半夏泻心汤是治疗胃肠动力紊乱的有效方剂。该方是"辛开苦降甘补"法的代表方剂，其方药组成中没有一味行气药，临床应用确有良好的改善胃肠运动障碍的作用，其现代生物学机制为何？通过实验观察半夏泻心汤对胃排空、血浆胃动素水平及 Cajal 间质细胞（interstitial cells of cajal，ICC）的影响，表明半夏泻心汤不仅能明显促进小鼠胃排空，促进功能性消化不良大鼠胃排空，而且具有显著促进胃动素释放作用。半夏泻心汤方 7 味药物的合方作用最佳，任意减去一味药物则此作用减弱。尤为明显的是减去半夏后促胃排空作用大大减小。结果表明，半夏泻心汤药物血清能提高 ICC 膜电位和线粒体膜电位，使平滑肌细胞在慢波的基础上产生动作电位，出现收缩，促进胃肠运动。从而得出，ICC 是半夏泻心汤调节胃肠运动的作用靶点之一。本研究获得国家自然科学基金项目（NO.30271575）及高等学校博士学科专项科研基金（NO.20040026015）资助。

26. 关于宣肺治疗便秘

慢传输型便秘（slow transit constipation，STC）是功能性便秘最常见的一种类型，病情反复发作，难以治愈，中医辨证论治对此病的治疗具有独特的优势，其中宣肺法被广泛应用于 STC 的治疗中，取得了良好疗效。那么，宣肺法为什么能够治疗便秘？实验基于中医"肺肠相关理论"，采用 STC 动物模型，用《伤寒论》桔梗汤加味，从排便效率观察、肠组织形态学等方面评估加味桔梗汤对慢传输型便秘的治疗作用。以兴奋性神经递质与抑制性神经递质平衡失调的理论假说为探讨靶点，通过比较组间肠组织具有兴奋、抑制作用的代表性神经递质 NKA、VIP 含量变化，部分揭示宣肺法治疗慢传输型便秘潜在的作用机制。不仅证实了慢传输型便秘的发病机理中神经递质失衡理论假说的客观性，还通过分析肺、肠组织中 NKA、VIP 含量变化趋势，为以神经肽含量相关变化探讨肺肠生理病理联系和信息传递方式，诠释中医"肺肠相关理论"合理性和科学性提供了的思路和实验基础。本研究得到 2009 年国家自然科学基金项目（编号：30873209）资助。

27. 关于宣白承气汤"承顺胃气"以"宣肺"的生物学机制

吴鞠通继承仲景麻杏石甘汤清宣肺热之方剂要素（石膏、杏仁）及承气汤通利大肠之方剂要素（大黄）创立宣白承气汤（由大黄、生石膏、杏仁、瓜蒌皮组成），该方广泛用于治疗痰热壅肺、腑气不通等慢性阻塞性肺疾病急性加重等肺系感染性疾病，但其效应机制尚未阐明。如是否"承气"有助于"宣白"？"承气"以"宣白"的现代生物学机制是什么？本团队开展了多中心随机对照（RCT）的临床研究，为宣白承气汤治疗慢性阻塞性肺疾病痰热壅肺证提供循证医学证据。在此基础上，以 COPD 作为切入点，通过复制动物模型，开展慢性阻塞性肺疾病"从肠论治"的生物学机制研究，探讨宣白承气汤"承顺胃气"以"宣肺"的生物学机制。结果表明，宣白承气汤"承顺胃气"以"宣肺"的生物学机制与调节肺组织氧化 / 抗氧化失衡、黏液高分泌、黏膜免疫、气道重构、炎症反应、神经肽分泌等密切相关。尤其是针对神经肽通路的研究，为揭示宣白承气汤"承顺胃气"以"宣肺"的机制，及本方临床广泛用于治疗痰热壅肺、腑气不通等肺系疾病提供了实验依据。本研究获 2009 年国家重点基础研究发展计划（973 计划）中医基础理论研究专项（编号：2009CB522704）资助。

28. 关于芒硝通腑治疗哮喘

芒硝与刺激性泻药大黄不同，属于容积性泻药。芒硝在经典方剂（如大承气汤、调胃承气汤）中多用于泻下肠中积滞、软坚润燥。那么芒硝通腑作用会对哮喘这一肺系疾病产生治疗作用吗？基于"肺与大肠相表里"中医脏腑相关理论，通过制备哮喘小鼠模型，观察容积性泻药芒硝通腑对过敏性小鼠气道通气功能、气道炎症，以及对气道免疫微环境的作用。结果表明，芒硝"从肠论治"可有效改善哮喘模型小鼠气道通气功能，减轻病理改变。此外，与模型组对照，芒硝组小鼠血清中嗜酸性粒细胞、淋巴细胞总数均明显减少，血清 IgE 含量明显降低。这表明使用容积性泻药芒硝"从肠论治"可以减轻哮喘小鼠气道炎症，改善气道免疫微环境，这可能是其改善哮喘气道通气功能及组织病理改变的机制之一，为进一步研究肺病"从肠论治"的肺 – 肠联络机制奠定了基础。

29. 关于大承气汤通利大肠改善肺的呼吸功能

中医对肺系疾病的认识及治疗，除了宣、清、补以外，还十分注重运用通腑法以畅利气机使肺气得以宣降有常。其中，出自《伤寒论》的大承气汤及其类方是通腑法治疗肺系疾病最具代表性的方剂。大承气汤通利大肠能否改善肺的呼吸功能？研究通过对大承气汤干预支气管哮喘小鼠后肺功能检测提示第 0.3 秒用力呼气容积（FEV0.3）、FEV0.3/FVC、用力中期呼气流速（FEF25–75）等反映通气功能障碍及气流受限的效应指标得到了明显改善，显示出大承气汤通过通利肠腑对于支气管哮喘导致气流受限的症状改善作用明显。

30. 关于"肺主呼吸"影响"通调水道"

"肺主呼吸""通调水道"是中医藏象理论内容之一。然而"肺主呼吸"与"通调水道"之间存在着怎样的关系？其"通调水道"的现代生物学机制是什么？本团队在对以往研究深入分析基础上，提出"肺主呼吸"与"通调水道"密切相关及其分子信号途径（molecular signal pathway）假说，采用形态学、免疫学、分子生物学等技术，通过小鼠支气管哮喘模型、大鼠慢性阻塞性肺病（COPD）模型、家兔正压扩肺模型，从生理、病理等多角度观察肺的呼吸功能改变，对水液代谢，如尿量、汗液、肺源性肾调控活性物质、细胞内水通道蛋白穿梭等的影响。研究结果显示，"肺主通调水道"以肺的呼吸功能为基础，肺的呼吸功能出现异常会影响水液代谢，进而出现少尿等症状。通过三种动物模型造成呼吸功能改变，并观察尿量的变化，以此证明"肺主呼吸"对"通调水道"的影响；通过检测水通道蛋白及相关调控物质，探究了其现代生物学机制，为阐明中医学肺藏象功能的内涵、揭示"肺为水之上源"的机制提供了科学依据。本研究获得 2014 年国家自然科学基金项目（编号：81373503）资助。

31. 关于"提壶揭盖"法的机理

"提壶揭盖"法的起源可追溯到《黄帝内经》，是对宣肺或升提等法通利小便的一种比喻。后人解释提壶揭盖法，取其"以升为降"之意。目前对于"提壶揭盖"法的研究多集中在中医理论的探讨，其机制为何？本课题组在探讨肺主"通调水道"现代生物学机制的基础上，在国家自然科学基金项目（编号：81373503）资助下，观察宣肺中药桔梗、宣肺方剂《金匮要略》三拗汤分别对哮喘小鼠及 COPD 大鼠的干预作用，观察盐酸麻黄碱对家兔正压扩肺模型的干预作用，观察给药后肺的呼吸功能改变对通调水道包括尿量、肺源性肾调控活性物质 NO、PGE2、Ang Ⅱ、ANP、ADH、细胞内水通道蛋白穿梭等的影响。研究发现给药组不仅可以改善模型动物的呼吸功能，还能增加模型动物的尿量，对于各项观察指标，也具有不同程度的调节作用，这为中医临床"提壶揭盖"法的应用，提供了实验依据；对于呼吸系统及泌尿系统相关疾病的治疗，具有临床意义。

32. 关于桔梗载药上行引经增效的作用机制

桔梗归肺经，并在许多著名方剂的配伍中扮演"开提肺气，载药上浮"的引经角色，故桔梗有"诸药舟楫"之称。这对于中医药组方治疗胸膈以上疾病，特别是肺部疾病具有重要价值。然而，桔梗载药上行引经增效的作用机制是什么？这种肺靶向性的作用机制目前尚未明了。实验在建立 COPD 动物模型的基础上，采用形态学、免疫学、分子生物学、放射自显影、图像分析等技术，观察桔梗不同配伍对病理生理机体内密切相关性内源活性物质 TFF3、VIP 等的调节，探讨其间接强化靶向效应机制；观察桔梗不同配伍对 COPD 模型细胞因子 TNF-α、TGF-β、IL-1β、IL-6 等及病理形态改变的影响，探讨引经增效机制。结果表明，清热解毒药物中配伍桔梗后，表现出肺部引经增效作用，能够使清热解毒药物在肺部的治疗作用增加。可见，配伍桔梗引经，能够降低临床因过用寒凉药物而伤害脾胃。这种引经增效作用机制可能与桔梗调节 TFF3、VIP 有关。配伍桔梗、甘草后表现出一定的配伍引经增效作用，其机制可能与调节 VIP 关系更为密切。为提高临床治疗呼吸系统疾病疗效，提供了桔梗配伍的实验依据。本研究获得 2007 年国家自然科学基金（编号：30672676）资助。

33. 关于加味桔梗汤防治肺纤维化的作用机制

肺纤维化属中医"肺痿"范畴，其发病机制复杂，是临床常见的疑难病。以仲景桔梗汤加减是防治本病的有效药物组合之一，其作用机制何在？本团队与美国耶鲁大学医学院合作，从特发性肺纤维化模型小鼠的生存状态、肺部病理变化动态观察、肺部骨形态发生蛋白 -7（bone morphogenetiprotein 7，BMP7）含量动态监测等方面，多角度观察加味桔梗汤对特发性肺纤维化模型小鼠的治疗作用。实验结果表明，加味桔梗汤能够抑制肺纤维化趋势，其作用机制可能与促进骨形态发生蛋白 -7（BMP7）表达，减轻炎症渗出，修复受损伤的肺组织有关。

34. 关于大柴胡汤防治非酒精性脂肪性肝病的作用靶点

大柴胡汤是经典名方，临床用于治疗非酒精性脂肪性肝病（NAFLD）疗效确切，其治疗 NAFLD 的现代生物学机制是什么？本课题组发现大柴胡汤组方原理与 NAFLD "肠 - 肝轴"发病机制有相关之处。在"方 - 证要素对应"组方分析的基础上，通过建立动物模型，观察大柴胡汤及各"方剂要素"对 NAFLD 模型大鼠"肠 - 肝轴"靶点调节作用，探讨各"方剂要素"对 NAFLD 模型大鼠"肠 - 肝轴"不同靶点的效应关系，为临床应用大柴胡汤辨证治疗 NAFLD 提供最佳药物组合及化裁应用提供了新视角，为开展中药复方"多靶点"作用机制研究提供了思路和方法。本研究获 2017 年国家自然科学基金（编号：81673868）资助。

四、经方配伍规律研究

本章重点讨论了以下 4 个问题。

35. 关于"方 - 证要素对应"组方原则

就中医方剂配伍的组成原则而言，目前占主导地位的是"君臣佐使"理论。然而纵观古今名方，并非君臣佐使药都能具备。因此，有必要总结古今文献，结合临床实践，进一步挖掘、提炼，使中医组方原则得以不断完善和发展。本团队 20 多年来一直从事经方配伍规律研究，2009 年提出了"方 - 证要素对应"组方原则。那么，何谓"方 - 证要素对应"组方原则，其有何特点？"方 - 证要素对应"既是分析方剂结构、组方原理的一种方法，也是临证组方的一种原则，它强调方剂要素（方剂配伍单元）与证候要素（病机单元）的对应关系。这种分析方法的特点是能够使"方剂要素"与"证候要素"相对应，从而使配伍组方药物的靶向更加明确。对经方的"方剂要素"进行解析，有利于针对现代疾病谱复杂病机的变化，灵活提取经典方剂中的"方剂要素"临证组方，从而提高临床疗效。同时，"方－证要素对应"的中医组方规律分析方法，也为进一步揭示方剂作用靶点提供了一种研究思路。"方－证要素对应"组方原则既可以为中医拆方研究提供思路与方法，也是临床彰显辨证论治思想的重要手段。辨证论治是中医理论核心，是中医临床医学的精髓，而"证候要素"和"方剂要素"则是贯穿辨证论治全过程的两个相互呼应的重要组成部分。因此，如果说"证候要素应证组合"是临床辨证的一种方法，"方剂要素应证配伍"则是论治过程中的一种重要手段。

36. 关于甘麦大枣汤的"方－证要素对应"规律

甘麦大枣汤是《金匮要略》中治疗脏躁的著名方剂，但历代医家对脏躁病机的认识不一，甚至有人提出本方组成简单、用药平淡无奇，在临床只是发挥安慰剂效应。然而，甘麦大枣汤方证病机究竟何在？其组方用药蕴含了哪些治疗法则？为什么本方能够广泛应用于临床？这些都值得深入研究。根据"方－证要素对应"组方原则，解析甘麦大枣汤的组方用药规律及脏躁证的病机特点，其病机在于五脏功能失调，不能潜敛所藏之神，脏神浮越，心神不安，疾病反映了气血阴阳失和，脏神失于潜敛而浮躁于外的临床证候特点。根据现代药理学研究及临床研究进展，分析甘麦大枣汤药效物质基础，否定了所谓安慰剂效应的观点。甘麦大枣汤组方严谨，构思巧妙，方中用药仅三味，分阴阳两类：小麦为阳，益气养心；大枣为阴，滋阴和脾；甘草介于阴阳之间，入十二经，补益气血，调阴阳，安五脏。可见，甘麦大枣汤立足于调和阴阳，故在临床应用范围广泛，且疗效确切。

37. 关于三承气汤的"方－证要素对应"组方规律

大、小、调胃三承气汤是《伤寒论》下法的代表方剂，其配伍原则及灵活的加减化裁之法对后世医家影响深远，以三承气汤为基础加减化裁衍化出众多新方。然而，从"方－证要素对应"角度分析《伤寒论》三承气汤及其衍化方，其存在着哪些规律与特点？值得深入分析研究。本研究以三承气汤及其衍化方为对象，从"方－证要素对应"角度探讨其衍化过程、证治变化规律、加减化裁变化的技巧、拆方合方的思路，分析三承气汤及其衍化方的变化规律。加深了对仲景"观其脉证，知犯何逆，随证治之"辨证论治体系的理解，从而为现代临床应用和拓展承气汤提供参考。

38. 关于"五脏五味补泻"用药法则在仲景经方配伍中的体现

众所周知，"酸入肝"，但具有酸味的药物是补肝还是泻肝？这就需要以"五脏五味补泻"理论为指导。这一理论源于《内经》，被历代医家所推崇，如缪希雍《神农本草经疏》说："五脏苦欲补泻，乃用药第一义。好古为东垣高足，东垣得之洁古，洁古实宗仲景，仲景远师伊尹，伊尹原本炎黄，圣哲授受，百世一源，靡或少异。不明乎此，不足以言医矣。"不仅强调五脏苦欲补泻用药法则的临床意义，还概括了这一理论形成的渊源及发展脉络。可以看出，仲景在这一理论传承与发展中，发挥了承上启下的作用。那么，"五脏五味补泻"用药法则在仲景经方配伍中有何体现？本研究以《素问·脏气法时论》为依据，全面梳理《伤寒论》及《金匮要略》经方"五脏五味补泻"用药范例，提取经方中"五脏五味补泻"的方剂要素，启迪临证组方用药思路，提高脏腑辨证用药的靶向性。

五、中药寒热度及量化组方专题研究

本章重点讨论了以下 8 个问题。

39. 关于中药寒热度研究

通过处方药物的寒、热、温、凉调节阴阳失衡是辨证论治的重要手段。在临床上，当一位中医开出一张中药处方后，先问第一个问题：这方子是属于寒性还是热性？几乎没有中医师回答不了这个问题。但是，如果这张处方既包括寒凉药，又包括温热药，如大青龙汤（麻黄与石膏）、半夏泻心汤（黄连与干姜）、薏苡附子败酱散（附子与败酱草）等，此时问第二个问题：根据需要，怎样调整方中寒凉药物或温热药物的剂量，恰好能让整方的寒热属性发生逆转？则很难有人能准确回答这个问题。这就涉及中药"寒热度"的问题，需要对中药寒热等级划分开展深入研究。在确定中药寒热等级划分的基础上，进而实现对整体处方的寒热量化分析。可见，中药寒热度研究，是在中药温热寒凉四性认识的基础上，借助一种较为客观的测量方法，对中药寒热等级做出量化。目前的研究有基于中药特定化学成分进行中药药性的研究，有基于生物学及热力学角度来认识中药寒热药性的研究等，但目前尚未寻找到一种能客观评价中药寒热度的特异性研究方法，影响了中药寒热的量化、等级研究。期望随着研究方法的不断进步或突破，能够给开展中药寒热药性的量化研究带来新的视角。

40. 关于采用红外热成像技术开展中药寒热药性研究

红外热成像技术作为现代影像医学的一部分，当机体的体表温度变化达到热像仪的分辨率时，热像仪就能够检测和记录到这种温度变化，以不同的颜色来显示异常高温或低温的部位。能否采用红外热成像技术开展中药寒热药性研究？研究采用 TSI-21 型热断层成像系统 -TIM 系统，分组对服用热药干姜及寒药黄芩的健康人进行观测。结果表明，红外热成像技术能够为开展中药寒热药性研究，提供一个相对直观的可视化科研平台，为开展中药寒热度量化分级研究提供了思路与方法。

41. 关于采用微量量热法开展中药寒热药性研究

利用温度传感器，检测生物热活性的技术，被称为微量量热法。如何采用微量量热法开展中药寒热药性研究？实验研究采用微量量热法，通过 TAM Air 八通道微瓦级热导式等温量热仪，对黄连、制附子等典型寒热中药进行初步研究，观察不同浓度水煎液对大肠杆菌生长热谱曲线的影响。从生长速率、抑制率、第一峰峰值功率三个角度证实寒热药对大肠埃希菌的生长放热过程产生的影响存在可量化差异，从总体时间和总放热量两个方面证实寒性药与热性药具有差异趋势；同时证明相同药物在不同浓度时对大肠埃希菌的生长放热过程产生的影响存在可量化差异。初步表明微量量热技术是从生物体生命周期及能量代谢角度，观察中药寒热效应差异的客观化手段之一，对于开展中药四性差异化和量化研究具有启发意义。

42. 关于构建细胞平台开展中药寒热度研究

该研究创建了基于基因组学的中药寒热量化评价细胞平台，寻找到寒热药性最关键的作用靶点，并计算出药物的相对寒热效应值，为中药寒热药性研究提供思路，为寒热量化提供方法学借鉴；还进一步探讨了 PI3K-Akt 信号通路在寒热药物对细胞增殖调控中的作用，为使用细胞增殖（MTT）法评价药性寒热提供理论依据。

43. 基于热力学角度认识中药寒热度及其定量研究

热力学方法是从整体出发对机体的状态进行检测，符合中医整体观的思维方式，是对中药寒热药性进行评价和量化的方法之一。如何从热力学角度来认识中药寒热度的定量研究？凡是涉及检测机体能量代谢的方法，如冷热板示差法、微量热仪法，红外热成像等均可归为热力学方法。本团队提出，中药寒热度的研究是一个涉及多维度、多因素、多靶点的复杂问题。因此，中药寒热度及其定量的热力学研究，不仅要考虑到"点""面"，也要考虑到"体""时"等多个角度。

44. 基于六经阴阳的量化组方研究思路

《伤寒论》六经辨证，就在先别阴阳的基础上，将阴证、阳证各分为三个等级，从而有了三阴三阳即六经分证，这就是证候寒热分级的纲领。对于处方用药的寒热定量，则依赖的是处方者对所开处方每味中药寒热温凉四性的了解程度和综合判断。可见，什么是量化组方？何谓基于六经阴阳的量化组方？即在《素问·阴阳应象大论》"善诊者，察色按脉，先别阴阳"及《伤寒论》六经辨证理论指导下，根据寒热病机程度及处方中药的寒热度，合理调整处方药味或计量，使之早日恢复阴阳自和。无论是量化组方研究，还是基于六经阴阳的量化组方研究，均建立在中药寒热量化研究基础之上。目前对中药寒热的研究，主要有两个研究策略。一是致力于寻找决定中药寒热属性的物质基础，进而开展量化研究。虽然有不少研究发现确实存在某些化学成分、微量元素或活性物质与中药寒热属性有关，遗憾的是尚未能证实其与寒热有关的"金指标"。二是从生物学效应角度开展研究，发现寒热中药差异性主要体现在对机体中枢神经、交感神经、内分泌系统、基础代谢、血液循环系统等方面影响不同。然而，由于中药具有多维属性，其功能不限于某个系统或某几个脏器，无法用单一的指标量化。中药的寒热属性不仅包含其自然属性，更强调了其作用于机体的生物学效应。为此，较为普遍认同的是热力学观点，认为能量的改变是温热或寒凉中药内部所具有的"共性"，并在中药寒热评价和量化研究方法上进行了探索。

45. 关于中医方剂寒热属性的量化

对于方剂寒热属性的研究，可以分为两种方法，一是对方剂本身所表现出来的寒热属性进行的研究，二是基于方中组成药物四气（四性）的研究。对于方剂寒热属性的研究，最直接的方法就是把方剂的本身当成一个整体来看待，通过实验研究的方法得出其寒热量化值，其结果更直接，也更客观地反映了处方的寒热属性。然而这种研究方法对大规模方剂分析的适用性不强，中医方剂浩如烟海，再加上临床应用中对方剂进行加减化裁，或是药物剂量的加减等，只要有一个因素变化，则所有的研究就要重新开展，工程浩大，根本无法实现全部方剂的实证量化研究。因此，现在大部分的研究都是建立在对方中组成药物研究的基础上，主要进行是药物四气（四性）方面的研究。方剂寒热属性是方中药物四气的综合体现，本研究采用数学建模的方法实现这一目的。

46. 关于方剂寒热属性的可视化表达

既然方剂量化模型能够反映出方剂之间因加减药味及药量变化所带来的寒热属性之间的差异，从而初步实现方剂的寒热属性的量化表达，那么是否可以将经方寒热量化表达的数值通过可视化形式展现出来呢？本研究通过方剂量化表达的模型数值建立可视化模型，从而建立定性模糊思维与量化精确思维之间的桥梁。研究中选用了颜色的冷暖色调来相应地表示寒热属性，是视觉寒热与抽象的寒热概念之间的一种知觉映射。颜色是可以使用光的三原色来表示的，RGB 的向量空间构成了颜色的连续变化空间，使用这种连续的变化构建视觉的冷暖色调，并规定与中药寒热之间的映射关系，形成颜色的可视化方式表达中药寒热的特征。

六、经方现代研究方法论

本章重点讨论了以下 5 个问题。

47. 关于经方拆方研究的指导原则"法依病机，拆方依法"

经方是中医方剂配伍规律研究的切入点，以经方为研究对象开展拆方实验研究，从不同层面探索经方的配伍规律及其作用机制，可扩展和深化对经方的认识，让古老的经方焕发出新的生命力。越来越多的研究者认识到，基于数学设计的盲目拆方不仅工作量巨大，而且还偏离了经方配伍规律，与中医理论相去较远。拆方研究的最终评价指标，未能与经方所治疾病的病机紧密结合，所得结论不可能反映原方剂的本质内涵，更难揭示经方配伍的普遍规律。如何解决中医拆方研究中的盲目拆方问题？为此，我们在1997 年提出"法依病机，拆方依法"的拆方研究思路，即拆方研究要依据方剂对应的治则治法，而治则治法要依据方剂主治病证所对应的病机单元，强调拆方研究不能忽视病机与治法的基本原则。"法依病机，拆方依法"拆方研究思路，在方剂效应机制及配伍规律研究领域发挥了较好的示范作用：1999～2020 年，应用"法依病机，拆方依法"拆方思路研究方剂文献多达 500 余篇。

48. 关于运用仲景合法开展经方治疗现代疑难病的效应研究

"法依病机，拆方依法"不仅可以作为拆方之法，而且可以作为合方之法，应用于对经方的合方研究。针对疾病谱复杂、动态的特点，许多情况下必然需要多种治法合用，合法应用也是有是证用是法。"合法"即是将不同治法进行优势和合，以期从多种角度、多个层次、多个靶点对某些病因复杂、病机难辨、预后难料的疑难疾病进行治疗。合法法则的运用，体现了辨证的整体观与恒动观。我们以病毒性肝炎为切入点，针对慢性肝炎湿热夹毒、血脉瘀阻、络脉涩滞、肝郁脾虚的主要病因病机特点，在仲景肝病传脾理论指导下，遵循"证候要素""治法要素"与"方剂要素"相对应原则，从小柴胡汤、茵陈蒿汤、大黄䗪虫丸、黄芪建中汤所代表的和、清、消、补治法入手，选取小柴胡汤、茵陈蒿汤、大黄䗪虫丸、黄芪建中汤中主要药物，组成一首融仲景四法于一方的合法方剂（由柴胡、黄芩、茵陈、栀子、䗪虫、黄芪等组成），发现其可显著调节免疫性肝损伤小鼠的免疫功能。

49. 关于运用循证医学系统评价和 Meta 分析方法开展仲景经方研究

随着 20 世纪 90 年代循证医学概念的引入，越来越多的学者意识到将循证医学方法引入经方临床研究的重要性，自 2008 年起，运用循证医学系统评价的方法研究经方文献呈快速增长趋势。我们运用本法完成了"小柴胡汤治疗慢性肝病随机对照试验疗效和安全性的系统评价"和"小青龙汤治疗哮喘随机对照试验疗效和安全性的系统评价"。研究提示，循证医学系统评价和 Meta 分析适用于经方疗效和安全性的评价，其研究结果具有一定的临床指导和借鉴价值。临床医生可以从以上研究中获得关于小柴胡汤治疗慢性肝病、小青龙汤治疗哮喘的疗效和安全性相关研究的定量分析（Meta 分析）和定性总结。中医的辨证论治不仅是取得临床疗效的前提，同时也是临床用药安全性的重要保证。经方取得满意疗效和安全性只有在辨证论治原则的指导下，才能够在有效性和安全性方面得到最大限度的保证。

50. 关于中医辨证处方的人工智能化研究

辨证论治是中医的特色，机器学习是当今人工智能领域的重要分支，将机器学习与中医辨证论治进行结合，建立智能化的辨证论治模型，可辅助临床医生进行处方决策，为中医复杂病机的辨证论治提供诊疗思路。因此，分析机器学习在中医辨证研究中的应用，探索智能化的辨证论治模型也是当今智能时代具有挑战意义的一项课题。那么，目前机器学习在人工智能化辨证处方研究方面有哪些进展？回顾既往学者所用的 C4.5 决策树算法、随机森林算法、支持向量机算法、BP 神经网络算法的原理与用于中医辨证所取得的成果，本团队创新设计出一种复合结构的智能化辨证选方模型，相对于单一算法建立的模型，该模型可更准确地辨识出症状中所包含的证候，能够实现相对精准的辨证选方。对模型进行测试，结果表明，该模型输出结果的准确性高于仅使用单一算法建立的辨证选方模型，这为进一步与"方－证要素对应"的组方原则相结合，建立适用于复杂病机的临床诊疗辅助系统奠定了基础。该模型将能在"方－证要素对应"的基础上，进行智能组方，可用于辅助临床医生在病机比较复杂，方证对应难以适用时，从"方－证要素对应"的角度出发，紧扣病机，组建新方。希望能够利用人工智能技术，为中医复杂病机的辨证论治，提供新方法、新思路。

51. 关于中医学名词术语的智能化转换研究

目前，中医药名词术语的规范化研究主要依靠医学研究者手动进行，是一项重复性高和精力耗费大的工作。因此，能不能探索一种人工智能技术和方法，辅助研究者实现研究的自动化和规范化？非规范化词语到规范化词语的转换过程，可以看作是一个文字序列到另一个文字序列的过程。自然语言处理中基于语言生成模型的语言翻译和智能问答也是文字序列到文字序列的转换过程。因此，以一个文字序列到另一个文字序列的形式来实现从非规范化词语到规范化词语的转换，便是中医学名词术语规范化的一种有效方案。本研究从自然语言处理的角度提出了一种新的术语规范化方法，将中医名词术语的规范化看作语言生成或多标签分类任务，建立基于循环神经网络的Encoder-Decoder与多标签分类模型进行术语规范化的研究。我们已经成功构建了基于BERT-UniLM的中医症状和证候归类模型，能够完成85%以上中医症状、证候的自动提取和规范化。

七、名家经验传承

本章重点讨论了以下4个问题。

52. 刘渡舟教授对"苓芍术甘汤"的发现及临床意义

著名伤寒学家刘渡舟教授，一生致力于《伤寒论》研究，学验俱丰。他在研究中发现《伤寒论》有"苓桂术甘汤"，却没有"苓芍术甘汤"，似乎显得失之有偏。某日，刘渡舟教授在分析第28条桂枝去桂加茯苓白术汤证时，凝视良久，顿有所悟，发现桂枝去桂加茯苓白术汤，正是"苓芍术甘汤"。苓芍术甘汤的发现，有何临床意义？本方与苓桂术甘汤相对应，示人"和阴利水"之法，具有重要理论意义及临床价值。根据中医阴阳对立统一理论，以刘渡舟《伤寒十四讲》"苓桂剂"群中的方剂为基础，对"苓芍剂"的方剂进行化裁推演，生成了苓芍茜红汤、苓芍杏苡汤等具有"和阴利水"功效的新方，旨在启迪中医创新思维模式，羽翼前贤治水诸法，以便更好地继承和发扬仲景学术，指导临床实践。

53. 关于刘渡舟教授"三草降压汤"的降压机制

三草降压汤（由益母草、夏枯草、龙胆草等组成）是著名伤寒学家刘渡舟教授临床治疗高血压的经验方，经临床观察证明其降压疗效显著。三草降压汤降压机制是什么？研究采用正常家兔、Wistar 大鼠、急性实验性肾型高血压大鼠，分别由静脉注射、十二指肠给药，对该方的降压作用进行了观察，探讨其降压机理与降压特点，以便更好地指导临床应用。实验结果表明，三草降压汤具有对抗肾素－血管紧张素、降低血液黏度、增加尿量等作用，说明本方的降压作用既不是单一的中枢性，也不是单一的外周性，而是多靶点多途径的综合效应。其"活血""利水"功效，能够起到标本兼治的作用，这为临床根据病证结合及"方－证要素对应"的组方原则灵活化裁应用本方，提供了实验依据。

54. 关于刘渡舟教授应用半夏泻心汤的经验特色

燕京刘氏伤寒学派创始人刘渡舟教授被誉为"伤寒泰斗""经方大家""中国治伤寒第一人"，其学术成就被中医同仁所公认，在中医学界享有盛誉。刘渡舟教授应用半夏泻心汤有何经验特色？笔者师从于刘渡舟教授，2000 年曾在其指导下，整理其应用半夏泻心汤的临床经验，从方证结合、注重辨证，以和为本、斟酌药量，观其脉证、灵活化裁，古今接轨、博采众长，谨守病机、广泛应用五个方面加以总结，从中可窥见燕京刘氏伤寒学派经方临床应用经验之一斑。如刘渡舟教授半夏泻心汤加减化裁，就融入了古今接轨的学术思想：痞塞气滞，见胸中气塞、短气、呕吐气逆者，加橘皮、枳实、生姜；兼肝气不舒者，加佛手、香橼、香附、川芎；兼气血痰火湿食六郁者，合越鞠丸；兼肝郁血虚，致脾土不和者，与逍遥散合方；兼肝气郁滞，气郁化火，胸腹胁肋疼痛者，加金铃子散；湿盛不运，口淡无味，苔白厚腻者，加平胃散；呕多者，加生姜；肠鸣下利，小便不利者，加茯苓；胃脘痛，属痰结苔厚腻者，重用半夏；属气滞血瘀者，加颠倒木金散。

55. 关于聂惠民教授半夏泻心汤临证化裁八法

聂惠民教授，全国名中医、著名伤寒学家，临床善用经方治疗各种疑难杂病，经验颇丰。聂惠民教授临床应用半夏泻心汤有何特色经验？笔者曾于 1991 年总结聂惠民教授临床应用半夏泻心汤经验，根据功效特点归纳为八法，具体包括疏郁泻心汤、宣肺泻心汤、升清泻心汤、开胃泻心汤、宽胸泻心汤、化浊泻心汤、降逆泻心汤、散痛泻心汤八方。每法分别按方药组成、主治、证候、功效、临床适应范围及典型医案分述。半夏泻心汤寒热并用，治在中焦，有升清降浊，调节全身气血阴阳之功效。故据此机理而化裁，其治疗作用，可上达胸肺，下及肠腑，不仅适用于治疗脾胃阴阳失和所引起的各种消化系统疾患，而且还能广泛运用于治疗呼吸系统、神经内分泌系统，以及儿科、妇科、五官科等多种疾病。其应用要点在于抓住中焦寒热失和这一主要病机，知常达变，即根据病证之轻重及夹杂兼证之变化，有针对性地进行原方加减，以加强治疗作用，扩大使用范围，更好地继承和发扬仲景学术。

八、教育教学研究

本章重点讨论了以下 4 个问题。

56. 关于孙思邈"大医精诚"医德修养源于医圣张仲景

《大医精诚》出自孙思邈《备急千金要方》第一卷，广为流传，影响深远，是我国现存最早的详细论述医德修养的文献，但很少有人了解《大医精诚》中的医德思想内涵很大程度上是受张仲景的影响。孙思邈《大医精诚》与《伤寒论》之间，存在着怎样的联系？通过对比《伤寒论·序》及《大医精诚》的原文，并挖掘其中内涵，探讨两者之间的传承关系以及《大医精诚》中医德思想的渊源，既能更好地继承和发扬仲景学术，也能为培养现代医生的医德修养服务。

57. 关于《伤寒论》特殊行文手法

《伤寒论》成书于东汉末年，其行文不仅体现了当时的语言风格，而且多寓深奥医理于质朴文字之中。今人在学习《伤寒论》时，如不了解它的语言特点，往往给深入领悟其辨证论治思想带来一定困难。《伤寒论》中常见的特殊行文手法有哪些？常见的有假宾定主、举此赅彼、正反设变、对比发明、举偏概全、分承并举、排除限定、寓意双关、夹叙插说、反文兜转 10 种。了解这些行文手法，对于提高对《伤寒论》原文的理解力并融会贯通，均大有裨益。

58. 关于《伤寒论》原文背诵的意义与方法

历史的经验告诉我们，要想学好中医，背诵经典是夯实中医药基础的重要环节，属于现代中医教育之基本理论、基本知识、基本思维、基本技能范畴。那么，想学好《伤寒论》需要背诵原文吗？为什么？有没有一些具体的背诵方法可供借鉴？我们提出了以原文背诵为先导的学习方法就是在学习过程中，强调原文背诵的重要性，制定强化经典原文背诵的学习方案并加以实施。把"听-读""录-听""背-写"原文背诵三步法，贯穿到《伤寒论》学习的课前预习、课堂学习、课后复习等全过程。经过教学实践验证，发现以原文背诵为先导的学习方法成效显著。尽管有同学在开始阶段对老师要求背诵原文不太理解甚至有抵触情绪，但只要明确认识、坚持数日，便会体验到背诵中医经典原文的学习效果。历史的经验及大量古今案例均告诉我们，背诵是储备中医药知识、培养悟性、发展辨证论治能力的一个必不可少的环节。故中医教学要求学生背诵一定的中医经典原文，而善于背诵、勤于背诵的学习习惯，不仅有助于学习效率的提高，更有助于中医辨证论治素养的提高。

59. 中医"四大经典"课程的常用教学方法

目前，各高等中医药院校把内经、伤寒论、金匮要略、温病学设置为中医学经典必修课程，简称中医"四大经典"。中医"四大经典"历来是中医教育的核心，学习中医"四大经典"是理解和领会中医学辨证论治、理法方药基本理论框架体系发展规律的必由之路。中医理论框架的形成，是以《内经》为基础，而《伤寒论》《金匮要略》则是在《内经》的基础上，建立了外感和内伤杂病辨证论治的理论体系；而后温病学又进一步丰富并完善了辨证论治的理论体系。可见，学好中医四大经典医著，是全面掌握中医理论、掌握中医辨证论治理论体系最直接、最有效的方法。那么，常用的中医"四大经典"教学方法有哪些？我们提出了结合内经、伤寒论、金匮要略、温病学大学本科课程的教学特点，借鉴国内外现代常用的几种教学方法，可以灵活地将以问题为基础的学习教学法、案例式教学法、启发式教学方法、易位式教学法、体验式学习、讨论式教学法等运用到教学实践当中，并与传统教学模式相结合，即在教学实践中应将多种教学方法综合运用并优化组合。实践表明，尝试将一些新兴的教学方式融入中医四大经典教学模式中，有益于提高教学质量。

第一章 理论与文献研究

第01问 《伤寒论》现存最佳版本为何？原文共计多少条？

● 研究背景

北宋成立国家校正医书局，高保衡、林亿、孙奇等人奉命校定《伤寒论》，分别于治平二年（1065）、元祐三年（1088）刊行大、小字本《伤寒论》，由国子监颁布发行，史称"宋本《伤寒论》"，为第一部官方校定《伤寒论》传本。然宋本《伤寒论》原版已亡失，幸赖明代赵开美据元祐本翻刻之于《仲景全书》中，因其逼近原貌，故美称赵氏翻刻本为宋本《伤寒论》。《仲景全书》今存五部，分别藏于中国中医科学院、上海中医药大学、上海图书馆、台北故宫博物院和中国医科大学。伤寒大家刘渡舟教授以北京图书馆所藏台北故宫博物院版之缩微胶卷为底本，校注编著《伤寒论校注》（简称"刘渡舟本"），该书忠实地反映了宋本原貌，被奉为学习研究《伤寒论》的标准本。

宋本《伤寒论》共10卷22篇，"辨太阳病脉证并治上"至"辨阴阳易差后劳复病脉证并治"（习称"中十篇"）历来被认为是《伤寒论》的主体，条文总数自全国中医学院二版教材厘定为398条后，已为业内熟知，其条文划分的标志是赵开美翻刻宋本原文固有的自然段以及原文中刻意存在的"─""└"符号，但将398条混同于397法者。辨脉法、平脉法、伤寒例、痉湿暍四篇（习称"前四篇"）与辨不可发汗、可发汗、发汗后、不可吐、可吐、不可下、可下、发汗吐下后八篇（习称"后八篇"）条文总数虽见于陈亦人教授主编的《伤寒论译释》和李培生教授主编的高等中医院校教学参考丛书《伤寒论》（简称《伤寒论教参》），但二者并不一致。目前，宋本《伤寒论》被公认为现存《伤寒论》的最佳版。除了中十篇398条以外，还有前四篇、后八篇，共计多少条原文？

● 研究内容与结果

本研究以刘渡舟《伤寒论校注》为蓝本，依赵开美翻刻宋本条文划分标准，对宋本《伤寒论》前四篇、后八篇条文数目分别进行厘定，并概述各篇提要，以期为学习研究《伤寒论》、统观全貌提供参考。

一、前四篇计 122 条，因间有拆合而异

（一）"辨脉法" 篇计 37 条，论诸病脉所主

宋本本篇共计 37 条原文，《伤寒论译释》《伤寒论教参》计有 34 条，产生差异的原因有二：其一是将第 3 条原文从 "阳脉浮，阴脉弱者，则血虚……" 一分为二（如此则增加 1 条），认为本条前半部分论内伤不足，恶寒发热的脉象特点和病理机转，后半部分论以脉之浮沉，辨析营卫不足及误治后的变证，因内容相异而分。其二是将原文第 4～8 条并为一条，以对比发明（如此则减少 4 条）。此 5 条分别借助车盖、长竿、羹上肥、蜘蛛丝、泻漆之形态，描述阳结、阴结、阳气微、阳气衰、亡血弱之脉，因内容相异而合。但详察宋本，以上两处拆分或合并均不符合原貌。

本篇首述脉分阴阳、察之以决生死之法则，继而列举阴结脉、阳结脉、浮脉、沉脉、促脉、结脉、动脉、缓脉、弦脉、芤脉、革脉等诸多病脉，及其所主病证有表里、气血、脏腑等病位之异，亦有邪实与正虚之别；复论病可战汗、不战汗出、不战不汗出、得四时旺气而解，然总属正胜邪却、阴阳自和之理。以寸口脉和趺阳脉相互对比，以辨病位、病势及转归，体现了 "握手必及足" 的诊脉之法和脉以胃气为本的临床意义。最后以脉阴阳俱紧为例，论表里疑似脉、阴盛遏阳脉、阳亢阴竭脉及其预后，示人当脉症合参，方不致误。

（二）"平脉法" 篇计 45 条，论平人不病之脉

本篇原文计 45 条，既论述了平人不病之脉、以及 "春弦秋浮，冬沉夏洪" 之四时平脉、"肾沉心洪，肺浮肝弦" 之各脏平脉、阴阳相等之平脉等。辨脉法篇以阴阳为辨脉之纲，本篇则用五行生克理论以分析疾病纵横逆顺及生死预后之法，两篇合观，脉法备焉。《医宗金鉴》云："平者，又准之谓也。言诊者，诚能以诸平脉准诸不平之脉，则凡太过不及之差，呼吸尺寸之乖，莫不了然于心手之间，而无少差谬。" 可见，本篇 "平" 字与上篇 "辨" 相较，有对照标准脉衡量病脉之意。"平脉" 又有辨脉之义，故篇中也阐述了多种病脉，如四时太过与不及之脉、脏腑阴阳乘侮之脉、百病错杂之脉等。"平脉" 亦有标准之义，临证当以平脉为准，诊诸不平之脉，如此则凡太过不及之差、呼吸尺寸之乖，莫不了然于心手之间而无差谬。

（三）"伤寒例"篇计 26 条，论外感热病学纲要

本篇宋本原文计 26 条，《伤寒论译释》《伤寒论教参》计 34 条，产生差异的原因有三：其一，篇首二十四节气与天干地支二十四气七十二候决病法，标明了春夏秋冬四时、二十四节气与天干地支的对应关系，为下文以斗历推算季节和节气的变化奠定了基础，据宋本条文划分方法，应算作一条（少 1 条，即第 83 条）。其二，对原文进行了拆分。如将第 84 条"《阴阳大论》云：春气温和……对病真方有神验者，拟防世急也"拆分为 9 条（增加 8 条）；将原第 95 条"若过十三日以上不间……方治如说"、第 96 条"凡人有疾……不须治之"、第 104 条"凡治温病……并中髓也"均拆为 2 条（共增 3 条）；将原第 108 条"脉盛身寒……此以前是伤寒热病证候也"拆分为 6 条（增加 5 条）。其三，对原文进行了合并。如将原文第 87～92 条，论源于《素问·热论》的六经分证，共 6 条原文并为 1 条（少 5 条）；将原第 105、106、107 条合并为 1 条（少 2 条），即"脉四损，三日死……名曰六损"。

本篇可视为外感热病学的概论、伤寒辨证之规范。其内容包括四时正气之序、预防伤寒之法、感而即病之伤寒、伏气所发之温病与暑病、时行疫气之寒疫与冬温、新感激发伏邪的温疟、风温、温毒与温疫、六经伤寒与两感为病等，对后世温病学说的发展起到了启蒙和奠基作用。此外，还以斗历候气法占测正令，以验太过与不及，还对外感病的治疗、护理及预后做了原则性的论述。

（四）痉湿暍篇计 14 条，论 3 种太阳类病

本篇论外邪所致的刚痉和柔痉，外湿留着关节或肌腠之风湿和湿痹，感受暑热之暑病夹虚、夹湿及暑热盛实三种暍病。痉湿暍三病本属杂病范畴，故内容多同时见于《金匮要略·痉湿暍病脉证治》，因与感受风寒暑湿外邪有关，初起均有发热恶寒，与太阳病类似，故举出以作鉴别。本篇宋本原文计 14 条，《伤寒论译释》《伤寒论教参》计有 16 条，产生差异的原因是参考《金匮要略》将原第 115 条"太阳病，关节疼痛而烦……口燥烦也"拆分为 3 条。

二、中十篇计 398 条，不可混同 397 法

《伤寒论》中 10 篇，始于第五篇"辨太阳病脉证并治上"终于第十四篇"辨阴阳易差后劳复病脉证并治"，论六经辨证、霍乱病、阴阳易差后劳复证治，其中辨太阳病上篇 30 条（1～30 条）、辨太阳病中篇 97 条（31～127 条）、辨太阳病下篇 51 条（128～178 条）、辨阳明病篇 84 条（179～262 条）、辨少阳病篇 10 条（263～272 条）、辨太阴病篇 8 条（273～290 条）、辨少阴病篇 45 条（291～335 条）、辨厥阴病篇（厥利呕哕附）56 条（336～381 条）、辨霍乱病篇 10 条（382～391 条）、辨阴阳易差后劳复病篇 7 条（392～398 条），十篇共计 398 条。但亦不乏注家或学者将中十篇 398 条混同于 397 法，谓一条即是一法，事实却非如此。

《伤寒论》397 法之说源于宋臣校定《伤寒论·序》，文曰："以为百病之急，无急于伤寒，今先校定《张仲景伤寒论》十卷，总二十二篇，证外合三百九十七法，除复重定有一百一十二方。"由于其未对"证外合三百九十七法"的概念及统计方法作具体说明，以致后学各执其说，莫衷一是。欲考证宋臣所言 397 法，首先应明确两点：一是 397 法之数，和 10 卷、22 篇、112 方一样，均是实指而非虚指，且应从宋本《伤寒论》中去寻找答案。二是要注意到"证外"二字，即要区分开"证"和"法"所具有的不同概念。从赵开美复刻宋本来看，宋臣校定的《伤寒论》，将条文中不出方治者作为"证"，出具体方治者（包括针刺、针药并用等治法）作为"法"，即"法"中不包括"证"。《伤寒论·序》所说的 397 法，纯为"法"数，与今人所说的 397 条或 398 条概念不同。

"有方曰法，无方曰证"的界定在宋臣校定《伤寒论》各篇子目中经界分明，不相混淆。举例而言，太阳病上篇子目第一条为"太阳中风，阳浮阴弱。发热汗出，恶寒，鼻鸣干呕者，桂枝汤主之。第一。五味。前有太阳病一十一证"，文中"第一。五味。前有太阳病一十一证"，即谓本篇第一方桂枝汤由五味药组成，此条在《伤寒论》正文中为第 12 条，其前计有 11 条，论太阳病提纲、分类，辨传与不传、病发阴阳及寒热真假，此 11 条原文未涉及方证治法，属于"证"条。中十篇各篇篇名之下，均标明有"合××法。方××首"，计有太阳病上篇 16 法、太阳病中篇 66 法、太阳病下篇 39 法、阳明病篇 44 法、少阳病篇 0 法、太阴病篇 3 法、少阴病篇 23 法、厥阴病篇 19 法、霍乱病篇 6 法、阴阳易差后劳复病篇 6 法、不可发汗篇 1 法、可发汗篇 41 法、发汗后篇 25 法、不可吐篇 0 法、可吐篇 2 法、不可下篇 4 法、可下篇 44 法、发汗吐下后篇 48 法，上述诸篇合之计 387 法，与 397 法之数，尚缺少 10 法。

其实，这 10 法仍可于各篇之中求之。如少阳病篇第 266 条小柴胡汤证后有"方一"，此显系 1 法；太阳病下篇、阳明病篇、少阴病篇下分别有"并见太阳阳明合病法""并见阳明少阳合病法""并见三阳合病法"之文字，此为并见 3 法；此外，可与不可诸篇，别有六法，即"大法春夏宜发汗""大法秋宜下""凡可下者，用汤胜丸散。中病便止，不必尽剂也"等。如是，此脱误 1 法，别有 6 法，并见 3 法，共计 10 法，再加前 387 法，恰合 397 法之数。由此观之，宋臣所谓 397 法之说，不仅概括了《伤寒论》所载内容，同时也强调了《伤寒论》的核心内容有"证""法""方"三个方面，从而突出了中医"理法方药""辨证论治"的精神实质。

三、后八篇计 288 条，重集诸可与不可

《伤寒杂病论》成书后不久，因兵火洗劫、虫蠹、传抄者众等原因，即致散乱。著名文献学家钱超尘先生考证，晋代王叔和"撰次仲景遗论"，曾三次整理编次《伤寒论》。第一次整理编次本收录于《脉经》卷七之"诸可"与"不可"，保留仲景《伤寒

论》原始基本结构；第二次整理编次为三阴三阳模式，即将《脉经》中"诸可"与"不可"按三阴三阳顺序排列；第三次整理成果见宋本《伤寒论》卷七"辨不可发汗病脉证并治"至卷十之"辨发汗吐下后病脉证并治"凡8篇，将《伤寒论》三阴三阳篇中条文重新按"可"与"不可"分类排列，同时将三阴三阳篇中所无而见于《脉经》"可"与"不可"之条文，补充于"可"与"不可"诸篇中。对此，王肯堂《伤寒证治准绳》曾云："王叔和编次张仲景《伤寒论》，立三阳三阴篇，其立三阳篇之例，凡仲景曰太阳病者，入太阳篇；曰阳明病者，入阳明篇；曰少阳病者，入少阳篇。其立三阴篇，亦根据三阳之例，各如太阴、少阴、厥阴之名入其篇也。其或仲景不称三阳三阴者，但曰伤寒某病用某方主之，而难分其篇者，则病属阳证，发热、结胸、痞气、蓄血、衄血之类，皆混入太阳篇。病属阴证，厥逆、下利、呕吐之类，皆混入厥阴篇也。"指出"三阴三阳"的编次结构并非《伤寒论》原始面貌，而是王叔和编次《伤寒论》时而立，目的是"比之三阴三阳篇中，此易见也"，但他在编排"可与不可"条文时，把那些不属于"三阴三阳"内容的条文，只要是治法与"可"与"不可"治法相关的，也一并收录，即"辨可发汗病脉证并治"篇首所云："夫以为疾病至急，仓卒寻按，要者难得，故重集诸可与不可方治，比之三阴三阳篇中，此易见也。又时有不只是三阴三阳，出在诸可与不可中也。"

　　"可"与"不可"诸篇原文共计288条，其中《辨不可发汗病脉证并治》篇计32条（1～32条），重集了六经病篇有关不可发汗之病证，并阐述了误汗后的各种变证，从而重申了汗法的正确运用；"辨可发汗脉证并治"篇计47条（33～79条），首揭"春夏宜发汗"，继而论述汗法之具体要求和注意事项，并重集六经病篇中诸可汗之病脉证治内容；"辨发汗后病脉证并治"篇计33条（80～112条），重集了六经病篇中发汗后诸病证治，寓意汗不得法可致阴阳表里寒热虚实等诸多变证；"辨不可吐"篇计4条（113～116条），概括地指出了凡属表证、里证、虚证、寒证皆禁用吐法，如妄用之，必败胃气；"辨可吐病"篇计7条（117～123条），首言"春宜吐"之法，继而论胸膈有痰浊、宿食在上脘、正气祛邪并寓上越之机者，皆当因势利导而吐之；"辨不可下病脉证并治"篇计46条（124～169条），重集了六经病篇中"不可下"之证，补述了脏虚而有动气的不可下之证；"辨可下病脉证并治"篇计46条（170～215条），首揭"秋宜下"之法，继则重集了六经病篇中诸可下之方证，归纳起来不外有形之实邪内停，或宿食燥屎，或血蓄于里，或水饮内结三个方面。"辨发汗吐下后病脉证并治"篇计73条（216～288条），重集论中汗、吐、下后所引起的阴阳不和诸般变证，意在重申汗、吐、下三法为祛除病邪的治法，用之不当，则反伤正气致变证丛生，为害甚剧，并借此体现"观其脉证，知犯何逆，随证治之"的救逆原则。

● 意义及展望

宋本《伤寒论》共 10 卷 22 篇，原文共计 808 条。前四篇原文共计 122 条，其中"辨脉法""平脉法""伤寒例"三篇，虽然多被认为是王叔和采撷群书，附以己意而成；然"辨脉法"与"平脉法"作为脉法总论，"伤寒例"作为外感热病学概论、伤寒辨证之规范，其内容不乏精妙，具有重要理论意义及临床价值。"辨痉湿暍病脉证"篇虽见于《金匮要略》，然其证与伤寒相似，具有鉴别诊断之意义，示人不可误治。中十篇共计 398 条，论六经辨证、霍乱病、阴阳易差后劳复，是《伤寒论》的核心，不可混同于 397 法。后八篇原文共计 288 条，其内容虽与中十篇重复较多，但有学者考证提出后八篇的内容本是王叔和所见散失《伤寒杂病论》的原始状态，学术价值不可低估。

第 02 问 《金匮要略》现存最佳版本为何？原文共计多少条？

● 研究背景

东汉张仲景所撰《伤寒杂病论》成书不久即散失不全，魏晋太医令王叔和将其"伤寒"部分，编次为《张仲景方十五卷》，得以流传。北宋王洙在宫藏旧书中得仲景《金匮玉函要略方》三卷，宋臣孙奇、林亿等将"杂病"内容、又"采散在诸家之方"，编勒成《金匮方论》，后世习称《金匮要略》，但原版已佚。元代邓珍复刻仿宋本《新编金匮方论》传承王洙蠹简本，据目前所知世间仅存一部，是赵开美本、医统本、明仿宋本、俞桥本的祖本。

据宋臣高保衡、孙奇、林亿等统计，《金匮要略》全书"凡二十五篇，除重复，合二百六十二方"。关于 262 方之统计，后世习以正方、附方和杂疗方分别计数，但正方有 226、183、177、176 首之说，附方有 26、28、29 首之谓，但杂疗方计数不详，全书条文计数也未见报道。因此提出以下问题：以现存《金匮要略》最佳版本元代邓珍本《金匮要略》为依据，厘定《金匮要略》条文数及载方数，原文共计多少条？载方共计多少首？

● 研究内容与结果

以元代邓珍本《金匮要略》为蓝本，建立原文和方剂数据库，采用可提取电子文本特定内容的正则表达式与描述数据间映射关系的数据字典技术，结合人工校对，对《金匮要略》全篇条文与载方进行统计，以期为系统研究与学习《金匮要略》提供参考。

一、《金匮要略》原文数据库的建立

以影印元代邓珍本《新编金匮方论》为数据源，将原文与载方数据录入数据库。数据表中字段设置如下：段落 ID 字段（用于标识原文段落号），来源篇目字段（记录源于《金匮要略》篇目），段落字段（记述原文段落）。在此基础上，遵循《金匮要略方论》中"逐方次于证候之下"的原文排版，设置方名字段与方剂组成字段，列于段落字段之后。根据上述字段划分，各字段录入规则与示例如下。

（1）论述证候与治疗用方的原文录入：即一段原文论述证候与治疗用方，再起一段原文记述具体的方药组成。对于此类原文，将论述证候与治疗用方的原文录入段落字段，具体的方药组成内容录入方名字段与方剂组成字段，如表 2-1 中段落 ID 为 71 与 72 的内容。

（2）未载方名的原文录入：原文录入段落字段，方名字段与方剂组成字段以"无"字填充，如表 2-1 段落 ID 为 70 的内容。

（3）有方无论的原文录入：若原文单列方名，则纳入条文段落当中，以作为有方无论的条文，如表 2-1 中段落 ID 为 73 的内容。

（4）若记载方名与组成的原文存在多方并举，如《禽兽鱼虫禁忌并治》载："香豉二两，杏仁三两。右二味，蒸一食顷，熟杵之服，日再服；又方，煮芦根汁，饮之良。"方名或组成均以"/"进行分割，如表 2-1 中段落 ID 为 275 与 331 的内容。

（5）若原文中某方剂未载药物组成，且非附方，可按原文方后所附说明找到方剂出处，继而确定方药组成。如"产后风，续之数十日不解，头微痛，恶寒，时时有热，心下闷，干呕汗出，虽久，阳旦证续在耳，可与阳旦汤即桂枝汤，方见下利中"，根据"即桂枝汤，方见下利中"提示，按桂枝汤药物组成录入。

根据上述录入方案，从"脏腑经络先后病脉证"至"果实菜谷禁忌并治"共采集 364 个段落，作为条文与载方统计的数据基础。

表 2-1 《金匮要略》原文数据表结构与示例

段落 ID	来源篇目	段落	方名	方剂组成
……	……	……	……	……
70	血痹虚劳病脉证并治	问曰：血痹病从何得之？师曰：夫尊荣人骨弱肌肤盛，重因疲劳汗出，卧不时动摇，加被微风，遂得之……	无	无
71	血痹虚劳病脉证并治	血痹阴阳俱微，寸口关上微，尺中小紧，外证身体不仁，如风痹状，黄芪桂枝五物汤主之	黄芪桂枝五物汤	黄芪，芍药，桂枝，生姜，大枣

段落 ID	来源篇目	段落	方名	方剂组成
72	血痹虚劳病脉证并治	夫男子平人，脉大为劳，极虚亦为劳。○男子面色薄者，主渴及亡血，卒喘悸。脉浮者，里虚也……	桂枝加龙骨牡蛎汤	桂枝，芍药，生姜，甘草，大枣，龙骨，牡蛎
73	血痹虚劳病脉证并治	天雄散方	天雄散	天雄，白术，桂枝，龙骨
……	……	……	……	……
275	妇人产后病脉证治	师曰：产妇腹痛，法当以枳实芍药散。假令不愈者，此为腹中有干血着脐下，宜下瘀血汤主之，亦主经水不利	枳实芍药散 / 下瘀血汤	枳实，芍药 / 大黄，桃仁，䗪虫
……	……	……	……	……
331	禽兽鱼虫禁忌并治	治食马肉中毒欲死方	治食马肉中毒欲死方	香豉，杏仁 / 芦根
……	……	……	……	……

二、基于正则表达的《金匮要略》条文计数

（一）条文划分规则的确立

本研究《金匮要略》原文条文划分，据元代邓珍复刻影印本，最大程度上保留了宋版原貌。该影印本为竖排版式，每段原文结尾后，新的一段原文另起一竖行，这种书写形式构成了原文固有的自然段，各自然段内的医理论述完整。此外，在部分原文段落内存在一种特殊的符号"○"。纵观全书，根据该符号所在位置的规律，可总结出以下四种功能。

第一，标示篇名："○"出现在各篇篇名之前，如"○痉湿暍病脉证治"。

第二，原文分段："○"在原文之间，将大段的原文进一步分成若干医理论述完整的小段，如"痉湿暍病脉证治"篇中"太阳病，发热无汗，反恶寒者，名曰刚痉。一作痉，余同。○太阳病，发热汗出而不恶寒，名曰柔痉。○太阳病，发热，脉沉而细者，名曰痉，为难治"。

第三，标示问答句式：见于"问曰""师曰"句式中，如"问曰，上工治未病，何也？○师曰，夫治未病者，见肝之病，知肝传脾，当先实脾……"。

第四，标示加减法：如"疟病脉证并治"篇"蜀漆散方"后所附"○温疟加蜀漆半分，临发服一钱匕"。

本研究即根据原文固有自然段与"○"的分段功能，结合分段后的原文应具有完整

医理论述的规律，来确立条文的划分规则，即：①独立成条：原文段落中无"○"，则将原文固有的自然段落作为一则条文。②以"○"分条：原文段落中以"○"作为对条文划分的标识符，对段落中的条文进行划分。

经过正则表达式的条文划分统计，依据独立成条进行条文划分，100%的条文具有完整的医理论述。根据以"○"分条进行条文划分，所分条文的99.4%（317条）具有完整的医理论述。可见，完整的医理论述是邓珍复刻影印本固有的条文划分规律。

据统计，仅2处，占0.6%，疑似"○"误标，具体如下：①《痰饮咳嗽病脉证并治》的"病溢饮者，当发其汗，大青龙汤主之。○小青龙汤亦主之"。②《禽兽鱼虫禁忌并治》的"鳖目凹陷者，及压下有王字形者，不可食之。○其肉不得合鸡鸭子食之"。

可以看出，若将此两处误标"○"删除，则能体现出完整的医理论述特征，从而更加完整地体现出此影印本条文划分的固有规则。

故本文将"病溢饮者，当发其汗，大青龙汤主之。小青龙汤亦主之"作为一条而不是两条；将"鳖目凹陷者，及压下有王字形者，不可食之。其肉不得合鸡鸭子食之"作为一条而不是两条。

（二）利用正则表达进行条文计数

正则表达是对字符操作的一种逻辑公式，用事先定义好的字符及字符组合，组成规则字符串，对符合规则的电子文本进行提取，该方法被广泛用于提取电子文本中的特定内容。根据条文划分标志"○"，从段落中取出条文的正则表达式可写为"\ ○（.+?）\ ○/g"。该表达式中的两个"\ ○"表示将条文的提取限定在两个"○"之间；"（.+?）"表示提取出两"○"之间的全部文字，即提取出条文；"/g"意为global（全局）有效，即只要段落中的文字在两"○"之间，则作为条文取出。该正则表达式可用java或python等计算机编程语言编写。使用编写的正则表达式进行条文提取前，先将上述①②中不作为条文划分标志的"○"去除，以避免错误的条文提取。

正则表达式作用于段落提取时，计算机会在所有段落的开头与末尾加入"○"，以保证正则表达式能将独立成条的段落提取为一则条文。如在《五脏风寒积聚病脉证并治》中某段落"肺中风者，口燥而喘，身运而重，冒而肿胀。○肺中寒，吐浊涕。○肺死脏，浮之虚，按之弱如葱叶，下无根者，死"的开头与末尾加入"○"后，正则表达式可提取"肺中风者，口燥而喘，身运而重，冒而肿胀""肺中寒，吐浊涕""肺死脏，浮之虚，按之弱如葱叶，下无根者，死"，共3条原文。

经统计，邓珍本《金匮要略》各篇条文计数如表2-2所示，其中前22篇共计431条，后3篇共计209条，全书共载条文640条。

表 2-2 《金匮要略》各篇条文计数一览

篇名	条文数	篇名	条文数
脏腑经络先后病	17	水气病	32
痉湿暍病	28	黄疸病	24
百合狐惑阴阳毒病	15	惊悸吐衄下血胸满瘀血病	17
疟病	8	呕吐下利病	49
中风历节病	19	疮痈肠痈浸淫病	9
血痹虚劳病	21	趺蹶手指臂肿转筋阴狐疝蛔虫病	7
肺痿肺痈咳嗽上气病	21	妇人妊娠病	11
奔豚气病	4	妇人产后病	12
胸痹心痛短气病	10	妇人杂病	23
腹满寒疝宿食病	29	杂疗方	16
五脏风寒积聚病	20	禽兽鱼虫禁忌	103
痰饮咳嗽病	42	果实菜谷禁忌	90
消渴小便不利淋病	13		

三、基于数据字典的《金匮要略》载方数统计

（一）"方名－药物数据字典"的建立

数据字典是一种用于对数据进行描述的计算机技术，可用于存放具有映射关系的数据。利用数据字典，可将各篇的方名与方剂组成字段下的数据形成"键"与"值"的映射，其中方名作为数据字典的"键"，即方名索引，药物作为数据字典的值，即索引对应的具体药物组成。形成"方名－药物数据字典"。若方名下实载多方，则按"方名_1""方名_2""方名_3"……给予编号。字典示例如表 2-3 所示。

表 2-3 方名－药物数据字典示例

方名（键）	药物（值）
……	……
猪苓汤	猪苓，茯苓，阿胶，滑石，泽泻
桂枝汤	桂枝，芍药，生姜，大枣，甘草
治食马肉中毒欲死方 _1	香豉，杏仁
治食马肉中毒欲死方 _2	芦根
……	……

注：药物（值）按集合形式存储。

（二）《金匮要略》全书载方计数

应用数据字典进行统计邓珍本所载方剂计数，是在建立数据字典后，由计算机对各篇方名进行遍历，并利用数据字典获取方名对应的药物，获取药物组成后，再与篇内其他方名对应的药物进行两两比对。在综合考虑方剂名称、药物组成与剂量、主治病证等基础上，确立两两比对标准如下。

（1）方名相同（去除《外台》《千金》等标明方剂来源的前缀）、药物组成相同，算作一方。如水气病篇之防己黄芪汤与《外台》防己黄芪汤，二者均由防己、甘草、白术、黄芪组成，且《外台》防己黄芪汤原文中写有"方见风湿中"。

（2）方名不同（去除《外台》《千金》等标明方剂来源的前缀），药物组成与剂量相同视作一方，药物组成相同但剂量不同视作两方，如小承气汤与厚朴三物汤。

基于以上标准，应用数据字典对邓珍本《金匮要略》各篇载方数进行统计，全书二十五篇共载方297首，去除重复共计262方，其中前22篇去重为205方，其中正方182首（包括有方名而无药物组成方剂6首，即杏子汤、黄连粉、藜芦甘草汤、附子汤、胶姜汤、葶苈丸，见表2-4）、附方23首（表2-5），后3篇载方除重后共计57首（表2-6）。

表2-4 《金匮要略》正方182首一览

篇名	正方计数	方剂一览
痉湿暍病	11首	栝楼桂枝汤、葛根汤、大承气汤（同见于腹满寒疝宿食病、呕吐哕下利病、妇人产后病篇）、麻黄加术汤、麻黄杏仁薏苡甘草汤、防己黄芪汤（同见于水气病篇，名曰《外台》防己黄芪汤）、桂枝附子汤、白术附子汤、甘草附子汤、白虎加人参汤（同见于消渴小便不利淋病篇）、一物瓜蒂汤（同见于黄疸病篇，名瓜蒂汤）
百合狐惑阴阳毒病	12首	百合知母汤、滑石代赭汤、百合鸡子汤、百合地黄汤、百合洗方、栝楼牡蛎散、百合滑石散、甘草泻心汤、苦参汤、雄黄熏方、赤小豆当归散（同见于惊悸吐衄下血胸满瘀血病篇）、升麻鳖甲汤
疟病	3首	鳖甲煎丸、白虎加桂枝汤、蜀漆散
中风历节病	7首	侯氏黑散、风引汤、防己地黄汤、头风摩散、桂枝芍药知母汤乌头汤、矾石汤
血痹虚劳病	8首	黄芪桂枝五物汤、桂枝加龙骨牡蛎汤、天雄散、小建中汤（同见于黄疸病、妇人杂病篇）、黄芪建中汤、薯蓣丸、酸枣仁汤、大黄䗪虫丸
肺痿肺痈咳嗽上气病	10首	甘草干姜汤、射干麻黄汤、皂荚丸、厚朴麻黄汤、泽漆汤、麦门冬汤、葶苈大枣泻肺汤（同见于痰饮咳嗽病篇）、桔梗汤、越婢加半夏汤、小青龙加石膏汤
奔豚气病	3首	奔豚汤、桂枝加桂汤、茯苓桂枝甘草大枣汤

续表

篇名	正方计数	方剂一览
胸痹心痛短气病	9 首	瓜蒌薤白白酒汤、瓜蒌薤白半夏汤、枳实薤白桂枝汤、人参汤、茯苓杏仁甘草汤、橘枳姜汤、薏苡附子散、桂枝生姜枳实汤、乌头赤石脂丸
腹满寒疝宿食病	11 首	厚朴七物汤、附子粳米汤、厚朴三物汤、大柴胡汤、大建中汤、大黄附子汤、赤丸、乌头煎、当归生姜羊肉汤（同见于妇人产后病篇）、乌头桂枝汤、瓜蒂散
五脏风寒积聚病	3 首	旋覆花汤（同见于妇人杂病篇）、麻子仁丸、甘姜苓术汤
痰饮咳嗽病	18 首	苓桂术甘汤、甘遂半夏汤、十枣汤、大青龙汤、小青龙汤（同见于妇人杂病篇）、木防己汤、木防己去石膏加茯苓芒硝汤、泽泻汤、厚朴大黄汤、小半夏汤（同见于黄疸病、呕吐哕下利病篇）、小半夏加茯苓汤、己椒苈黄丸、五苓散（同见于消渴小便不利淋病篇）、苓甘五味姜辛汤、桂苓五味甘草汤、桂苓五味甘草去桂加姜辛夏汤、苓甘五味加姜辛半夏杏仁汤、苓甘五味加姜辛半杏大黄汤
消渴小便不利淋病	6 首	文蛤散、栝楼瞿麦丸、蒲灰散（同见于水气病篇）、滑石白鱼散、茯苓戎盐汤、猪苓汤（同见于脏腑经络先后病篇）
水气病	10 首	越婢汤、防己茯苓汤、甘草麻黄汤、麻黄附子汤、杏子汤（佚）、黄芪芍桂苦酒汤、桂枝加黄芪汤（同见于黄疸病篇）、桂枝去芍药加麻黄细辛附子汤、枳术汤、葶苈丸（佚）
黄疸病	6 首	茵陈蒿汤、硝石矾石散、栀子大黄汤、猪膏发煎（同见于妇人杂病篇）、茵陈五苓散、大黄硝石汤
惊悸吐衄下血胸满瘀血病	5 首	桂枝去芍药加蜀漆牡蛎龙骨救逆汤、半夏麻黄丸、柏叶汤、黄土汤、泻心汤（同见于妇人杂病篇）
呕吐哕下利病	22 首	茱萸汤、半夏泻心汤、黄芩加半夏生姜汤、猪苓散、四逆汤、小柴胡汤（同见于黄疸病、妇人产后病、妇人杂病篇）、大半夏汤、大黄甘草汤、茯苓泽泻汤、文蛤汤、半夏干姜散、生姜半夏汤、橘皮汤、橘皮竹茹汤、桂枝汤（同见于妇人妊娠病、妇人产后病篇，又名阳旦汤）、小承气汤（同见于本篇，名曰《千金翼》小承气汤）、桃花汤、白头翁汤、栀子豉汤、通脉四逆汤、紫参汤、诃梨勒散
疮痈肠痈浸淫病	6 首	薏苡附子败酱散、大黄牡丹汤、王不留行散、排脓散、排脓汤、黄连粉（方未见）
趺蹶手指臂肿转筋阴狐疝蛔虫病	5 首	藜芦甘草汤（方未见）、鸡屎白散、蜘蛛散、甘草粉蜜汤、乌梅丸

篇名	正方计数	方剂一览
妇人妊娠病	9 首	桂枝茯苓丸、附子汤（佚）、芎归胶艾汤、当归芍药散（同见于妇人杂病篇）、干姜人参半夏丸、当归贝母苦参丸、葵子茯苓散、当归散、白术散
妇人产后病	5 首	枳实芍药散、下瘀血汤、竹叶汤、竹皮大丸、白头翁加甘草阿胶汤
妇人杂病	13 首	半夏厚朴汤、甘麦大枣汤、温经汤、土瓜根散、胶姜汤（佚）、大黄甘遂汤、抵当汤、矾石丸、红蓝花酒、肾气丸（同见于中风历节病、血痹虚劳病、痰饮咳嗽病、消渴小便不利淋病篇，名为崔氏八味丸、八味肾气丸或肾气丸）、蛇床子散、狼牙汤、小儿疳虫蚀齿方

表 2–5　《金匮要略》前 22 篇 23 首附方一览表

篇名	附方计数	方名
疟病	3 首	《外台》牡蛎汤、《外台》柴胡去半夏加栝楼根汤、《外台》柴胡桂姜汤
中风历节病	4 首	《古今录验》续命汤、《千金》三黄汤、《近效方》白术附子汤、《千金方》越婢加术汤
血痹虚劳病	2 首	《千金翼》炙甘草汤（同见于《肺痿肺痈咳嗽上气病脉证并治》篇，名曰《外台》炙甘草汤）、《肘后》獭肝散
肺痿肺痈咳嗽上气病	5 首	《千金》甘草汤、《千金》生姜甘草汤、《千金》桂枝去芍药加皂荚汤、《外台》桔梗白散、《千金》苇茎汤
胸痹心痛短气病	1 首	《千金》九痛丸
腹满寒疝宿食病	3 首	《外台》乌头汤、《外台》柴胡桂枝汤、《外台》走马汤
痰饮咳嗽病	1 首	《外台》茯苓饮
黄疸病	1 首	《千金》麻黄醇酒汤
呕吐哕下利病	1 首	《外台》黄芩汤
妇人产后病	2 首	《千金》三物黄芩汤、《千金》内补当归建中汤

注：1. 附方计数说明：附方与正方或附方相同者，不重复计算。如崔氏八味丸与正方中的肾气丸同；《外台》炙甘草汤与《千金翼》炙甘草汤等。
　　2.《千金方》越婢加术汤冠有"黑帽"并详列药物组成与使用方法，正方越婢加术汤虽也冠有"黑帽"，但却以"见上，于内加白术四两，又见脚气中"的形式描述。就完备程度言，附方所载更加完善，故将其列入附方。

表 2-6 《金匮要略》后 3 篇 57 首杂疗方一览表

篇名	载方计数	方名
杂疗方	22 首	退五脏虚热，四时加减柴胡饮子方；长服诃黎勒丸方；三物备急丸方；治伤寒令愈不复，紫石寒食散方；救卒死方（载 5 方）；救卒死而壮热者方；救卒死而目闭者方；救卒死而张口反折者方；救卒死而四肢不收失便者方；救小儿卒死而吐利不知是何病方；尸厥，脉动而无气，气闭不通，故静而死也，治方（载 2 方）；救卒死，客忤死，还魂汤主之方（载 2 方）；救自缢死方；凡中暍死，不可使得冷，得冷便死，疗之方；救溺死方；治马坠及一切筋骨损方
禽兽鱼虫禁忌	22 首	治（食）自死六畜肉中毒方，治食郁肉漏脯中毒方（载 2 方）；治黍米中藏干脯，食之中毒方；治食生肉中毒方；治六畜鸟兽肝中毒方；食马肝中毒人未死方（载 2 方）；治食马肉中毒欲死方（载 2 方）；治啖蛇牛肉食之欲死方（载 3 方）；治食牛肉中毒方；治食犬肉不消成病方；治食鸟兽中毒肉毒方；治食鲙不化久症病方；食鲙多不消，结为症病，治之方（载 2 方）；食鱼后中毒，面肿烦乱，治之方；食鯸鮧鱼中毒方（与"治食马肉中毒，欲死……又方：芦根煮汁饮"同，不重复计入）；食蟹中毒治之方（载 2 方）
果实菜谷禁忌	13 首	食诸果中毒治之方；食诸菌中毒，闷乱欲死，治之方（实载 2 方，因所载"大豆浓煮汁"与第 24 篇的"治黍米中藏干脯，食之中毒方"中的"大豆浓煮汁"相同，不重复计入）；治食枫柱菌而哭不止，治之以前方（与本篇"食诸菌中毒，闷乱欲死，治之方"相同，不重复计入）；误食野芋，烦毒欲死，治之方，以前方（与本篇"食诸菌中毒，闷乱欲死，治之方"相同，不重复计入）；蜀椒闭口者有毒，误食之，戟人咽喉，气病欲绝。或吐下白沫，身体痹冷，急治之方（实载 3 方，因所载"地浆"与"食诸菌中毒，闷乱欲死治之方"中"土浆"同，故不重复计入）；食躁式躁方（注：与治蜀椒闭口有毒方中"浓煮豉汁，饮之"同，不重复计入）；误食钩吻杀人解之方；误食水莨菪中毒方（与第二十四篇"治食牛肉中毒方"中的"甘草煮汁"同，不重复计入）；治食芹菜中龙精毒方；食苦瓠中毒治之方；饮食中毒烦满，治之方（载 2 方）；贪食、食多不消，心腹坚满痛，治之方；通解诸毒药方

● 意义及展望

对于邓珍本《金匮要略》的条文，使用正则表达的方法进行划分，可确保条文切分的客观性与准确性，依据划分条文的医理论述是否完备，确定条文是否需要合并，可保证条文能够传递完整的医理论述。经过条文计数的核定，邓珍本《金匮要略》全书条文为 640 条。对于《金匮要略》所载方剂，习惯上被分为正方、附方和杂疗方。正方和附方均见于前 22 篇，附方是林亿等"采散在诸家之方，附于诸篇之末"之方，虽多冠以《千金》《外台》等晋唐方书，多数学者均认为宋臣校订《金匮要略》持之有据，方录之以附，故亦属仲景方的体系范畴。在邓珍本中正方、附方方名多用黑底阴文（有学者称之为"黑帽"）突出显示。杂疗方专指"杂疗方""禽兽鱼虫禁忌并治""果实菜谷禁忌并治"3篇所载方剂。分析学者统计《金匮要略》载方数不同的原因，可能主要与划分标准、重复计算、依据版本等有关。我们以邓珍本为数据源，采用数据字典技术，发挥计算机统计标准一致、客观性高等特点，核定出《金匮要略》各篇载方、正方、附方、杂疗方数，除去重复，全书上中下三卷25篇共载方262首，与林亿等"断自杂病以下，终于饮食禁忌，凡二十五篇，除重复，合二百六十二方"之说相合。《金匮要略》条文与载方统计，既为《金匮要略》的系统学习与研究提供了参考，也为中医古籍文献整理提供了方法学借鉴。

第03问 宋本《伤寒论》前四篇与后八篇讲述了什么内容？有何意义？

● 研究背景

宋本《伤寒论》是目前公认的最佳《伤寒论》版本，全书10卷22篇，共计808条原文，被研究者分为"前四篇""中十篇""后八篇"三部分。"中十篇"从《辨太阳病脉证并治上》至《辨阴阳易差后劳复病脉证并治》共398条原文，主要论述六经辨证，是历代医家研究的主体部分，也是当今高等中医教育本科教材所选取的部分，已广为人熟知。而"前四篇"辨脉法、平脉法、伤寒例、痓湿暍计122条，"后八篇"不可发汗、可发汗、发汗后、不可吐、可吐、不可下、可下、发汗吐下计288条，则较少有人问津。那么，宋本《伤寒论》"前四篇"及"后八篇"主要讲述了什么内容？以下概述这12篇主要内容，为具有"中十篇"学习基础的读者了解《伤寒论》全貌，提供参考。

● 研究内容与结果

一、前四篇计122条

（一）"辨脉法"篇计37条，论诸病脉所主

本篇首述脉分阴阳、察之以决生死之法则，继而列举阴结脉、阳结脉、浮脉、沉脉、促脉、结脉、动脉、缓脉、弦脉、芤脉、革脉等诸多病脉，及其所主病证有表里、气血、脏腑等病位之异，亦有邪实与正虚之别；复论病可战汗、不战汗出、不战不汗

出、得四时旺气而解，然总属正胜邪却、阴阳自和之理。以寸口脉和趺阳脉相互对比，以辨病位、病势及转归，体现了"握手必及足"的诊脉之法和"脉以胃气为本"的临床意义。最后以脉阴阳俱紧为例，论表里疑似脉、阴盛遏阳脉、阳亡阴竭脉及其预后，示人当脉证合参，方不致误。

（二）"平脉法"篇计 45 条，论平人不病之脉

本篇论述了平人不病之脉、"春弦秋浮，冬沉夏洪"之四时平脉、"肾沉心洪，肺浮肝弦"之各脏平脉、阴阳相等之平脉等。"辨脉法"篇以阴阳为辨脉之纲，本篇则用五行生克理论以分析疾病纵横逆顺及生死预后之法。《医宗金鉴》云："平者，又准之谓也。言诊者，诚能以诸平脉准诸不平之脉，则凡太过不及之差，呼吸尺寸之乖，莫不了然于心手之间，而无少差谬。"可见，本篇"平"字与上篇"辨"相较，有对照标准脉衡量病脉之意。"平脉"又有辨脉之义，故篇中也阐述了多种病脉，如四时太过与不及之脉，脏腑阴阳乘侮之脉，百病错杂之脉等。"平脉"亦有标准之义，临证当以平脉为准，诊诸不平之脉，如此则凡太过不及之差、呼吸尺寸之乖，莫不了然于心手之间而无差谬。

（三）"伤寒例"篇计 26 条，论外感热病学纲要

本篇可视为外感热病学的概论、伤寒辨证之规范，不少内容出自《素问》《灵枢》《阴阳大论》等书，继往开来，是研究古人对伤寒热病认识的重要文献，对于外感性疾病的分类与辨治，具有指导性作用。其内容包括四时正气之序、预防伤寒之法、感而即病之伤寒、伏气所发之温病与暑病、时行疫气之寒疫与冬温、新感激发伏邪的温疟、风温、温毒与温疫、六经伤寒与两感为病等，对后世温病学说的发展，起到了启蒙和奠基作用。此外，还以斗历候气法占测正令，以验太过与不及，还对外感病的治疗、护理及预后做了原则性的论述。有医家认为，本篇会给人造成《伤寒论》仅仅为外感病专著的错觉，因而降低了《伤寒论》理论对实践的指导意义。但另一方面，篇中有关时病理论的阐述，对后世温病学说的发展有很大帮助，起到了启蒙和奠基作用，应当进一步深入研究，而不应简单否定。

（四）"痉湿暍病"篇计 14 条，论三种太阳类病

本篇论外邪所致的刚痉和柔痉，外湿留着关节或肌腠之风湿和湿痹，感受暑热之暑病夹虚、夹湿及暑热盛实三种暍病。痉湿暍三病本属杂病范畴，故内容多同时见于《金匮要略》，因与感受风寒暑湿外邪有关，初起均有发热恶寒，与太阳病类似，故举出以作鉴别。痉病，外感内伤皆可引起，多因外感风寒、津液不足而致，主要症状有颈项强急、独头面摇、口噤、背反张等。本篇主要论述了外邪所致的刚痉和柔痉及其特征：刚痉发热无汗反恶寒，柔痉发热汗出而不恶寒。湿病，有内湿和外湿之分。本篇主要论述的是湿留肌腠的风湿证和湿着关节的湿痹证。风湿病发于汗出当风或久伤取冷，病人周身疼痛，日晡所热剧，治疗上当发汗而解，但宜微微汗出，以免大汗之后风去湿存，可与麻黄杏仁薏苡甘草汤。湿痹症见小便不利而大便稀溏，全身关节疼痛，伴随发热，周

身皮肤颜色好像被烟熏过一样发黄，治疗当利其小便，不可误用寒凉药攻下。喝，即暑病。太阳中喝，汗出恶寒，身热而渴，此为暑热伤气，可与白虎汤或白虎加人参汤。夏季受邪于冷水，暑湿侵入肌肤，身热疼重而脉微弱，此为暑湿伤形，对于暑病夹湿的治疗，应当清暑益气化湿，而不可妄用发汗、温针、攻下诸法。

二、后八篇计 288 条

《伤寒杂病论》成书后不久，因翻阅、虫蠹、兵火洗劫、传抄者众等原因，即现散乱。据著名文献学家钱超尘《中国历史人物考》考证，晋·王叔和"撰次仲景遗论"，曾三次整理编次《伤寒论》。第一次整理编次本收录于《脉经》卷七之诸"可"与"不可"，保留仲景《伤寒论》原始基本结构；第二次整理编次为三阴三阳模式，即将《脉经》中诸"可"与"不可"按三阴三阳顺序排列；第三次整理成果见宋本《伤寒论》卷七"辨不可发汗病脉证并治"至卷十"辨发汗吐下后病脉证并治"凡 8 篇，将《伤寒论》三阴三阳篇中条文重新按"可"与"不可"分类排列，同时将三阴三阳篇中所无而见于《脉经》"可"与"不可"之条文，补充于"可"与"不可"诸篇中。对此，王肯堂《伤寒证治准绳》曾云："王叔和编次张仲景《伤寒论》，立三阳三阴篇，其立三阳篇之例，凡仲景曰太阳病者，入太阳篇；曰阳明病者，入阳明篇；曰少阳病者，入少阳篇。其立三阴篇，亦根据三阳之例，各如太阴、少阴、厥阴之名入其篇也。其或仲景不称三阳三阴者，但曰伤寒某病用某方主之，而难分其篇者，则病属阳证，发热、结胸、痞气、蓄血、衄血之类，皆混入太阳篇。病属阴证，厥逆、下利、呕吐之类，皆混入厥阴篇也。"指出"三阴三阳"的编次结构并非《伤寒论》原始面貌，而是王叔和编次《伤寒论》时而立，目的是"比之三阴三阳篇中，此易见也"，但他在编排"可与不可"条文时，把那些不属于"三阴三阳"内容的条文，只要是治法与"可"与"不可"治法相关的，也一并收录，即"辨可发汗病脉证并治"篇首所云："夫以为疾病至急，仓卒寻按，要者难得，故重集诸可与不可方治，比之三阴三阳篇中，此易见也。又时有不只是三阴三阳，出在诸可与不可中也。"而"可"与"不可"诸篇原文共计 288 条。

（一）"辨不可发汗病"篇计 32 条，论不可汗病证、误汗变证及汗法禁忌

本篇重新归纳整合了六经病篇章中有关不可发汗的病证，并阐述了误汗之后的各种变证。《伤寒论》强调"保胃气，存津液"，凡里热亢盛，忌用汗法以免助热伤津；凡阳虚者，忌用汗法以免大汗亡阳；凡阴血亏损或气津两伤者，忌用汗法以免伤津阴竭。通过论述汗法的禁忌，从反面提醒正面，重申了汗法的正确运用。

（二）"辨可发汗病"篇计 47 条，论可汗之病脉证治、汗法具体要求及注意事项

本篇首揭"春夏宜发汗"以顺升发之气这一治疗大法，继而论述了汗法在应用时的具体要求和注意事项，并重新归纳整合了六经病篇章中可以使用汗法的病证：麻黄汤证、桂枝汤证、桂枝加桂汤证、桂枝加葛根汤证、大青龙汤证、小青龙汤证、葛根汤

证、葛根加半夏汤证、葛根黄芩黄连汤证、小柴胡汤证、柴胡桂枝汤证、麻黄附子甘草汤证、五苓散证。通过本篇，可了解汗法之大略。

（三）"辨发汗后病"篇计 33 条，论发汗后诸病证治，寓意汗不得法则变证丛生

本篇重新归纳整合了六经病篇章中发汗后诸病证治：汗后表邪未解仍需再汗的麻黄汤证和桂枝汤证、桂枝二麻黄一汤证；汗后阳虚漏汗不止的桂枝加附子汤证；汗后邪热入里兼气津两伤的白虎加人参汤证；汗后荣卫气血不足之身痛的桂枝新加汤证；汗后邪热壅肺而作喘的麻杏甘石汤证；汗后心阳虚心悸的桂枝甘草汤证；汗后阴阳两虚的芍药甘草附子汤证；汗后阳虚水泛的真武汤证；汗后胃虚致水停心下的茯苓甘草汤证；汗后水停的五苓散证；汗后气滞饮停兼脾虚的厚姜半甘参汤证；汗后脾虚，水邪欲乘虚上冲的苓桂枣甘汤证；汗后水饮食滞致痞的生姜泻心汤证；汗后但热不寒的调胃承气汤证；汗后阳明里实呕吐而利的大柴胡汤证；汗后亡阳谵语而不可下的柴胡桂枝汤证；汗后腹满痛的大承气汤急下证；汗后亡阳的四逆汤证。从而可以看出，汗不得法就会造成汗后所致阴阳表里寒热虚实等诸多变证，而对于这些汗后诸病证的辨治之法，大大地超出了六经范畴，可以将其用于辨治杂病之中，可窥见《伤寒杂病论》伤寒与杂病共论之原貌。

（四）"辨不可吐"篇计 4 条，例举说明不可吐之病证

本篇概括地指出了不可吐之证。如太阳病表证不可用吐法；少阴病里证不可用吐法；阴寒内盛和正虚之人均不可用吐法。归纳言之，凡属表证、里证、虚证、寒证皆禁用吐法，如妄用之，必败胃气，病邪不除，徒伤正气，转为坏病。

（五）"辨可吐"篇计 7 条，论可吐之证情当因势利导而吐之

本篇首论"春宜吐"之法，春三月，阳气渐旺，吐法有升扬发越之义，治宜顺应天时升发之机。继而论可吐之证情：胸膈有痰浊、宿食在上脘、正气祛邪并寓上越之机者，皆当遵《素问·阴阳应象大论》"其高者因而越之"之法以因势利导，采用吐法施治。

（六）"辨不可下病"篇计 46 条，论诸不可下之病脉证并治

本篇重新归纳整合了六经病篇章中"不可下"之证：太阳表证不可下；阳明病见心下硬满者、面合色赤者、呕多者亦不可下；虚寒之厥证不可下；脏结证不可下；太阴病脉弱不可下；寒热错杂的厥阴病不可下；少阴病阴虚、阳虚均不可下。本篇在此基础上又补述了脏虚而有动气的不可下之证。概而言之，非阳明实热燥结证和血瘀水结之证，均在不可下之列。

（七）"辨可下病"篇计 46 条，论诸下法适应病脉证治

本篇首论"秋宜下"之大法，继而重新归纳整合了六经病篇章中诸可下之方证：少阳气郁兼里热的大柴胡汤证、阳明腑实燥热初起的调胃承气汤证、阳明腑实痞满之小承气汤证、阳明燥屎已成的大承气汤证、阳明三急下证、热结膀胱的桃核承气汤证、瘀热

在里的抵当汤（丸）证、水停胸胁的十枣汤证、水热互结的大陷胸汤证等。尤其对大承气汤证的脉法论述较详，对大柴胡汤证亦有补充发挥之处，皆可与六经病篇对照互补。又由于湿热发黄之茵陈蒿汤证，其病机为"瘀热在里"，故亦列入本篇。归纳起来不外有形之实邪内停，或宿食燥屎，或血蓄于里，或水饮内结三个方面。

（八）"辨发汗吐下后病"篇计 73 条，强调汗、吐、下三法用之不当则为害甚重

本篇重新归纳整合了六经病篇章中汗、吐、下后所引起的阴阳不和诸般变证，意在重申汗、吐、下三法为祛除病邪的治法，用之不当，则反伤正气致变证百出，为害甚剧。以此警醒医者，一定要避免误用的发生，对于临床实践具有重要的指导意义。并借此体现"观其脉证，知犯何逆，随证治之"的变证治疗原则。

● 意义及展望

宋本《伤寒论》共 10 卷 22 篇，原文共计 808 条。前四篇原文共计 122 条，其中"辨脉法""平脉法""伤寒例"三篇，虽然多被认为是王叔和采摭群书，附以己意而成；然"辨脉法"与"平脉法"作为脉法总论，"伤寒例"作为外感热病学概论、伤寒辨证之规范，其内容不乏精妙，学术价值亦不可低估；"痉湿暍"篇虽见于《金匮要略》，然其证与伤寒相似，具有鉴别诊断之意义，示人不可误治。中十篇论太阳、阳明、少阳、太阴、少阴、厥阴六经辨证、霍乱病、阴阳易差后劳复，共计 398 条，被后世医家视为《伤寒论》的重点与核心。后八篇原文共计 288 条，其内容虽与中十篇重复较多，但有学者考证提出后八篇的内容本是王叔和所见散失《伤寒杂病论》的原始状态，值得进一步深入研究。总之，《伤寒论》前四篇与后八篇的内容也是《伤寒杂病论》不可分割的重要组成部分。因此，研究《伤寒论》不可只局限于中十篇，也要对前四篇、后八篇的内容有所了解。如此，才能有利于了解原著全貌、融会贯通，这对于全面继承和发扬仲景学术，同样具有重要价值。

第 04 问 《伤寒论》"当齐握热"一词出自哪条原文？有何意义？

● 研究背景

"当齐握热"一词，始见于《伤寒论·辨不可下病脉证并治》，原文曰："诸外实者，不可下，下之则发微热，亡脉厥者，当齐握热。"论表实误下之变证。其中，对于"当齐握热"的理解，历代医家认识不一。多数医家认为这是一种表证误下后邪热深陷于内的证候表现，也有医家提出不同看法，值得深入探讨。

● 研究内容与结果

一、历代注家对"当齐握热"的认识

（一）热厥证候说

成无己《注解伤寒论·辨不可下病脉证并治》曰："外实者，表热也，汗之则愈，下之为逆。下后里虚，表热内陷，故发微热。厥深者，热亦深，亡脉厥者，则阳气深陷，客于下焦，故当脐握热。"对照《伤寒论·辨厥阴病脉证并治》第355条论热厥特征曰："伤寒一二日至四五日，厥者必发热，前热者后必厥，厥深者热亦深，厥微者热亦微。厥应下之，而反发汗者，必口伤烂赤。"可见，成无己认为本证属表证误下，出现无脉而厥的病机属表热内陷，因此"当脐握热"则是内热所致的"厥深热深"的一种证候表现。随后的注家大多符和此说，并对这一证候之表现做出更进一步的描述。如方有执在《伤寒论条辨·辨不可下病脉证并治》中云："握，持也。谓当脐有热，持而不散。盖以热入深者言也。"张隐庵《伤寒论集注·辨不可下病脉证》说："握，掌握也。热聚于脐，大如掌握之义。"魏念庭《伤寒论本义·辨不可下》："误下表仍发热，因下而内正虚，外邪郁，脉必极其沉细，取之不得，故云亡脉也。或因内虚而厥，手足必冷，独热在脐间，如一握之大，则阳气陷入至深之分。"

（二）寒厥治法说

吴谦《医宗金鉴·伤寒论注·辨不可下病脉证》云："诸外实者，里必虚，即有不大便，无所苦之里，亦不可下。若下之，外发之热虽微，内虚之寒则盛。若无脉而厥，当脐握热始暖，亦寒之甚也。"可见，吴谦认为本证为外实内虚，误下伤阳所致。外发有微热，其病机却为内虚寒盛；若出现无脉而厥之危候，则"当脐握热始暖"，道理同样是因为病机属阴寒内盛。笔者认为，《医宗金鉴》提出的"当脐握热始暖"，实际上是首次把仲景原文"当脐握热"作为治法来解释。即：若出现无脉而厥之危候时，可采用手心握热肚脐的方法来救逆，脐热则厥逆可回，四肢始暖。纵观历代医家注释，与热厥证候说相比较，持"寒厥治法说"者虽独此一家，但其解释却更加符合仲景原文本义、更加符合临床实际，特结合《伤寒论》《金匮要略》相关论述，做进一步探讨如下。

二"当齐握热"解析

（一）字义词义解

"当"指"正对"或"当中"。皇甫谧《针灸甲乙经·卷九·脾胃大肠受病发腹胀满肠中鸣短气》云："大肠病者，肠中切痛而鸣濯濯，冬日重感于寒，当脐而痛，不能

久立，与胃同候，取巨虚上廉。""齐"通"脐"，此指肚脐。即任脉神阙穴处。成本《伤寒论》"齐"作"脐"。"握"同"捂"，此指遮盖加热或保温。当齐握热：是一种外治之法。指用手掌正对脐中，将其捂热。

（二）与《伤寒论》原文 317 条合看

《伤寒论·辨不可下病脉证并治》原文："诸外实者，不可下，下之则发微热，亡脉厥者，当齐握热。"《伤寒论·辨少阴病脉证并治》第 317 条原文："少阴病，下利清谷，里寒外热，手足厥逆，脉微欲绝，身反不恶寒，其人面色赤；或腹痛，或干呕，或咽痛，或利止脉不出者，通脉四逆汤主之。"两条原文，前者论表证误下之变证，后者论少阴阴盛格阳证。对比脉证"发微热"与"里寒外热"；"亡脉厥"与"手足厥逆""脉微欲绝"或"脉不出"可以看出两者的相似之处。现分析《辨不可下病脉证并治》该条表证误下之变证的病机演变如下：太阳与少阴相表里，太阳表证误下，不仅使正气大伤，还可使表寒实邪乘虚而入"飞渡少阴"，形成少阴阴寒内盛的"阴盛格阳"证。故见"发微热，亡脉厥"等危候，此时可采用内外合治，外施暖脐之法，内以通脉四逆汤破阴回阳，通达内外。

（三）与《金匮要略》杂疗温脐法合看

《金匮要略·杂疗方》曰："凡中暍死，不可使得冷，得冷便死。"治疗之方载："屈草带，绕暍人脐，使三两人溺其中，令温。亦可用热泥和屈草，亦可扣瓦椀底按及车缸以着暍人，取令溺，须得流去，此谓道路穷，卒无汤，当令溺其中，欲使多人溺，取令温若汤，便可与之，不可泥及车缸，恐此物冷，暍既在夏月，得热泥土暖车缸，亦可用也。"任应秋《金匮要略语译》释曰："病属虚寒，故得冷便死，屈草溺脐，盖即温熨之意。"参王肯堂《证治准绳·诸中门》："中暍者，乃阴寒之证，法当补阳气为主，少佐以解暑，故先哲多用姜、桂、附子之类，此推《内经》舍时从证之良法也。"表明在《金匮要略》中，即有借助体温温脐的外治法记载，作为"卒无汤"之际，抢救阴寒闭阳等危重证的一种应急措施。

（四）温脐救逆机理

温脐即温任脉神阙之穴。任脉与六阴经有着密切联系，称为"阴脉之海"，具有调节全身诸阴经经气的作用。而神阙又名"气寺"，指本穴为任脉之气的聚集之地。明·杨继洲《针灸大成》记载：神阙有固脱复苏之功效。因此，暖脐（神阙）能温通元阳、苏厥固脱。

● 意义及展望

《素问·至真要大论》曰："内者内治，外者外治。"外治法在我国历史悠久，内容丰富。《伤寒论》记载了多种疗法，除汤剂、散剂、丸剂等内治之法外，还有针、灸、熨、火熏、温覆、粉扑法、渍法、外导等外治之法。本文从词义、病机及临床意义等方面探讨，得出"当齐握热"并非是一种证候表现，而是一种治疗"寒厥"的外治之法，丰富了《伤寒论》外治法内容。

第 05 问　少阳"半表半里"不应理解为"非表非里"，为什么？

● 研究背景

《伤寒论》并无"半表半里"一词，只在第 148 条论小柴胡汤治疗阳微结证时提到"必有表复有里也"及"此为半在里半在外也"。成无己在《注解伤寒论》中首次指出"邪在少阳，为半表半里"，但并没有明确"半表半里"的具体含义，以致后学众说纷纭，如方有执认为在"躯壳之里，脏腑之外，两夹界之隙地"，程郊倩认为"半表者，指经中所到风寒言……半里者，指胆腑言"，魏荔彤认为"胆腑与少阳经为表里，而非半表半里之谓。半表者，对太阳全表言，半里者，对太阴之全里言"，汪琥又提出"夫人身膈下属阴，膈上属阳，少阳属清道而介乎膈之间，亦为半表半里"，柯韵伯却认为"不可谓之表，又不可谓之里，是表之入里，里之出表处，所谓半表半里也"。不仅古人对此见解不一，今人对此问题的争论也仍无定论，甚至有人认为，用"半表半里"一词表示少阳病位而固定下来，既无客观上的依据，亦无原著为凭，实际上是对原著的误解及讹传。

如何正确认识成无己所提出的"半表半里"呢？从成无己所著《注解伤寒论》及《伤寒明理论》看，其中曾多次用到"半表半里"一词，其目的在于揭示少阳病位特点，即与太阳、阳明等的主要不同点。这正是"半表半里"一词能够为历代多数医家所接受的主要原因。但是，成无己所论"半表半里"尚有两点不足之处，一是《伤寒论》中有关表里的含义很多，成氏没有明确说出在此是针对哪一种而言？二是成氏所说的"半表半里"可以理解为"亦表亦里"，也可以理解为"非表非里"，从而造成概念上的混乱。

● 研究内容与结果

我们认为，用"半表半里"表示少阳病位，不应是"非表非里"而应是"亦表亦里"。即邪犯少阳，既在少阳经表，也在少阳里腑，兼枢机不利，其邪气游移于少阳经腑，难以看到经病单发之时，也很少见到腑病独作之刻，谓发则经腑同病，特阐其理由如下。

一、从《伤寒论》148 条探讨

学习此条应该搞清 2 个问题：首先是"阳微结"的含义。对此历代医家见解不一，有不少人认为"阳微结"是指阳明腑结之微，或指辨脉法第二条提到的"阳结"之轻者。然而根据第 183 条论阳明病"虽得之一日，恶寒将自罢，即自汗出而恶热也"及阳明之腑"无所复传"的特点，为何伤寒已五六日而且腑已微结，还要"必有表"呢？对于"阳结"，《伤寒论》曰："其脉浮而数，能食，不大便者，此为实。"可见阳结成实尚且"能食"，而为何微结反"口不欲食"呢？我们认为"阳微结"之意当另有所指。阳者，论中意在三阳。微者，不彰也；结者，聚也。就三阳而论其结，当以在腑为常。太阳有水结膀胱，阳明有燥屎互结胃家，两者均为有形之邪结聚于腑，唯少阳之胆火气郁为无形之邪结聚于腑，故称之"阳微结"。第二需要弄明论中"表""里"对何而言。从《伤寒论》第 124 条"太阳病六七日，表证仍在……以太阳随经，瘀热在里故也"分析，《伤寒论》虽然表里的含义很多，但对某经病来说，表可指其经，里可指其腑。由于少阳病有发则经腑同病的特点，邪气游移于经腑，则"阳微结""必有表，复有里也"。现从病在少阳经腑的角度解释"阳微结"诸证："头汗出，微恶寒"为邪在少阳之经。"手足冷"为少阳胆火气郁，枢机不利，表里之气不和，阳郁于内而不能宣达于四肢。"口不欲食"则是肝胆疏泄不利，影响脾胃运化功能。"心下满""大便硬"是由于上焦不通，津液不下，胃气不和所致。从第 265 条"伤寒，脉弦细，头痛发热者，属少阳"看，此处"脉细者"亦言病在少阳。正是因为其病变主体在少阳经腑，仲景依照《素问·阴阳应象大论》"治病必求于本"的原则曰："可与小柴胡汤。"成无己《注解伤寒论》在此亦曰："与小柴胡汤，以除半表半里之邪。"因此而得出，把"半表半里"解释为邪在少阳经腑，既合仲景原意，又能较为贴切地表示少阳发病特点。

二、从三阳病各自病位特征的对比探讨

三阳即太阳、阳明、少阳。由于它们各自的生理特点有所不同，因而它们的病位特征亦各有所异。太阳为三阳，又称巨阳，所以邪犯太阳正邪多争于体表，以病变在经为其主要特征。如尤在泾《伤寒贯珠集》曰："太阳病从外入，是以经病多于腑病。"阳明为二阳，《素问·阴阳类论》曰："二阳为维。"高世栻注："犹维络之维于内也。"其腑为水谷之海，主燥，阳气强盛，邪气易入里化热而成实，故以病变在腑为其主要特征。如尤在泾曰："若阳明则腑病多于经病，以经邪不能久留，而腑邪常聚而不行也。"少阳为一阳，《素问·阴阳类论》曰："一阳为游部。"张志聪注："游部者，游行于外内阴阳之间，外内皆有所居之部署。"所以少阳为病，邪气游移于经腑表里，以经腑同病为其病变之主要特征。正是因为如此，仲景《伤寒论》谈到"太阳之为病"时，仅举经表"脉

浮，头项强痛而恶寒"。论"阳明之为病"仅言里腑"胃家实是也"。而说到"少阳之为病"则经、腑、气表里同论，"口苦，咽干，目眩也"。因为邪犯少阳之腑，胆汁上溢则"口苦"；少阳之气为火，邪郁而从火化上炎则"咽干"；少阳之脉起于目锐眦，邪气在经而"目眩"。仲景于此虽只列三证，便将邪在少阳经腑同病，胆火气郁的特点概括无遗。通过对比太阳、阳明、少阳各自病变的主要特征，可以看出，我们通常所说的太阳病在表，实际上是主要针对其经而言。通常所说的阳明病在里，实际上是主要针对其腑而论。所以把少阳病说成邪在"半表半里"，亦不应离其经腑，它的主要病变特征是发则表里经腑同病。

三、从小柴胡汤组方及临床应用特点探讨

小柴胡汤由柴胡、黄芩、人参、半夏、炙甘草、生姜、大枣七味药物组成，是和解少阳之主方。为什么称之为和剂，人们往往多从攻补兼施、寒热并用的角度理解，而有时忽略表里同治这层含意。程郊倩在《伤寒论后条辨》中释小柴胡汤曰："柴胡疏木，使半表之邪得以外宣；黄芩清火，使半里之邪得从内彻；半夏豁痰饮，降里气之逆；人参补内虚，助生发之气；甘草佐柴芩，调和内外；姜枣助参夏通达荣卫，相须相济，使邪无内向而外解也。"成无己《伤寒明理论》于此亦云："小柴胡为和解表里之剂也。"

再从《本经》记载来分析小柴胡汤诸药，可以发现以上七味药物虽各自所主之偏重不同，但除黄芩一味以清里热为主外，其余六味皆有表里同治的双重作用。从而看出小柴胡汤能和解少阳不是单纯在于它能解"非表非里"之邪，而是在于它能表里经腑同治。小柴胡汤的临床运用主要有两个方面。第一，是治疗伤寒六经病，邪在少阳，"此为半在里半在外"，"必有表复有里"。非单纯解表而所对，也非单纯泻里而所宜，于此当如尤在泾《伤寒贯珠集》所说："唯小柴胡一方和解表里。"第二，是治疗与少阳经腑有关的杂病。此时不一定经腑同病，或可仅在经表，或可只在里腑。如近代临床用本方治疗耳聋、耳郭及周围皮肤湿疹、外耳道疖肿、两胁胀痛、无名低热，以及由于情志不遂引起的气血不和，精神疾病，消化系统疾病等，进一步验证小柴胡汤是针对少阳病"既表亦里"而设立的。因此，我们把伤寒六经病中少阳"半表半里"理解为表里经腑同病，亦能切合于临床上的辨证施治。

从少阳经腑同病这一角度来认识少阳"半表半里"，不仅有利于对少阳病变的理解，从而进一步指导临床。而且还能对《伤寒论》中的一些有关问题做出较明确的解释。如少阳三禁，往来寒热，但见一证便是，少阳在六经病中的位置等。

● **意义及展望**

从少阳经腑同病这一角度来认识少阳"半表半里"，不仅有利于对少阳病变的理解，

从而进一步指导临床，而且还能对《伤寒论》中的一些有关问题做出较明确的解释，如少阳三禁，少阳在六经病中的位置等。

一、少阳三禁

《伤寒论》第264条曰："少阳中风……不可吐下，吐下则悸而惊。"第265条曰："伤寒脉弦细，头痛发热者属少阳，少阳不可发汗……"后人把两条结合起来看，得出邪在少阳不可施汗、吐、下三法，此即少阳三禁。在解释为什么不可用此之法时多从"非表非里"之说，认为少阳病邪不在表，所以禁用汗法，邪不在里，故而禁行下法，邪非胸中，理当禁施吐法。这种解释是不确切的。程郊倩曾经说过："以少阳在人身为游部，凡表里经络之罅，皆能随其虚而见之，不定之邪也。"怎么能说少阳之邪不在表，不在里，不在胸中呢？而且汗法并非太阳所专有，下法亦非阳明所独用，它们不能解少阳之邪，是由少阳病变特点所决定的。少阳为病，邪气游移于经腑，且正气相对太阳、阳明而弱，此时若独用汗法解其经表，则腑邪游移可复至其经。若单用吐、下之法清其里，则经邪游移又可入其腑，以致邪气未除，徒伤正气，贻误治疗，使病邪传变。故而，此时"唯小柴胡一方可和解少阳表里"，即攻补兼施，表里双解。

二、六经编排次第

对少阳在六经病中位置的认识，历来有两种不同的见解，一是认为少阳当位于阳明之后太阴之前，另一种认为少阳当位于太阳之后阳明之前。执后一种见解者认为，太阳在表，少阳在半表半里，阳明在里，所以邪气渐入，当先表而半表半里而后入里，并以此作为主要论据之一，提出要更改《伤寒论》三阳及六经传变次第。

实际上这里存在对"半表半里"的误解。因为"半表半里"并非"躯壳之里，脏腑之外，两夹界之隙地"，须知三阳皆自有表里经腑。若从这一生理角度理解，少阳为枢，"游部也"，可出可入游行周身。如果能够正确理解少阳"半表半里"的含义是邪在经腑，就不会产生这种错误的推论。仲景《伤寒论》不是论六经生理，而是论六经病变，从六经发病的一般规律分析，太阳为巨阳，抗邪能力最强，故首当其冲，阳明为二阳故排在第二，少阳为一阳，抗邪能力较三阳二阳相对不足故排列第三，进而三阴太阴，二阴少阴，一阴厥阴。这正是六经为病的一般传变规律。所以原《伤寒论》六经病编排次第无可非议。

总之，把"半表半里"解释为邪在少阳经腑，既能合仲景原意，又能较为贴切地表示少阳发病特点。从少阳经腑同病这一角度来认识少阳"半表半里"，不仅有利于对少阳病变特征的理解，而且能对一些是非问题做出较明确的解释，从而进一步指导临床辨证施治。

第 06 问　为什么治疗太阴脾虚宜服"四逆辈"？

● 研究背景

　　"四逆辈"一词，见于《伤寒论·辨太阴病脉证并治》第 227 条："自利不渴者，属太阴，以其脏有寒故也。当温之，宜服四逆辈。""四逆"此指四逆汤；"辈"犹类也。像这样用"辈"字来概括方药者，《伤寒论》中仅此一处。综观《伤寒论》，四逆汤主要针对下焦少阴肾虚寒证而设。根据原文，本条病机属中焦太阴脾脏虚寒，当立温中散寒、健脾燥湿之法，采用理中汤予以对证治疗。仲景于此却以"四逆辈"统括而论，其意何在？

● 研究内容与结果

一、历代注家对"四逆辈"的解释

（一）认为"四逆辈"主要指四逆汤

　　持有这种观点的代表人物是曹颖甫、沈目南。如曹颖甫《伤寒发微》曰："至于不渴，则其为寒湿下利无疑。曰脏有寒者，实为寒湿下陷大肠，初非指脾脏言之，盖此证必兼腹痛，按之稍愈。用大剂四逆汤可一剂而愈，不待再剂而决。"沈目南《伤寒六经辨证治法》说："寒邪传入太阴，必因脾肾阳虚，以夹水寒上逆于脾，故显自利不渴诸证，当以四逆汤补阳燥湿为主。"两位注家均认为，太阴寒证之病变未必仅仅局限于中焦脾脏，或可陷于大肠，或可累及于肾而涉及下焦，令人眼界开阔。但若将四逆汤视为治疗太阴脏虚寒证之主方，则未免有失本义。

（二）认为对"四逆辈"应灵活看待

　　持这种观点的医家主要认为，"四逆辈"并非专指四逆汤。如成无己解释为"四逆汤等"方；尤在泾注其曰"四逆汤之类"；而钱天来《伤寒溯源集》则明确指出："阳经有下利，而阴经尤多下利，惟自利而不渴者方属太阴，何也？以太阴脾脏有寒邪故也……曰四逆辈而不曰四逆汤者，盖示人以圆活变化之机，量其轻重以为进退，无一定可拟之法也。若胶于一法，则非圆机矣。"成、尤二家依原文直解，钱氏发挥颇为精辟，皆示人不必泥于四逆。然四逆汤之类究竟何指，圆活之机如何把握，却往往令初学者一时难以领悟。

（三）认为"四逆辈"自然包括理中汤

凡持有这种观点的医家，均在注释中明确提出了理中汤。如喻昌《尚论后篇》曰："经言辈字者，为药性同类，惟轻重优劣不同耳。凡太阴自利不渴，师言有用理中而愈者，甚则理中加附子而获安者，凡言辈者盖如此。"《医宗金鉴》说："今自利不渴，知为太阴本脏有寒也，故当温之。四逆辈者，指四逆、理中、附子等汤而言也。"而陈亮思则更为简明地提出："言四逆辈，则理中亦在其中。"由于这些解释均在一定程度上强调了理中汤在治疗太阴脏虚寒证方面的作用，故得到当今多数学者的认同及肯定。但是，假如读者对《伤寒论》尚未融会贯通，单纯从字面上去理解"四逆辈"必然包括理中汤，则难免感觉有些牵强。

二、理解"四逆辈"需要搞清的问题

（一）理中汤与四逆汤二者关系密切

理中汤与四逆汤均针对里虚寒证而设，皆具温里散寒之功，在方剂学中统称为温里剂。就《伤寒论》而言，具有温阳散寒功效的最基础方是甘草干姜汤（第29条）。无论理中汤还是四逆汤，均由其加味而成。甘草干姜汤加人参、白术，则成为温中散寒之主方理中汤；若单加附子，则成为温补下焦肾阳之主方四逆汤。此外，根据《伤寒论》第386条理中汤方后注"腹满者，去术加附子一枚"，不难看出，经这种变化后的理中汤，实际上已相当于四逆汤加人参了。而且，这一加减法，颇具临床意义。程郊倩《名医方论》说："参术炙草，所以固中州，干姜辛以守中，必假之以焰，釜薪而腾阳气……若水寒互胜，即当脾肾双温，附子加之，而命门益，土母温矣。"可见，理中汤与四逆汤虽然从功效上看，有主温中焦太阴与下焦少阴之明显区别，但从方剂演化过程及临床应用角度分析，二者又存在着十分密切的联系，此为仲景随证组方加减化裁之范例。因此，言"四逆辈"者，自然包括理中汤、四逆汤、甘草干姜汤等。

（二）四逆汤具有补火生土之功效

四逆汤以主治阳衰阴盛四肢厥逆而命名。故《医宗金鉴》说："方名四逆者，主治少阴中外皆寒，四肢厥逆也。"《伤寒论》第323条曰："少阴病，脉沉者，急温之，宜四逆汤。"从少阴病"急温之"而首选四逆汤来看，四逆汤应为治疗少阴肾阳虚衰的代表方剂。方中附子温肾回阳，干姜温中散寒，甘草调中补虚，合为回阳救逆之要方。虽然药仅三味，却既能温肾回阳，又可温脾散寒。柯韵伯《伤寒来苏集》认为："姜、附、甘草，本太阴药……理中只理中州脾胃之虚寒，四逆能佐理三焦阴阳之厥逆也……盖脾为后天，肾为先天，少阴之火所以生太阴之土。脾为五脏之母，少阴更太阴之母，与四逆之为剂，重于理中也。"因此，柯韵伯在《伤寒附翼》分六经总论方剂时，并未将四逆汤归入少阴，而是与理中汤一道列入了太阴。尽管柯氏的这种分类方法恰当与否，值得商榷，但他对于四逆汤有关补火生土的阐发，确是颇有见地的。故《医宗金鉴》论四逆汤说，本方能"鼓肾阳，温中寒，有水中暖土之功"。王晋三《绛雪园古方选注》归纳四逆汤功效亦云："少阴用以救元海之阳，太阴用以温脏中之寒。"看来，四逆汤虽主治少阴，但又能鼓肾阳以温中，并兼治太阴。既然理中汤、四逆汤均属同类，且四逆温中之力更胜于理中，所以，这即是论治太阴病，而曰服"四逆辈"的原因之一。

（三）理中汤是治疗太阴脏虚寒证之主方

理中汤以其具有温运中阳、调理中焦之功而得名。陈恭溥《伤寒论章句》称："理中丸（汤），温补中土第一方也。"方中人参、甘草健脾益气，干姜温中散寒，白术健脾燥湿，使脾阳健运，寒湿得去，则中州自安。尽管《伤寒论》原文第 227 条，在论述中焦太阴脏虚寒证的主证、病机、治疗时，只提出"宜服四逆辈"，而没有直接提及理中汤，但理中汤为治疗本证之主方，则不容怀疑。《伤寒论》第 159 条"理中者，理中焦"乃仲景之明训！因此，"四逆辈"虽称之四逆，而理中汤必在其中。

三、论治太阴病曰"宜服四逆辈"的意义

通过以上讨论，"四逆辈"应理解为理中汤、四逆汤一类的方剂。既然如此，仲景为何不称之"理中辈"，而曰其"四逆辈"呢？如果只是从其属同类、四逆汤温阳之力强于理中汤等来解释，似乎难以使人信服。刘渡舟教授《伤寒论临证指要》说："《伤寒论》为辨证论治之巨著，其文以言简义深、寓意奥妙见称。"因此，有必要对"四逆辈"展开更进一步的讨论，探求其含义。

（一）体现了治中有防的思想

《素问·四气调神大论》"不治已病治未病，不治已乱治未乱"强调了治未病的重要性，以及防重于治的精神。《伤寒论》学术渊源于《内经》，因此全论始终贯穿着这一精神。

六经之中，太阴外邻少阳，内近少阴。外邪自少阳传入太阴进而少阴，是其传变的一般规律。病在少阳之时，为防止疾病内传太阴，仲景在治疗少阳病主方小柴胡汤中，加入了炙甘草、人参、大枣，其目的在于先行健脾，以防疾病内传太阴。而病在太阴，同样应该注意到邪气有内传少阴之势。因此，在治疗太阴病时，也应考虑到温补下焦肾阳，以防疾病内传少阴。正如《金匮要略》中指出："夫治未病者，见肝之病，知肝传脾，当先实脾……虚虚实实，补不足，损有余，是其义也，余脏准此。"《伤寒论》治疗太阴病，提出"宜服四逆辈"而不局限于理中汤，恰恰体现了这种思想，从而进一步揭示出伤寒六经病传变的一般规律及其治疗法则。

（二）反映出并病同治的精神

《伤寒论》中，太阴病与少阴病皆有虚寒性下利，但二者有所不同。病在太阴，由于中焦脾脏虚寒，运化失司，寒湿内盛，故以下利溏稀而不渴为特点，即原文"自利不渴者，属太阴"。病在少阴，由于下焦肾阳虚衰，火不暖土，不能蒸化津液而上承，故

以下利清谷而伴口渴为常见，即原文"自利而渴者，属少阴也"（第282条）。

　　然而从临床角度分析，中焦虚寒下利与下焦虚寒下利并非不可逾越，其间也并不存在绝对的界限。《伤寒论诠解》说："中焦下利严重到一定程度，即由脾阳虚而发展到肾阳虚时，则会形成下焦下利。中焦虚寒下利时可服理中汤；若利久不愈，发展到下焦虚寒下利时，就必须用四逆汤来治疗。"由于中焦太阴下利以"自利益甚"（第273条）为特点，故常易累及少阴而伴发下焦下利，导致脾肾两虚，即太阴少阴并病的不良后果。因此，《伤寒论》在此概括地提出"宜服四逆辈"，就是要示人应时刻注意观察病情变化，根据病机之进退，正确选用温脾或脾肾双温的方药。同时也揭示出太阴病发展过程中，脾与肾之间所存在着的微妙关系。因此，李中梓《医宗必读》曰："肾主二便，封藏之本，况肾主水，真阳寓焉，少火生气，火为土母，此火一衰，何以运三焦，熟腐五谷乎？故积虚者，必夹寒，脾虚者，必补肾。"可见，曰"四逆辈"者，蕴含着仲景论治太阴病，并非专责于脾的远见卓识。

　　（三）示人以灵活变通之法

　　《伤寒论》立方之意，皆在于示人以法。原文称"四逆辈"不仅示人以法，亦示人以应变之旨。高学山《伤寒尚论辨似》说："曰辈者，兼附子、理中等汤而言，正欲量于湿气寒气之轻重，而增减姜附苓术之义。"就原文"当温之，宜服四逆辈"所指范围而论，从广义上理解，自然包括与其病机相关的所有温热类方剂。然而，分析太阴病病机，一般多表现在虚、寒、湿3个方面。但阳虚气衰之程度、感受寒邪之轻重以及所夹湿邪之多少，往往又因人而异。因此具体用药，需根据客观情况灵活选方，或用理中汤温中健脾燥湿，或用四逆汤壮火助阳暖土，或用甘草干姜汤温脾散寒和中，或用附子汤（第305条）温经散寒除湿，或用桂枝人参汤（第163条）表里双解止利等。此外，还应考虑有无宿疾、兼证等多种因素，并可参照理中汤方后原文所附之加减范例随证化裁。可见，"宜服四逆辈"并不意味着无法可寻，实际上它是从若干具体之中所概括出的抽象，目的在于示人临证之时不必拘泥，从而充分体现出"观其脉证，知犯何逆，随证治之"的辨证论治思想。正如钱天来所云："曰四逆辈而不曰四逆汤，盖示人以圆活变化之机，量其轻重以为进退，无一定可拟之法也。"

● 意义及展望

　　四逆辈应理解为理中汤、四逆汤一类的方剂。后世对于中焦虚寒下利日久不愈的患者，运用理中汤加附子而制成附子理中丸，采用脾肾同温的治疗方法，恰恰是根据了《伤寒论》"四逆辈"未病先防、并病同治、随证治之的宗旨。可见，深入理解"四逆辈"之含义，对于指导临床实践，亦具有理论指导意义。

第 07 问　四逆散疏肝理脾，为什么能够运转少阴枢机？

● 研究背景

四逆散始见于《伤寒论》少阴病篇第 318 条，原文云："少阴病，四逆，其人或咳，或悸，或小便不利，或腹中痛，或泄利下重者，四逆散主之。"历代医家对于本条所述四逆散证治的认识见解不一，争论的焦点主要有以下两个方面。

其一，本条所述"四逆"的病机何在？成无己认为："伤寒邪在三阳，则手足必热；传到太阴，手足必温；至少阴则邪热渐深，故四肢逆而不温也。"并指出方用"四逆散以散传阴之热也"。但尤在泾认为："旧谓此为治热深发厥之药，非是。夫果热深发厥，则属厥应下之之例矣，岂此药所能治哉？"舒驰远曰："观其腹痛作泄，四肢厥冷，少阴虚寒证也。"而柯韵伯则认为本证属"少阴枢机无主，升降不利所致"。

其二，四逆散证究竟是不是"少阴病"？《医宗金鉴》曰："方名四逆散，与四逆汤均治手足逆冷，但四逆汤治阴邪寒厥，此治阳邪热厥。热厥者，三阳传厥阴合病也。"沈明宗认为："此少阴邪气挟木乘胃也。"张路玉亦云："此证虽属少阴，而实脾胃不和。"而陆渊雷则明确提出"其病盖少阳之类证，绝非少阴"。

应如何理解《伤寒论》所述四逆散证治呢？根据原文分析，"四逆"并不伴有脉微畏寒之证，且四逆散方药亦无回阳救逆之力，可知本证并非少阴阳衰阴盛之证；另据四逆散方后注加减法多辛热之品判断，又知本证亦非少阴热证。至于四逆散证究竟是否属于少阴，从原文句首冠以"少阴病"又以"四逆散主之"来看，本方治在少阴无可置疑。因此，以柯韵伯本证属"少阴枢机无主"的观点较为合理可从。但进一步分析，"少阴枢机无主"具有哪些病理特点？四逆散为什么能够治疗少阴枢机不利？以及《伤寒论》四逆散立方本旨何在？均值得探讨。

● 研究内容与结果

"少阴枢机无主"主要具有两个特点：一是水火气机不和，二是太阴厥阴开阖失司。四逆散治疗少阴枢机不利采用了开阖以运枢机的手法，而四逆散则是《伤寒论》中治疗三阴枢机不利的主方。试阐发其理如下。

一、三阴开阖枢之义及其辩证关系

《素问·阴阳离合论》曰："三阴之离合也，太阴为开，厥阴为阖，少阴为枢。三经者，不得相失也。"《内经素问吴注》释："太阴居中，敷布阴气，谓之开；厥阴谓之尽阴，受纳绝阴之气，谓之阖；少阴为肾，精气充满，则脾职其开，肝职其阖；肾气不充，则开阖失常，是少阴为枢轴也。"阐述了少阴之枢的主导作用。然而，开阖枢之间存在着辩证关系：一方面枢机对于开阖具有主导作用，另一方面开阖对于枢机也同样能够产生重要的影响。陈修园云："太阳为开，阳明为阖，少阳为枢，太阴为开，厥阴为阖，少阴为枢，此数语为审证施治之大关键。"就"审证"而言，开阖枢之间的病理影响主要有两个方面：枢机不利，可导致开阖失常；开阖失常，也会引起枢机不利。就"施治"论，根据开阖枢的辩证关系，也同样具有两种手段，即"运枢以开阖"及"开阖以运枢"。临证之时，可根据具体情况灵活选用。故张志聪概括曰："舍枢不能开阖，舍开阖不能转枢，是以三经者，不得相失也。"

二、《伤寒论》四逆散证病机探讨

原文第318条所述诸证，揭示出少阴枢机不利的证候特点主要有两个方面。一是水火失和，气机不利，阳气被郁。这是导致本证"四逆"的主要病机。正如柯琴所云："少阴为水火同处之脏，水火不和，则阴阳不相顺接。"《伤寒论诠解》进一步指出："少阴司水火，内寓真阴真阳。水火交通，阴阳既济，是人体正常生命活动的必要条件。要维持水火、阴阳的交通既济，有赖于少阴的枢机作用。少阴不仅为三阴之枢，而且也是调节阴阳、水火平衡的重要枢纽。少阴病见四肢厥逆，以阳虚阴盛者居多，但也有见于阳气被郁而不达四肢者。若少阴枢机不利，阳气被郁，不能疏达于四末，则亦可形成四肢厥冷之证。"同时，若少阴枢机不利，阳气内郁，导致肺寒气逆则"或咳"；心阳不振则"或悸"；气化失司则"或小便不利"。二是太阴厥阴开阖失司。少阴为三阴之枢，若枢机不利，往往可伴有开阖失职之证。枢机不利，阳气内郁，影响到太阴，阳虚脾寒则见"或腹中痛"；阳气内郁，影响到厥阴，肝郁气滞则见"或泄利下重"。故《伤寒论与临证》说："枢机不利，则见肝脾两经不调之证，这也体现了少阴主枢之意。"

三、四逆散治从开阖以运枢机

《伤寒论》四逆散方由炙甘草、枳实、柴胡、芍药组成。关于本方诸药，为何依照如此顺序而排列，似乎是一个不解之谜。然而，按照开阖枢的理论来分析本方，则能够对此做出明确的解释。四逆散为运转少阴枢机之剂，具体而言，主要采用的是"开阖运枢"之法，方中炙甘草益太阴之气，健脾斡旋中州；枳实归脾经，行气散结，助脾散精而从开；柴胡入肝经，疏肝解郁，调畅气机；芍药益阴血，敛肝阴，受纳阴气而从阖。四药相合，共奏开阖运枢之功。

仲景立方之旨，在于示人以法。因此不难看出，四逆散诸药排列次序恰恰示人"健脾、从开，疏肝、从阖"，即开阖运枢之法。且柴胡配枳实，两者一升一降，可谓阖中有升，开中有降，使水火得以交通。此外，柴胡与枳实相配，解郁开结，疏达阳气；芍药与甘草相伍，和血利阴。寓"治其阳者，必调其阴，理其气者，必调其血"之意。如此，使开阖升降自如，气血水火调和，阴阳既济，枢机运转，郁阳得伸，而四逆自止。

若少阴枢机不利，阳气内郁，导致肺寒气逆而咳者，则加五味子、干姜温肺敛肺；心阳不振而悸者，则加桂枝与方中炙甘草相配以补益心阳；气化失司而小便不利者，加茯苓淡渗利水。阳气内郁，影响到太阴，阳虚脾寒而腹中痛者，加炮附子温阳暖土；阳气内郁，影响到厥阴，肝郁气滞而泄利下重者，加薤白与方中柴胡、芍药、枳实相配，通阳疏肝，行气止利。

以上根据三阴开阖枢的关系、四逆散证病机特点，及四逆散组方用药特点三个方面阐述了四逆散治在肝脾，确能运转少阴枢机的理论依据。这对于开阔视野、进一步认识六经阴阳之枢，以及四逆散的临床应用等均具有积极意义。

四、四逆散与小柴胡汤的对应关系

《伤寒论》的主要学术成就之一，在于创立了六经辨证论治体系。尤在泾曰："少阴为三阴之枢，犹少阳为三阳之枢也。"四逆散"制方大意，亦与小柴胡相似"，以其"辅正逐邪，和解表里"而皆为运转枢机之剂。然而，阴阳两枢的病变机理，同中有异，异中有同，故两方用药配伍不一。一般而言，枢机不利之证具有两个基本特征：其一，气机郁结。所不同的是小柴胡汤证，病在三阳，以少阳胆火气郁为主。而四逆散证，病在三阴，以少阴真阳内郁为主。其二，病证变化多端。《伤寒论》原文第 96 条小柴胡证，记载了或然七证；而 318 条四逆散证，虽然只列举了或然五证，但亦属枢机不利之证，故《伤寒来苏集》曰："此少阴枢机无主，故多或然之证。"

就论治而言，枢机不利，法当运枢，但根据具体情况可采用不同的治疗方法。《素问·标本病传论》曰："治有取标而得者，有取本而得者，有逆取而得者，有从取而得者。"第 96 条小柴胡汤运枢治从少阳，为本病从本而治，即"从取而得者"。第 318 条四逆散运枢治从太阴、厥阴，为本病从标而治，即"逆取而得者"。

可见，四逆散在《伤寒论》中，与小柴胡汤相对应，实为运转枢机的另一大手法。即小柴胡汤为运转三阳枢机之主方，四逆散为运转三阴枢机之主方，两者相辅相成，对照发明，是仲景继承发扬《内经》学术思想，将六经开阖枢理论灵活应用于临床的经典范例。

五、四逆散的临床应用规律

四逆散的临床应用广泛，这与其开阖运枢的组方特点密切相关。概括其临床应用规律，可大致归纳为以下三个方面。

其一，运转少阴枢机，顺接阴阳之气。四逆散以其主治四逆而得名，但其作用机理在于运转枢机，调节水火平衡，宣畅气机，从而透达阳气于四末，使阴阳之气得以顺接，以解阳郁之厥。同样，根据这一机理，四逆散亦具有调节水火平衡，宣畅气机，透散郁热于外之功。因此后世临床，也用其治疗发热肢厥。由于上述"阳郁之厥、发热肢厥"的病机实质皆在于枢机不利、气结于内，所以也有医家称之为"气厥"。

其二，调节阴阳平衡，宣畅真阳之气。肾为先天之本，肾气乃肾阳蒸化肾阴而化生。若少阴枢机不利，阴阳失和，阳气内郁，则往往会影响肾气职能的正常发挥。而四逆散能够开阖以运枢机，调节阴阳平衡，宣畅真阳之气，故刘渡舟教授《伤寒论通俗讲话》说："四逆散不单治阳郁之厥，亦治因阳郁不伸，少阴枢机不利的男子阳痿及女子性机能减退等病证。"

其三，治疗肝脾不和之证。四逆散证原是少阴病，治在少阴枢机不利，疏解少阴阳郁，这是仲景原意。后人用四逆散疏肝解郁乃属四逆散的活用。四逆散运枢治从开阖，其"疏肝理脾"之功则不言而喻。且肝胆相连，脾胃相关，故后世临床常灵活运用本方治疗多种肝胆脾胃不和证，还包括情志病、月经病、泌尿系统疾病等。如此广泛的治疗作用，均与本方开阖运枢、调和水火、调和阴阳、调和气机、调和肝脾的功能密切相关。因此，现行《方剂学》将四逆散列入"和解剂·调和肝脾法"具有充足的客观依据。

● 意义及展望

四逆散组方严谨，构思巧妙，其与小柴胡汤相呼应，构成了运转六经三阴、三阳枢机的两大手法。其应用之广，为后人所验。可见，对于四逆散方证的深入探讨，不仅有助于我们更加全面、更加系统地认识《伤寒论》六经辨证论治理论体系，同时对于指导临床应用亦具有一定的现实意义。

第08问　"治未病"学术思想在《伤寒杂病论》中有何体现？

● 研究背景

治未病的概念最早出现于《黄帝内经》，《素问·四气调神大论》有"是故圣人不治已病治未病，不治已乱治未乱，此之谓也。夫病已成而后药之，乱已成而后治之，譬犹渴而穿井，斗而铸锥，不亦晚乎"的论述，开创了中医对这一领域的独特认识和精辟见解之先河。在《素问·刺热》和《灵枢·逆顺》中明确提出了"病虽未发，见赤色者刺之，名曰治未病"和"上工，刺其未生者也；其次，刺其未盛者也；其次，刺其已衰者也……故曰：上工治未病，不治已病"的见解，突出了治在病先的主题。《难经》亦有对治未病的论述，如《难经·七十七难》曰："所谓治未病，见肝之病，则知肝当传之与脾，故先实其脾气，勿令得受肝之邪，故曰治未病焉。"张仲景继承了《黄帝内经》治未病的思想，不仅强调未病先防重养生调摄，还将中医治未病思想运用到临床辨证治疗中。

● 研究内容与结果

张仲景将"治未病"思想贯穿于《伤寒杂病论》之始终，形成了完整而严密的体系，其特点在于结合临床实际，开临床应用之先河。他在《伤寒论》中虽未明确提出"未病"和"治未病"概念，然仲景十分重视治未病医学思想的继承和发展，并将其体现于《金匮要略》一书中，所涉范围包括养生防病、有病早治、已病防传、病盛防危、新愈防复 5 个方面。

一、养生防病

仲景著作中直接两次提到"养生"一词，除此之外，还有很多类似的说法，比如"养慎""保身（长全）""爱身（知己）"等，可见仲景对养生非常重视。仲景认为养生的目的是事"君亲""爱人知人""保身长全"。在《伤寒杂病论·序》中指出："怪当今居世之士，曾不留神医药，精究方术，上以疗君亲之疾，下以救贫贱之厄，中以保身长全，以养其生。但竞逐荣势，企踵权豪，孜孜汲汲，唯名利是务。崇饰其末，忽弃其本，华其外而悴其内。皮之不存，毛将安附焉？"此处已经非常明确地提出了"养生"的概念。仲景批评当时社会上人们不重视养生，强调养生的重要性。仲景虽以儒医名世，但他的思想受当时"儒道合融"的文化影响，又与道家的思想渊源深厚。仲景在《伤寒论·伤寒例》中指出："冬时严寒，万类深藏，君子固密，则不伤于寒。"认为内养正气，使正气充实是预防疾病的首要条件。仲景认为养生防病包括以下内容。

（一）顺天养生

仲景很重视天地阴阳变化、寒暑消长对人体的影响，主张人应顺应四时阴阳以养生，而不可逆之，否则便会产生疾病。如《伤寒论·伤寒例》说："君子春夏养阳，秋冬养阴，顺天地之刚柔也。小人触冒，必婴暴疹。"触冒即逆天地阴阳而动，暴疹是感受外邪导致的急性病。其实，如果不顺天地之阴阳、不顺天地之刚柔，久之也可能危害身体健康，导致各种慢性病的发生。张仲景承袭了《黄帝内经》天人相应的理论，其《伤寒论·平脉法》指出，人之脉象"春弦秋浮，冬沉夏洪"。脉象是人体脏腑功能、气血盛衰、阴阳盛衰的反应。人体五脏与四时之气相应相通，脉象也应四时而变。自然界阴阳变化影响人体的阴阳气血盛衰，所以脉象在四季有不同的常象，正如《素问·四时刺逆从论》说："春气在经脉，夏气在孙络，长夏在肌肉，冬气在骨髓中。"说明经气运行随季节变化而发生变化。仲景在《金匮要略·血痹虚劳病脉证并治》中指出："劳之为病，其脉浮大，手足烦，春夏剧，秋冬瘥。"《金匮要略·惊悸吐衄下血胸满瘀血病脉证治》曰："从春至夏，衄者太阳，从秋至冬，衄者阳明。"因此，仲景认为养生、防病治病都要从天人相应的观点出发。

（二）避邪养生

四时气候有异，每一季节都有各自不同特点，因此疾病的发生与自然界阴阳变化有关。仲景认为养生、防病治病都要外避邪气、内养正气，不令邪风干忤经络。《灵枢·九宫八风》说："谨候虚风而避之。故圣人曰避虚邪之道，如避矢石然，邪弗能害，此之谓也。"张仲景也提出了这样的养生原则，仲景在《金匮要略·脏腑经络先后病脉证》中指出："夫人禀五常，因风气而生长。风气虽能生万物，亦能害万物，如水能浮舟，亦能覆舟。"仲景在《金匮要略》首篇即云："若人能养慎，不令邪风干忤经络。""客气邪风，中人多死。"仲景所说的"邪风"泛指一切有损健康、影响脏腑正常功能活动、导致疾病产生的不正之气和不利因素。《金匮要略·脏腑经络先后病脉证》论及"未至而至""至而不至""至而不去""至而太过"等气候的异常变化会引起疾病，提示应注意气候的变化，尤其是气候的异常现象，预防外来邪气。《金匮要略》云："夫人禀五常，因风气而生长，风气虽能生万物，亦能害万物。"自然界气候的变化，必然影响人体，因此顺应四时，外慎邪气，可防病于未然。因此仲景认为养生要外避邪气、内养正气，不令邪风干忤经络。

（三）调神养生

古人非常重视精神活动的调摄，主张神的静养，《素问·上古天真论》说道："恬淡虚无，真气从之，精神内守，病安从来？"仲景非常重视精神养生，强调调神养生，在《伤寒杂病论·序》中强烈批评当时的一些人"竞逐荣势，企踵权豪，孜孜汲汲，惟名利是务"。张仲景对"唯名利是务"是极不赞同的，他认为无私、寡欲才能到达清静的境界，而保持思想清静，便能获得调养精神、却病延年的目的。张仲景针对当时的一部分居世之士"进不能爱人知人，退不能爱身知己"提出了"爱"的观念，认为人生活在社会上，时刻都要有一颗爱心，既爱自己，亦爱他人，上爱君亲，下爱贫贱。

尽管他在著作中没有专立情志学的长篇大论，但其情志学思想是极其丰富的，比如在《伤寒论》398条原文中，以情志为病因或主症之一的有关条文计40条，涉及情志的条文计88条。在113个方中，以情志为主因或主症之一的有22方，涉及的有34方。《金匮要略》中亦有许多条文涉及情志异常，如烦躁、神昏、谵语等，但多属于杂病过程中出现的情志症状。比如因七情刺激而引起的病证，或以情志病变为主症的病证，主要有百合病、梅核气、脏躁、奔豚气、虚烦不眠、惊悸、郁冒和乳中虚等。

（四）饮食养生

仲景在《金匮要略》首篇即云："人能养慎，不令邪风干忤经络……服食节其冷、热、苦、酸、辛、甘，不遗形体有衰，病则无由入其腠理。""节"就是无太过无不及，即指出饮食要有节制，不可偏嗜。合理安排饮食对预防疾病十分重要，饮食冷热适当、五味要调和、无所偏嗜，这样方能保证机体阴阳调和，正气充足，而无由致病。在《禽兽虫鱼禁忌》中指出："凡饮食滋味，以养于生，食之有妨，反能有害。自非服药炼液，焉能不饮食乎？切见时人，不闲调摄，疾疹竟起，若不因食而生？苟全其生，须知切忌者矣。所食之味，有与病相宜，有与身为害，若得宜则益体，害则成疾，以此致危，例皆难疗。"这段话简明扼要地告诉人们，饮食适宜则对身体有益，不适宜则对身体有害。

仲景非常重视饮食养生，在仲景著作中出现常见的 34 种日常食物、28 种食药同源食品，17 个食品性方剂，除此之外，还有很多食疗药膳方。在《伤寒论》中虽未列专篇阐述食物疗法，但全书中散载着许多与饮食相关的理论及具体实践方法，仲景饮食养生的内容主要见于《金匮要略·禽兽鱼虫禁忌并治》及《金匮要略·果实菜谷禁忌并治》两篇中，专篇论述禽兽鱼虫禁忌、果实菜谷禁忌，详列许多"不可食""不宜食""不可多食"或"食之害人"的饮食禁忌达 160 条，可归为饮食有节、饮食搭配、饮食禁忌、饮食卫生等方面。在《金匮要略》中提出四时食禁之原则，即"春不食肝，夏不食心，秋不食肺，冬不食肾，四季不食脾"。

仲景在很多方后注名要啜粥、食糜。糜为较稠之粥，常食这些易消化的食物，不会增加肠胃负担，且借助水谷之气，使邪去而不伤正。《伤寒论》中药粥并用方剂有 12 个，《金匮要略》中药粥并用方剂有 15 个，除去两书重复者外，共有药粥并用的方剂 21 个，涉及两书条文达 64 条之多。仲景认为依体质的不同，饮食有宜与不宜之物，需避免摄入不宜之物，以免损伤正气，而招致疾病，还认为饮食与气候相关。

（五）房事养生

仲景在《金匮要略》中指出血痹、虚劳、消渴、痰饮、黄疸等病，皆可因房劳过度所致。因此仲景在《金匮要略·脏腑经络先后病脉证》中强调"房室勿令竭乏"，这是很正确的一个养生观念，符合中国古代养生原则：无太过不及，过犹不及，不及犹过。仲景告诫人们，节制房室以免损伤元真之气，可预防疾病，并且列肾气丸为补肾之要方，可见保养肾气在养生防病中的重要性。

仲景重视房室因素对健康的影响，仲景在《金匮要略》第一卷开章即指明"房室伤"是一种重要的致病原因，如《脏腑经络先后病脉证》指出："千般疢难，不越三条：一者，经络受邪，入脏腑，为内所因也；二者，四肢九窍，血脉相传，壅塞不通，为外皮肤所中也；三者，房室、金刃、虫兽所伤。以此详之，病由都尽。"《血痹虚劳病脉证并治》说："五劳虚极羸瘦，腹满不能饮食，食伤，忧伤，饮伤，房室伤，饥伤，劳伤，经络营卫气伤，内有干血，肌肤甲错，两目黯黑。"后世陈无择"三因学说"正是由此发展而来，至今仍具有重要的指导作用。仲景所谓房事伤，包括两方面含义：一方面，房事不节制，纵欲对身体带来的伤害；另一方面，房事方法不当、不注意房事禁忌带来的伤害。而仲景关于"房室勿令竭乏"的观点，则是其房事养生观的具体体现。

（六）导引按摩

"导引"是呼吸运动、肢体运动、意念活动三者相结合的一种宣导气血、防治疾病的保健功法。《素问·异法方宜论》指出："中央者，其地平以湿，天地所以生万物也众，其民杂而不劳，故其病多痿厥寒热，其治宜导引按跷。故导引按跷者，亦从中央出也。"这里是说因中央地区，地势平坦而湿润，自然界生产的物资众多，当地的人们食物品种繁多，生活安逸，容易发生痿痹、厥逆等疾病，治疗可以用导引按摩的方法。

仲景指出："四肢才觉重滞，即导引、吐纳、针灸、膏摩，勿令九窍闭塞。"仲景列举了四种常见的养生方法：导引、吐纳、针灸、膏摩。这四种养生方法无论古代还是现代都是重要的养生防病方法，导引、吐纳、针灸、膏摩这些养生方法都能起到疏通经络、促进气血运行的目的。在马王堆出土的医书中，记载了很多按摩治疗疾病的方法，比如出土的《武威汉代医简》中比较完整地记载了"膏摩"方法，也就是仲景采用的一种治疗方法，是在按摩过程中，将油脂调制的药物涂在体表，再按摩。

（七）辨证施养

中医养生一方面强调全面综合的调摄，另一方面又要辨证施养，遵循三因制宜的原则，即因人、因时、因地制宜。仲景已经注意到不同年龄的人存在不同的体质特点，并且仲景重视四时气候以及地理环境对人体生理、健康、病理的影响，主张养生要因时制宜、因地制宜。

张仲景继承和发扬了《黄帝内经》的体质思想，张仲景从长期大量的临床中观察到，人的体质存在差异，仲景对人的体质有不同的分类方法，比如根据人的年龄段、所处的时期、体质的强弱以及特殊的体质认识"诸家"。根据年龄、时期、体质强弱不同对体质有不同的认识，还有特殊的体质认识。仲景认为人的体质有"强人""羸人""肥人""平人"等不同，"诸家"是张仲景论体质的独特内容，仲景以"家"代表某一特征群体的体质，"诸家"泛指各种宿疾日久，导致机体阴阳气血、脏腑经络受损而形成的不同病理体质。《金匮要略》第二十、二十一篇，设专篇论述妇人妊娠、产后之证治，提出妇人在不同之生理时期，体质具有特殊性，如妊娠时期气血归胞养胎而常不足，产后多虚多瘀等，皆当慎用峻猛有毒之品，如桂枝附子去桂加白术汤方后注"附子三枚，恐多也……产妇，宜减服之"。老年人气血不足，阴阳渐衰，脏腑功能已渐衰退。因老人与孩童的气血阴阳、脏腑功能均较弱，用药上不可骤补，亦不可峻攻，用药量宜比常人为少。如小青龙加石膏汤，方后注明"小儿服四合"，减少用药量；升麻鳖甲汤，注明"老小再服"，因本方有辛温发汗之品，遇老少体弱，不耐药力，若不减小其量，恐汗之太过，反易使病情更加恶化，故将常人顿服之剂分二次服用。

仲景《伤寒论·伤寒例》指出"春夏养阳，秋冬养阴，顺天地之刚柔也"，说明养生要遵循自然界气候特点，春夏季养生以阳为主，秋冬季养生要以养阴为主。应随气候变化而变化。在《金匮要略·脏腑经络先后病脉证》亦论及"未至而至""至而不至""至而不去""至而太过"等气候的异常变化将导致疾病，可见养生要因时制宜。

《素问·异法方宜论》记载了我国不同区域不同的地域特点，人们的饮食差异，导致所患疾病的不同，因此诞生了不同的治疗方法。仲景继承了《内经》"因地制宜"的思想，在《伤寒论·伤寒例》中云："又土地温凉，高下不同；物性刚柔，餐居亦异。是故黄帝兴四方之问，岐伯举四治之能，以训后贤，开其未悟者。"主张临床治病要考虑地区的差异性。

二、有病早治

仲景对疾病早期治疗高度重视，如《伤寒论·伤寒例》说："凡人有疾，不时即治，隐忍冀瘥，以成痼疾。小儿女子，益以滋甚。时气不和，便当早言。寻其邪由，及在腠理，以时治之，罕有不愈者。患人忍之，数日乃说，邪气入脏，则难可制。"《伤寒论》共有398条，其中太阳病篇就178条之多，相当于全书的三分之一。仲景之所以这样安排，是因为太阳为诸经之藩篱，统领营卫，为一身之表，大多数外感邪气，都是自太阳而发，未流传脏腑，即医治之，四肢才觉重滞，即导引、吐纳、针灸、膏摩，勿令九窍闭塞。以免病邪深入，病情加重，使患病之体早日康复，此即强调疾病的早期治疗。

三、已病防传

张仲景十分重视预防疾病的传变，指出在治疗疾病时应注意照顾未病的脏腑，阻断疾病的传变途径，防其蔓延为患，促使疾病向痊愈转化。《金匮要略》首篇首条即谓"见肝之病，知肝传脾，当先实脾"，以肝病传脾为例，阐明脏腑病变的治疗规律，提出"已病防变"的原则。更有原文第 8 条："太阳病……欲作再经者，针足阳明，使经不传则愈。"根据六经传变的规律，预防疾病的传变。小柴胡汤中的甘补组（人参、甘草、大枣），有防治病从少阳传入太阴之义。又如太阴病治则宜服"四逆辈"，"四逆辈"一词见于《伤寒论·辨太阴病脉证并治》原文第 227 条，曰："自利不渴者，属太阴，以其脏有寒故也，当温之，宜服四逆辈。""四逆"此指四逆汤；"辈"犹类也。"四逆辈"应理解为理中汤、四逆汤一类的方剂。既然如此，仲景为何不称之"理中辈"，而曰其"四逆辈"呢？其中恰恰体现了已病防传、治中有防的学术思想。六经之中，太阴外邻少阳，内近少阴。外邪自少阳传入太阴进而少阴，是其传变的一般规律。病在少阳之时，为防止疾病内传太阴，仲景在治疗少阳病主方小柴胡汤中，加入了炙甘草、人参、大枣，其目的在于先行健脾，以防疾病内传太阴。而病在太阴，同样应该注意到邪气有内传少阴之势。因此，在治疗太阴病时，也应考虑到温补下焦肾阳，以防疾病内传少阴。正如《金匮要略》中指出："夫治未病者，见肝之病，知肝传脾，当先实脾……虚虚实实，补不足，损有余，是其义也，余脏准此。"《伤寒论》治疗太阴病，提出"宜服四逆辈"而不局限于理中汤，恰恰体现了这种思想，从而进一步揭示出伤寒六经病传变的一般规律及其治疗法则。在临证过程中，应仔细观察摸索疾病发生发展的规律，采取合适的治疗措施，防止疾病的传变。

四、病盛防危

所有急重病症都有一个从量变到质变的过程，若能防微杜渐，在关键时刻及时把握救治之法，则可转危为安。仲景创立了扶阳抑阴和存阴制阳法，即病盛防危的重要体现。如阳明病土燥水竭或少阴病水竭土燥，均呈阳明腑实内结、真阴岌岌可危之势，此时如不及时存阴制阳，则可致津竭液脱之变。阳明有三急下证，当阳明腹胀、硬满、不大便、土胜水、当急下之；阳明汗出热盛，恐伤津液，当急下存津液；阳明病肾水已竭，睛不明，当急下之；少阴热化灼伤肾水，见失眠、口燥咽干，此为肾水将竭，当急下以救将竭之水。少阴自利清水，四肢不温，心下硬满而痛，口燥而渴，以大承气汤急下。少阴病，脉沉者，当急温之，及时扶阳抑阴，使急重之症不至危殆。

五、新愈防复

疾病初愈，虽然症状消失，但此时邪气未尽，元气未复，气血未定，阴阳未平，必待调理方能渐趋康复。若不注意调养将息，或适逢新感病邪，不但可以使病情重发，甚者可危及生命。张仲景在《伤寒论》的最后，专设"阴阳易瘥后劳复病脉证并治"一篇，即示人治疗瘥后劳复诸病的辨证论治方法，也旨在启发人们要注意防止疾病复发，指出在伤寒病后期，大邪已去，病势已减，疾病近愈，但由于气血阴阳未平复，脏腑功能未健旺，或尚有部分余邪未尽，此时若能谨慎起居、节制饮食、禁戒房事、调摄得当，则有助于正气的恢复，从而加速身体的完全康复。仲景重视人体津液的存亡，主张"存津液"，大病初愈，宜饮水调护，病将瘥愈而渴欲饮水，是阳气来复之征，不可多饮，多饮伤阳气，主张"少少与之"。

病后脾胃尚弱，消化能力迟缓，注重胃气调养，主张"保胃气"，要特别注意饮食调养。大病之后胃气尚弱，若不慎口腹，可伤胃气，食不可过量，多食加重肠胃负担，不利于机体康复。《伤寒论》说："病人脉已解，而日暮微烦，以病新瘥，人强与谷，脾胃气尚弱，不能消谷，故令微烦，损谷则愈。"此时宜少少进食，饮食适时、适量，以清淡为主，不可厚味。

新愈防复亦是预防治疗中的关键环节，除食复、劳复、房复之外，清代医家俞根初在《通俗伤寒论》中又补充了"感复""怒复"等，使瘥后复病更加完备和系统。

● 意义及展望

中医治未病思想虽源于《黄帝内经》《难经》，而实完备于张仲景的《伤寒杂病论》，后世医家在此基础上进行了发挥。仲景的著作中蕴含丰富的中医养生治未病思想与方法，其养生治未病思想特色可以概括为"以通为和"，比如人与天地之气相通的整体观、重脾升胃降的养生观、形神兼养的生命观、辨证施养的辨证观，寻求适宜"通"法以臻和。仲景的养生治未病学术思想对后世医家以及现代社会人们的养生防病有积极的指导意义。仲景继承了《黄帝内经》治未病思想，对现代的预防医学起到了承前启后的作用，在现代健康教育和临床实践中具有广泛的指导意义。治未病是当今医学研究的主题，千百年来一直有效地指导着人们的防病治病实践，是人们追求的最高境界，治未病思想在日常生活和临床工作中有指导意义。

第 09 问　当归芍药散与六气经纬丸存在怎样的关系？

● 研究背景

当归芍药散出自张仲景《金匮要略》的妇人病篇，被广泛应用于慢性肾小球肾炎、盆腔炎、痛经、卵巢囊肿、不孕症、慢性胃炎、肝硬化、妊娠恶阻、梅尼埃病、眩晕等多种病症。然而当归芍药散作为《金匮要略》中一首治疗妇人腹痛的方剂，为何能有如此广泛的应用？这与本方的来源有关，探析如下。

● 研究内容与结果

一、当归芍药散与六气经纬丸之渊源

（一）当归芍药散之出处

当归芍药散见于《金匮要略·妇人妊娠病脉证并治》，其曰："妇人怀妊，腹中疗痛，当归芍药散主之。"《金匮要略·妇人杂病脉证并治》曰："妇人腹中诸疾痛，当归芍药散主之。"晋代王叔和的《脉经》卷第九亦载："妇人腹中诸疾痛，当归芍药散主之（一云：治怀妊腹中疼痛）。"所论与《金匮要略》相同。

（二）六气经纬丸之出处

六气经纬丸见于《元和纪用经》，清代医家程永培曾云："宋史艺文志，载有启元子《元和纪用经》一卷，世传绝少。"由于书籍的流传度低，目前只集录于清代程永培集刊的《六醴斋医书》中，现存版本包括清乾隆、光绪两种刻本，1925 年千顷堂书局石印本和日本明治二十四年（1891）抄本。《元和纪用经》中所载"六气经纬丸"一方，与当归芍药散药物相同，仅药量相异，但方药功效远超张仲景在妇人三篇中所言。

据北京中医药大学古籍及民国图书数字化平台的《元和纪用经》手抄本（底本为光绪十二年杏春氏录）记载："此方本安期生赐李少君久饵之药也。后仲景增减，为女人怀妊腹痛，用之大验。"文中涉及安期生与李少君两位方士，其中安期生据《列仙传》载："琅琊阜乡人，卖药海边，时人皆之千岁公……秦始皇闻之，召见，与语三日三夜。"而李少君"采药泰山，病因殆死，遇安期，安期与之神楼散，服一钱匕，遂愈"。《神仙传·卷六》亦言："汉武帝招募方士，少君于安期先生得神丹炉火之方。"可见，安期生是秦汉时期的方士，精通医道养生；李少君师从于安期生，习得养生延年丹术；二人均早于张仲景的时代。

二、六气经纬丸方名解析

（一）六气经纬丸之"六气"

六气经纬丸之"六气"，即六经所对应的六气，即厥阴风木，少阴君火，太阴湿土，少阳相火，阳明燥金，太阳寒水。如张志聪《伤寒论集注·凡例》云："三阳三阴谓之六气。天有此六气，人亦有此六气"。此说源自《素问》运气七篇，如《素问·六微旨大论》曰："少阳之上，火气治之，中见厥阴；阳明之上，燥气治之，中见太阴；太阳之上，寒气治之，中见少阴；厥阴之上，风气治之，中见少阳；少阴之上，热气治之，中见太阳；太阴之上，湿气治之，中见阳明。"

《元和纪用经》提倡天人相应，认为用药需"药当其岁，味当其气"，提出有"六气用药增损"与"五味俱备服饵"之大法，旨在借助药物性味调达人体六经之六气。

（二）六气经纬丸之"经纬"

六气经纬丸之"经纬"指肝脾之气。

"经纬"，本指织物的纵线和横线。据《康熙字典》记载经字属木，纬字属土。对应人体，肝胆属木，脾胃属土，而肝以纵向运动为顺，脾以横向输布为和。

《素问·五常政大论》论肝之功能特性曰："敷和之纪，木德周行，阳舒阴布，五化宣平，其气端，其性随，其用曲直，其化生荣，其类草木，其政发散，其候温和，其令风，其藏肝。"可见木气端，对应人体脏腑为肝，故肝气以纵为顺，肝气横则逆。《类证治裁》载："凡上升之气，自肝而出。肝木性升散，不受遏郁，郁则经气逆，为嗳，为胀，为呕吐，为暴怒胁痛，为胸满不食，为飧泄，为癜疝，皆肝气横决也。"

《素问·五常政大论》论脾之功能特点曰："备化之纪，气协天休，德流四政，五化齐修，其气平，其性顺，其用高下，其化丰满，其类土，其政安静，其候溽蒸，其令湿，其脏脾。"可见脾气以平为顺，土气平则"水精四布、五经并行"；脾气不布，气血生化无源，或为湿邪所困。

可见，六气经纬丸中"经纬"二字，具有纵横调理肝脾之意。而"六气经纬"四字，寓意调理肝脾，畅达六经之气，调和脏腑阴阳，阴平阳秘，则邪不可干。

（三）六气经纬丸之丸剂"久饵"

根据《元和纪用经》记载，六气经纬丸"本安期生赐李少君久饵之药也"，其煎服法为丸。"服饵"一词源自道家，饵药多以选用矿物、植物，或少量动物类药和食物，经加工、配伍炮制成丹药或汤剂，内服以达到轻身益气、健身延年的目的。作为养生药饵的六气经纬丸，取"圆者缓也"常服调体之效，原本剂型为大蜜丸。

方中六药与六气相配，使气机升降出入自如，周身经纬之气调达，其顺脏腑之性，调经络之气血，以养生而为久饵之药。传至当归芍药散，仲景结合妇人病的具体情况，更改方药配伍比例与剂型，以疗妇人腹痛之力专。

六气经纬丸到当归芍药散的方剂演变，反映了中医"因病制宜""因人制宜"的思想，后世应用六气经纬丸，结合具体情况，既可做汤剂又可用散剂，广为流传。

三、基于"方－证要素对应"组方原则的两方功效差异分析

（一）方－证要素对应

本团队 20 多年来一直从事经方配伍规律研究，2009 年提出了"方－证要素对应"的中医组方规律分析方法。"方－证要素对应"既是分析方剂结构、组方原理的一种方法，也是临证组方的一种原则，它强调方剂要素（方剂配伍单元）与证候要素（病机单元）的对应关系。这种分析方法的特点是，能够使"方剂要素"与"证候要素"一一对应，从而使配伍组方药物的靶向更加明确。对经方的"方剂要素"进行解析，将有利于针对现代疾病谱复杂病机的变化，灵活提取经典方剂中的"方剂要素"临证组方，从而提高临床疗效。同时，"方－证要素对应"的中医组方规律分析方法，也为进一步揭示方剂作用靶点，提供了一种研究思路。

由于当归芍药散和六气经纬丸的药物组成相同，因此按药效配伍进行"方－证要素对应"分析见表 9-1，两者同可分为"柔肝活血散瘀""健脾燥湿利水"这 2 个方剂要素。

表 9-1 当归芍药散与六气经纬丸"方－证要素对应"分析

方剂名称	治法	方剂要素	证候要素
当归芍药散 六气经纬丸	调肝：柔肝、养血、活血	白芍、当归、川芎	肝阴亏，血虚，血瘀
	理脾：健脾、燥湿、利水	茯苓、白术、泽泻	脾气虚，湿盛，水停

如表 9-1 所示，当归芍药散与六气经纬丸均包括调肝（柔肝、养血、活血）与理脾（健脾、燥湿、利水）两个方剂要素，调肝（柔肝、养血、活血）方剂要素与肝阴亏、血虚、血瘀之证候要素相对应，其药物组成分别为白芍、当归、川芎；理脾（健脾、燥湿、利水）方剂要素与脾气虚、湿盛、水停证候要素相对应，其药物组成分别是茯苓、白术、泽泻。体现出"肝藏血，调肝必调血"及"脾主湿，健脾必治水湿"的组方内涵。

（二）基于方剂要素配伍比例分析两方功效差异（表 9-2）

表 9-2　六气经纬丸与当归芍药散的用量比例分析

方名	组成	剂型	用法
六气经纬丸	白芍（八两）、当归（四两）、川芎（二两）茯苓（二两）、白术（四两）、泽泻（二两） 全方比例：白芍 16：当归 8：川芎 4：茯苓 4：白术 8：泽泻 4	上末，蜜丸梧桐子大	温酒下二十粒，加至四十粒，不拘时。末之，酒服方寸匕，亦妙
当归芍药散	芍药（十六两）、当归（三两）、川芎（八两）茯苓（四两）、白术（四两）、泽泻（八两） 全方比例：白芍 16：当归 3：川芎 8：茯苓 4：白术 4：泽泻 8	上六味，杵为散	取方寸匕，酒和，日三服

1. 两方差异不在于"柔肝"之白芍孰多孰少

由表 9-2 所示，核心的芍药在六气经纬丸中为 8 两，而在当归芍药散中为 16 两，看似两方差异在于当归芍药散较六气经纬丸加大了芍药的用量，实则不然，因为两方的服用剂量并不相同。当归芍药散服法为酒和方寸匕，而东晋的陈延之《小品方》中云："方寸匕散者，作丸准梧子十枚也。"南梁陶弘景《本草经集注》亦言："一方寸匕散，蜜和得如梧子，准十丸为度。"此二人朝代距离张仲景并不远，故推测仲景所载的方寸匕散约为十丸。而六气经纬丸的服法是以丸温酒下二十粒（后可加至四十粒），若以六气经纬丸服用二十粒计算，则六气经纬丸的实际服用量倍于当归芍药散，因此结合方载药量与服用剂量推导，可知两方中芍药的实际摄入量近乎相同。因此，两方功效变化的缘由，不是增加了芍药的用量，而是在于方剂要素内的药物配伍比例变化。

2. 两方差异在于"养血与活血"（川芎与当归）的比例及"燥湿与利水"（白术与泽泻）的比例不同

如表 9-2 中所示，将六气经纬丸的方药剂量扩大一倍，全方药物比例为白芍 16：当归 8：川芎 4：茯苓 4：白术 8：泽泻 4，如此在两方芍药均为 16 两的情况下，便于分析其他药物配伍比例的差异。

如此可以看出，虽然当归芍药散与六气经纬丸药物组成相同，且均为调肝理脾之剂，但"调肝"方剂要素（芍药、当归、川芎）中，当归芍药散重在"柔肝活血"（芍归芎的比例为 16：3：8）；六气经纬丸重在"柔肝养血"（芍归芎的比例为 16：8：4）。"理脾"方剂要素（茯苓、泽泻、白术）中，当归芍药散侧重"健脾利水"（苓术泽的比例为 4：4：8）；六气经纬丸侧重"健脾燥湿"（苓术泽的比例为 4：8：4）。

● 意义及展望

六气经纬丸为秦汉时期精通医道的方士用来久服养生之饵药，以其具有"纵横调肝理脾，畅达六经之气"功效得名。后被仲景增减治疗妇人腹痛，功效卓著。因此，就应用而言，六气经纬丸与当归芍药散两方比较，六气经纬丸有着更加广泛的适用范围。从"方－证要素对应"角度，进一步剖析两方之异同，均为调肝健脾之剂，但"调肝"之下，子要素又有"柔肝活血"与"柔肝养血"侧重之不同；"健脾"之下，子要素又有"健脾利水"与"健脾燥湿"侧重之不同。充分体现了仲景组方用药之旨，法依病机，组方依法。以上研究为临床谨守病机精准治疗，增强病机靶向性，提高临床疗效，具有重要的现实意义。正是因为六气经纬丸组方之旨在于"纵横调肝理脾，畅达六经之气"，因此，六气经纬丸比当归芍药散有更加广泛的适用范围，也为进一步扩大其临床应用奠定了理论基础。

第二章 临床研究

第10问 仲景方用药度量衡古今差异较大，临床应用该怎样折算？

● 研究背景

《伤寒杂病论》成书于东汉末年，被历代医家奉为经典，因此历代医家对仲景方的剂量折算有不少探讨，现代也有不少学者对仲景方的剂量折算进行了研究，但争议一直较多，原因是医家年代不同、地域差异、观点不一，使得其研究结果存在差异，尤其对仲景方中不同单位计量的相关药物剂量更是众说不一，从而影响了对仲景方配伍比例的深入研究和相关药物的剂量把握。

● 研究内容与结果

一、研究思路

为了让结论更有说服力和可靠性，本研究团队对历代医家和现代学者在该方面的研究做了梳理。如何设计好研究方法减少争议性，使研究过程更加严谨，研究结果可信度更高，是本研究要着重考虑的问题。基于以上认识，科研设计共分为六个步骤：第一，开展问卷调查研究；第二，梳理历代医家研究结果；第三，研究汉代度量衡；第四，结合相关药物的品种考证、炮制法差异及药物实测研究；第五，结合每个药物实测结果对仲景方药用药比例进行统计；第六，结合软件设计对《伤寒论》《金匮要略》的方剂、药物进行统计。

二、研究方法与结论

在对汉代度量衡进行更严谨的考证，以及对仲景方中非重量单位计量药物实物测量的基础上，得出以下研究结论。

（一）采用多种方法相结合对汉代度量衡进行考证

鉴于仲景方产生于东汉末年，因此必须针对东汉的度量衡进行研究。在东汉度量衡考证研究方面，历代医家学者多有争议，其中衡重考证是争议的焦点。因此，本研究通过运用文献考证和文物考据相印证的方法，并结合现代统计学方法对汉代度量衡进行考证。

1. 结合现代统计学考证东汉度量单位值

参考中国出土文物权威资料，对已出土的东汉文物中全部 85 支尺子的长度数据利用现代统计软件进行加权统计，以最大限度减少因文物材质、出土完整性、数据误差等因素对考证结果的影响。即对尺子长度的不同划分权重值，落在相近数值范围内大部分尺子的长度值其所占平均权重较大，落在相对偏大或偏小范围数值的少部分尺子的长度值其所占平均权重较小。对 85 支尺做加权平均值统计，其结果为：东汉 1 尺加权频数平均值为 23.229cm，四舍五入为 23.2cm。因此得出东汉的一尺应定为 23.2cm。这一结果也与大部分学者的研究结果相似。

2. 结合文物考证东汉容量单位值

历代学者们都认为汉代三个时期的容量值较为一致。出土的汉代专用量器共 70 余件，通过与秦量相比，西汉、新莽时期、东汉的容量单位值基本与秦量相同，可谓完全继承了秦代的容量单位值，即一升容量值为 200mL。

依据中国相关出土文物资料的实测数据，实测的东汉容器一升的容量值为 196～203mL，并将实测数值用算术平均法得每升为 199.4mL，这与 200mL 相比属于制造误差。因此得出西汉、新莽时期、东汉的容量单位值基本一致，每升可定为 200mL。

3. 多种方法综合考证东汉重量单位值

对于东汉重量单位值，学者争议较大。本研究为更全面、更严谨地进行考证，在研究中采用了权衡器考证法、货币考证法、累黍考证法、水密度考证法、黄金密度考证法共五种方法进行考证，综合分析得出研究结果。具体方法如下。

权衡器考证法确定数值范围：本研究通过出土的东汉 39 件权衡器经折算成东汉一斤后，发现其数值分布为 201～271.6g，利用统计软件对东汉一斤的重量值的分布情况做统计分析。通过从权衡器的文物考证得出东汉一斤为 215.72～253.42g。

货币考证法进行佐证：通过货币考证法考证汉代一两为 11.3～18.7g，但因货币的锈蚀及重量不均等原因，其考证值仅可做佐证。

累黍之法作为参考：依据《汉书·律历志》所载以累黍之法，结合现代的相关研究发现，黍的品种不一导致所得重量值存在差异，一两为 10.66～20.32g，其平均值一两为 15.49g。累黍之法因受品种不确定等因素影响，所考汉之重量值差异较大，仅供参考。

水密度考证法为重要考证法之一：水密度考证法是据《后汉书·礼仪志中》所云"或度晷景，权水轻重，水一升，冬重十三两"，根据已得出的东汉一升现公认为200mL的结论，利用纯水的密度1g/mL可推得东汉每斤合246g［（200×16）÷13=246］，东汉一两合15.375g。水的密度相对稳定，因此该法可作为一重要考证之法。

黄金密度考证法为重要考证法之一：黄金密度考证法依据《汉书·食货志》记载"黄金方寸，而重一斤"。根据之前已得出的考证结果，东汉各尺长度值一尺为23.2cm，按汉代黄金纯度为99%来计，则得出东汉一斤＝239.79g≈240g，一两＝14.98g≈15g。

黄金的密度较为稳定，该法也可作为一重要考证法。

4.综合各法考证并相互验证分析得出结论

以上各法考证的东汉一两为13.75～15.6g，东汉一斤为220～250g。考虑到文物经考证尚有争议，且历时数千年，金属受蚀等情况影响，黍米品种不一、大小不一，而水和黄金的理化性质较为稳定，故采用水密度法和黄金密度法为考证东汉一斤重量的主要依据。从水密度法可得汉一斤＝246g，一两＝15.375g，黄金密度法可得汉一斤为239.79g≈240g，一两＝14.98g≈15g。因作为拟建议标准化数值，从方便实用等方面出发，省略小数位，将东汉一斤定为240g一斤，一两定为15g。综上，东汉度量衡的考证结果如表10-1所示。

表10-1　东汉度量衡考证结果

汉代容量单位值	一升＝200mL
东汉度量单位值	一尺＝23.2cm
东汉重量单位值	一斤＝240g；一两＝15g

（二）仲景方非重量单位计量药物的实物测量研究

在仲景方的组成药物中除了以重量单位计量外，还有部分药物使用非重量单位计量，如有长度单位"尺""寸"，容积单位"斗""升""合"，还有特殊单位"枚""把""茎""方寸匕""钱匕""鸡子大"等。因这些药物的计量影响了对仲景方中相关药物剂量的确定。历年来，一些现代医家对仲景方的相关药物进行实物测量研究，结果有一定差异。究其原因可能与以下因素有关：①所测药物来源、炮制法、性状的不同可影响所实测药物的重量；②药物的品种差异也影响药物的实测结果；③文献资料的完善补充过程不同造成研究结果不同。

因此，要对非重量单位计量药物的实物测量研究，就必须对相关药物的产地、品种、炮制法等进行考证，尽可能地选取与汉代药物相同的品种、产地、炮制法一致的药物进行实测，才能尽可能客观地探求研究仲景方中非重量单位计量药物的剂量。

因此开展药物实测研究前首先对相关药物的品种、产地、炮制法进行考证，之后选取相关药物，结合相关文献考证进行药物实测研究。如有部分药物无法选取与东汉相同品种的药物时，本研究也详细提供本次实测研究中相关药物的品种、产地、制法，为后续研究提供参考数据，这也是本研究的严谨之处。

1. 常用仲景方若干药物的品种、产地及炮制法考证

本研究参考了 1979 ～ 2006 年《伤寒论》112 方研究文献篇数的排序图，选用了 21 个常用仲景方研究。该排序图是通过对中国期刊全文数据库（简称 CNKI）对 1979 ～ 2006 年期间的有关《伤寒论》的方剂的临床研究文献进行统计，按其在中国期刊全文数据库中出现的频率得出的排序结果图。

因为汉代至今中药材产地、品种、炮制法有所差异。为减少这些差异所致的药物实测的误差，有必要对相关仲景方药物的品种、药材产地、古今炮制法进行考证，并根据考证结果选取相关的药物，如与现代药材无明显差异者，均以现代药典为准。因为汉代至今，药材多有差异，故在选取实测药材时遵循以下原则：首先，优先选取文献考证的与汉代相同或相近产地同种属的药材；其次，若无法选取到与汉代相同或相近的药材，则以河南南阳附近的相同或相近的药材代替；最后，如因现实原因，适合前两者的药材都无法获取时，则以现代药典为准选取现代道地药材进行实物测量，并说明其原因和所用药物的种属、产地、炮制法等。

本研究在对以下 17 味药物进行考证时参考了相关古籍文献，以《新修本草》《证类本草》为主。其中，《证类本草》是唯一一部完整流传至今的北宋的药学专著。从西汉到北宋千余年中主要本草的内容为《证类本草》所收藏。我国的本草在其发展过程中有一特点，就是注意采纳前人所著的内容，并明确标注原出处，使得有些已佚的药物学著作在其他书籍中得以保存并流传后世。《证类本草》就保留了宋以前一些已佚药学书的内容。它以《神农本草经》为核心，补充了后世历代本草著作而形成，是集北宋以前药学著作之大成者。《神农本草经》成书年代至今仍有争议，但后世学者认为它的主体在西汉已撰成，托名神农，又经东汉医家增订修补，最后由陶弘景厘正。另在东汉末年出了《吴普本草》一书，它与《神农本草经》应是距东汉年代最近的药学专著，再之后就是陶弘景的《名医别录》和《本草经集注》。《证类本草》对以上四部著作内容均有摘录，因此本文选用《证类本草》作为重要的古籍参考文献，并与《神农本草经》《名医别录》《本草经集注》《新修本草》《本草纲目》等互参。因《神农本草经》《吴普本草》《名医别录》和《本草经集注》的成书时间接近于东汉，因此在产地考证上以这几部著作为主要汉代药材产地参考来源。

2. 相关仲景方中药物的实物测量研究

（1）常用相关个数及容量计量的药物实物测量研究概况

常用的 21 个仲景方中涉及相关个数计量的药物有 9 味：杏仁、附子、瓜蒌、桃仁、栀子、枳实、乌梅、大枣、百合。其具体剂量单位为"枚"或"个"。

常用的 21 个仲景方中涉及相关容量计量的药物有 8 味：半夏、杏仁、芒硝、淡豆豉、麻仁、粳米、五味子、百合。其具体计量单位为"升"。据考，东汉一升为 200mL。

因在仲景方中对相关药物在入药时注示了炮制法，如大枣十二枚（擘），杏仁（去皮尖），半夏（洗），附子（炮，去皮，破八片），桃仁（去皮尖）等。考虑到杏仁、桃仁若去皮尖则会碎成两半不成个，附子去皮破八片后均不可能以个计量；生半夏洗之后若不晒干则不便保存，应该是入药前再洗；而枳实有生用也有炙用，而炙用者可入药前炒炙。可以认为，仲景方中以容量和个数计量的药物均为生用时的计量，故本文在实测药材时均统一按生药材测量称重。

个数计量药物的测量方法：选用中等大小的药材杏仁、桃仁、栀子、枳实、乌梅、大枣、百合，随机抽取相应个数的药材进行实物测量其质量，反复试验三次以上，取其平均值。对方中有要求"大者"，另选大者药材进行实测，方法同上。

容量计量药物的测量方法：选取中等大小的药材，并随机抽取放入已定容好的容器中，测其质量。反复试验三次以上，取其平均值。

（2）常用长度计量的药物实物测量研究概况

仲景方中以长度计量的方有两个：麻子仁丸、厚朴大黄汤。其中的厚朴以"一尺"计。而厚朴的宽度、厚度学者们一直众说不一，导致了对厚朴实物测量的结果不一，分别有 30g、98.7g、20g、60g、15g 等。以上各学者实测厚朴的长度多以 23cm 为准，但对"厚朴一尺"的重量实测结果却为 15～98.7g，差异很大。其中最主要的原因是所用于实测的厚朴宽度不一，及厚度情况不详，导致了实测结果不一。因此要对"厚朴一尺"进行实测，关键在于确定厚朴的长度、宽度、厚度。

（3）举例说明药物实物测量研究方法

①常用长度计量的药物实物测量研究——"厚朴一尺"的考证研究

仲景方中以长度计量药物的方剂有两个：麻子仁丸、厚朴大黄汤。其中的厚朴以"一尺"计。而厚朴的宽度、厚度学者们一直众说不一，这导致了对厚朴实物测量的结果不一。本研究通过对医学文献原文的考据，结合日本奈良的东大寺正仓院中现存最早的药物实物数据，及现代药物实测情况，综合测算出"一尺"厚朴剂量。

本研究对医学文献原文进行考据。日本前田育德会尊经阁文库所收藏东晋的《小品方》残卷记载："厚朴一尺及数寸者，以厚三分、广一寸为准。"考虑东晋与东汉年代较近，故以此界定了东汉厚朴的长、宽、厚的数值。同时参考日本奈良的东大寺正仓院中现存两捆天平胜宝八岁（公元 756 年，我国唐朝中期）前的厚朴。这是目前世界上与东汉年代最接近的厚朴实物相关数据，结合现代厚朴药物的实测数据所测厚朴密度，进行计算得出"厚朴一尺"为 45.753g。

②常用实物类比计量的药物实物测量研究——"石膏如鸡子大"考证研究

本研究以"石膏如鸡子大"的石膏剂量折算为例，对常用实物类比计量的药物进行实物测量研究。研究方法主要采用阿基米德定律实测现代石膏密度，再以现代石膏药物密度乘以鸡蛋体积，从而测算出"石膏如鸡子大"的石膏剂量。

本研究中首先要解决的关键问题是"鸡子大"为多大，即要知道鸡蛋的体积。但因鸡蛋大小争议较大，故本研究首先对张仲景生活的河南省的鸡的品种进行了考证研究，挑选品种历史悠久同时品种较纯的河南鸡的鸡蛋。研究发现在河南境内的较为纯种的土鸡有淮南稻区的固始鸡、黄淮平原区的正阳三黄鸡和河南斗鸡、西部山地丘陵区的卢氏鸡。其中，固始鸡、正阳三黄鸡编入品种志。固始鸡历史悠久，在明嘉靖年间就开始有记载资料，明清时期曾被列为宫廷贡品。与正阳三黄鸡相比，固始鸡主要分布在以河南省固始县为中心的一定区域内，产区由山地和丘陵岗地构成，该地区交通长期处于较闭塞状态，与其他鸡种间基因流动较少，经过长期闭锁繁衍导致该鸡种与其他鸡种间的亲缘关系较远，遗传性能保存得较为完整。考虑到仲景是河南南阳人氏，因此选取河南固始鸡作为实测鸡蛋体积的土鸡蛋来源。

再根据阿基米德定律，测出石膏的密度，之后用河南固始鸡蛋体积对相应体积的石膏重量进行实测。得出"石膏如鸡子大"的重量：2.1279g/mL×43mL＝91.4997≈91.5g。

综上所述，仲景方中的 17 味常用药物的实物测量结果如表 10-2 所示。

表 10-2　仲景方中 17 味常用中药实测结果

药物	实测重量（g）	药物	实测重量（g）
大枣十二枚	36.85	乌梅三百枚	598.70
大枣一枚	3.07	栀子十四个	12.33
杏仁七十个	28.07	香豉四合	48.27
杏仁四十个	15.93	火麻仁二升	179.51
杏仁一升	120.82	瓜蒌实一枚（大者）	85.19
半夏半升	61.26	瓜蒌实一枚（中等）	55.42
五味子半升	40.24	瓜蒌实一枚（小者）	29.62
附子一枚	15.04	石膏如鸡子大	91.50
桃仁五十个	14.93	百合七枚	165.81
粳米六合	105.60	百合一升	64.87
芒硝三合	48.18	江西枳实一枚（中等）	14.57
厚朴一尺（"厚三分"）	21.09	厚朴一尺（据唐代厚朴厚度）	45.20

● 意义及展望

本研究以更加接近仲景方原貌为特色的研究思路为全面系统地开展仲景方药物剂量古今折算和配伍比例研究进行了有益的探索，为仲景方药物剂量的确定提供依据，加深对经方组方法度、配伍规律的认识。通过本研究的仲景方相关药物剂量及配伍比例的相关数据，可进而拟建立我国仲景方用药剂量及配伍比例的行业标准和国家标准，填补我国该方面的空白，也为今后进一步开展类似研究提供方法学借鉴，对经方应用的继承与创新等均有重要意义。

第 11 问　如何理解仲景辨"病脉证并治"逐级分类之临床诊疗决策模式？

● 研究背景

《伤寒论》与《金匮要略》的核心价值为两个层次，即仲景辨"病脉证并治"临床诊疗决策模式及仲景经方应用经验。张仲景临床诊疗模式是什么？如何理解仲景辨"病脉证（并）治"逐级分类、循证推理之临床诊疗决策模式？下文基于仲景原文记载，遵循仲景"辨病→平脉→析证→定治"的临床诊疗决策过程，对仲景辨"病脉证并治"临床诊疗决策模式进行解析。

● 研究内容与结果

一、仲景"病脉证并治"临床诊疗决策模式概述

《伤寒杂病论》各篇以"病脉证（并）治"冠名，可见辨"病脉证并治"是仲景创立的独特临床诊疗模式。该诊疗模式首先区分"病"，在辨清"病"这一级母分类的基础上，再平"脉"辨"脉"，并结合"证"的不同进行细分类（子分类），最后诊疗决策，即定治。

"病脉证并治"诊疗模式是临床诊疗过程的高度概括，其不仅强调临床诊疗的全过程，即辨病→平脉→析证→定治，而且体现临床诊疗决策的复杂性，每个环节都是基于证据之循证推理，即在辨病（病名、诊断依据、病因、病位、病程、鉴别诊断等）的前

提下，观其脉（脉位、主脉、兼脉、死脉等）证（主证、兼证、变证、或然证、阴性症状、死证等），知犯何逆（诊疗决策），随证（证据，依据）治之。

二、仲景"病脉证并治"临床诊疗决策模式内涵解析

（一）辨病

辨病是疾病诊治的前提，只有明确疾病的诊断，才能从整体上把握其发生发展规律及预后转归，并确定治疗大法。故仲景临床诊疗之第一步："辨病"，即首先要明确疾病的诊断，并给出诊断依据。辨病，包括辨病名、诊断依据、病因、病位、病程、鉴别诊断等要素。

病名，仲景多以"××病""×× 为病""×× 之为病""名曰××""名××"等形式表述，如"太阳之为病""阳毒之为病""名风湿""名曰刚痉"等。进而辨析病因，如湿病之麻黄杏仁薏苡甘草汤"此病伤于汗出当风，或久伤取冷所致也"，历节病"汗出入水中，如水伤心"等。明确病位，如痰饮病之苓桂术甘汤为"心下有痰饮"、木防己汤为"膈间支饮"等。交代病程，如狐惑病之赤豆当归散"初得之三四日""八九日"等。必要时需进行鉴别诊断，如血痹病之黄芪桂枝五物汤"外证身体不仁，如风痹状"，血痹之证以肌肉麻痹为主，如邪重者，亦可发生疼痛，故曰如"风痹"状，而实非风痹之关节流窜疼痛之症。

（二）平脉

在明确疾病诊断之后，仲景临床诊疗之第二步：平脉。宋版《伤寒论》首列"辨脉法"及"平脉法"，反映了仲景对"脉"的重视。"辨病"反映了疾病的基本演变规律，而"平脉"则体现了不同个体在罹患相同疾病之后邪正相争的真实状态。《素问·经脉别论》曰："气口成寸，以决死生。"因此，"平脉"可以辨表里、别寒热、定虚实、决生死，其临床诊疗价值远远大于"证"，故仲景将"脉"置于"证"前。平脉，包括脉位、主脉、兼脉、死脉等要素。

仲景首先辨脉位，以遍诊法言有寸口脉、趺阳脉、少阳脉、少阴脉等。以水气病为例，仲景论述水气病的形成机理时，涉及"脉浮而洪""寸口脉沉而迟""趺阳脉伏""少阳脉卑""少阴脉细"。而不作特别说明时通常指寸口脉而言。在寸口脉中，又细分为寸口、关上、尺中等，如"血痹，阴阳俱微，寸口关上微，尺中小紧"。每类疾病均有其主脉，但因素体或感邪不同，各有兼脉。主脉是某病最典型的脉象，如太阳病"脉浮"、疟病"疟脉自弦"、水气病"脉得诸沉，当责有水"，浮为太阳病主脉，弦为疟病主脉，沉为水气病主脉。但体质有强弱之别，感邪有轻重之分，可兼见其他脉象，如疟病"弦数者多热，弦迟者多寒，弦小紧者下之差"，弦数、弦迟、弦紧都为疟病之兼脉。若病情病势深重难解，则可见该病之死脉，如"水病脉出者死"，脉出，是谓轻举盛大无根、重按则散，乃阴盛于内、阳越于外、真气涣散、阴阳离决之象，故曰"死"。

（三）析证

在辨病、平脉的基础上，仲景临床诊疗之第三步：析证。证即症状或临床证据，可分为自觉症状，如瘀血病"腹不满，其人言我满"；他觉症状，如虚劳病之大黄䗪虫丸"肌肤甲错，两目黯黑"。析证，包括主证、兼证、变证、死证、或然证、阴性症状等要素。

每种疾病均有其主证，但因素体或感邪不同，各有兼证。主证是某病最典型的症状，如太阳病"头项强痛而恶寒"，痉病之栝楼桂枝汤"身体强，几几然"。因素体有别或感邪轻重不同，尚可见到其他临床表现，称为兼证，如太阳病"无汗而喘"等。若病经误治，使疾病不按通常规律发展而出现其他变化，称为变证，仲景曰"坏病"，《伤寒论》第16条："太阳病三日，已发汗，若吐，若下，若温针，仍不解者，此为坏病。"对于某些在疾病发展过程中可能会出现的症状，称为或然证，如小青龙汤"或渴，或利，或噎，或小便不利，少腹满，或喘者"。若疾病出现某些表现，预示结局不良，称为死证，如《伤寒论》第296条："少阴病，吐利，躁烦，四逆者，死。"仲景为明确疾病诊断，有时也会提到某些当前不存在的，但具有鉴别意义的临床表现，即阴性症状，如《金匮要略·痉湿暍病脉证治》湿病"自能饮食，腹中和无病"，提示"病在头中寒湿"。

（四）定治

在辨清疾病的前提下，平脉，析证，最后进入仲景临床诊疗之第四步：定治，即"随证治之"。定治，包括确立治则治法，循证推导出方药（方剂、药物、剂量、炮制、加减法、煎法、服法、中病反应等），以及调护、善后等要素。

如太阳中风病，治则为"微汗"；方药为桂枝汤；煎法为"以水七升，微火煮取三升"；服法为"去滓，适寒温，服一升"；中病反应为"遍身漐漐微似有汗者益佳，不可令如水流漓"；将息为"若一服汗出病差，停后服，不必尽剂；若不汗，更服依前法；又不汗，后服小促其间，半日许令三服尽；若病重者，一日一夜服，周时观之；服一剂尽，病证犹在者，更作服；若汗不出，乃服至二三剂"；调护为"禁生冷、黏滑、肉面、五辛、酒酪、臭恶等物"。

● 意义及展望

《伤寒杂病论》每篇以"病脉证（并）治"冠名，可见辨"病脉证（并）治"是仲景创立的临床诊疗基本模式。该诊疗模式，提示临床诊疗首先需区分"病"，在辨清"病"这一级母分类的基础上，平"脉"辨"脉"，再依据"证"进行细分类（子分类），最后诊疗决策，即定治。"病脉证并治"诊疗模式是临床诊疗过程的高度概括，其不仅强调临床诊疗的全过程，即辨病→平脉→析证→定治，而且体现中医临床诊疗决策的复杂性,即在辨病的前提下,观其脉证(全面搜集病情资料),知犯何逆(诊疗决策,抓住主证),随证(主证、证据)治之。

第 12 问　什么叫诈病?临床应如何甄别?

● 研究背景

　　《伤寒论·平脉法》第 4 条例举"诈病"论四诊合参、舍脉从证及舍证从脉的辨证方法。受此启发,结合当今中医临床所见,本研究首次提出"主诉偏倚"的概念,并将"非刻意诈病"视为影响主诉偏倚的主要因素之一。提示:在患者描述病情受到多种媒体信息影响的今天,中医临床辨证,应全面采集四诊信息,综合分析,注意去伪存真,以充分体现《伤寒论》"观其脉证,知犯何逆,随证治之"的辨证论治精神。因此,什么叫诈病,什么叫主诉偏倚,二者之间具有怎样的关系等,均值得探讨。

● 研究内容与结果

一、《伤寒论·平脉法》第 4 条原文解析

(一)原文释义

　　《伤寒论·平脉法》第 4 条云:"师曰:病家人来请云,病人发热烦极。明日师到,病人向壁卧,此热已去也。设令脉不和,处言已愈。设令向壁卧,闻师到,不惊起而盼视,若三言三止,脉之咽唾者,此诈病也。设令脉自和,处言此病大重,当须服吐下药,针灸数百十处乃愈。"本条可分为两段理解。

　　第一段:"师曰……设令脉不和,处言已愈。"讲的是舍脉从证。文中"处言",指断言,即告诉病人。本段大意为,病人家属来请医生时说,病人发热烦极。第二天医生到了病人家中,见病人朝墙而卧,呼吸均匀,安然入睡,表明烦热已去。此时诊脉,即便是脉象"不和",即脉象尚未完全恢复如常,也可以断言其大病已愈。

　　第二段:"设令向壁卧……针灸数百十处乃愈。"讲的是舍证从脉。理解本段原文,先来了解两字词的含义,一是对盼(xì,音细)字的理解。《说文解字》:"盼,仇视也。"而一个想装病的患者面对医生不但不害怕,还带着怨恨的目光看医生实在不符常理,也于文义不合。根据钱超尘教授考证后认为文中的"盼"形误,当作"眄"。古书中"盼"与"眄(miǎn)"多混淆。《说文解字》目部曰:"眄,目偏合也,一云斜视也。"此处

"盼视"当作"眄视",是目光流动斜眼看人的意思。若将"眄视"带入文中,即患者因害怕装病被识破,目光流动闪躲,不敢正眼看医生。可见,钱氏解释更合医理。二是诈病的含义,即假装或伪装患病。本段大意为,假如病人朝墙而卧,闻听医生来后,不是惊喜相迎,而是躲躲闪闪,不敢直视面对。问其所患,反复支吾却说不出病之所在。给他诊脉,患者装出喉咽难受、唾沫等假症,如果脉象平和,则可断定为"诈病"。对于诈病的治疗,可采用"以诈治诈"之法,故意夸大病情,告诉患者"此病大重",需用剧烈吐泻及多处强刺重灸加以治疗,使诈病者产生畏惧而不敢继续装病,故此诈病不治"乃愈"。

(二)原文讨论

本条以案例的形式,在强调"四诊合参"的同时,列举了"舍脉从症"及"舍症从脉"两种诊法。

1. 四诊合参

中医四诊,即望、闻、问、切。四诊合参是强调中医诊断要全面采集信息,故临证之时切不可片面,更不能因个人偏好,而以一诊代替四诊。

仲景《伤寒论·序》强调:"按寸不及尺,握手不及足;人迎趺阳,三部不参;动数发息,不满五十。……明堂阙庭,尽不见察,所谓窥管而已。夫欲视死别生,实为难矣。"因此,四诊合参是中医诊法的基本原则。

但临床所见的疾病是复杂而多变的,证候显然有真相也有假象,有的假在脉象上,有的假在症状上,故诊法有"舍脉从症"和"舍症从脉"等不同。

2. 舍脉从症

舍脉从症即以症状作为治疗的依据。在辨证过程中,脉症表现不一致,经全面分析,认为症状反映了疾病本质,而脉象只能说明病情复杂。《伤寒论·平脉法》第4条原文第一段曰:"师曰:病家人来请云,病人发热烦极。明日师到,病人向壁卧,此热已去也。设令脉不和,处言已愈。"即是舍脉从症的经典范例。

3. 舍症从脉

舍症从脉是在辨证过程中,出现脉症表现不一致的情况,经全面分析,认为脉象反映了疾病本质,即以脉象作为治疗的依据。《伤寒论·平脉法》第4条原文第二段曰:"设令向壁卧,闻师到,不惊起而盼视,若三言三止,脉之咽唾者,此诈病也。设令脉自和,处言此病大重,当须服吐下药,针灸数百十处乃愈。"即是舍症从脉的经典范例。

二、《伤寒论·平脉法》第4条的启示

(一)去伪存真,避免主诉偏倚

1. 主诉偏倚的基本概念

主诉是患者就诊时所陈述的最主要的症状及其所持续的时间。中医临床上,记录主

诉一般应该注意以下几点：①主诉能反映患者就诊的主要原因，也是疾病的主要矛盾。②主诉可以帮助医生判断疾病的大致类别、病情的轻重缓急。③主诉应对中医诊断及"抓主证"具有重要价值。刘渡舟教授《伤寒论十四讲》指出："主证是指决定全局而占主导地位的证候。临床辨证，要先抓主证。只有先抓主证，才符合辨证的思维方法，才能分清辨证的层次，而使辨证的程序井然不紊。"也就是说，抓住了"主证"也就抓住了疾病的核心，才能有针对性地制定出正确的治疗方案。因此，当今临床上，病人前来就诊时口述的第一个症状或主要原因，在有些情况下，可能只是多个症状之一，而并不一定符合作为主诉的要求。因此，病人描述的主诉，与医生记录在案的主诉是有所不同的。病人描述的主诉可能与主证无关，而医生所记录的主诉应该是主证之一。

偏倚的基本词义是偏斜。倚，即偏，歪。偏倚一词在测量学、统计学及医学流行病学等各学科中的具体定义虽然各有不同，但其基本的解释差别不大，统指与目标有所偏离的意思，即与真实情况相比，发生了偏离。

主诉偏倚，是指主诉偏离了真实情况。这种情况，在当今临床上是经常发生的。由于患者多不具备医学知识，直接描述的症状往往受到来自媒体或网络信息多种名词的影响，或道听途说某种病症或疾病的民间俗称，所以对主诉的描述往往会偏离客观事实，从而造成主诉偏倚。主诉偏倚，根据患者描述，又可以分为"主观刻意"及"非主观刻意"两类。

2. 主观刻意所造成的主诉偏倚——诈病

患者主观刻意隐瞒客观事实，编造症状，或无病谎称有病，或小病夸大，导致主诉偏离了客观事实，这种情况实际上就是《伤寒论》中所描述的"诈病"。

明代张景岳在《景岳全书》中曰："夫病非人之所好，而何以有诈病？盖或以争讼，或以斗殴，或以妻妾相妒，或以名利相关，则人情诈伪出乎其间，使不有以烛之，则未有不为其欺者。其治之之法，亦惟借其欺而反欺之，则真情自露而假病自瘳矣。此亦医家所必不可少者。"

张景岳在此分析了诈病产生的原因，往往与争讼、斗殴、嫉妒或与名利相关，并例举医案告诫后世"凡遇此类，不可不加之详审"，同时指出"有以假病而延成真病者，有以小忿而延成大祸者"。而作为医生，一定要详审明辨，有所提防，妥善处置。

现代临床中，诈病的发生也并不少见，《新编实用医学词典》解释诈病，系一种伪造病。即某些人或某些患者出于某种目的伪造出某些病史、某种症状、某种体征、某种检查结果乃至某种疾病，要求医生给以治疗、诊断、证明以达到其目的。

据有关报道：诈病的患病率以罪犯中最高，可达 10%～20% 的求医病例，战时部队医院可达 5%，而市民综合医院临床估计为 1%，在有行为问题儿童中，求医者 50% 有不实的临床症状。

另外，尚有骗假条、骗证明打官司、骗证明调换工作、骗开处方药、骗取医保等多种情况。由此可见，诈病患者故意模拟或夸大躯体或精神障碍或伤残的行为，往往是为了逃避外界某种不利于个人的情境，摆脱某种责任或获得某种个人利益。这就要求医生既要明察秋毫，又要理解患者，同时恪守职业道德。

3. 非主观刻意所造成的主诉偏倚——非刻意诈病

非刻意所造成的主诉偏倚，是指患者就诊时所陈述的病情并非客观事实，但患者并没有捏造虚假病情的主观故意性。这种情况，也可以称为"非刻意诈病"。

非刻意诈病造成主诉偏倚的常见原因，主要有以下几种：

第一种：受某些广告宣传误导。如患者自觉神疲乏力，便自以气虚、血虚、肾虚等为主诉前来就医。若脉濡数或滑数，舌苔厚腻，多与湿热有关，患者往往吃过人参、鹿茸等补药，症情不减，反而加重，遂来就诊，这种情况在当今临床上并不少见。

第二种：对某项检查指标的过度解读。如有的患者因体检结果血清谷丙转氨酶（ALT）升高，而以肝病为主诉前来就诊。首先，中医诊断肝病，要根据中医五脏生理病理特点及患者临床表现而作出。其次，就单项 ALT 升高而言，也不一定都是肝病，在某些生理条件下，如剧烈活动后，孕妇在妊娠后期等都可见 ALT 增高，心肌炎、胰腺炎、胆囊炎、甲状腺功能亢进，也可见 ALT 增高；各种发热性疾病，如伤寒、肠炎、出血热、流性感冒等亦均可见 ALT 增高。这就需要现代中医临床大夫，不但要掌握中医诊断知识，对西医化验指标也要有基本的了解。

第三种：症情比较复杂，患者难分主次。如有患者前来就诊，自述病情复杂，滔滔不绝，从头到脚，哪哪都不舒服。这就需要医生全面分析，先说出来的症状不一定能反映出病情的主要环节。如患者先说失眠，后又说胃胀、打嗝、便溏，全面问诊后可以看出，此为中焦升降紊乱气机痞塞，而失眠与胃胀存在着因果关系，属于"胃不和则卧不安"，故本证应该以"心下痞"作为主诉。

第四种：道听途说，对号入座。根据民间传说、单位同事、某某邻居，或电视节目所述病情及诊断，套用在自己的身上，看诊前就已经自我诊断完毕，如有心烦失眠即自认为是"肾虚更年期"，见手足冷即认为是"肾阳虚"，有乏力汗出便以"气虚"为主诉前来就诊等，往往是只知其一，不知其二。一般而言，这对有经验的医生不会产生什么误导效应，但却需要医生做一些必要的解释工作。

（二）详细采集四诊信息，综合分析

《伤寒论》第 16 条云："太阳病三日，已发汗，若吐，若下，若温针，仍不解者，此为坏病，桂枝不中与之也。观其脉证，知犯何逆，随证治之。"讲述了误治后导致病情错综复杂，难以用六经证候称其名者，此为坏病亦称作变证，以及应对坏病的诊治原则。因此，不能够再依照原始病证加以治疗，应该根据疾病变化，予以辨证论治。刘渡舟《伤寒论诠解》指出："'观其脉证，知犯何逆，随证治之'这一观点，不仅对治疗坏病有指导意义，而且对治疗其他各种疾病，都有普遍的指导意义。因为这一法则的基本精神就是辨证论治。"同样，这十二字也是应对当今各种"诈病"的法宝。

"观其脉证"，即临床病情多样，且疾病处于动态变化之中，因此证候往往变化多端，而患者前来就医时所陈述的病情，有时也是真伪难辨。因此，医生必仔细观察，排除各种干扰，脉证并举，四诊合参，全面完整地搜集病情资料，以供分析甄别病机实质之用。

"知犯何逆"，是在"观其脉证"的基础上，运用中医基本理论及原理，进行综合判断与分析，去粗取精、去伪存真，找出疾病的症结所在，即所谓"抓主证"，从而做到见病知源，得出正确的诊断。

"随证治之"，是根据正确诊断，运用理、法、方、药的知识储备，针对疾病主证，即核心病机，选择最佳的治疗方案进行治疗。病有万变，法必随之而变，做到"方－证对应"，因人制宜。

● 意义及展望

主诉偏倚是现代中医学发展中一直存在却未被人重视的现象，与诈病相似却不同于诈病。提高辨识主诉偏倚的能力，提高辨别各种诈病的能力，则有利于医生更好地遵循辨证论治原则，尽可能避免误诊误治，对于提高中医临床诊疗水平具有积极意义。《伤寒论》第 16 条"观其脉证，知犯何逆，随证治之"十二字原则，仲景虽因坏病而立，但蕴含着丰富的哲理，是对中医辨证论治精神高度而准确的概括。它对各种疾病，包括应对各种"诈病"均有指导意义。

第 13 问　何为"欲愈候"？临床怎样判断？

● 研究背景

欲愈候是预示疾病将愈的一类证候，临床上出现此类证候时往往提示正胜邪退，疾病将愈。《伤寒论》中十篇 398 条中涉及"欲愈候"的条文多达 35 条，如"自衄者愈"，"脉浮细而嗜卧者，外已解也"，"必蒸蒸而振，却发热汗出而解"，"虽暴烦下利日十余行，必自止"，等等，虽表现不同，但其作解机理均为"阴阳自和"。"阴阳自和"是指主要通过人体内部的自我调节，达到阴平阳秘的状态，使疾病自愈。若正气较弱或邪气偏盛，还可以借助药物或其他疗法，来达到"阴阳自和"的目的。如第 58 条所述："凡病若发汗、若吐、若下、若亡血亡津液，阴阳自和者，必自愈。"现选《伤寒论》中记载的典型欲愈候 6 种，分述于下，以便举一反三，启迪临床。

● 研究内容与结果

一、得小便利，必自愈

出处 《伤寒论》第 59 条："大下之后，复发汗，小便不利者，亡津液故也。勿治之，得小便利，必自愈。"

后世医家评述 成无己《注解伤寒论》："因亡津液而小便不利者，不可以药利之，俟津液足，小便利必自愈也。"喻嘉言《尚论篇》："泉之竭矣！不云自中，古今通弊。医事中之操霸术者，其人已亡津液，复强责其小便，究令膀胱之气化不行，转增满、硬、胀、喘者甚多，故宜以不治治之，俟其津液回，小便利，必自愈也。于此见汗下恰当，津液不伤，为措于不倾、藏于不竭之良图矣。"柯韵伯《伤寒来苏集》："发汗后津液既亡，小便不利者，亦将何所利乎？勿治之，是禁其勿得利小便，非待其自愈之谓也。然以亡津液之人，勿生其津液，焉得小便利？欲小便利，治在益其津液也。"

临床指征 小便通利后，脉象由原来的细弱逐渐趋于正常，食欲恢复，精神渐佳。

作解机理 在《伤寒论》中，"小便不利"的病机有十余种，因为小便的通利与否在很大程度上反映了机体津液输布的情况，而津液的输布与肺、脾、肾、膀胱等脏腑功能密切相关，其中任何脏腑气化功能失常都会导致津液输布异常，从而产生小便不利。本条中所说的"小便不利"是由误下误汗后耗伤津液，化源不足所致，待津液恢复，小便自利，其病随之而愈。此外"小便利"也是阳气及气化功能恢复的反映，如《素问·灵兰秘典论》云："膀胱者，州都之官，津液藏焉，气化则能出矣。"由此可见，小便的通利不仅反映体内津液恢复，还提示人体的阳气渐复，故曰"必自愈"。

现代临床意义 ①若损伤津液后但见小便不利，未致邪气内陷或传变，不可妄投通利之剂，以防伤阴伤阳，正如周学海《读医随笔》中说："世但知大便滑利之伤气，而不知小便滑利之更伤气也；但知小便频数之伤阴，而不知以二苓、泽泻、木通等强利小便，而小便并不能利者之更伤阳也。"②后世医家对"勿治之"存在不同解释。有的医家认为不能用药，俟津液自回，小便得利。有的医家则认为可以用益津液的药物，促津液恢复，而得小便通利。二者之说虽有不同，但精神不悖，都以禁利小便为原则。在临床上需灵活掌握，视病情而定，若津伤不甚，可待津液自复或者稍予饮水；若津伤过甚，难以自复者，可稍稍给予益津液之品，但不宜过量。

二、津液自和，便自汗出愈

出处 《伤寒论》第 49 条："脉浮数者，法当汗出而愈。若下之，身重心悸者，不可发汗，当自汗出乃解。所以然者，尺中脉微，此里虚，须表里实，津液自和，便自汗出愈。"

后世医家评述 成无己《注解伤寒论》："若身重心悸而尺脉实者，则下后里虚，邪气乘虚传里也。今尺脉微，身重心悸者，知下后里虚，津液不足，邪气不传里，但在表也。然以津液不足，则不可发汗，须里气实，津液足，便自汗出而愈。"柯韵伯《伤寒来苏集》："里虚者，必须实里，欲津液和，须用生津液。若坐而待之，则表邪愈实，心液愈虚，焉能自汗？此表是带言，只重在里。至于自汗出，则里实而表和矣。"沈明宗《伤寒六经辨证治法》："盖伤寒之邪，来如风雨，若不药而待津液元气自和，则邪入于里，顷成败证矣。此仲景意欲先用建中，和营卫而补正，不驱邪而邪自去。谓须表里实，津液自和，非不服药也。"吴谦《医宗金鉴》："失汗表实，误下里虚，尺中脉微，表里未谐，故不即解也。须待其里亦实而与表平，平则和，和则阳津阴液自相和谐，所以便自汗出而愈也。使里实之法，即下条用小建中汤法也。"

临床指征 自汗后，脉浮数等表证解除，见脉静身和，不呕不渴，二便正常。

作解机理 尺脉微，说明伤寒表证误下后里气已虚，但未致邪气内陷，说明邪气不亢不盛。待其人正气恢复，奋而抗邪，正胜邪退，故有作解的转机。《素问·评热病论》："人所以汗出者，皆生于谷，谷生于精，今邪气交争于骨肉而得汗者，是邪却而精胜也。"出现"自汗出"不仅预示体内津液自和，还提示表邪已解，故能自愈。

现代临床意义 ①伤寒表证兼里虚者，此时虽有表证，不可发汗，恐里虚加重而致邪气内陷。②对如何达到"表里实，津液自和"，历代注家看法不一，部分医家认为表证误下而导致里虚，不可发汗，当自汗出乃解，不需用药，待津液自和，便可自汗出愈。但大多数注家认为不可坐而待其自复，可以用小建中汤等，和营卫而补正，待正气来复，气血充沛，津液自和，便自汗出而愈。

三、必蒸蒸而振，却发热汗出而解

出处 《伤寒论》第 101 条："伤寒中风，有柴胡证，但见一证便是，不必悉具。凡柴胡汤病证而下之，若柴胡证不罢者，复与柴胡汤，必蒸蒸而振，却复发热汗出而解。"《伤寒论》第 149 条："伤寒五六日，呕而发热者，柴胡汤证具，而以他药下之，柴胡证仍在者，复与柴胡汤。此虽已下之，不为逆，必蒸蒸而振，却发热汗出而解。若心下满而硬痛者，此为结胸也，大陷胸汤主之；但满而不痛者，此为痞，柴胡不中与之，宜半夏泻心汤。"

后世医家评述 程郊倩《伤寒论后条辨》："若柴胡证不罢者，则里气尚能拒表，枢机未经解纽，复与小柴胡汤，使邪气得还于表，而阳神内复，自当蒸蒸而振。振后却发热汗出解，解证如此者，以下后阳虚之故，不虚则无此矣。"汪琥《伤寒论辨证广注》："得汤必蒸蒸而振，振者，战也，战而后发热，故云蒸蒸，互辞以见义也。正气与邪气相争，正气胜则邪气还表，故汗出而解。愚以柴胡非发汗之药，然邪气不因下而陷入于里，原因在里之正气胜，借药力而祛邪欲出之表，故必自汗出而解也。"钱潢《伤寒溯源集》："蒸蒸者，热气从内达外，如蒸炊之状也，邪在半里，不易达表，必得气蒸肤润，振战鼓栗，而后发热汗出而解也。然服小柴胡汤而和解者多矣，未必皆蒸蒸而振也。此因误下之后，元气已虚，虽得柴胡和解之后，当邪气已衰，正气将复之际，但元气已虚，一时正难胜邪，必至邪正相搏，阴阳相持，振战寒栗，而后发热汗出而解也。若正气未虚者，不必至振战而后解也。若正气大虚，虽战无汗者，是真元已败，不能作汗也。危矣！殆矣！"

临床指征　先有寒战，战止蒸蒸发热，旋即汗出，汗后脉静身凉，神清气爽，胸腹舒畅，食欲渐增。表示邪去正安，元气恢复。

作解机理　先有寒战，战止蒸蒸发热，旋即汗出。振者，战也，故后世称之为"战汗"。战汗为正邪激烈交争的过程。正邪交争剧烈，则全身战栗；正胜邪退，邪气从汗而解。这两条均为误下之后，小柴胡汤证仍在，故仍可与小柴胡汤。只因先前误下有所伤正，药后正气得药力之助，奋起与邪交争激烈，可出现蒸蒸发热、振栗作汗的情况，其病邪可随战汗而解。

现代临床意义　①战汗的发生说明邪气有从表而出的趋势，所以说这是一种疾病向愈的征兆。战汗一般多见于外感病，但也可以见于杂病。其前提条件多有正气本虚，正邪交争，病机向外，方能祛邪外出。正如《伤寒论·辨脉法》第11条所云："其人本虚，是以发战，以脉浮，故当汗出而解也。"②战汗之前或发生寒战时可见伏脉，《伤寒论》第94条："太阳病未解，脉阴阳俱停，必先振栗汗出而解。"刘渡舟教授指出，若患者精神不败，气息调匀，乃正邪交争暂时的脉闭，俟战汗透出之后，气血通畅，其脉自现。③战汗发作过程非常剧烈，临床上一旦遇到，应密切关注脉证，判断疾病转归，切不可慌乱之中误投补药或敛汗之品，致邪气内陷。战汗后护理也很重要，患者大汗之后身体虚弱，应令其安舒静卧，待其阳气来复，切不可频频扰动，若津液损伤较重，可令患者饮粥糜自养，或适当给予养阴益胃之品。④战汗后亦可见正虚邪盛的危重证候，临证时应密切观察脉证，做出正确判断。戴天章《广瘟疫论》说："凡战汗后，神静者吉，昏躁者危，气细者吉，气粗而短者危，舌萎不能言者死，目眶陷者死，目转运者死，戴眼反折者死，形体不仁，水浆不下者死。"可供参考。

四、手足反温，脉紧反去者，为欲解也

出处　《伤寒论》第287条："少阴病，脉紧，至七八日，自下利，脉暴微，手足反温，脉紧反去者，为欲解也，虽烦下利，必自愈。"

后世医家评述　方有执《伤寒论条辨》："紧，寒邪也。自下利，脉暴微者，阴寒内泄也。故谓手足为反温，言阳回也。阳回则阴退，故谓紧反去为欲解也。"柯韵伯《伤

寒来苏集》："微本少阴脉，烦利本少阴证。至七八日，阴尽阳复之时。紧去微见，所谓谷气之来也，徐而和矣。烦则阳已反于中宫，温则阳已敷于四末。阴平阳秘，故烦利自止。"钱潢《伤寒溯源集》："少阴病，其脉自微，方可谓之无阳。若以寒邪极盛之紧脉忽见暴微，则紧峭化为宽缓矣，乃寒邪弛解之兆也。"

临床指征 脉象由紧骤然转微，渐趋和缓，随即恶寒减轻，手足转温，下利自止。

作解机理 本条论述少阴病自愈的辨证。其中有三处提及脉象。"脉紧"反映阴寒内盛，"脉暴微"原本反映阳微阴盛，但仲景又言"脉紧反去"，实为画龙点睛之笔，提示微与紧是相对而言，反映邪气已去，为疾病欲解之兆，而手足温、烦躁是阳气来复的表现。这些现象都提示少阴病将愈。

现代临床意义 ①少阴病七八日出现"自下利"，要准确判断疾病的转归。若其人见自利无度、手足逆冷、冷汗淋漓等症状，是阳虚欲脱之兆，应急投回阳救逆之品；若出现烦而下利，手足转温，虽见脉微，却提示寒邪已去，阳气来复，疾病向愈。②本条通过脉象由盛转微、由实转虚，判断邪气将去，疾病向愈。又如《伤寒论》第 23 条："太阳病，得之八九日，如疟状，发热恶寒，热多寒少，其人不呕，清便欲自可，一日二三度发。脉微缓者，为欲愈也。"第 37 条："太阳病，十日以去，脉浮细而嗜卧者，外已解也。"第 271 条："伤寒三日，少阳脉小者，欲已也。""脉微缓""脉浮细""脉小"均提示邪气已去。在临床上，对于邪气偏盛的疾病，初起脉象见紧、滑、洪、数等，经过治疗或正邪抗争，脉象见缓、弱、微、细等，预示邪气已去，疾病向愈。

五、发热，身无汗，自衄者愈

出处 《伤寒论》第 47 条："太阳病，脉浮紧，发热，身无汗，自衄者，愈。"

后世医家评述：柯韵伯《伤寒来苏集》："汗者心之液，即血之变见于皮毛者也。寒邪坚敛于外，腠理不能开发，阳气大扰于内，不能出玄府而为汗，故逼血妄行而假道于肺窍也。今俗称为红汗，得其旨哉！"吴谦《医宗金鉴》："太阳病脉浮紧，发热无汗，此伤寒脉证也，当发其汗。若当汗不汗，则为失汗，失汗则寒闭于卫，热郁于营，初若不从卫分汗出而解，久则必从营分衄血而愈也。故太阳病凡从外解者，惟汗与衄二者而已。今既失汗于营，则营中血热妄行，自衄，热随衄解，必自愈矣。"黄元御《伤寒悬解》："发热无汗而脉浮紧，是宜麻黄发汗以泄卫郁。若失服麻黄，皮毛束闭，卫郁莫泄，蓄极思通，势必逆冲鼻窍，而为衄证。自衄则卫泄而病愈矣。"

临床指征 衄血不多，且衄后脉静身和，身热渐退，邪随衄解。

作解机理 本条论述太阳伤寒表实证可自衄而愈。"太阳病，脉浮紧，发热，身无汗"为太阳伤寒表实证，病机为寒邪束表，玄府郁闭，本应用麻黄汤发汗，若当汗不汗，邪无出路，寒闭于卫，热郁于营，热迫血逆行鼻窍而作衄，衄后表闭得开，营热得除，故自愈。根据血汗同源之理，后世医家称之为"红汗"。

现代临床意义　《伤寒论》中太阳伤寒表实证自衄而解有三种情况：①不汗而衄。当汗不汗，邪随衄解，如本条所述。②已汗而衄。服麻黄汤发汗不解，衄乃解，如《伤寒论》第46条："太阳病，脉浮紧，无汗，发热，身疼痛，八九日不解，表证仍在，此当发其汗。服药已微除，其人发烦目瞑，剧者必衄，衄乃解。所以然者，阳气重故也。麻黄汤主之。"③衄后发汗。衄后麻黄汤证仍在，以麻黄汤发汗而解，如《伤寒论》第55条："伤寒脉浮紧，不发汗，因致衄者，麻黄汤主之。"综上，太阳伤寒表实证出现"自衄"，且衄后脉静身和，为邪随衄解之兆，但亦有衄后表证仍在者，还可用麻黄汤发汗。此外，温病和杂病也会出现"衄血"，多为阳热过盛所致，不可作为疾病将愈之征。而"衄家"阴血亏虚则为麻黄汤禁例。

六、虽暴烦下利，日十余行，必自止

出处　《伤寒论》第278条："伤寒脉浮而缓，手足自温者，系在太阴；太阴当发身黄，若小便自利者，不能发黄；至七八日，虽暴烦下利日十余行，必自止，以脾家实，腐秽当去故也。"

后世医家评述　尤在泾《伤寒贯珠集》："至七八日，暴烦下利者，正气内作，邪气欲去也。虽日十余行，继必自止。所以然者，脾家本有秽腐当去，故为自利，秽腐尽，则利亦必自止矣。"汪琥《伤寒辨证广注》："今者以脾家实，故虽暴烦，要之腐秽当自利而去，何也？盖太阴病，必腹满，腹满者，胃中有物也，胃中水谷之积，既变而为腐秽，则邪应从大小便出，其暴烦者，邪欲泄而正气与之争也。成注云，下利烦躁者死，此为先利而后烦，是正气脱而邪气扰也，兹则先烦后利，是脾家之正气实，故不受邪而与之争，因暴发烦热也，下利日十余行者，邪气随腐秽而得下泄也，以故腐秽去尽，利必自止，而病亦愈。"

临床指征　"虽暴烦下利，日十余行，必自止"从表面上看似乎是"太阴自利"突然加重，并伴有烦扰不宁等表现，但实际上却有别于太阴"自利益甚"。关键在于"必自止"，即下利自然停止，便后肠中"腐秽"尽去，身轻腹爽，手足自温，精神转佳。

作解机理　本条论述太阴病将愈的证候。太阴属脾，太阴病的基本病机为脾胃虚寒，在本条中，太阴病七八日不解，出现"暴烦下利"，为脾阳恢复。正邪交争剧烈，故表现为"烦"，脾阳恢复后，清阳得升，浊阴得降，推挡肠中积滞从大便而出，故表现为"下利"次数增多，此为正气祛邪外出的一种方式，即"脾家实，腐秽当去"，实为太阴病欲愈之佳兆。

现代临床意义　①《伤寒论》第273条太阴病提纲证曰："太阴之为病，腹满而吐，食不下，自利益甚，时腹自痛。"可见，下利为太阴病主症之一，病机为脾阳虚弱，清阳不升，寒湿下迫大肠，与第278条"脾家实"的下利截然不同。在临床上，脾阳恢复的下利与阴寒内盛的下利，不能仅仅从有烦与无烦上区别，还要结合患者整体情况进行辨证。若手足自温，便后身轻腹爽，苔腻渐化，而后大便逐渐恢复正常，是脾阳恢复，寒湿渐尽，预示疾病将愈；若手足欠温，便后腹胀依旧，苔腻不化，自利益甚，则为寒湿内盛的下利，当温之，宜服四逆辈，与理中丸，四逆汤等。②临床上治疗脾虚湿盛证，采用健脾祛湿之法，也可以见到脾阳恢复"虽暴烦下利，日十余行，必自止"的现象。患者服药过程中出现下利，一定要详细询问，未必是药物不良反应，若患者无腹痛、里急后重等不适，且利后精神慧爽，病情减轻，苔腻渐化，则为用药得法之兆，此时医生须有定见，向患者作出必要的说明，邪尽则利自止。若不知此理，仓促使用涩肠止利或温补肾阳之品，则皆误矣。

● 意义及展望

《伤寒论》中的欲愈候蕴含着丰富的辨证论治思想内涵，通过对欲愈候及其思想内涵进行梳理、总结，有助于促进临床水平的提高：一是更加准确地把握疾病的发生和发展规律；二是对于指导临床用药、避免过度医疗、减少误治等，均具有积极意义。判断疾病预后，当以《伤寒论》第 58 条"阴阳自和者，必自愈"为纲。若邪去而正衰，并非一定要用药物治疗，可通过饮食调补、休息疗养，待人体阴阳恢复平衡，即可自愈。此即"于不治中治之"之法。仲景从病之本在于阴阳不和，推及病之愈由于阴阳自和，可谓善于发扬《内经》治病必求于本之义。无论治病用何法、何方、何药，必使其阴阳自和，方为上策。其言甚简，其义无穷，为临证施治之准则。

第 14 问　何谓"以知为度"？你知道仲景宏观把握用药剂量包括哪 25 法吗？

● 研究背景

仲景用药剂量的宏观把握之具体方法，当以"以知为度"为代表。"以知为度"一词出自《伤寒论》麻子仁丸方后注，这是以用药见效为尺度来控制总体给药量的一种方法。因为临证所见，病情有轻重、药物有厚薄、人体耐受度也有差异，所以用药剂量不能一概而论，而应该以患者服药后确切反应为基础，从宏观把握用药剂量，达到个体化治疗的目的。仲景十分重视对患者服药后出现不同反应的观察。因此，全面梳理《伤寒论》《金匮要略》中的相关论述，以作为不同经方疗效评价及临床药量把握的依据，意在举一反三，指导临床用药。

● 研究内容与结果

一、服麻子仁丸"以知为度"

《伤寒论》第247条麻子仁丸方后注云："上六味，蜜和丸如梧桐子大，饮服十丸，日三服，渐加，以知为度。"原文曰："趺阳脉浮而涩，浮则胃气强，涩则小便数，浮涩相搏，大便则硬，其脾为约，麻子仁丸主之。"论脾约之证治，病机为胃强脾弱，故以麻子仁丸滋阴泄热、润肠通便。因为脾约不大便的特征如《伤寒论》第244条所云："不更衣十日无所苦也。"所以使用丸剂，丸以缓治；采用渐加法，从小剂量开始，逐渐增加服药剂量，其评判的标准是"以知为度"，《刘渡舟伤寒论讲稿》释："初服梧桐子大者十丸，日三次，如不下，每次服用量可渐加至十一丸、十二丸、十三丸……直至大便变软，易于排出即可。"汉代杨雄《方言》谓："南楚病愈者谓之知。"故《伤寒论语译》注"以知为度"亦云："知，是病愈的意思。以知为度，以愈为准。"可见，"以知为度"即是以服药见疗效作为尺度，来宏观把握服药用量的一种方法。

"以知为度"亦见于《金匮要略·腹满寒疝宿食病脉证治》第16条赤丸方后注云："炼蜜丸如麻子大，先食酒饮下三丸，日再夜一服；不知，稍增之，以知为度。"原文曰："寒气厥逆，赤丸主之。"此条论寒饮厥逆腹痛之证治，以赤丸散寒止痛，化饮降逆。因为赤丸药力峻猛，所以此条的"以知为度"中病即止，以防伤正。

在《金匮要略》中以"知"为度把握药量之处尚有：抵当乌头桂枝汤"初服二合，不知，即服三合；又不知，复加至五合；其知者，如醉状，得吐者，为中病"，此中的"知"为"如醉状"，即服乌头后的"暝眩反应"，乌头桂枝汤、乌头汤均是根据患者是否出现"暝眩反应"来控制服用乌头的剂量。栝楼瞿麦丸"饮服三丸，日三服；不知，增至七八丸，以小便利，腹中温为知"，此中的"知"为"小便利，腹中温"，即服药后小便得下，腹部自觉温暖；乌头赤石脂丸"先食服一丸，不知，稍加服"，此中的"知"为服药后心痛及背痛消除。

由上可见，仲景"以知为度"，是以观察药后反应为依据进而把握用药剂量的一种方法。然其在临证之时，根据不同病证、不同的方剂，会表现出不同的"向愈"反应，《伤寒论》《金匮要略》中记载有汗出、呕吐、大小便通利等客观表征及腹中转热、变软，腰中变温，身痒如虫爬，口中有津液，口渴，头目似眩晕昏蒙等主观感受，借以判断疗效、指导用药剂量等，均属广义"以知为度"范畴。

二、服桂枝汤"若不汗，更服依前法"

语出《伤寒论》第12条方后注。原文云："太阳中风，阳浮而阴弱，阳浮者，热自发，阴弱者，汗自出，啬啬恶寒，淅淅恶风，翕翕发热，鼻鸣干呕者，桂枝汤主之。"方后注云："遍身漐漐微似有汗者益佳……若一服汗出病差，停后服，不必尽剂。若不汗，更服依前法。又不汗，后服小促其间。半日许，令三服尽。若汗不出，乃服至二三剂。"啬啬恶寒，指畏缩怕冷的样子；淅淅恶风，指如冷水洒身，阵阵怕风寒的样子；翕翕，指发热轻浅的样子；漐漐，指汗出极微，皮肤潮润的样子。患者畏缩怕冷、怕风寒、轻微发热，服药后皮肤潮润，似有汗出即愈，可停药；若未汗出，则继续服药，半天内，喝完三服药，且不必拘泥于时间，白天、晚上均可服药，务必见汗，才可停药。其临床观察要点为皮肤潮润，微似有汗。

可见，"遍身漐漐微似有汗"是判断服桂枝汤后见效的要点。因此，若不汗，则需要更服依前法。服桂枝汤发汗是手段，发散风邪，令营卫和，则汗自止。

三、服桂枝去桂加茯苓白术汤"小便利则愈"

语出《伤寒论》第 28 条。原文云："服桂枝汤，或下之，仍头项强痛，翕翕发热，无汗，心下满微痛，小便不利者，桂枝去桂加茯苓白术汤主之。"方后注云："以水八升，煮取三升，去滓，温服一升，小便利则愈。"患者表现为头痛项强、发热、无汗、胃脘部满闷并微感疼痛、小便不利，服药后小便通利，余症得消，即为见效，可停药。其临床观察要点为小便通利。

由于本证病机属水气内停，太阳经腑不利，出现上述症状，唐容川《伤寒论浅注补正》曰："此方是太阳之水不下行，故去桂枝，重加苓术，以行太阳之水，水下行，则气自外达，而头痛发热等证自然解散。此方重在苓术以利水，利水即所以发汗也。实知水能化气，气能行水之故。"刘渡舟教授指出，本方即苓芍术甘汤与苓桂术甘汤相对应，示人"和阴利水"之法。故桂枝去桂加茯苓白术汤能和阴、利水、通阳，小便通利、太阳经腑之气畅达，则诸症自除。

四、服大青龙汤"一服汗者，停后服"

语出《伤寒论》第 38 条。原文云："太阳中风，脉浮紧，发热恶寒，身疼痛，不汗出而烦躁者，大青龙汤主之。若脉微弱，汗出恶风者，不可服之。服之则厥逆，筋惕肉瞤，此为逆也。"方后注云："煮取三升，去滓，温服一升，取微似汗，汗出多者，温粉粉之。一服汗者，停后服。若复服，汗多亡阳遂虚，恶风烦躁，不得眠也。"患者有脉浮紧、发热、恶寒、身体疼痛、无汗出、烦躁等症状，服药后身体微微汗出。若汗出过多，可用炒米粉扑身，用炒米粉扑身是汉时流行的一种止汗方法。若一服后，身体微微汗出，即可停药。如果未停药，就会出现汗出过多导致的恶风、烦躁、失眠等亡阳之症。其临床观察要点为药后微汗出。

大青龙汤治伤寒表实兼里热烦躁，峻发在表之邪以宣泄阳郁之热，使邪从汗解。此为发汗之峻剂，以微汗为宜，汗多则有亡阳之弊。汗出则代表正气得药力相助祛邪外出之机，以恰到好处为佳，过汗则伤阳。其道理与桂枝汤方后注"若一服汗出病差，停后服，不必尽剂"相似。

五、服小青龙汤"服汤已渴者"

语出《伤寒论》第41条。原文曰："伤寒心下有水气，咳而微喘，发热不渴。服汤已渴者，此寒去欲解也。小青龙汤主之。"患者咳嗽、微喘、发热、口不渴，服药后自觉口渴，但不甚，可不治自愈，少少与饮水即可，此为见效，是寒气已去，疾病将愈的征象。其临床观察要点为服药后由"发热不渴"，转为热除而见口渴。

伤寒表证未解，心下停有水饮寒气，故咳嗽、微喘、不渴，以小青龙汤发汗散寒，蠲除心下寒饮，胃阳恢复，水气得散，一时布津不周，故见口渴。正如刘渡舟《伤寒论诠解》所言："服小青龙汤后而见渴者，乃是药后寒饮之邪已去，胃阳之气渐复，里气温，水气散的征象。"

六、服麻黄汤"衄乃解"

语出《伤寒论》第46条。原文曰："太阳病，脉浮紧，无汗，发热，身疼痛，八九日不解，表证仍在，此当发其汗。服药已微除，其人发烦目瞑，剧者必衄，衄乃解。所以然者，阳气重故也。麻黄汤主之。"衄，此指鼻衄，即鼻腔出血。患者无汗、发热、身体疼痛、八九日不见好转，服药后鼻腔出血，效，可停药。临床观察要点为鼻衄病解，即衄后必自止，表证亦随之而消。

太阳伤寒日久，邪气未能从汗解，服麻黄汤后正气得药力相助，血从鼻窍而出，寒邪随之而去。《刘渡舟伤寒论讲稿》说："鼻衄作解，又称为'红汗'，是邪气不能外解，阳郁太甚，内逼营分，迫血妄行，从清道鼻窍而出。汗血同源，邪气不能从汗解，那么可从衄而解。在衄解之前，因阳气发动，欲祛邪外出，正邪相争，患者常常出现烦热、畏光，或头晕等一些先兆证候。衄血之后，营分之寒邪可随之而去，诸证也随之而愈。这个过程或称为'衄以代汗'，或称为'出红汗''出大寒'。"

七、服五苓散"汗出愈"

语出《伤寒论》第71条。原文曰："若脉浮，小便不利，微热消渴者，五苓散主之。"方后注云："多饮暖水，汗出愈。"消渴，指口渴喜饮水而不解的证候。患者脉浮、小便不利、身有微热、口渴喜饮水而不解，服药后身有汗出而小便通利为向愈。服药汗出，是气化功能恢复的外象，故仲景点明"汗出愈"为观察指征。其临床观察要点为服药后皮毛腠理开而见汗出。

五苓散主治太阳蓄水证，即太阳表邪不解，随经入腑，邪与水结，膀胱气化功能失司，以五苓散化气行水兼以解表，故汗出则愈。正如刘渡舟《伤寒论诠解》云："本方通阳化气以利水道，外窍得通则下窍亦利，故曰：汗出愈。"

八、服栀子豉汤"得吐者，止后服"

语见《伤寒论》第 76 条。原文曰："……发汗吐下后，虚烦不得眠，若剧者，必反复颠倒，心中懊憹，栀子豉汤主之。"方后注云："煮取一升半，去滓，分温二服，温进一服，得吐者，止后服。"太阳病，经汗、吐、下之后，患者出现虚烦，即邪热乘虚客于胸中而引起的心烦、睡眠不佳等症；严重者反复转侧，难以入睡，心中烦闷殊甚，极不安宁。一般来说，多数患者服后并不会致吐，但也有个别服药后作吐的，得吐者的发生恰恰是因为胸膈火热蕴郁太甚，得药力与之相搏，郁极乃发而上逆作吐，故这时的吐是邪开热解而病愈的一种机转。若患者药后呕吐，则停药。其临床观察要点为服用栀子豉汤过程中，患者出现呕吐。

这是因为太阳病误治后，邪传胸中，热郁胸膈，胸阳被困，以栀子豉汤清热除烦。药后火郁得宣，正气得伸，祛邪外出，吐而作解。正如吴昆《医方考》所言："汗、吐、下之后，正气不足，邪气乘虚而结于胸中，故烦热懊憹。烦热者，烦扰而热。懊憹者，懊恼憹闷也。栀子味苦，能涌吐热邪。香豉气腐，能克制热势。所谓苦胜热，腐胜焦也。"

九、服桃核承气汤"当微利"

语出《伤寒论》第 106 条。原文曰："太阳病不解，热结膀胱，其人如狂，血自下，下者愈。其外不解者，尚未可攻，当先解其外；外解已，但少腹急结者，乃可攻之，宜桃核承气汤。"方后注云："以水七升，煮取二升半，去滓，内芒硝，更上火，微沸下火，先食温服五合，日三服，当微利。""如狂"是精神症状，指患者的视听言动时慧时昧；"急结"是指疼痛、胀满、痞硬而急迫难耐，甚至痛苦不可名状。太阳蓄血证，表证已解，患者表现出精神症状，少腹部疼痛胀满，痞硬难耐，服药后大便微溏，此为瘀热得下，邪有出路，为向愈之征，可酌减药量。其临床观察要点为大便微溏。

太阳表邪热不解，随经入里，热与血互结，血蓄下焦，表证解后，里证仍在，以桃核承气汤泻热化瘀。桃核承气汤是调胃承气汤加桃仁、桂枝，以调胃承气汤泻热破结，桃仁活血化瘀滑肠，使瘀热从大便而解。正如刘渡舟《伤寒论十四讲》所言："服后使瘀热从大便出，故方后注有药后'当微利'"。

十、服抵挡汤"不下更服"

语见《伤寒论》第 124 条。原文曰："……其人发狂者，以热在下焦，少腹当硬满……所以然者，以太阳随经，瘀热在里故也，抵当汤主之。"方后注云："煮取三升，去滓，温服一升。不下更服。"发狂，指狂妄不羁、打人毁物、不避亲疏等精神躁狂症状。患者精神躁狂、少腹部坚硬胀满、小便通利，服药后泻下大便，即为见效；若没有泻下，应继续服药，直至泻下大便。其临床观察要点为大便不下，继续服药，直至大便通利，邪随大便而下。

太阳邪热随经入腑，深入下焦，与血搏结，日久，瘀重于热而成蓄血重证，以抵挡汤破血逐瘀，攻下郁热，其病乃愈。正如成无己《注解伤寒论》所言："经曰：热结膀胱，其人如狂。此发狂则热又深也。小便自利者，血证谛也，与抵挡汤以下蓄血。"

十一、服大陷胸丸"如不下，更服，取下为效"

语见《伤寒论》第131条。原文曰："结胸者，项亦强，如柔痉状，下之则和，宜大陷胸丸。"方后注云："温顿服之，一宿乃下，如不下，更服，取下为效。"柔痉，病名，参《金匮要略·痉湿暍病脉证治》可知其主要症状为颈项强急、背反张、发热汗出、不恶寒。患者表现为心下硬满疼痛，颈项僵硬，能仰不能俯，汗出，服药一夜后大便出为见效，若大便未出，应继续服药，直至大便得下。其临床观察要点为大便得下。

本证病机为表邪入里化热，热与水互结于胸上，其病位偏上，以大陷胸丸缓泻水热，大便得通，则邪热得下，津液得通，筋脉得养。正如刘渡舟《伤寒挈要》所言："胸上水热胶结，项背津液不利，以大陷胸丸泻下水热凝结，颈项自可柔和。"

十二、服柴胡桂枝干姜汤"初服微烦，复服汗出便愈"

语出《伤寒论》第147条。原文曰："伤寒五六日，已发汗而复下之，胸胁满微结，小便不利，渴而不呕，但头汗出，往来寒热，心烦者，此为未解也，柴胡桂枝干姜汤主之。"方后注云："温服一升，日三服，初服微烦，复服汗出便愈。"微结，指少阳气机有所郁结，但势微而不甚重。本证病机为胆热脾寒，饮停津亏，故患者胸胁满闷、小便不利、口渴、不呕吐、头部汗出、身无汗、寒热往来、心烦不安，初次服药后会出现心烦的症状，继续服药，患者汗出即为向愈之征。其临床观察要点为药后见到汗出。

伤寒误治后致邪传少阳，气化失常，津液不布，以柴胡桂枝干姜汤和解少阳，助气化以生津液。初服药后，正气得药力相助，与邪相争可见"微烦"；继续服药，阳气通达，津液恢复，正胜邪出，邪随汗解。正如刘渡舟《伤寒论诠解》云："一则和解少阳枢机之邪，二则助气化以生津液。方后注云'初服微烦，复服汗出'，这是药后阳达津布之象，为正复邪却的反映。"

十三、服小承气汤"初服汤当更衣，不而者尽饮之，若更衣者，勿服之"

语见《伤寒论》第208条。原文曰："……腹大满不通，可与小承气汤，微和胃气，勿令至大泄下。"方后注云："初服汤当更衣，不而者尽饮之，若更衣者，勿服之。"不通,《脉经》卷七作"不大便";更衣,即排出大便。患者腹部胀满不堪,大便不下,初次服药后大便得下,为见效,即可停药;若大便未下,应继续服药,直至大便得下。其临床观察要点为大便通畅。

小承气汤治阳明腑实证痞满燥实而偏重于痞满者,具有泻热通便,行气除满之功效。服之燥屎得下,则腹气得通。至于称之"微和胃气",乃与大承气汤相对而言,正如成无己《注解伤寒论》云:"大热结实者,与大承气汤;小热未结者,与小承气汤。"因此,只要大便得通,即止后服,以免伤正。

十四、服小柴胡汤"身濈然汗出而解"

语见《伤寒论》第 230 条。原文曰:"阳明病,胁下硬满,不大便而呕,舌上白苔者,可与小柴胡汤,上焦得通,津液得下,胃气因和,身濈然汗出而解。"濈然,为汗出连绵不断貌。患者表现为胁下硬满、不大便、呕吐,然而舌上是白苔而非黄苔,此是邪在少阳。服药后患者全身汗出连绵是少阳枢机运转,三焦通利,津液得下之征,故大便随之而下,硬满亦消而呕吐自止。其临证观察要点为周身微微汗出。

本证属少阳阳明并病,枢机不利,津液不能下行,又胆郁气逆,胃失和降,故见不大便、胁下硬满、呕等证;证非阳明腑实入里化热,故见舌上白苔。以小柴胡汤和解少阳,通利三焦,机体周身气机皆和,表里之气通畅,则津液布达,濈然汗出而解,故原文自注句曰:"上焦得通,津液得下,胃气因和。"

十五、服茵陈蒿汤"小便当利,尿如皂荚汁状,色正赤,一宿腹减,黄从小便去"

语出《伤寒论》第 236 条。原文曰:"阳明病,发热汗出者,此为热越,不能发黄也。但头汗出,身无汗,剂颈而还,小便不利,渴饮水浆者,此为瘀热在里,身必发黄,茵陈蒿汤主之。"方后注云:"煮取三升,去滓,分三服。小便当利,尿如皂荚汁状,色正赤,一宿腹减,黄从小便去。"剂者,齐也。本证为阳明之热与湿相合,故患者表现为只有颈部以上出汗,身体不出汗,小便不利,口渴欲饮,身目发黄,腹部胀满。服药后小便通利,色红,如皂荚汁,一夜之后,腹部胀满消除,是湿热从小便排出之征,随即身目之黄逐渐消退。其临床观察要点为小便色红,如皂荚汁。

阳明病,热从湿化,湿热相合,发为黄疸,以茵陈蒿汤清热利湿,疏利肝胆,使湿热从小便而解。《伤寒挈要》揭示其作解之机曰:"阳明病,湿邪留热不能外散,热邪留湿不能下解,湿热交蒸,影响胆液正常排泄,身体必然出现黄疸。茵陈性寒,擅治湿热黄疸;大黄泻热导滞利湿;栀子清湿热利三焦。药后尿如皂荚汁,乃是湿热排出体外的象征。"

十六、服理中丸"腹中未热，益至三四丸"

语见《伤寒论》第386条。原文曰："霍乱，头痛发热，身疼痛……寒多不用水者，理中丸主之。"方后注云："腹中未热，益至三四丸。"霍乱，疾病名。参第382条"呕吐而利，名曰霍乱"，可知患者表现为呕吐、下利、头痛、发热、身体疼痛、口不渴。服药后腹中转热，是为效；若腹中不热，则是未见效，需加量，直至腹中转热。腹中转热是脾阳恢复之征，脾阳得复，则寒湿当去，而吐泻自止。其临床观察要点为腹中转热。

理中丸温中散寒，健脾燥湿，主治中焦虚寒之证。《伤寒论诠解》曰："理中丸用人参、甘草健脾益气，干姜温中散寒；白术健脾燥湿。脾阳得复，寒湿得去，则升降调和而吐利自止。服药后腹中转热，是见效的反应，'腹中未热'不效，可加量。"

十七、服防己黄芪汤"后坐被上，又以一被绕腰以下，温令微汗，差"

语出《金匮要略·痉湿暍病脉证治》第22条。原文曰："风湿，脉浮，身重，汗出，恶风者，防己黄芪汤主之。"方后注云："服后当如虫行皮中，从腰以下如冰，后坐被上，又以一被绕腰以下，温令微汗，差。"风湿表虚证，患者表现为脉浮、身体沉重、汗出、恶风等症状，服药后患者出现皮肤痒而如有虫爬一样的感觉，自觉腰以下冷如冰，是卫阳振奋，风湿欲解之征。此时应加强护理，让患者坐于被上，用被围绕在腰部以下，助之以温，远之以寒，达到微似有汗的目的，使风湿俱去而病愈。其临床观察要点为药后避寒取暖，令微微汗出。

风湿伤于肌表，而卫阳素虚，不能固表，故见上述症状，以防己黄芪汤健脾益气，祛风除湿。尤在泾《金匮要略心典》指出："服后如虫行皮中，及从腰以下如冰，皆湿下行之征也。"后坐被上，又以一被绕腰以下，为药后护理法，内外兼顾，助之以温，远之以寒，达到微似有汗的目的，使湿邪缓缓蒸发，营卫畅通，风湿俱去而病愈。正如《金匮要略·痉湿暍病脉证治》第18条所言："若治风湿者，发其汗，但微微似欲汗出者，风湿俱去也。"

十八、服百合地黄汤"中病，勿更服，大便当如漆"

语出《金匮要略·百合狐惑阴阳毒病脉证治》第5条。原文曰："百合病，不经吐、下、发汗，病形如初者，百合地黄汤主之。"方后注云："以水洗百合，渍一宿，当白沫出，去其水，更以泉水二升，煎取一升，去滓，内地黄汁，煎取一升五合，分温再服。中病，勿更服。大便当如漆。"百合病是以欲食不能食、欲卧不能卧、欲行不能行等精神恍惚症状，及口苦、小便赤、脉微数为特征的疾病。患者表现为百合病的原发症状，服药后大便色黑，如同黑漆一样，则为中病，可停止服药。结合临床，亦可继续服药，是否停药，还可根据其他精神症状的改善程度来酌情把握药量。而服药后大便色黑，可作为判断其见效的指征之一。

至于大便色黑的机理，盖本证系心血肺阴两虚，阴虚内热，邪气流于百脉，成百合病，服百合地黄汤养心润肺，益阴清热，使邪热从大便而解。曹颖甫《金匮发微》曰："太阳标热内陷蒸成败血之证，故方治用百合七枚以清肺热，用生地黄汁一升以清血热。血热得生地黄汁之清润，则太阳标热除，败血以浸润而当下，观其分温再服，大便当如漆可为明证矣。"

十九、服厚朴三物汤"以利为度"

语见《金匮要略·腹满寒疝宿食病脉证治》第 11 条。原文曰："痛而闭者，厚朴三物汤主之。"方后注云："先服一升。以利为度。"闭，指大便秘结不通。以利为度，在《千金方》卷十六作"腹中转动者勿服，不动者更服"。患者腹满疼痛、大便秘结，服药后肠蠕动加快，大便得下，则腹痛得消。若腹中未动，则继续服药，直至大便得下，则止后服。其临床观察要点为大便软而通畅。

本证病机乃里热壅滞，气滞不行，且气滞重于积滞，治当行气导滞，通便泻热，方用厚朴三物汤。本方与小承气汤药物组成虽相同，但小承气汤重用大黄，重在攻下泻热。本方重用厚朴、枳实且先煎，取其行气止痛以除胀满；大黄后下以泻热导滞，故以得腹中转气、大便通利为度。

二十、服甘姜苓术汤"腰中即温"

语见《金匮要略·五脏风寒积聚病脉证并治》第 16 条。原文曰："肾着之病，其人身体重，腰中冷，如坐冰中，形如水状，反不渴，小便自利，饮食如故，病属下焦，身劳汗出，衣里冷湿，久久得之，腰以下冷痛，腹重如带五千钱，甘姜苓术汤主之。"方后注云："以水五升，煮取三升，分温三服，腰中即温。"肾着是病名，指寒湿附着于肾之外府腰部，即"肾受冷湿，着而不去，则为肾着"。患者主要症状为身体冷痛沉重，像随身带着五千铜钱、坐冰中一样，自利不渴，饮食如常。服药后腰部由寒冷转为温暖，疼痛、重着之感亦随之而去，即为见效。其临床观察要点为患者腰部由冷转温。

为什么只用干姜温中而腰中即可得温？系本证为身劳汗出之后，腠理开泄，衣服冷湿，寒湿留于腰部而成肾着之病，以甘姜苓术汤（炙甘草、干姜、茯苓、白术）温中散寒，健脾利水，寒湿得去，则腰中即温。正如尤在泾《金匮要略心典》所言："肾受冷湿，着而不去，则为肾着。盖所谓清湿袭虚，病起于下者也。然其病不在肾之中脏，而在肾之外府，故其治法，不在温肾以散寒，而在燠土以胜水。"

二十一、服苓桂术甘汤"分温三服，小便则利"

语出《金匮要略·痰饮咳嗽病脉证并治》第 16 条。原文曰："心下有痰饮，胸胁支满，目眩，苓桂术甘汤主之。"方后注云："以水六升，煮取三升，分温三服，小便则利。"此为痰饮病，患者胸胁胀满，头目眩晕，服药后痰饮得化，气化得行，小便通利，余症得消。其临床观察要点之一为小便通利。

本证病机为心胸阳气不振，不能温化水饮，脾胃虚弱，不能运化水湿，痰饮之邪流于心下不去，以苓桂术甘汤温阳蠲饮，健脾利水。故魏荔彤《金匮要略方论本义》云："此饮之在胃而痞塞阻碍及于胸胁，甚至支系亦苦满，而上下气行愈不能利，清阳之气不通，眩晕随之矣。此虽痰饮之邪，未尝离胃，而病气所侵，已如斯矣。主之以苓桂术甘汤，燥土升阳，导水补胃，化痰驱饮之第一法也。"服之后，痰饮得除，故小便则利即是气化以行的标志。

二十二、服己椒苈黄丸"先食饮服一丸，日三服，稍增，口中有津液"

语出《金匮要略·痰饮咳嗽病脉证并治》第 29 条。原文曰："腹满，口舌干燥，此肠间有水气，己椒苈黄丸主之。"方后注云："先食饮服一丸，日三服，稍增，口中有津液。"水走肠间，饮邪内结，津不上承，故患者腹部胀满，口舌干燥，应从每次一丸药，每天三次服起，逐渐增加药量，直至口中自觉有津液为止。其临床观察要点为由服药前的"口舌干燥"转为服药后感觉"口中有津液"。

本证由于脾胃不能运化水湿，肺气不能通调水道，水饮停滞，走于肠间导致以上症状，以己椒苈黄丸通利水道，分消水饮，使津液上承，故口中有津液是饮去津布的向愈之征。正如刘渡舟《金匮要略诠解》所言："本条论述肠间有水气的证治。治以己椒苈黄丸通利水道，攻坚决壅，前后分消，导邪下出，诸症自愈。方后自注云'日三服，稍增，口中有津液'，说明运化通调之职，稍有恢复，故口中有津液。"

二十三、服枳术汤"腹中软即当散也"

语出《金匮要略·水气病脉证并治》第 31 条。原文曰："心下坚，大如盘，边如旋盘，水饮所作，枳术汤主之。"方后注云："以水五升，煮取三升，分温三服，腹中软即当散也。"心下即胃脘部，患者胃脘部硬满，有积块，大小如盘，边缘规则，边界清楚，表面平整、光滑，犹如圆盘之表面。服药后胃脘部由坚硬变为柔软，是服药见效之征。其临床观察要点为如盘之积块消散、腹部柔软。

本证属脾胃虚弱，不能升清降浊，阴寒水饮结聚，流于胃中，故心下坚，服枳术汤建中消痞，痞满得除，脘腹即软，此为积聚之阴寒水饮得以消散之征。故周扬俊《金匮玉函经二注》云："心下，胃上脘也。胃气弱则所饮之水入而不消，痞结而坚，必强其胃乃可消痞。"

二十四、服下瘀血汤"新血下如豚肝"

语出《金匮要略·妇人产后病脉证治》第 5 条。原文："师曰：产妇腹痛，法当以枳实芍药散，假令不愈者，此为腹中有干血着脐下，宜下瘀血汤主之。"方后注云："以酒一升，煎一丸，取八合顿服之。新血下如豚肝。"产妇腹痛，服枳实芍药散不愈，少腹疼痛拒按，此为瘀血内结，宜下瘀血汤主之。服药后大便颜色如同猪肝一样，此为瘀血得下的向愈之征，疼痛可随之而解。其临床观察要点为服药后便色紫红如猪肝。

本证系产妇腹痛，服枳实芍药散不愈，为有瘀血凝结于少腹，宜下瘀血汤破血逐瘀，使瘀血从大便而出，故其色如豚肝。正如刘渡舟《金匮要略诠解》所言："服枳实芍药散后，不愈，为病重药轻，内有干血，凝结于少腹，疼痛拒按。以下瘀血汤攻坚破积，清热润燥。便色如猪肝，则为药已中病。"

二十五、服三物备急丸"如未差，更与三丸，当腹中鸣，即吐下便差"

语见《金匮要略·杂疗方》第 3 条。原文方后注云："主心腹诸卒暴百病。中恶客忤，心腹胀满，卒痛如锥刺，气急口噤，停尸卒死，以暖水若酒，服大豆许三四丸……如未差，更与三丸，当腹中鸣，即吐下便差。"中恶、客忤是疾病名，指突然感受邪恶毒气，病势凶急，使人欲死，《诸病源候论》释曰："中恶者，是人精神衰弱，为鬼神之气卒中之也。卒忤者，亦名客忤，谓邪客之气，卒犯忤人精神也。"三物备急丸主治感邪恶毒气后，突发心腹胀满、急痛、病重欲死、口闭不开、卒死等症，服药后患者出现腹中肠鸣，随即呕吐或泻下，此预示药物荡邪外出，疾病向愈；若未呕吐、泻下，则继续服药，直至逐邪从吐下而出。其临床观察要点为药后腹中肠鸣，或吐，或下，随即病情缓解。

本证猝然发病欲死，多因感受邪恶毒气，可用三物备急丸，其中大黄、巴豆荡涤邪气，干姜安正守中，合可荡邪安正，作急救药物。药后"腹中鸣，即吐下"正是药力逐邪外出的反应。故李彣《金匮要略广注》云："人猝然得病欲死者，皆感毒厉邪阴不正之气而然，三物相须，能荡邪安正，或吐或下，使秽气上下分消，诚足备一时之急需也。"

● 意义及展望

西医研究人或动物的给药剂量，一般以千克体重为依据，用 mg/kg 值表示。或按体表面积用药（mg/m^2）。不同动物之间按照一定的系数 R 来折算。中医治疗疾病，既要考虑到人体的轻重胖瘦，还要根据正气的强弱、感邪的轻重、有无宿疾等多种因素，特别是要详细观察患者服药后的反应，综合分析。上述对仲景用药药量的宏观把握方法加以总结，对于启迪临床思路、指导经方现代应用等，均具现实意义。

第15问 僵蚕二黄散治疗失眠，有什么特点？

● 研究背景

失眠，是临床上的常见症，引起失眠的常见病机有心火偏亢，扰动心神；肝郁化火，邪火扰心；心血不足，心失所养；肾阴耗伤，不能上奉于心，水火不济，心肾不交等。失眠，中医学亦称"不寐"，导致不寐的病因很多，但其基本病机为阳不入阴、神不守舍。主要是机体内在的气血和脏腑功能失调所致。临床观察，失眠一证，亦与人体的气机紊乱，升降失常有密切关系。参考历代医家有关气机升降的理论，吸取天竺黄散（《证治准绳》）、升降散（《寒温条辨》）、补脾胃泻阴火升阳汤（《脾胃论》）等组方经验，自拟僵蚕二黄散，主要用于治疗失眠，经临床验证，屡获卓效。

● 研究内容与结果

僵蚕二黄散

方药组成： 僵蚕 10g，姜黄 6g，天竺黄 3g，蝉蜕 6g，远志 10g，合欢皮 15g。

方剂功效： 化痰解郁，升清降浊，调畅气血，安神宁心。

主要应用范围： 神经衰弱、神经官能症、梅尼埃病、更年期综合征等引起的各种顽固性失眠，以中医辨证痰气交阻、气郁化火为主证。

临床辨证要点： 失眠多梦，入睡困难，时时惊醒，醒后不易再眠，重者彻夜不寐，多伴有情志不遂，遇事善惊，头晕健忘等。

方义： 本方中僵蚕，味咸、辛，性平，取其化痰散结之功。姜黄，苦、辛，性温，归肝脾经，辛散，苦泄，温通，取其内行气血之功。天竺黄，甘寒，清热豁痰，凉心定惊。二黄寒温并用，豁痰行气血，调畅升降之机。蝉蜕，甘寒，归肺、肝经，取其寒性而除肝经郁火之用。远志，辛、苦，性温，辛升散阳，苦降泄阳，温通助气血运行，具安神定志，散郁化痰之功。此外，远志可交通心肾。合欢皮具解郁安神和血之功。方中寒温、甘苦辛咸并用，意在升降气机，调和阴阳，使神有所主，神安则寐。

加减运用： 若肝胆火郁，见口苦目眩，心烦易怒，舌红苔黄，脉弦数者加柴胡 5g，黄芩 12g，川楝子 6g，栀子 12g，龙胆草 10g。若心肝火旺，肾阴不足，见心悸耳鸣，腰酸梦遗，五心烦热，口干尿赤，舌红脉数者，加黄芩 10g，白芍 20g，酸枣仁 30g，夜交藤 30g。若心胆虚怯，证见坐卧不安，神志不宁，触事易惊，郁闷太息者，加竹茹

12g，枳实 10g，半夏 10g，云苓 20g，郁金 10g，浮小麦 15g。若阳明燥结，大便不通者，加生大黄 10g，杏仁 6g，桔梗 3g。若胃中不和，饮食停滞，见食少痞满，嗳气吞酸者，加神曲 12g，莱菔子 15g，陈皮 10g，连翘 3g。

典型病例： 患者王某，女性，47 岁。初诊日期：1988 年 6 月 20 日。主诉：失眠多梦 2 年余，近 1 个月加重。伴有心烦意乱，五心烦热，头晕目眩，乏力健忘，尿少自汗，腰酸腿软。既往有慢性肾炎史。检查：舌暗淡、尖微红、苔白根部微腻，脉细滑尺弱，尿常规（－）。处方：僵蚕 10g，姜黄 6g，天竺黄 3g，蝉蜕 6g，合欢皮、合欢花各 10g，远志 10g，酸枣仁 20g，夜交藤 15g，龙胆草 6g，栀子 6g，柴胡 10g，黄芩 12g，甘草 3g。3 剂。1988 年 6 月 23 日复诊，睡眠转佳，余证缓解，继服上方 7 剂而愈。

● 意义及展望

历代医家论及失眠，不外虚实两大方面，治疗亦多以调节五脏功能为主。其法有清肝泻火、和胃化痰、滋肾降火、调补心脾、益气宁神等。然参考李东垣组方之法，"不当于五脏中用药法治之，当从《脏气法时论》中升降浮沉补泻用药耳"（《脾胃论》），针对气郁化火，痰气交阻这一病机，求治当以解郁化痰，调畅气机为法，郁散痰消，气机调和，则神安心宁。僵蚕二黄散重点不在调治内脏，而在调畅气机，痰消则气行通畅，气畅则不郁，不郁则无以化火，无火则神无所扰，故神安则寐。

第 16 问　温热药在湿热病治疗中能否使用？怎样使用？

● 研究背景

外感湿热邪气而导致的温病，称为湿热病。湿热病包括了湿温、暑温（暑湿病）、伏暑、温疫（湿热疫）等。湿热病多发于雨湿季节，由湿热邪气引起。湿热病发病的特点为缠绵难愈，既有因热邪致病而导致的见症，如发热、小便黄赤、舌红脉数等，又有因湿邪遏伤阳气所致的气机阻滞、脾胃升降失司的症状。湿热病的治则为祛湿清热，而"分消走泄"为其重要治法之一。那么，温热药能否在治疗湿热病中使用呢？答案是肯定的。以分消走泄法为例，其对湿热病的治疗并不局限于"热者寒之"的正治法范围内，其中所运用的温热药物如辛温、苦温、辛宣芳化、苦温燥湿等，用于湿热病的治疗，属中医治法中的"反治"法范畴。

● 研究内容与结果

一、温热药治疗湿热病的学术渊源

以温热药治疗湿热病的治疗思想与理论，起始于《黄帝内经》。《素问·至真要大论》云："湿淫所胜，平以苦热，佐以酸辛，以苦燥之，以淡泄之。湿上甚而热，治以苦温，佐以甘辛，以汗为故而止。"从四气五味的角度论述了治疗湿热邪气淫胜所致疾病的大法，充分重视温热药在湿热病治疗中的应用，又进一步提出在配伍方面应以苦辛温或苦辛甘合用，为后世医家在湿热病治疗中运用辛温药物提供了理论依据。

张仲景《伤寒杂病论》将《内经》理论体系应用于临床实践。在《金匮要略·痉湿暍病脉证治》中提出了外感湿邪侵袭人体肌肉腠理、经络，及郁久化热为病常见症状："湿家之为病，一身尽疼，发热，身色如熏黄也。""病者，一身尽疼，发热，日晡所剧者，名风湿。此病伤于汗出当风，或久伤取冷所致也。"除此之外，《金匮要略》书中广泛记载了湿邪停滞体内所导致的疾病，如黄疸、黄汗、小便难等。在治疗方面，《伤寒杂病论》沿用了《内经》中药物四气五味的理论：以发汗法、渗利法结合，如麻黄连翘赤小豆汤、麻杏苡甘汤，方中药物配伍结构初步蕴含了分消走泄法的原型；甘草泻心汤以辛开苦降法治疗湿热蕴毒所致狐惑病等。

唐宋时期温热药治疗湿热病的应用主要体现在治疗湿热痢、赤白痢的组方配伍中。唐代孙思邈在《备急千金要方·卷十五·脾脏下》中多以黄连、干姜同用治疗湿热痢、赤白痢，代表方剂如驻车丸;《圣济总录》中治湿热赤白痢下以黄连、附子等分，加乳香一分，治冷热痢，腹痛里急，名"和中散"；用黄连、吴茱萸等量，治新久痢下脓血，名"二宜散"。至金元时期，刘完素《素问玄机原病式》谓："盖辛热之药，能开发肠胃郁结，使气液宣通，流湿润燥，气和而已……辛热能发散开通郁结，苦能燥湿，寒能胜热，使气宣平而已。"

从理论上阐明了治疗湿热所致疾病运用温热药物的机制。明清时期温病学派兴起并发展，在对湿热病的论治中继承了前贤以温热药治疗湿热病的经验。温病学派从"热者寒之"的角度，主张以寒凉清解法治疗温热病，也提出临证应结合邪气的特点适当使用温热药物，不可拘泥于寒凉一端的观点。如吴鞠通在《温病条辨·卷一·暑温》中提出"温病最忌辛温"，然而对于多发于长夏季节的湿热病，针对长夏季节气候特点和湿热病暑湿邪气合而致病的特点，于《温病条辨》第24条注解新加香薷饮条文中明确提出"湿温论中，不惟不忌辛温，且用辛热也"，又在后文第35条中概述温热类药物治疗湿热病的使用原则："暑兼湿热，偏于暑之热者为暑温，多手太阴证而宜清；偏于暑之湿者为湿温，多足太阴证而宜温；湿热平等者，两解之。各宜分晓，不可混也。"后世王孟英提出应随证施治不拘一端,如《温热经纬》中有云:"盖今世所谓治疫必宜温热之剂固属谬矣,然谓疫病断无宜用温热者则有胶滞之见矣,要在随证施治用得其当耳。"

由此可见,温热药治疗湿热病的治疗思想渊源于《内经》,《伤寒杂病论》将《内经》相关理论广泛应用于临床,后世医家将相关理论予以广泛阐发,形成了较为完备的理论体系。

二、湿热病治则治法——祛湿清热,分消走泄

分消走泄法出自叶天士《温热论》,原文第 7 条云:"再论气病有不传血分,而邪留三焦,亦如伤寒中少阳病也。彼则和解表里之半,此则分消上下之势,随证变法,如近时杏、朴、苓等类,或如温胆汤之走泄。"提出温病的三焦气分湿热证与伤寒病中少阳病的病机有相同之处。

伤寒少阳病的病位在足少阳胆经,温病少阳病的病位在手少阳三焦经,二者病变部位并不相同。胆经与三焦经同属少阳,为人体气机升降出入之枢纽。足少阳胆经为横向,乃气机表里出入之枢;手少阳三焦经为纵向,贯通上、中、下三焦,为气机上下升降之枢,是人体阳气和水液运行的通道,通过三焦的气化功能可以使阳气和水液敷布周身。如果外感湿热邪气留恋于三焦,必然阻滞三焦气机,导致上、中、下三焦气化受阻而升降失常。

因湿性黏腻,阻滞气机,故易导致三焦气化失权,水道不通之变,其治疗当然应从祛除湿邪,通利三焦水道入手,所以叶氏提出分消走泄之法。

分消,包括两个方面:一方面针对致病邪气而言,指分解消散湿热邪气,另一方面针对祛邪途径而言,指从不同途径将湿热邪气分道消散。

走泄,是指运用具有走行流动之性药物,宣畅气机,使气行则湿动,从而达到行气祛湿、宣泄湿热之目的。

叶氏文中所说的"杏、朴、苓等类",是例举因势利导祛除三焦湿邪的代表药物。杏仁苦温,降肺气而作用于上焦,使肺气行则水道通;厚朴苦辛温,燥湿行气,宣畅中焦;茯苓甘淡平,健脾利湿,导湿邪下行,从小便而去,共奏宣上、开中、渗下之功。

叶氏文中所说的"如温胆汤之走泄",则是进一步例举说明手足同治之妙法。温胆汤一方出自唐代孙思邈的《备急千金要方·卷第十二·胆虚第二》,原方由半夏、竹茹、枳实、橘皮、生姜、甘草六味药物组成,原文提出:"治大病后,虚烦不得眠,此胆寒故也,宜服温胆汤方。"方中药物以辛温为主,通过宣气机、祛痰热而使胆热得清。可以说,温胆汤实际上是"以温药和之",出自《金匮要略·痰饮咳嗽病脉证并治》的清胆之方。论其治法,则为"清热"及"疏通水道"。清热,当从足少阳胆入手;解利之法,则是针对手少阳三焦而用。

可见,所谓分消与走泄,二者互文见义,或用通利三焦以祛湿热之邪的药物,或用

温胆以清痰热之邪的药物，从而使留滞三焦气分的湿热邪气分道而消，得以宣泄。分消走泄法包括宣、开、渗、清等具体治法，并与温热药物的使用关系密切。

三、温热药在湿热病治疗中的临床应用

分消走泄法是治疗湿热病的大法。现以本法在上、中、下三焦辨证论治中的应用为线索，梳理温热药在湿热病治疗中的应用，以启迪湿热病临床治疗的思路。

（一）邪在上焦，辛温宣透，芳香化湿

上焦湿热证候多由于湿热邪气通过口鼻、皮毛途径，客于太阴、阳明。湿热病初起，湿尚重于热，多表里同病，主要表现为恶寒发热、身热不扬、午后热甚、肌肉关节疼痛、脘痞纳呆等阳明、太阴症状。章虚谷云："湿气感于皮毛，须解其表湿，使热外透易解，否则湿闭其热而内侵，病必重矣。"治疗上焦湿热证常用药物如藿香、香薷、苏叶、白芷、苍术、豆豉、佩兰、杏仁、桔梗等，选用辛温芳香之品，宣化表湿，疏通腠理，兼以化湿和中，邪去则三焦通畅，卫阳之气得以敷布，营卫调和而汗出病解。

湿热病（证）的病机是"热"与"湿"同时存在，或因夏秋季节天热湿重，湿与热合并入侵人体，或因湿邪久留不除而化热，或因阳盛体质而使湿"从阳化热"，如薛雪《湿热条辨》第 1 条曰："湿热证，始恶寒，后但热不寒，汗出，胸痞，舌白，口渴不引饮。"吴鞠通《温病条辨》中第 35 条云："头痛恶寒，身重疼痛，舌白不渴，脉弦细而濡，面色淡黄，胸闷不饥，午后身热，状若阴虚，名难速已，名曰湿温……三仁汤主之。"三仁汤（杏仁、滑石、通草、白蔻仁、竹叶、厚朴、薏苡仁、半夏）作为治疗湿温主方，方中以苦温之杏仁为君，降肺气以通调水道，如《温病条辨》第 60 条云："加杏仁利肺气，气化则湿热俱化。"白蔻仁辛温芳香，醒脾燥湿，兼以走行上焦，配伍半夏、厚朴燥湿行气以开郁。诸药合用，以期达到"轻开上焦肺气，盖肺主一身之气，气化则湿亦化也"的治疗效果。三仁汤为分消湿热之方，临床治疗上焦病症常与藿朴夏苓汤（藿香、半夏、茯苓、杏仁、薏苡仁、白蔻仁、猪苓、泽泻、淡豆豉）合方应用。藿朴夏苓汤亦以"宣上、畅中、渗下"为原则指导组方，其组成与三仁汤相近，方中藿香辛温芳香，能芳香化湿和中兼以解表，祛除表里弥漫之湿，其与淡豆豉配伍，增强全方宣散肌表湿邪之力，如《药品化义》中云："藿香，其气芳香，善行胃气，以此调中，治呕吐霍乱，以此快气，除秽恶痞闷，且香能和合五脏，若脾胃不和，用之助胃而进饮食，有醒脾开胃之功。辛能通利九窍，若岚瘴时疫，用之不使外邪侵，有主持正气之力。"全方兼行表里，宣畅上焦肺气，开发腠理，使得气机畅达，微微汗出，因此能疏透表湿。

（二）邪在中焦，辛开苦降，斡旋中焦，分消湿热

脾胃同居中焦，二者升降相因，为人体气机升降枢纽。湿阻中焦，治疗可遵《伤寒论》中辛开苦降法，通过恢复中焦气机升降平衡，使湿热分消而去。治疗以辛味药、苦

味药为主,如辛温之半夏、苍术、蔻仁、砂仁、陈皮;苦温之草果、厚朴、大腹皮、枳实、白术;苦寒之黄芩、黄连、栀子。此外,还应根据患者的舌、色、脉、症,权衡湿邪与热邪各自比例的多少:湿重于热者,以辛温配伍苦温;湿热并重者,于辛温配伍苦温基础上加入苦寒;热重于湿者,以苦寒配伍辛温。

若湿热之邪侵犯人体日久,必将从上焦传至中焦脾胃,如章虚谷云:"湿热之邪,始虽外受,终归脾胃。"湿热邪气困阻脾胃,导致气机壅滞,升降失常,出现脘腹痞满、纳呆呕吐、泄泻等症,其中可见到《伤寒论》条文中第 149、157、158 条所述的心下痞,第 172 条中自下利、呕等症,当以《伤寒论》中半夏泻心汤、生姜泻心汤、甘草泻心汤为基本方加减,以辛开苦降法恢复中焦气机升降之势。薛生白《湿热病篇》第 1 条自注中云:"太阴内伤,湿饮停聚,客邪再至,内外相引,故病湿热。"湿热为病,多因宿有内伤,脾虚湿滞,外湿才得以与内湿相合而发病;湿为阴邪,遏伤阳气,感邪后湿热邪气在原有病理基础上迅速由上焦陷入中焦;湿热病初起在表,若过投苦寒燥湿之里药以退热,苦寒之品更伤中阳,引湿热之邪由表入里,从上焦传至中焦,如吴鞠通《温病条辨》云:"湿在上焦,若中阳不虚者,必始终在上焦,断不内陷;或因中阳本虚,或因误伤于药,其势必致内陷。"三泻心汤中,半夏、干姜、生姜辛温升散,宣展发越阳气,黄芩、黄连苦寒燥湿泄热,人参甘温益气补虚,本方组方原则从中焦脾胃升降相因的生理特点出发,因此能寒热平调,斡旋中焦气机。在此理论基础上,吴鞠通以人参泻心汤加芍药治疗"湿热上焦未清,里虚内陷,神识如蒙,舌滑脉缓",以加减人参泻心汤治疗"疟伤胃阳,气逆不降,热劫胃液,不饥不饱,不食不便,渴不欲饮,味变酸浊"。

在具体实际中,可在此基础上,根据邪正盛衰,予以化裁:若为湿热并重者,应去半夏泻心汤中辛热干姜及甘温益气之品,防止助长湿热邪气,易以芳香悦脾或理气畅中之品,即叶氏《临证指南医案》所谓"具流动之品","苦以清降,辛以通阳",使湿热邪气得以上下分消。例如吴鞠通《温病条辨》云:"阳明暑温,脉滑数,不食不饥不便,浊痰凝聚,心下痞者,半夏泻心汤去人参、干姜、大枣、甘草加枳实、杏仁主之。"半夏泻心汤去人参、干姜、大枣、甘草加枳实,方主治湿热邪气侵犯中焦,脾失健运,胃失和降,湿热邪气蕴郁蒸化为痰,阻于中焦,临床主要表现:心下痞满,不欲饮食,时作呕恶,发热,口干不欲饮,大便不通,舌苔黄腻,脉滑数。半夏泻心汤去人参、干姜、大枣、甘草加枳实,方中去半夏泻心汤中甘草、大枣、人参之甘壅,防止其碍邪。方中重用半夏一两,辛温燥湿化痰,和胃降逆,黄芩、黄连苦寒清热燥湿;枳实下气除满。共奏辛开苦降之功,从而分消湿热邪气,散结消痞。杏仁苦温肃降肺气,宣畅气机,使气行则水行,如其方后注云:"故以半夏、枳实开气分之湿结;黄连、黄芩开气分之热结;杏仁开肺与大肠之气痹;暑中热甚,故去干姜;非伤寒误下之虚痞,故去人参、甘草、大枣,且畏其助湿作满也。"又如薛生白在《湿热条辨》第 13 条中云:"湿热证,舌根白、舌尖红,湿渐化热,余湿犹滞,宜辛泄佐清热,如蔻仁、半夏、干菖蒲、大豆黄卷、连翘、绿豆衣、六一散等味……此湿热参半之证。"在辛开苦降法基础上加入辛温而又轻清芳香之品悦脾，增强化湿之功。

（三）邪在下焦，利水通阳

湿热偏重于下焦者，常用药物有滑石、通草、茯苓、生苡仁、泽泻、车前子等，主要功效是利水渗湿，又兼有从湿中泄热之功。此类药物可简称为利尿药，即以淡渗利湿之品通利小便，使湿邪下趋，从小便而解。

1. 利水与通阳

叶天士《温热论》第9条曰："且吾吴湿邪害人最广。如面色白者，须要顾其阳气，湿盛则阳微也。法应清凉，然到十分之六七，即不可过于寒凉，恐矫枉过正，何以故耶？湿热一去，阳亦衰微也；面色苍者，须要顾其津液，清凉到十分之六七，往往热减身寒者，不可就云虚寒，而投补剂，恐炉烟虽熄，灰中有火也，须细察精详，方少少与之，慎不可直率而往也。又有酒客里湿素盛，外邪入里，里湿为合。在阳旺之躯，胃湿恒多；阴盛之体，脾湿亦不少，然其化热则一。热病救阴犹易，通阳最难，救阴不在血，而在津与汗，通阳不在温，而在利小便，然较之杂症，则有不同也。"概括而言，本条有三层含义：一是指出湿邪致病易伤阳气，所谓"湿盛则阳微"。同时还指出了治疗湿热之邪，药物多用寒凉淡渗之品，也容易耗伤阳气。二是分析了湿热相合之证的常见成因。三是提出了一个重要的治则，即"通阳不在温，而在利小便"，在治疗湿热证过程中，欲使人体的阳气通达，并非只有补益阳气或者温补阳气之法，而可以采用"通利小便"之法。

2. 通阳与温阳

上文（《温热论》第9条）所述"通阳"主要是针对外感湿热证而设，与内伤杂病湿热证兼阳气虚损而需用"温阳"，不宜混为一谈，故云："然较之杂症，则有不同也。"内伤杂病阳虚之证，治宜温补阳气。如脾肾阳虚宜"四逆辈"，药用干姜、附子等。而"通阳"是用于湿阻气机，阳郁不伸之证，所以通阳的目的在于"通达阳气"，而不在于"补益阳气"。

因此，论湿热为病的治疗，就一定要考虑到人体阳气这一重要因素。若用温阳之品，以温治热，有抱薪救火之嫌疑；若过用寒凉药物，以凉治热，则湿邪不化，有凉遏湿阻之弊，以致陷入"治湿碍热，治热碍湿"的怪圈之中。在治疗用药上，既要通阳，又不能助热，这正是问题难点之所在。所以叶天士发出"通阳最难"之感叹。这正是"通阳不在温，而在利小便"的深刻内涵之所在。

应该指出的是，对叶氏提出的"通阳不在温"，其中的"不在温"三字，不可机械理解。此处的"不在温"，并不是不可用温热药物之意。而是在告诫后人，治疗湿热病，外感与内伤有所不同。凡外感湿热病，非内伤杂病者，切忌滥用温阳之法，治宜利水通阳。事实上，湿温病的各个阶段，各种类型，湿重于热，湿热并重，甚或热重于湿型，总以辛苦温化其湿。

用温药的目的在于助气化以通阳，给湿热以去路。

可见，"通阳"用于湿阻证，"温阳"用于阳虚之候。而温热药物使用的目的，皆在于纠正人体"湿盛则阳微"之状态，以利于人体气化功能的恢复，最终清除湿热之邪。

● 意义及展望

温热药物治疗湿热病的机制渊源于《黄帝内经》《伤寒杂病论》，历代医家在继承中医经典理论的基础上结合临床不断发挥，特别是温病大家叶天士在《温热论》中的精辟论述，树立了典范。温热药的合理运用，极大地丰富了湿热病的治疗内容，尤其是启迪并拓展了临床用药思路。在现代疾病谱湿热证逐年增多的今天，开展温热药物在湿热病治疗中应用的讨论，具有重要的现实意义。

第 17 问 《伤寒论》寒热错杂痞的病机特点及其治疗特色体现在哪些方面？

● 研究背景

《伤寒论》所述心下痞，是临床上的常见证。它可以出现在多种外感内伤疾病中，特别是多见于急慢性脾胃病变中。其表现以患者自觉胃脘部堵塞胀闷不舒，按之柔软不痛为特征。寒热错杂痞为其中主要类型之一，反映出人体客观存在的一种比较复杂的病理状态。张仲景治疗本证而立半夏泻心汤为代表的一类方剂，以恢复中焦斡旋之职为根本目的，熔苦降、辛开、甘调于一炉，为治疗脾胃疾病开辟了一条有效途径。

● 研究内容与结果

一、《伤寒论》寒热错杂痞的发病因素

《伤寒论》第 131 条曰："……病发于阴，而反下之，因作痞也。"第 151 条曰："脉浮而紧，而复下之，紧反入里，则作痞。"揭示出素体中气不足，误下使脾胃损伤，邪气内陷，中焦气机不利是痞证形成的主要原因。分析寒热错杂痞，亦多是在这种病理条件下而产生。《伤寒论》第 149 条曰："柴胡汤证俱，而以他药下之……但满而不痛者，

此为痞。"第 157 条曰："伤寒汗出，解之后，胃中不和，心下痞硬。"第 158 条曰："伤寒中风，医反下之……心下痞硬而满。"由此可见，无论何种原因所致，中焦虚弱，"胃中不和"，脾胃功能失调是造成寒热错杂痞的内在依据，而误下邪陷则是进一步导致寒热失和，气机不利的诱因之一。综观《伤寒论》痞证形成虽多因误下，然结合临床分析本证成因，并非一途。正如《伤寒挈要》指出："痞，亦可见于饮食所伤，或肝胃不和等证，其原因很多，非皆来自误下，勿被条文所限。"

二、寒热错杂痞的病理机制

（一）升降失职

脾主升清，胃主降浊，二者同居中焦乃气机升降之枢纽。脾气升，则水谷精微得以输布；胃气降，则水谷及其糟粕才能下行。《临证指南医案》曰："脾宜升则健，胃宜降则和。"若脾胃功能失常，或误下邪气内陷，必然导致气机升降紊乱。《素问·阴阳应象大论》曰："清气在下，则生飧泄，浊气在上，则生䐜胀。"是对脾胃升降失常病理及临床表现的概括。且胸为阳，腹为阴，心下乃胸腹之夹界，脾胃所居之处。因此《伤寒论十四讲》指出："尤以心下位于胸腹之间，乃气之上下要道，故阴阳交通不利则作痞。"

（二）寒热互结

脾脏属阴而性湿，胃腑属阳而性燥，二者燥湿相济，阴阳相和，方能共同完成食物的受纳腐熟、消化吸收及精微的输布。《临证指南医案》云："太阴湿土得阳始运，阳明燥土得阴自安。"就其病理特性而言，脾恶温，易为湿困而伤阳；胃恶燥，阳明多气多血易化热。若脾胃损伤，升降功能失职，往往会造成脾胃阴阳失和。故刘渡舟教授论述本证病机指出"脾胃阴阳不调，阳不得阴，胃气不降而生热；阴不得阳，脾气不升而生寒"（北京中医学院学报，1983 年，第 3 期，第 10 页）。从而导致中焦寒热交错，气机痞塞。因此，清代著名医家柯韵伯在《伤寒来苏集》中揭示本证主要病理特征曰："痞，因寒热之气互结而成。"

（三）痰湿内生

脾主运化，胃主受纳。亦是调节人体水液代谢的重要器官。《素问·经脉别论》曰："饮入于胃，游溢精气，上输于脾，脾气散精，上归于肺，通调水道，下输膀胱。水精四布，五精并行，合于四时五脏阴阳，揆度以为常也。"如果脾胃阴阳失调，升降不利，往往会导致正常水液代谢发生障碍。水湿津液凝聚，使痰湿内生。故寒热错杂痞证，亦多是在中虚气机不利的基础上而夹有痰饮湿浊。这些病理产物进一步阻碍气机，使气结心下而不散，同时也可使病情更趋复杂，出现痰气交阻，或湿热相合等病理现象。

综上所述，脾胃气虚，复受邪扰，中州斡旋失司，进而升降紊乱，寒热互结，痰湿内生，导致心下气机壅滞，是寒热错杂痞的基本病理特点。

三、寒热错杂痞的证候特点

根据《伤寒论》原文第 149 条"但满而不痛",第 157 条"心下痞硬",第 158 条"心下痞硬而满",并结合第 151 条"按之自濡,但气痞耳"等描述,得出心下痞主要有三个临床特征:一是部位,在"心下",即胃脘部;二是自觉症状,"但满而不痛",即以胀满堵塞感为主,"不痛"并非绝对,乃与结胸之类鉴别而设;三是体征,按之濡或硬,"濡"即柔软之谓,"硬"乃痞塞之甚而略有抵抗之感,非结胸"石硬"之状。

由于寒热错杂痞临床病变的侧重不同,而又分为以下三种证型:

(1)半夏泻心汤证为气痞兼痰浊,多见呕而肠鸣,心下痞,大便不调,厌食纳呆,嘈杂心烦,苔黄白而腻,脉来弦滑,按之无力。

(2)生姜泻心汤证则偏于水饮食滞,证见胃中不和,心下痞硬,干噫食臭,胁下有水气,腹中雷鸣,下利,或小便不利,或下肢浮肿,舌苔水滑,脉沉弦无力。

(3)甘草泻心汤证则属迭经误治,中伤尤笃,客气上逆,表现为下利日数十行,水谷不化,腹中雷鸣,心下痞硬而满,干呕,心烦不得安,舌淡苔白,脉濡缓无力。

从以上三方汤证的对比来看,寒热错杂痞虽有夹痰、夹饮、夹客气的不同,但基本病变总不离脾胃失和,寒热互结,升降失司。因此,临床表现见心下气机痞塞的同时,还伴有恶心、呕吐等胃气不降之证,及肠鸣下利等脾气不升之证。这种脾胃升降紊乱所反映出的证候,也正是寒热错杂痞所共有的临床证候特点。

四、三泻心汤的组方用药特点

《伤寒论》中治疗寒热错杂痞的半夏泻心汤、生姜泻心汤、甘草泻心汤名虽分三,而用药(半夏、干姜、黄芩、黄连、人参、甘草、大枣)大体相同,实际上仅是一个治法的三种加减。归纳其组方用药,有如下五个特点。

(一)寒温同用,阴阳并调

针对本证寒热互结这一病理现象,张仲景继承了《内经》"寒者热之,热者寒之",《神农本草经》"疗寒以热药,疗热以寒药"的理论,辨证论治,创寒温并用之法。正如何梦瑶《医碥》所说:"有寒热并用者,因其人寒热之邪夹杂于内,不得不用寒热夹杂之剂。"故三泻心汤中以半夏、干姜辛开而温,以散脾气之寒,用黄芩、黄连苦泄而寒,以降胃气之热。寒温并用,相反相成,相得益彰,而使脾胃阴阳和调,且辛开散寒无劫阴之弊,苦泄清热无碍阳之害。因此被后世医家尊为和解脾胃寒热之邪的代表方剂。

(二)苦降辛开,调畅气机

《素问·至真要大论》提出"辛甘发散为阳,酸苦涌泄为阴","寒淫于内,治以甘热,佐以苦辛"。提出了药物具有苦泄、辛通的功能,以及苦辛可相伍运用的配伍方法。仲景根据本证中焦气机不利的特点,发挥了《内经》学术思想,以恢复中焦气机升降之职为目的，将苦降辛通应用于泻心法之中。药取芩、连之苦寒能降能泻，姜、夏之辛温能开能通，合而并用，既能解寒热之邪，又可寓开于泻，通而有降。使清阳得升，浊阴得降。正如《伤寒论析义》所说"阴阳和平，升降得复，则无形痞满始除"。

（三）补脾和胃，涤痰化浊

《灵枢·百病始生》曰："察其所痛，以知其应，有余不足，当补则补，当泻则泻，毋逆天时，是谓至治。"《伤寒论》十分强调正气在人体发病过程中所起的主导作用。寒热错杂痞的形成中，脾胃虚弱功能失调乃为其先决条件。仲景在"治病必求其本"的原则指导下，采用"以甘治满"的圆机活法，在辛开苦降、寒温并用的基础上加用人参、甘草、大枣甘缓之品。目的在于尽快恢复中焦脾胃机能。同时，运化功能的恢复也是根除痰饮湿浊的前提，加之方中半夏、干姜辛开涤痰，黄芩、黄连苦燥化湿，从而使正复邪去，痞满得消。

（四）灵活加减，随证治之

半夏泻心汤是治疗寒热错杂痞的主方，也是生姜泻心汤、甘草泻心汤的基础方。半夏泻心汤以半夏定名，因其既能化痰降逆，又可消痞散结。《神农本草经》载半夏有治"伤寒寒热，心下坚"的特长，说明它是治疗寒热错杂痞不可缺少的药物。倘若寒热错杂痞病变偏重水饮食滞，即以半夏泻心汤减干姜用量，加生姜四两，则为生姜泻心汤。取其宣散水气，健胃导滞之功。若迭经误治，中伤尤笃，客气上逆，即以半夏泻心汤重用甘草四两，则为甘草泻心汤（论中此方无人参，然据林亿等校注云"其方必有人参，今甘草泻心汤中无者，脱落也"，并参《金匮要略》所载，说明本方当有人参）。取其补中益气，以缓客气上逆，寓有强主弱客的辩证思想。由此可见，治疗寒热错杂痞三方，实乃仲景一法变通，随证灵活加减用药之典范，给后人莫大的启迪。

（五）去滓再煎，调和胃肠

《伤寒论》半夏、生姜、甘草三泻心汤方后注皆云："以水一斗，煮取六升，去滓，再煎取三升，温服一升，日三服。"戴北山《温疫明辨》曰："寒热并用谓之和，补泻合剂谓之和"，"平其亢厉谓之和"。三泻心汤证乃脾胃不和，寒热互结，虚实夹杂，升降失常所致。针对这种错综复杂的病理现象，仲景将苦辛、寒热、甘缓气味不同之品熔于一炉而共同发挥调和作用，并巧用"去滓再煎"法协调诸药，既能减药性之剽悍，又可削药物之格拒，更加适应调和中焦脾胃阴阳的需要，同时也可以避免再度损伤胃气。这种煎服方法，是临床和解用药的一个范例，值得进一步研究。

● 意义及展望

刘渡舟教授《新编伤寒论类方》说："在临床上，对单纯的脾胃热证或寒证较易医治，而对于脾胃运化失常所产生的寒热交杂、升降乖戾之证，若不明和解脾胃阴阳之法，则往往令人束手无策。"仲景治疗寒热错杂痞所立三泻心汤，通过寒温并用，苦降辛开甘调，扶正祛邪，调畅气机，以恢复中焦脾胃升降之职为根本目的，组方用药独具特色。这对于多种外感内伤杂病，特别是一些消化系统疾病的治疗，产生了深远影响。

第18问　半夏泻心汤治疗心下痞临床辨证要点有哪些？

● 研究背景

《伤寒论》所述心下痞，是临床上的常见证，它可以出现在多种外感及内伤疾病中，特别多见于急慢性脾胃病变中。其表现以患者自觉胃脘部堵塞胀闷不舒，按之柔软不痛为特征。半夏泻心汤所主治的寒热错杂痞，是其中最主要类型之一，它揭示了人体客观存在的一种较为复杂的病理状态。张仲景针对本证而立半夏泻心汤，组方用药独具特色，为治疗脾胃疾病开辟了一条有效途径。然而，《伤寒论》载半夏泻心汤原文一条，症状仅有一个，即"但满而不痛"。临床应用本方应如何把握，其临床辨证要点为何？均值得深入探讨与研究。

● 研究内容与结果

一、研究方法

笔者曾于 1989 年，查阅古今医学文献千余部，从中找出半夏泻心汤用于治疗心下痞的病案（全部为个案）159 例，总结其证治规律。旨在用客观事实数据，揭示半夏泻心汤治疗心下痞的证治特点，以便启发和指导科学研究和临床实践。

二、半夏泻心汤治疗心下痞证治统计结果

（一）性别与年龄

159 例病案中，有性别记载者 123 例（表 18-1）。其中男性 75 例，女性 48 例。男女之比 1.56∶1，男性发病率高于女性。这与男性较女性多缺乏饮食及生活的规律性有关。如饮食不节、嗜酒过度、起居不时，造成脾胃损伤，功能失调，易产生中焦阴阳失和、气机不利的病理变化。

表 18-1　159 例病案年龄分布情况

	19 岁以下	20 ~ 39 岁	40 ~ 59 岁	60 岁及以上
病例数	7	17	68	15
百分比 /%	6.54	15.89	63.55	12.82

从表中可以看出，40 ~ 59 岁年龄组发病人数明显高于其他组。一方面考虑到人体器官随年龄增长不断衰老，抗病能力逐渐下降；另一方面，与本年龄组在生活中各种负担大于其他年龄组有关。

（二）症状

所有病案中，共记载症状 48 种，805 例次，平均每案有 5 个症状，将出现频次居前 9 位的症状列出如表 18-2 所示。

表 18-2　半夏泻心汤证常见症状频次前 9 位一览表

	心下痞塞	恶心呕逆	大便不调	厌食纳呆	嘈杂心烦	肠鸣	神倦乏力	胃脘隐痛	口苦
频次	159	124	90	64	53	38	37	36	35
百分比 /%	100	77.99	56.60	40.25	33.33	23.90	23.27	22.64	22.01

即频次居前 5 位的症状是心下痞塞、恶心呕逆、大便不调、厌食纳呆、嘈杂心烦。它们对于运用半夏泻心汤治疗心下痞具有症状诊断指标的意义。

心下痞塞，乃气机壅滞而成，它直接反映出中焦气机不利的病理机制。

恶心呕逆、大便不调是对本证脾胃功能失调，升降紊乱，痰湿内生病变特点的进一步说明。运化失职，胃失和降，加之痰湿内阻，使胃气上逆故见恶心呕逆。

大便不调包括了下利、便溏、大便不爽、便秘等，此乃中焦病变影响下焦，使大肠传导功能失职所造成。脾失健运，清阳不升则下利、便溏；痰湿壅滞，气机不利，或脾不转输，大肠失于濡润则可出现大便不爽或便秘。

厌食纳呆、嘈杂心烦揭示了半夏泻心汤证寒热互结的病理特征。脾胃损伤，阴阳失和，脾寒不运，水谷不化，故厌食纳呆；胃气不降，虚热内扰，故嘈杂心烦。正如柯韵伯《伤寒来苏集》论述本证所指出："痞，因寒热之气互结而成。"

相继频次较高的症状还有肠鸣、神倦乏力、胃脘隐痛、口苦。对于本证诊断及进一步说明病机也颇具价值，可以作为诊断参考指标。若脾胃运化失职，水谷不化，水湿之气下趋肠间则肠鸣。脾胃乃后天之本，生化之源，脾胃虚弱，无以化生气血津液奉养周身，故神倦乏力。气机不利，虚热内扰，或因湿阻，胆热上蒸故而口苦。

其中"胃脘隐痛"似乎与《伤寒论》原文"但满而不痛"不相吻合，特解释如下：

第一，原文所述"不痛"见第 149 条，着眼从体征上与结胸证"心下满而硬痛"相鉴别，并非自觉症状绝对不出现疼痛。第二，从病机角度分析，寒热错杂痞病变以脾胃虚弱，阴阳不和，气机不利为主体，故表现以"但满而不痛"为常。倘若气滞与痰阻加重，导致经脉气血运行不畅，则可出现疼痛的感觉。不过疼痛程度较轻，范围较小，与结胸证水热互结"从心下至少腹硬满而痛不可近者"截然不同。第三，统计结果是对仲景原文的补充说明。正如刘渡舟教授论"泻心汤与心下痞"一文所指出：《伤寒论》记载心下痞是没有疼痛的，但临床观察，不痛与痛两种情况皆有，为此不要一刀切，庶免于片面。"

（三）舌脉

1. 舌象分析

舌象全部病案中有舌质记载 51 例次，舌苔记载 115 例次。其中，舌红、淡红、边尖红者 38 例次，占 74.51%；舌暗、淡者 11 例次，占 21.57%；舌胖、有齿痕者 5 例，占 9.80%。苔腻者 7 例，占 68.70%；苔黄者 73 例，占 63.48%；苔白者 47 例，占 40.87%.

统计资料中，虽以舌红频次最高，但往往是在舌淡或暗、胖有齿痕的基础上兼见尖或边红者居多，揭示出脾胃虚弱，运化失职，阴阳不和，胃热脾寒的病理机制。舌苔黄白而多腻说明了寒热互结、痰湿内蕴的病变特点。因此舌红或淡，苔黄白而腻可作为本证诊断的舌象指标。

2. 脉象分析

脉象全部病案中有脉诊记载 117 例次（表 18-3），以弦、数、滑、细为多见，此中焦痞塞，气机不利使脉气壅郁则弦；寒热互结，虚热内扰则脉数；中虚不运，痰湿内生则脉滑；中气不足，生化无源，气血两虚或因湿阻故脉细。以上四种，可作为本证诊断的脉象指标。

表 18-3　半夏泻心汤证常见脉象频次表

	弦	数	滑	细	弱	缓	沉	滞	迟	涩
频次	51	43	37	27	13	11	11	10	2	1
百分比 /%	43.59	36.75	31.62	23.08	11.11	9.40	9.40	8.55	1.71	0.86

由上述症状及舌脉的统计分析得出，本证病变的主要特点为脾胃损伤，升降失常，痰湿内生，寒热互结，造成中焦气机壅滞而成痞。

（四）用药规律

统计 159 例病案，在用药方面，基本上遵守半夏泻心汤原方。常用药量每味 6～15g（大枣 6～12 枚）。即以半夏、干姜辛温而开，以散脾气之寒。《神农本草经》

记载半夏有治"伤寒寒热，心下坚"的特长，说明它是治疗寒热错杂痞不可缺少的药物，故本方以其定名。用黄芩、黄连苦寒而泄，以降胃气之热。寒温并用，相反相成，相得益彰，可使脾胃阴阳和调，升降得复。在此基础上，加入人参、甘草、大枣甘缓之品，以补脾胃之虚，目的在于尽快恢复中焦脾胃机能。同时，运化功能的恢复也是根除痰饮湿浊的前提，加之方中半夏、干姜辛开涤痰，黄芩、黄连苦燥化湿，从而使正复邪去，痞满得消。七药合和共奏辛开苦降甘调之功，被誉为和解脾胃寒热之邪的代表方剂。

病案中除原方配伍药物外，还根据不同病情适当予以加减。总计加味药物出现92种，268味次，平均每案加减1～2种。加味频次较高的有枳实26次，茯苓18次，白芍10次，厚朴、郁金、陈皮、木香、神曲、吴茱萸各8次，柴胡6次。

归纳常用药加减，其规律如下：

（1）痞塞气滞重者加枳实或厚朴、木香。

（2）肝气不舒者加白芍、柴胡或郁金。

（3）湿盛不运者加茯苓、陈皮。

（4）呕多者生姜易干姜，加吴茱萸或旋覆花、代赭石。

（5）食积者加神曲或山楂、鸡内金。

（6）胃脘隐痛者加延胡索或佛手。

（7）痰结者重用半夏，或加瓜蒌。

（8）寒多者加桂枝。

（9）下重者加葛根、白头翁。

（10）反酸者加海螵蛸或煅瓦楞子。

（五）病种分析

159例病案中，中医诊断含28个病名。主要有痞满、湿阻、痰证、脾胃不和、肝脾不和、泄泻、呕吐、纳呆等。并涉及呃逆、霍乱、痢疾、便秘、咳喘、胃脘痛、黄疸、淋证、痹证、血证、眩晕、梅核气、妊娠恶阻等。

在西医学领域里，统计包括25个病种。主要有慢性浅表性胃炎、慢性萎缩性胃炎、胃扩张、胃肠神经官能症、胃肠功能紊乱、急性胃炎、幽门梗阻、贲门痉挛、急性肠炎、慢性肠炎等。还涉及胃溃疡、胃下垂、食道炎、十二指肠溃疡、胆囊炎、肝炎、胰腺炎、湿疹、白塞综合征、梅尼埃病等。

● **意义及展望**

半夏泻心汤治疗心下痞证治规律如下：男女均可发病，以男性居多。各年龄组均有发病，以40～59岁年龄组发病率最高。诊断指标为：①主证：心下痞塞，恶心呕逆，大便不调，厌食纳呆。②或然证：肠鸣，神倦乏力，胃脘隐痛，口苦。舌红或淡，苔黄白而腻。脉弦或数、滑、细。运用半夏泻心汤基本原则是寒温并用，苦降辛开甘调，以恢复中焦斡旋之职为根本目的。本证广泛涉及中西医多种疾病，但中医病机不离脾胃损伤，升降失常，痰湿内生，寒热互结。在西医学领域里，最多见于各种消化系统疾病之中。

第 19 问　半夏与白芥子配伍在半夏泻心汤的临床应用中有什么作用？

● 研究背景

一、仲景半夏泻心汤创辛开苦降之法

（一）为临床治疗脾胃病开辟了一条有效途径

半夏泻心汤出自仲景《伤寒论》，方由半夏、干姜、黄芩、黄连、人参、炙甘草、大枣组成。根据中医组方原理分析本方，七味药物主要分为三组：一是半夏、干姜辛开而温，以散脾气之寒；二是黄芩、黄连苦泄而寒，以降胃气之热；三是人参、炙甘草、大枣甘温调补，调补中气，以复中焦升降功能。此即"辛开、苦降、甘补"之法，是中医临床调和脾胃阴阳，治疗"寒热错杂"证的代表方剂。故刘渡舟教授《新编伤寒论类方》说："本方为治疗脾胃疾病开辟了一条有效的途径。在临床上，对单纯的脾胃热证或寒证较易医治，而对于脾胃运化失常所产生的寒热交杂、升降乖戾之证，若不明和解脾胃阴阳之法，则往往令人束手无策。"

（二）半夏泻心汤的配伍比例及用药剂量

《伤寒论》所载半夏泻心汤原方用剂量及配伍比例：半夏半升，黄芩三两，干姜三两，人参三两，黄连一两，大枣十二枚，炙甘草三两。本科研团队曾开展过《伤寒论》方用药剂量古今折算标准专项研究，在对本方各药物品种产地考证的基础上，对非度量衡单位的药物半夏与大枣进行实测，并将七味药物原方剂量统一折算为国际通用单位，即半夏 61.285g，黄芩 45g，干姜 45g，人参 45g，炙甘草 45g，黄连 15g，大枣 36.85g。进而参考现代临床用药剂量，等比缩小 5 倍，使之接近当今《药典》所规定的药量（详见《〈伤寒论〉方药剂量与配伍比例研究》），得出半夏泻心汤现代临床用药剂量与参考比例，即半夏 12g，黄芩 9g，干姜 9g，人参 9g，黄连 3g，大枣 7g，炙甘草 9g。笔者

师从刘渡舟教授，曾在 20 年前总结过刘老临床运用半夏泻心汤临床常用药量如下：半夏 12 ～ 24g，干姜 6 ～ 10g，黄芩 3 ～ 6g，黄连 6 ～ 10g，党参（原方人参临床常用党参代）10 ～ 16g，炙甘草 6 ～ 10g，大枣 7 ～ 12 枚。可见，半夏泻心汤以半夏为君故而得名，根据原方配伍比例，半夏也是本方中用量最大药物。无论是名家经验，还是古今剂量折算，半夏的剂量均超过 3 ～ 9g 的当今《药典》用量。

二、半夏泻心汤临床应用常会遇到的两个问题

（一）半夏的毒性问题

《伤寒论》第 313 条论半夏散及汤，方后注曰："半夏有毒，不当散服。"梁代陶弘景所辑《名医别录》云半夏"有毒"并载其用药减毒之法为"用之汤洗，令滑尽"。其《本草经集注》曰："方中有半夏，必须生姜者，亦以制其毒故也。"现代药理研究表明半夏具有多种药理学活性，主要包括止呕、抗消化性溃疡、镇咳平喘、抗动脉粥样硬化与降压、抗癫痫、抗衰老、抗肿瘤和抗病毒性肺炎等。但是，近年来半夏在临床应用中也出现了部分不良反应。因此提出半夏作为有毒中药，临床用量不可过大过猛，不同的炮制方法均可减轻其毒性，临床上以应用制半夏为主。国内外有关半夏的毒性研究，涉及其对肝脏、胃肠、心脏、肾脏等常见器官毒性和神经、生殖毒性等。现行《中华人民共和国药典》载：半夏为天南星科植物半夏 Pinellia ternata（Thunb.）Breit. 的干燥块茎。主要功效为燥湿化痰，降逆止呕，消痞散结。性味辛、温；有毒。不宜与川乌、制川乌、草乌、制草乌、附子同用；生品内服宜慎。规定半夏及其炮制品内服使用量为 3 ～ 9g。因此，半夏在临床要注意合理使用，大剂量使用要避免急性中毒，长期反复服用应避免慢性中毒。

（二）半夏泻心汤证临床常伴有肝气不舒

半夏泻心汤是治疗寒热错杂痞证的主方，其证候（病机）特点为胃热脾寒，升降紊乱，痰湿阻滞，气机痞塞。归属于"寒热错杂痞"中的"痰气痞"。分析痞证形成的原因，多与误治损伤脾胃有关。正如《伤寒论》第 151 条曰："脉浮而紧，而复下之，紧反入里，则作痞。"但结合现代临床，其痞证的成因并非一途。除了脾胃损伤以外，常会伴有肝脾不和、肝胃不和等。深入探讨其上游病机，往往会与"木郁克土"有关。故刘渡舟教授《伤寒挈要》说："痞，亦可见于饮食所伤，或肝胃不和等，其原因很多，非皆来自误下，误被条文所限。"因此，临床所见半夏泻心汤证，经常伴有肝气不舒的问题，如何选择最适合的疏肝中药配伍，既能疏肝气，又能与全方涤痰化浊之功效相契合？白芥子便是能够满足上述条件的理想配伍药物之一。经临床实践应用，效果满意。

● 研究内容与结果

一、半芥泻心汤的提出

1. 白芥子之化痰功效与半夏相得益彰

白芥子，辛温，为豁痰散结之要药。明代李时珍《本草纲目》载："盖白芥子白色主痰，下气宽中。""有利气豁痰、温中开胃、散痛消肿辟恶之功。"清代陈士铎对白芥子功效的认识更加深刻，其所著《本草新编》谓："白芥子，味辛，气温，无毒。入肝、脾、肺、胃、心与胞络之经。能去冷气，安五脏，逐膜膈之痰，辟鬼祟之气，消癥化疟，降息定喘，利窍明目，逐瘀止疼，俱能奏效。能消能降，能补能升，助诸补药，尤善收功。"并感叹道："近人不知用白芥以化痰，而频用半夏、南星以耗气，所不解也。"同时，进一步阐述白芥子的功效特点曰："白芥子善化痰涎，皮里膜外之痰无不消去，实胜于半夏、南星。半夏性燥而烁阴，南星味重而损胃。独白芥子消化痰涎，又不耗损肺、胃、肝、心之气，入于气分而实宜，即用于血分而亦当者也。"结合朱震亨《丹溪心法》"痰在胁下，非白芥子不能达"的论述，故后人总结出"痰在胁下及皮里膜外，非白芥子不能达"的临床谚语。可见，白芥子与半夏在辛温开结、消痰化浊等功效方面具有颇多相似之处，为两药配伍增效，奠定了良好的基础。

2. 白芥子兼有疏肝解郁之功效

白芥子不仅擅长豁痰，还能疏肝解郁。清代陈士铎善用白芥子治疗各种杂病，其所著《辨证录》载有解郁开结汤，该方由白芍、当归、白芥子、茯神、白术、甘草、薄荷、陈皮、丹皮、神曲、生酸枣仁、玄参组成。并自注曰："此即逍遥散之变方。"方中用白芥子取代柴胡，并发挥"解郁散结"之功效。刘渡舟教授治疗水气兼挟肝气上逆之证，用苓桂术甘汤去白术，加白芥子疏肝利气，名曰苓桂芥甘汤。即取白芥子"疏肝下气"之功效。近年来有临床报道，应用苓桂芥甘汤治疗胃食管反流病证属肝郁水逆者，取得了较好的疗效。该方同样是苓桂术甘汤去白术，加白芥子疏肝利气。分析白芥子为什么又能疏肝利气？《本草新编》载："白芥子，味辛，气温，无毒。入肝、脾、肺、胃、心与胞络之经。"可见，白芥子味辛、入肝经是其具有疏肝散郁功效的物质基础。正如《素问·脏气法时论》曰："肝欲散，急食辛以散之。"

3. 基于"方－证要素对应"的半芥泻心汤临床应用配伍比例

本团队 20 多年来一直从事经方配伍规律研究，2009 年提出了"方－证要素对应"的中医组方规律分析方法。"方－证要素对应"既是分析方剂结构、组方原理的一种方法，也是临证组方的一种原则，它强调方剂要素（方剂配伍单元）与证候要素（病机单元）的对应关系。这种分析方法的特点是能够使"方剂要素"与"证候要素"一一对应，从而使配伍组方药物的靶向更加明确。半芥泻心汤即半夏泻心汤加白芥子而成，为半夏泻心汤之演化方。方中半夏、白芥子、干姜三药相配辛开而温以散脾寒，且半夏与白芥子相配涤痰化浊、开结降逆，兼以疏肝解郁；黄芩与黄连相配苦泄而寒，以降胃气之热；两组药物相配辛开苦降调畅气机，以解寒热错杂之证，更有党参、炙甘草、大枣调补中焦，以复脾胃升降之职。

根据"方-证要素对应"组方原则分析本方：方剂要素半夏、白芥子、干姜与证候要素"脾寒"相对应；方剂要素黄芩、黄连与证候要素"胃热"相对应；方剂要素人参、炙甘草、大枣与证候要素"中虚"相对应。其中，方剂要素半夏、白芥子与证候要素"痰阻"相对应；方剂要素白芥子又与证候要素"肝郁"相对应。因此，临床应用半芥泻心汤，可根据病机（证候要素）比例的不同，来调整用药（方剂要素）的比例，主要体现在以下3个方面：①半夏与白芥子的配伍比例：取决于证候要素痰阻与肝郁的比例，痰湿重时半夏大于白芥子；肝郁重痰湿轻时，白芥子比例大于半夏。假若痰湿与肝郁并重时，应以涤痰为先。②寒热药物比例：取决于寒热错杂痞胃热与脾寒的程度，胃热大于脾寒时，芩连比例大于半芥姜；脾寒大于胃热时，则半芥姜比例大于芩连。③祛邪与扶正的比例：取决于痰湿与中虚的比例。一般而言，痰湿盛者，以辛开苦降、涤痰化浊为主；中焦脾胃虚弱甚者，可酌情增加参草枣之用量比例；痰湿与中虚皆重时，以涤痰化浊为先。基于以上认识，推荐半芥泻心汤临床常用参考剂量如下：法半夏 3～9g，白芥子 3～9g，干姜 3～9g，黄芩 3～9g，黄连 3～9g，党参 6～12g，炙甘草 3～9g，大枣 6～12g。

二、半芥泻心汤临床验案 3 则

案例 1：再生障碍性贫血

患者，女，17 岁，河北人。2019 年 9 月 18 日就诊。患者于 2018 年 9 月出现高热，皮肤瘀点，当地医院确诊为再生障碍性贫血，转至北大人民医院住院治疗，予利可君、安特尔支持治疗及成分输血治疗。2019 年初，开始在某三甲医院中西医结合血液科就诊，服用西药环孢素 A、安特尔，联合中成药河车大造丸及滋阴养血、补气补阳中药汤剂连续服用，各项检查指标未见显著改观，至 2019 年 5 月 28 日，白细胞（WBC）1.81×10^9/L，红细胞（RBC）3.39×10^{12}/L，血小板（PLT）8×10^9/L。于 2019 年 6 月开始输注血小板 10 天 / 次，2019 年 7 月开始输注血红蛋白，2～3 周 / 次，仍难以维持。WBC 1.94×10^9/L（化验单标注医学检验危急值），RBC 2.07×10^{12}/L，血红蛋白 68g/L，PLT 15×10^9/L（化验单标注医学检验危急值）。末次输血日期为 2019 年 9 月 13 日。主诉：心下痞 1 个月。胃脘部胀闷不舒，食后即吐，口苦，牙龈出血，嘴角生疮，心情烦躁不安，大便尚成形，舌淡暗尖红，苔白厚而腻，有齿痕，脉细滑。证属中焦寒热错杂、气机升降乖戾、气血生化无源之证，拟以辛开苦降，平肝解毒之法，与半夏泻心汤加味。处理：①嘱咐患者停用一切中医滋补类汤药及成药。②处方：法半夏 8g，黄连 6g，黄芩 8g，干姜 6g，党参 9g，大枣 12g，炙甘草 6g，生牡蛎 20g（先煎），蒲公英 15g。7 剂，水煎服，去滓再煎，禁忌如桂枝汤方后注。2019 年 9 月 25 日复诊。药后心下痞减轻，呕吐次数减少，乏力改善，血象改善：WBC $1.91×10^9$/L（化验单标注医学检验危急值），RBC $2.07×10^{12}$/L，血红蛋白 106g/L，PLT $28×10^9$/L（脱离医学检验危急值），以致平素每周输血，本周允许不输。刻下症：心下痞，口苦，少饮。舌淡暗尖红，苔白腻，有齿痕，脉细滑。处方：法半夏 8g，黄连 6g，黄芩 8g，干姜 6g，党参 9g，大枣 12g，炙甘草 6g，生牡蛎 30g（先煎），蒲公英 15g，砂仁 3g（后下），白蔻仁 8g。7 剂，水煎服，去滓再煎。另以陈皮 50g，每次适量，代茶饮。上方依法加减治疗，先后服用 20 余剂。2019 年 11 月 20 日复诊，药后食欲明显好转，牙龈出血停止，饮水量较前增加。刻下症：牙龈肿，足底疼，腰背酸痛。舌淡尖微红，苔薄白略腻，有齿痕，脉弦。处方：法半夏 3g，炒白芥子 9g，黄连 6g，黄芩 6g，干姜 6g，党参 15g，大枣 12g，炙甘草 6g，蒲公英 10g，丹参 20g，半枝莲 10g。7 剂水煎服，去滓再煎。2019 年 11 月 27 日复诊。药后口唇干燥好转，偶有喷嚏、流涕，不恶寒。舌淡尖微红，苔薄白略腻，有齿痕，脉细数。血象改善：WBC $3.57×10^9$/L，RBC $3.78×10^{12}$/L（脱离危急值，进入正常值范围），血红蛋白 138.00g/L，PLT $97×10^9$/L（脱离验危急值，接近正常值）处方：法半夏 3g，炒白芥子 9g，黄连 6g，黄芩 6g，干姜 6g，党参 15g，大枣 15g，炙甘草 6g，蒲公英 10g，丹参 25g，半枝莲 10g，生黄芪 10g。水煎服，去滓再煎。14 剂而安，上述血象指标全部进入正常值范围。

按语： 患者前来就诊时，心下痞塞，食入则吐，舌苔白腻乃中焦痰湿阻滞所致，故当务之急是停用甘温补益及甘润养血之品，其理如《伤寒论》第 17 条所述"若酒客病，不可与桂枝汤，得汤则呕，以酒客不喜甘故也"。方用半夏泻心汤辛开苦降，涤痰化浊，以恢复中焦脾胃升降之职。方中加生牡蛎平肝和胃，法出《温病条辨》加减人参泻心汤之方剂要素；以蒲公英清热解毒，系《医宗金鉴》五味消毒饮之方剂要素。中焦脾胃功能的恢复是气血生化的前提，故二诊在前方的基础上加入砂仁、白蔻仁进一步化湿醒脾，以恢复脾胃升降之职。并配陈皮代茶饮，以理气健脾、燥湿化痰。后方加入半枝莲辅助蒲公英清热解毒；痰湿得散，脾胃功能恢复，则逐渐加入黄芪、丹参益气生血活血之品，与半夏泻心汤甘补组（甘草、党参、大枣）共奏气血生化之功。半夏泻心汤法半夏 8g 使用近 30 剂后，半夏改为 3g 加入白芥子 9g，即为半芥泻心继续服用，如此配伍有两层含义：一是半夏虽然减量，但得白芥子相助，使其涤痰化浊、开结降逆之药力不减，发挥配伍增效减毒之功；二是借白芥子疏肝解郁的功能，标本兼治。

案例 2：心下痞伴梅核气

患者，女，63岁。2019年11月11日就诊。心下痞塞伴咽喉梗阻1周。胃脘部胀闷不舒伴有咽喉梗阻，感觉咽喉或食道或胃中有物阻塞，甚至不能饮食。心烦焦虑，身形消瘦，体重下降，担心自己得了肿瘤。伴有胸闷太息、倦怠乏力、尿赤、大便偏干。舌暗舌尖红有齿痕，苔黄白而腻，脉弦而滑。证属胃热脾寒，肝气横逆，运化失司，痰湿阻滞。拟以辛开苦降，甘补中焦，涤痰化浊，平肝疏肝。与半芥泻心汤加减：法半夏8g，白芥子6g，黄芩6g，黄连6g，党参9g，炙甘草6g，大枣12g，蒲公英15g，生牡蛎30g（先煎），川楝子6g，木蝴蝶10g。7剂，水煎服，去滓再煎。仅服1剂，顿觉症状明显缓解，感觉近来都没有这么舒畅过。继服6剂后心下痞及梅核气症状消失，经胃镜检查证实，上消化道未见肿瘤。

按语：梅核气以咽中似有梅核阻塞，咯之不出、咽之不下、时发时止为主要表现。临床以咽喉中有异常感觉，但不影响进食为特征。本案梅核气与心下痞同时出现，并出现不能饮食，属于痰气交阻之重症。病机为胃热脾寒，肝气横逆，运化失司，痰湿阻滞。故以法半夏，白芥子温脾散寒，兼以疏肝；黄芩、黄连清胃降逆，共奏辛开苦降、调畅气机之功。以生牡蛎、川楝子、木蝴蝶平肝疏肝。党参、炙甘草、大枣甘补中焦。法半夏、白芥子涤痰化浊。黄芩、黄连、蒲公英清热解毒燥湿。本案病机寒热错杂，偏重胃热，故去干姜。加白芥子意义有二：一配伍半夏涤痰化浊、开结降逆；二配牡蛎、川楝、木蝴蝶平肝疏肝。

案例 3：失眠

患者，男，36岁。2020年7月20日就诊。主诉：失眠2周。自述最近睡眠质量很差，入夜难眠，白天困倦，太息乏力，面部油腻，大便不成形且黏腻不爽，健忘脱发，白发增多。舌暗，有齿痕，苔白腻，脉弦。证属肝气不舒，痰湿中阻。拟以辛开苦降，涤痰化浊，解郁安神。半夏泻心汤加味：半夏6g，白芥子6g，干姜6g，黄芩6g，黄连8g，党参9g，大枣9g，生甘草3g，茯神30g，生牡蛎30g（先煎）。7剂，水煎服，去滓再煎，忌口生冷、油腻、海鲜、牛羊肉。2020年8月8日复诊。前方服用7剂后，自行续服7剂。现睡眠转安，余症缓解。大便黏腻改善，但时不成形。前方加苍术15g。7剂而安。

按语：失眠中医称之"不寐"。常见的证型有心火偏亢的朱砂安神丸证、肝郁化火的龙胆泻肝汤证、痰热内扰的温胆汤证、阴虚火旺的黄连阿胶汤证、心脾两虚的归脾汤、血虚内热的酸枣仁汤证等。而本案病机重点在于肝郁脾虚，痰湿内蕴，寒热错杂。方用半芥泻心汤，白芥子与半夏相配以增涤痰化浊之力，与牡蛎相配平肝疏肝，与干姜相配温散脾寒；方中黄芩、黄连苦寒清热燥湿；茯神与党参、甘草、大枣相配安神健脾和中。此即辛开苦降甘补之法，涤痰化浊兼以调肝安神。痰湿得去，肝脾调达，则阴阳自和而夜卧得宁。

● 意义及展望

半夏泻心汤是临床常用方，千百年来以其卓越的疗效而著称。临床应用本方时，对有关半夏毒性的记载与报道不可置若罔闻，一定要遵循中医"辨证论治"的原则合理使用，特别是长期服用或大剂量服用本方时均应注意。本文讨论半夏泻心汤之演化方——半芥泻心汤的临床应用，有三点体会：①半夏泻心汤以半夏命名，并以半夏为君，表明半夏在本方中发挥重要作用，没有任何一味其他中药可以完全取代半夏。②一般情况下，半夏用量遵从《药典》剂量，以 3～9g 为宜。特殊情况，不必拘泥，当以《素问·六元正纪大论》"有故无殒，亦无殒也"为宗旨，谨守病机，精准施治。③半芥泻心汤系半夏泻心汤加白芥子而成。如此配伍，在一定程度上可以弥补半夏因剂量受限而导致豁痰开结之力不足的缺憾，并能增加本方疏肝气之功效。

第 20 问　哪些经方治疗 COPD 体现"从肠论治"的思想？

● 研究背景

慢性阻塞性肺疾病（chronic obstructive pulmonary disease，COPD）是一种具有气流受限特征的疾病，气流受限不完全可逆且呈进行性发展，与肺部对有害气体或有害颗粒的异常炎症反应有关。慢性阻塞性肺疾病在中医学中归属于"咳嗽""上气""喘证"和"肺胀"范畴，咳、痰、喘、憋和大便异常是其常见症状。中医基于"肺与大肠相表里"的认识，"从肠论治"肺病是临床中的常用方法。从肠论治慢性阻塞性肺疾病在临床中也运用较多，而且疗效显著。然而，从肠论治多被理解等同于通腑法，其实不然，从肠论治主要包括通腑法，此外还包括温肠、化湿、清热、利水等不同治大肠之法。经方指《伤寒论》和《金匮要略》之方。经方内容丰富，其方论治咳喘有从肺论治者，有从肠论治者，也有肺肠同治者，其中也有原本不治咳喘之方，现代已演化转为慢性阻塞性肺疾病论治中常用的方剂。本研究试结合临证经验和相关报道，探讨慢性阻塞性肺疾病从肠论治的经方运用。

● 研究内容与结果

研究采用文献研究方法，对临床常见病难治病的经方应用进行整理和总结，重点对

《伤寒论》和《金匮要略》经典著作和慢阻肺中医治疗文献进行系统梳理。整理临床用于治疗 COPD 体现出"从肠论治"思想的经方及其证治规律，结果如下。

一、大承气汤

肺与大肠相表里，主宣发肃降，腑气则赖肺气的肃降得以畅通，腑气不通，则影响肺的宣发肃降，通腑法则有利于肺失宣降的恢复。很多 COPD 急性期或稳定期患者，兼见大便不通症状，因此，通腑法已是慢阻肺治疗的常用方法。

大承气汤证伴见喘的条文《伤寒论》中凡三见：

第 208 条："阳明病，脉迟，虽汗出不恶寒者，其身必重，短气，腹满而喘，有潮热者，此外欲解，可攻里也。手足濈然汗出者，此大便已硬也，大承气汤主之；若汗多，微发热恶寒者，外未解也，其热不潮，未可与承气汤；若腹大满不通者，可与小承气汤，微和胃气，勿令大泄下。"

第 242 条："病人小便不利，大便乍难乍易，时有微热，喘冒不能卧者，有燥屎也，宜大承气汤。"

第 212 条："伤寒，若吐若下后，不解，不大便五六日，上至十余日，日晡所发潮热，不恶寒，独语如见鬼状。若剧者，发则不识人，循衣摸床，惕而不安，微喘直视，脉弦者生，涩者死。微者，但发热谵语者，大承气汤主之。若一服利，则止后服。"大承气汤治喘，其证候为阳明热结，上扰于肺而见喘。

临床慢阻肺见腹满而喘，大便不通，或热结旁流，证属阳明腑实，治疗中可用承气类方化裁，通腑而治喘。腹部痞满，大便燥坚用大承气汤，尚未达到燥屎的程度用小承气汤。支饮为病，饮热互结，胸满为甚者，与厚朴大黄汤。厚朴大黄汤与小承气汤药味相同，唯大黄六两，厚朴一尺。阳明腑实如兼邪热在肺，可合麻杏石甘汤；兼痰热阻肺，可合麻杏石甘汤与小陷胸汤。吴鞠通在《温病条辨》卷二中拟宣白承气汤，生石膏五钱、生大黄三钱、杏仁粉两钱、瓜蒌皮钱半，主治：阳明温病，下之不通，喘促不宁，痰涎壅滞，大便闭结，脉右寸实大，证属肺气不降者。宣白承气汤是阳明腑实，痰热壅肺常用方剂，体现了肺肠同治的思想。

二、大柴胡汤

《伤寒论》与《金匮要略》中大柴胡汤条文未见治疗咳喘、上气、肺胀等病症，但慢性阻塞性肺疾病治疗中我们经常用到大柴胡汤。大柴胡汤治疗少阳、阳明合病者。症见：往来寒热，胸胁苦满，呕不止，郁郁微烦，心下痞硬，或心下满痛，大便不解或协热下利，舌苔黄，脉弦数有力。

慢性阻塞性肺疾病咳嗽、咳痰证属少阳、阳明合病者可用大柴胡汤。方中黄芩既可清泄少阳之热，也可清肺热，半夏燥湿化痰，降逆止呕，两者可清化在肺之痰热。如痰黄较多，可加瓜蒌，其与黄芩、半夏可视为小陷胸汤的变方，治疗痰热结胸。阳明热盛者合白虎汤，兼有太阳表证，可合解表方剂，三者为太阳、少阳、阳明合治，是治疗慢性阻塞性肺疾病急性加重期三阳合病的常用方剂。

三、小青龙汤

小青龙汤是治疗慢性阻塞性肺疾病常用方剂。《伤寒论》第 40 条："伤寒表不解，心下有水气，干呕发热而咳，或渴，或利，或噎，或小便不利、少腹满，或喘者，小青龙汤主之。"《金匮要略·痰饮咳嗽病脉证并治》："咳逆倚息不得卧，小青龙汤主之。"其功用为解表散寒，温肺化饮。

条文中"心下有水气"，可见胃肠中有水饮是小青龙汤证中的病机之一。"或利"为水气影响大肠传导而致。水饮迫肺则为咳、为喘，影响津液输布则为渴或小便不利，影响咽喉为噎。方中用干姜、细辛温化水饮。干姜，辛，热，温中，为太阴虚寒的正药，为治胃肠水饮之要药。另外，如饮郁化热加生石膏，则为小青龙加石膏汤。小青龙方属肺肠同治方之列，临床应用非常广泛。临证时如遇慢阻肺见咳逆倚息兼腹泻，属胃肠有寒饮者可用小青龙汤化裁。

四、麻黄杏仁薏苡甘草汤

麻黄杏仁薏苡甘草汤见《金匮要略·痉湿暍病脉证治》，其曰："病者一身尽疼，发热，日晡所剧者，名风湿。此病伤于汗出当风，或久伤取冷所致也，可与麻黄杏仁薏苡甘草汤。"麻黄杏仁薏苡甘草汤主治风湿在表，湿郁化热证。麻黄杏仁薏苡甘草汤常用于慢性阻塞性肺疾病治疗，这属于其延伸应用，可用于治疗慢性阻塞性肺疾病咳喘兼见湿热者，临床症见咳嗽、喘憋、脘痞，或见腹泻。

如表证明显，用生麻黄以发汗解表，止咳平喘，如表证不着，则用炙麻黄，取其宣肺止咳平喘作用。薏苡味甘、淡，性微寒，有健脾利湿、清热排脓的功能。阳明热盛者可合生石膏，含麻杏石甘汤之意，湿盛者可合平胃散，湿热重者可合葛根芩连汤，寒湿盛者可去薏苡合胃苓汤。可见化肠胃之湿（湿热或寒湿）也是从肠论治慢阻肺的方法之一。

五、麻黄升麻汤

麻黄升麻汤见于《伤寒论》第 357 条："伤寒六七日，大下后，寸脉沉而迟，手足厥逆，下部脉不至，喉咽不利，唾脓血，泄利不止者，为难治，麻黄升麻汤主之。"麻黄升麻汤古代用以治疗肺热脾寒，正虚邪陷，阳郁不伸的证候。现代临床亦从此出发，用于治疗呼吸、消化等系统疾病证属上热下寒者。

此方与升麻、麻黄、桂枝以宣散表邪，以茯苓、白术、干姜温振中阳以止利；以当归、白芍、天冬、玉竹养血益阴、生津滋液，润喉止唾脓血；与知母、黄芩、甘草清热利咽；石膏性重，引麻黄、升麻、桂枝直从里阴而透达于肌表，则阳气下行，阴气上升，阴阳和而汗出。此方药复合性组合，对治疗寒热错杂的证候提供了思路。慢阻肺证属上热下寒，外寒正虚，阳郁不伸证候者可参考本方治疗。

● 意义及展望

综上所述，慢性阻塞性肺疾病经方从肠论治，如属阳明腑实，则通腑泄热，用承气类方剂，如兼少阳证，用大柴胡汤；如属阳明湿热者，用麻黄杏仁薏苡甘草汤，湿热盛合葛根芩连汤，寒湿合平胃散，热盛合生石膏，有麻杏石甘汤之意；如心下有水气，予以小青龙汤或小青龙加石膏汤；上热下寒，阳郁不伸，可用麻黄升麻汤。《伤寒论》中治疗大结胸之大陷胸汤及丸、《金匮要略》中治疗支饮胸满之厚朴大黄汤等方剂使邪从二便而解，对治疗慢阻肺有胸腔积液者有重要的启发和指导作用。

第21问　有没有临床循证医学证据说明"肺与大肠相表里"？

● 研究背景

"肺与大肠相表里"理论始见于《灵枢·经脉》"肺手太阴之脉，起于中焦，下络大肠……上膈属肺"，"大肠手阳明之脉，络肺，下膈属大肠……"，提出肺与大肠表里的关系主要通过经脉相连，构成了脏腑表里阴阳的络属关系。多学者从解剖结构联系、胚胎发育、气体排泄途径、黏膜免疫、神经系统调节、内分泌物质影响等多角度探索了肺与大肠之间的联络机制，从不同角度证实、丰富、发展了"肺与大肠相表里"理论的科学内涵，初步阐明了其现代生物学机制。"从肠治肺"是"肺与大肠相表里"理论指导下治疗肺系疾病的重要治则之一，即通过通腑、润肠、温肠、利水、化湿、清热等法对大肠干预。然而，基于"肺与大肠相表里"理论指导下的"从肠治肺"之法，古代医家多为理论阐述和个案，要想评价是否有效，仍需要引入临床流行病学和循证医学方法来进行科学评价。

● 研究内容与结果

本团队曾进行了一项荟萃分析，观察大承气汤方化裁对急性发作期慢性阻塞性肺疾病（acute exacerbation of chronic obstructive pulmonary disease，AECOPD）的治疗作用。通过系统检索与筛选，最终纳入了 16 项临床试验，共包含 1112 例患者。结果发现，大承气汤化裁辅助西医治疗 AECOPD 对患者肺功能和临床症状均具有明显改善作用。但是目前开展的这些临床研究在方法学方面存在着许多局限性，研究质量普遍偏低。可见，尽管已经有了一些临床证据提示"从肠治肺"对 AECOPD 进行治疗是有效的，但是由于研究的证据质量有限，想要进一步证明这一问题，尚需开展设计合理的、大样本的随机对照研究。

我们以中医治疗具有优势的现代复杂难治性呼吸系统疾病慢性阻塞性肺疾病为切入点，观察肺与大肠在病理上相互传变中"肺病及肠"的客观关系以及"从肠治肺"的临床疗效。AECOPD 是导致 COPD 高死亡率和高发病率以及增加社会和健康系统负担的一个重要原因。AECOPD 的治疗应以减轻肺部症状、降低住院风险、改善肺功能和提高生活质量为目标。本团队在"肺与大肠相表里"理论指导下，结合 COPD 的病机特点及"病在上取之下""实者泻之"的治疗原则，根据病情进行稳定期 COPD 与 AECOPD 的临床研究，在辨证论治基础上，以通利大肠之法"从肠论治"，开展了多中心、大样本、随机、双盲对照研究，观察肺与大肠在病理上是否客观存在着相互传变的"肺病及肠"现象？以 AECOPD 为切入点，从临床疗效角度评价肺病"从肠论治"是否有效？

一、以稳定期 COPD 为切入点，探讨肺与大肠在病理上是否客观存在着相互传变的"肺病及肠"的现象

1. 纳入及分组

采用多中心、随机双盲、安慰剂对照的临床研究方法，将 196 名稳定期 COPD 患者（注：纳入标准、排除标准略）随机分为对照组、试验组。两组在西医对症治疗的基础上分别给予安慰剂和甘蔗渣片 12g/d（其中甘蔗渣含量为 6g/d），连续 30 天。

2. 核心指标设计

核心指标包括肺部症状（咳嗽、咯痰、喘促）及下消化道症状（便秘、腹胀）积分、COPD 急性加重频次、圣乔治呼吸调查问卷评分、6 分钟步行距离。

（1）症状积分

症状积分是本研究的主要结局。按照 Likert 量表原则，参《中药新药临床研究指导原则》症状量化分级方法，按无、轻度、中度和重度，对肺部症状咳嗽、咯痰、喘促，下消化道症状便秘、腹胀，分别赋值 0、2、4、6 分，分数越高说明症状越重，要求患者根据自己的整体感受进行评定。在治疗前后分别记录。

（2）COPD 急性加重频次

COPD 急性加重指患者呼吸系统症状（如咳嗽、咯痰、喘促等）出现超越日常状况的持续恶化，并需改变基础药物治疗的状况。急性加重频次是指患者在过去一年中

COPD 急性发作的次数。

（3）生活质量评估

采用圣乔治呼吸问卷评分（St.Georhe's respiratory questionaire，SGRQ）对所有入组稳定期 COPD 患者进行生活质量评估。圣乔治呼吸问卷在治疗开始时和 6 个月随访时分别记录。

（4）6 分钟步行距离

6 分钟步行距离（6 minutes walking distance，6MWD）是通过 6 分钟步行实验来评价患者的运动耐力。6MWD 在治疗前后分别测量、记录。

（5）安全性评价

治疗前后对安全性进行评估。包括检测血、尿常规，肝、肾功能检测，以及心电图。记录治疗期间在任何时间的不良事件。

二、以 AECOPD 为切入点，观察"从肠论治"是否具有临床疗效

1. 拆方及分组

采用多中心、随机双盲、安慰剂对照的临床研究方法，将 488 名痰热壅肺证 AECOPD 患者随机分为对照组、治肠组、治肺组、肺肠同治组。根据药物功效对宣白承气汤进行拆方，四组均在西医对症治疗的基础上分别给予安慰剂（对照组），生大黄（治肠组），生石膏、瓜蒌皮、苦杏仁（治肺组）和宣白承气汤全方（肺肠同治组）。观察治疗前和 10 天治疗过程中及治疗后肺部主要症状、肺功能、动脉血气分析及安全性指标，评价其临床疗效。

2. 核心指标设计

核心指标主要包括肺部症状积分、肺功能测定、动脉血气分析、安全性指标，以及依从性评估。

（1）肺部症状积分

肺部症状积分是本研究的主要结局。依据 Likert 量表症状量化分级方法，对 AECOPD 主要症状（咳嗽、咯痰、喘息、胸闷）的严重程度，按照无、轻度、中度和重度分别赋值 0、2、4、6 分，分数越高说明症状越重，所有单个症状分数的总和即为 AECOPD 主要症状总积分，要求患者根据 AECOPD 发病以来的整体感受进行评定，评分过程由医生和患者分别独立完成。在治疗前，治疗第 3、5、7、10 天各进行 1 次计分。

（2）肺功能测定

分别在入组时和治疗结束后检测各组患者用力肺活量（FVC），第一秒用力呼气量（FEV1），FEV1 占预计值百分比（FEV1%pred）。

（3）动脉血气分析

分别在入组时和治疗结束后检测各组患者动脉血气指标：PH、动脉血氧分压

（PaO$_2$），动脉二氧化碳分压（PaCO$_2$）。

（4）安全性指标

检测各组患者血、尿、便常规，肝、肾功能及心电图。记录治疗期间在任何时间发生的任何不良事件。

（5）依从性

由各中心调查员通过计数治疗 10 天后患者交回的服用和未服用的配方颗粒包装袋数量计算患者的依从性。

所有次要观测指标均在试验的第 1 天和第 10 天检测和记录。

三、研究结果

1. 稳定期 COPD

（1）症状积分

COPD 合并便秘的患者咳嗽、咯痰、喘促的症状积分分别为 3.73±1.12，3.53±1.21，3.41±1.43；COPD 合并腹胀的患者咳嗽、咯痰、喘息的症状积分分别为 3.61±1.36，3.18±1.48，3.35±1.67，均明显高于无腹胀和便秘的稳定期 COPD 患者（症状积分分别为 2.24±1.56，2.26±1.37，1.72±1.55）（$P < 0.01$）（表 21-1）。

表 21-1　各组症状积分对比（mean ± SD）

分组	n	咳嗽	咯痰	喘息
腹胀（+）	76	3.61±1.36[**]	3.18±1.48[**]	3.35±1.67[**]
便秘（+）	77	3.73±1.12[**]	3.53±1.21[**]	3.41±1.43[**]
下消化道症状（−）	85	2.24±1.56	2.26±1.37	1.72±1.55
F		34.983	21.047	34.414
P		0.000	0.000	0.000

注：**$P < 0.01$。

（2）COPD 急性加重次数

COPD 合并腹胀的患者急性加重次数为 2.58±1.64，COPD 合并便秘的患者急性加重频次为 2.60±1.43，均明显高于无腹胀、便秘的 COPD 患者 1.56±1.19（$P < 0.01$）。（表 21-2）。

（3）6 分钟步行距离

COPD 合并腹胀的患者 6MWT 为 356 米 ±53.78 米，COPD 合并便秘的患者 6MWT 为 379.84 米 ±72.70 米，均明显低于无腹胀、便秘患者 408.46 米 ±61.62 米（$P < 0.01$）（表 21-2）。

表 21-2　各组急性发作频次和 6MWD（mean ± SD）

分组	n	急性加重频次（No.）	6MWD（m）
腹胀（+）	76	2.58±1.64[**]	356.00±53.78[**]
便秘（+）	77	2.60±1.43[**]	379.84±72.70[*]
下消化道症状（-）	85	1.56±1.19	408.46±61.62
F		14.641	11.979
P		0.000	0.000

注：*$P < 0.05$，**$P < 0.01$，与无下消化道症状（腹胀、便秘）患者对比。

（4）生活质量

COPD 合并腹胀的稳定期患者其 SGRQ 症状、活动、影响部分评分及总积分分别为 62.62±17.49，52.01±20.93，47.58±22.04，53.93±18.49；COPD 合并便秘的患者其 SGRQ 症状、活动、影响部分评分及总积分分别为 64.12±18.05，58.36±17.93，51.86±19.71，55.80±16.75；均明显高于无腹胀、便秘的 COPD 患者（其评分分别为 49.25±23.46，39.82±19.05，27.99±15.85，34.6±16.07）（$P < 0.01$）（表 21-3）。

表 21-3　各组生活质量评分（mean ± SD）

分组	n	症状	活动	影响	总分
腹胀（+）	76	62.62±17.49[**]	52.01±20.98[**]	47.58±22.04[**]	53.93±18.49[**]
便秘（+）	77	64.12±18.05[**]	58.36±17.93[**]	51.86±19.71[**]	55.80±16.75[**]
下消化道症状（-）	85	49.25±23.46	39.82±19.05	27.99±15.85	34.60±16.07
F		15.375	20.325	36.279	35.510
P		0.000	0.000	0.000	0.000

注：**$P < 0.01$。

（5）下消化道症状（包括腹胀、便秘）评分与生活质量评估相关分析

Pearson's 相关分析显示：腹胀与 COPD 患者症状咳嗽、咯痰、喘息，急性加重发作频次、SGRQ 症状评分、活动评分、影响评分及总积分均呈明显正相关关系，相关系数分别为 0.398，0.424，0.423，0.323，0.314，0.323 和 0.507；并与 6MWT 呈明显负相关，相关系数为 -0.551；便秘与 COPD 患者肺部临床表现（咳嗽、咯痰、喘促）、急性加重发作频次、SGRQ 症状评分、活动评分、影响评分及总积分均呈明显正相关关系，相关系数分别为 0.355，0.436，0.337，0.256，0.183，0.367 和 0.407；并与 6MWT 呈明显负相关，相关系数为 -0.517（表 21-4）。

表 21-4　下消化道症状（包括腹胀、便秘）评分与生活质量相关分析

	腹胀	便秘	咳嗽	咯痰	呼吸困难	急性加重频次	6MWD	SGRQ总分	SGRQ症状积分	SGRQ活动积分	SGRQ影响积分
腹胀	1										
便秘	0.387**	1									
咳嗽	0.410**	0.355**	1								
咯痰	0.420**	0.436**	0.600**	1							
呼吸困难	0.508**	0.337**	0.379**	0.303**	1						
急性加重频次	0.226**	0.260**	0.312**	0.269**	0.205**	1					
6MWD	−0.501**	−0.517**	−0.194*	−0.116	−0.394**	−0.171*	1				
SGRQ总分	0.462**	−0.137	0.264**	0.337**	0.478**	0.032	−0.416**	1			
SGRQ症状积分	0.298**	0.187*	0.353**	0.246**	0.321**	0.038	−0.339**	0.691**	1		
SGRQ活动积分	0.295**	0.372**	0.115	0.205**	0.401**	0.058	−0.283**	0.880**	0.491**	1	
SGRQ影响积分	0.512**	0.411**	0.269**	0.376**	0.472**	0.014	−0.440**	0.960**	0.571**	0.759**	1

注：** 相关性在 0.01 水平显著（双尾），* 相关性在 0.05 水平显著（双尾）。

2. 急性加重期 COPD

（1）症状积分

结果显示，随治疗时间进展，各组症状积分均显著降低（表 21-5）。治疗后：

肺肠同治组与对照组相比：肺肠同治组总症状积分显著降低，两组之间在治疗的第 3 天出现统计学差异。在治疗的第 3、5、7、10 天，肺肠同治组和对照组总症状积分存在显著差异。

治肠组与对照组相比：治肠组总症状积分显著降低，两组之间在治疗的第 3 天出现统计学差异。在治疗的第 3、5、7、10 天，治肠组和对照组总症状积分存在显著差异。

肺肠同治组与治肺组相比：肺肠同治组总症状积分略低于治肺组，但无统计学差异（表 21-6）。

表 21-5　10 天治疗期间各组总症状积分变化

分组	不同时间点症状积分 [a]				
	Day 1	Day 3	Day 5	Day 7	Day 10
对照组					
FAS（n = 122）	20.10（4.28）	16.48（4.08）	13.20（4.18）	9.64（3.68）	7.00（3.72）
PPS（n = 118）	20.09（4.32）	16.42（3.95）	13.12（4.10）	9.54（3.65）	6.92（3.74）
肺肠同治组					
FAS（n = 122）	19.70（4.23）	13.92（4.46）[b]	10.64（4.28）[b]	7.72（4.34）[b]	5.21（4.43）[b]
PPS（n = 111）	19.64（4.24）	13.82（4.50）[b]	10.59（4.24）[b]	7.64（4.38）[b]	5.03（4.29）[b]
治肺组					
FAS（n = 122）	19.95（4.41）	14.63（4.96）[b]	10.62（5.28）[b]	8.34（5.53）[b]	5.79（5.64）[b]
PPS（n = 121）	19.98（4.11）	14.7（4.92）[b]	10.71（5.21）[b]	8.41（5.50）[b]	5.83（5.64）
治肠组					
FAS（n = 122）	19.33（4.48）	14.33（4.20）[b]	10.49（3.55）[b]	7.97（3.82）[b]	5.33（4.09）[b]
PPS（n =117）	19.38（4.53）	14.32（4.22）[b]	10.53（3.59）[b]	8.09（3.80）[b]	5.37（4.09）[b]
Effects：F，P					
Day：	1565.1，$P < 0.001$（FAS）		1518.1，$P < 0.001$（PPS）		
Day * Group	2.522，$P = 0.007$（FAS）		2.352，$P = 0.012$（PPS）		
Group	7.645，$P < 0.001$（FAS）		6.931，$P < 0.001$（PPS）		

FAS = 全分析集；PPS = 符合方案集。
采用球形检验：FAS：W = 0.510，$P < 0.001$；PPS：W = 0.509，$P < 0.001$。
a：数据显示为 mean（SD）；b：$P < 0.05$，与相同时间点对照组相比。

表 21-6　各组治疗前后症状积分多重比较

天数	总症状积分对比	FAS[a]		PPS[b]	
		P	治疗效果 [d]（95% CI；P）	P	治疗效果 [d]（95% CI；P）
1					
	对照组 – 肺肠同治组	0.473	0.39（−0.68，1.47）	0.434	0.45（−0.67，1.56）
	对照组 – 治肺组	0.788	0.15（−0.93，1.22）	0.856	0.10（−0.99，1.20）
	对照组 – 治肠组	0.160	0.77（−0.31，1.85）	0.213	0.70（−0.40，1.80）
	肺肠同治组 – 治肺组	0.654	−0.25（−1.32，0.83）	0.543	−0.34（−1.46，0.77）

天数	总症状积分对比	FAS[a]		PPS[b]	
		P	治疗效果[d] （95% CI；P）	P	治疗效果[d] （95% CI；P）
3					
	对照组 – 肺肠同治组	< 0.001	2.57（1.45，3.68）	< 0.001	2.60（1.45，3.74）
	对照组 – 治肺组	0.001	1.85（0.74，2.97）	0.003	1.71（0.59，2.84）
	对照组 – 治肠组	< 0.001	2.16（1.04，3.27）	< 0.001	2.09（0.96，3.22）
	肺肠同治组 – 治肺组	0.210	−0.71（−1.83，0.40）	0.129	−0.88（−2.02，0.26）
5					
	对照组 – 肺肠同治组	< 0.001	2.56（1.46，3.66）	< 0.001	2.52（1.40，3.65）
	对照组 – 治肺组	< 0.001	2.57（1.48，3.67）	< 0.001	2.41（1.31，3.51）
	对照组 – 治肠组	< 0.001	2.71（1.61，3.80）	< 0.001	2.59（1.48，3.70）
	肺肠同治组 – 治肺组	0.977	−0.02（−1.08，1.12）	0.838	−0.12（−1.24，1.00）
7					
	对照组 – 肺肠同治组	0.001	1.92（0.81，3.03）	0.001	1.90（0.76，3.05）
	对照组 – 治肺组	0.022	1.30（0.19，2.40）	0.048	1.13（0.01，2.25）
	对照组 – 治肠组	0.003	1.67（0.56，2.78）	0.011	1.46（0.33，2.59）
	肺肠同治组 – 治肺组	0.270	−0.62（−1.73，0.49）	0.182	−0.77（−1.91，0.36）
10					
	对照组 – 肺肠同治组	0.002	1.79（0.65，2.93）	0.002	1.89（0.72，3.06）
	对照组 – 治肺组	0.037	1.21（0.07，2.35）	0.065	1.08（−0.07，2.23）
	对照组 – 治肠组	0.004	1.67（0.53，2.81）	0.009	1.55（0.39，2.70）
	肺肠同治组 – 治肺组	0.323	−0.57（−1.71，0.57）	0.174	−0.81（−1.97，0.36）
Mean D[e]					
	对照组 – 肺肠同治组	< 0.001	1.84（0.98，2.71）	< 0.001	1.87（0.98，2.77）
	对照组 – 治肺组	0.001	1.42（0.55，2.86）	0.004	1.29（0.41，2.46）
	对照组 – 治肠组	< 0.001	1.80（0.93，2.66）	< 0.001	1.68（0.79，2.56）
	肺肠同治组 – 治肺组	0.333	−0.43（−1.30，0.44）	0.198	−0.59（−1.48，0.31）

缩写：FAS = 全分析集；PPS = 符合方案集；CI = 置信区间。

a FAS 人数：对照组 122 人，肺肠同治组 122 人，治肺组 122 人，治肠组 122 人。

b PPS 人数：对照组 118 人，肺肠同治组 111 人，治肺组 121 并计算 95% 可信区间。

e Mean D = 两组间较基线变化水平的均值差异。

（2）肺功能测定

治疗后，肺肠同治组与对照组相比：肺肠同治组 FEV1、FVC 和 FEV1%pred 显著升高。治肠组与对照组相比：治肠组 FEV1、FVC 和 FEV1%pred 显著升高。肺肠同治组与治肺组相比：肺肠同治组 FEV1%pred、FEV1、FVC 较治肺组均无显著差异（表21-7）。

表 21-7　各组治疗前后肺功能检测结果比较

组别	FAS[a]			PPS[b]		
	P	均差	治疗效果[c]（95% CI；P）	P	均差	治疗效果[c]（95% CI；P）
FEV$_1$						
治肺组 - 对照组	< 0.001	0.13	（0.06，0.20；< 0.001）	< 0.001	0.13	（0.06，0.20；< 0.001）
肺肠同治组 - 对照组		0.16	（0.09，0.23；< 0.001）		0.15	（0.08，0.22；< 0.001）
治肠组 - 对照组		0.12	（0.05，0.19；0.001）		0.12	（0.05，0.19；0.001）
肺肠同治组 - 治肺组		0.03	（-0.04，0.10；0.393）		0.02	（-0.05，0.09；0.500）
FVC						
治肺组 - 对照组	0.002	0.15	（0.05，0.25；0.003）	0.004	0.14	（0.04，0.24；0.006）
肺肠同治组 - 对照组		0.17	（0.08，0.27；0.001）		0.17	（0.07，0.27；0.001）
治肠组 - 对照组		0.15	（0.05，0.25；0.003）		0.15	（0.05，0.25；0.004）
肺肠同治组 - 治肺组		0.02	（-0.08，0.12；0.641）		0.03	（-0.07，0.13；0.603）
FEV1%pred						
治肺组 - 对照组	< 0.001	5.61	（2.81，8.41；< 0.001）	< 0.001	5.13	（2.33，7.94；< 0.001）

组别	FAS[a]			PPS[b]		
	P	均差	治疗效果[c]（95% CI；P）	P	均差	治疗效果[c]（95% CI；P）
肺肠同治组 - 对照组			7.39（4.59, 10.20；< 0.001）			7.19（7.32, 10.06；< 0.001）
治肠组 - 对照组			5.95（3.15, 8.75；< 0.001）			5.93（3.10, 8.76；< 0.001）
肺肠同治组 - 治肺组			1.78（-1.02, 4.59；0.213）			2.06（-.80, 4.91；0.158）

缩写：FAS = 全分析集；PPS = 符合方案集；CI = 置信区间。

a FAS 人数：对照组 122 人，肺肠同治组 122 人，治肺组 122 人，治肠组 122 人。

b PPS 人数：对照组 118 人，肺肠同治组 111 人，治肺组 121 人，治肠组 117 人。

c 采用单因素方差分析或协方差分析并计算 95% 可信区间。

（3）动脉血气分析

治疗后，肺肠同治组与对照组相比：肺肠同治组 PaO_2 显著升高，$PaCO_2$ 显著降低，两组间 pH 酸碱度无显著差异。治肠组与对照组相比：治肠组 PaO_2 显著升高，$PaCO_2$ 显著降低，两组间 pH 酸碱度无显著差异。肺肠同治组与治肺组相比：肺肠同治组 PaO_2、$PaCO_2$ 与治肺组均无统计学差异（表 21-8）。

表 21-8 各组治疗前后动脉血气分析比较

组别	FAS[a]			PPS[b]		
	P	均差	治疗效果[c]（95% CI；P）	P	均差	治疗效果[c]（95% CI；P）
PH						
治肺组 - 对照组	0.734	-0.001	（-0.01, 0.01；0.927）	0.884	0.000	（-0.01, 0.01；0.948）
肺肠同治组 - 对照组		0.006	（-0.01, 0.02；0.368）		0.004	（-0.01, 0.02；0.522）
治肠组 - 对照组		0.003	（-0.01, 0.02；0.622）		0.002	（-0.01, 0.02；0.716）
肺肠同治组 - 治肺组		0.006	（-0.01, 0.02；0.322）		0.005	（-0.01, 0.02；0.479）

组别	FAS[a]			PPS[b]		
	P	均差	治疗效果[c]（95% CI；P）	P	均差	治疗效果[c]（95% CI；P）
PaO_2						
治肺组 - 对照组	0.070	3.61	（−0.41，7.63；0.078）	0.091	3.43	（−0.63，7.50；0.098）
肺肠同治组 - 对照组		4.78	（0.76，8.79；0.020）		4.09	（−0.07，8.24；0.054）
治肠组 - 对照组		4.59	（0.58，8.61；0.025）		4.96	（0.86，9.05；0.018）
肺肠同治组 - 治肺组		1.17	（−2.85，5.18；0.569）		0.66	（−3.47，4.78；0.755）
$PaCO_2$						
治肺组 - 对照组	0.050	−2.46	（−4.60，0.31；0.025）	0.026	−2.38	（−4.43，−0.32；0.023）
肺肠同治组 - 对照组		−2.33	（−4.48，−0.18；0.033）		−2.62	（−4.72，−0.52；0.015）
治肠组 - 对照组		−2.67	（−4.82，−0.53；0.015）		−2.81	（−4.89，−0.74；0.008）
肺肠同治组 - 治肺组		0.127	（−2.02，2.72；0.908）		−0.24	（−2.33，1.84；0.818）

缩写：FAS = 全分析集；PPS = 符合方案集；CI = 置信区间。

a FAS 人数：对照组 122 人，肺肠同治组 122 人，治肺组 122 人，治肠组 122 人。

b PPS 人数：对照组 118 人，肺肠同治组 111 人，治肺组 121 并计算 95% 可信区间。

c 采用协方差分析并计算 95% 可信区间。

（4）安全性指标

治疗期间对照组出现 1 例（0.82%）、肺肠同治组出现 4 例（3.30%）、治肠组出现 5 例（4.10%）轻微腹泻，组间无显著差异。四组血、尿常规，肝功能、肾功能、心电图等治疗前后均无显著差异。

（5）依从性

依从性通过计数空包装袋得出。肺肠同治组、治肺组、治肠组和对照组依从性均较高且相同。

● 意义及展望

COPD 病位虽主要在肺，肺失宣降，可影响大肠传导功能，出现便秘、腹胀、肠道改变，且腹胀、便秘与 COPD 肺部症状相关，二者存在彼此累及现象，提示肺与大肠在病理上相互传变中存在"肺病及肠"的客观现象。肺肠同治可有效减轻 AECOPD 患者咳嗽、咯痰、喘息、胸闷的症状，改善肺功能，促进氧合，为"肺与大肠相表里"理论提供了临床疗效证据。

第三章　实验研究

第22问　半夏泻心汤组方原理与 Shay 氏平衡学说有何相关之处？

● 研究背景

消化性溃疡（peptic ulcer，PU）是一种世界性常见疾病，人群中患病率高达 10% ～ 12%，具有反复发作倾向，其并发症上消化道出血、穿孔、梗阻、癌变等，更是严重危害人们的健康。关于本病的发生曾有过各种各样的学说，但至今占主导地位的是 Shay 氏平衡理论学说，即本病的发生是攻击因子增强与防御因子削弱引起，或者说两种因子平衡失调是发生 PU 的关键因素。攻击因子有胃酸、胃蛋白酶、幽门螺杆菌（helicobacter pylori，HP）等；防御因子包括胃黏膜屏障、胃黏膜上皮细胞再生、前列腺素等。

目前西医治疗 PU 主要从抑酸、抗 HP 及保护胃黏膜三方面入手，其临床疗效显著，但不良反应较多，且复发率亦很高。中医辨治 PU，注重调节人体阴阳平衡，复发率低，远期疗效好，具有很大优势。本课题组多年来一直从事经方治疗常见病、疑难病的临床与实验研究，总结出了中医药防治 PU 的证治规律。

● 研究内容与结果

一、研究思路

1. PU 的中医病机以"寒热错杂"为主

PU 属中医"胃脘痛""痞满"范畴，临床上呈现出"寒热错杂"的证候特征，如胀痛、泛酸、烦闷、嘈杂为偏热实的一面；而纳差、乏力、消瘦、便溏等则属偏于虚寒的一面。寒热交错，虚实夹杂，这也是导致溃疡缠绵难愈的主要原因。

2. 半夏泻心汤是治疗 PU 的有效方剂

半夏泻心汤出自《伤寒论》，由半夏、干姜、黄芩、黄连、人参、炙甘草、大枣组成。根据中医组方原理分析本方，七味药物主要分为三组：①半夏，干姜辛开而温；②黄芩、黄连苦泄而寒；③人参、甘草、大枣甘温调补。此即"辛开、苦降、甘补"之法，是中医临床调和脾胃阴阳，治疗"寒热错杂"证的代表方剂。运用半夏泻心汤治疗 PU，屡获良效，但其具体作用机理、方剂结构与作用关系尚待进一步研究。

3. 半夏泻心汤组方原理与 Shay 氏平衡学说的相似之处

本课题组开展了半夏泻心汤治疗 PU 的拆方研究。我们将本方 7 味药物的性味功效及现代药理研究资料输入计算机，对其全部 127 种组合逐一进行相关分析，并在"方从法立，以法统方"的中医组方原理基础上，提出了拆方研究不能忽视病机与治法，即一定要在中医"理法方药"理论指导下进行的基本原则，从而制定出"法依病机，拆方依法"的研究方案。

半夏泻心汤治疗 PU 的中医机理主要为以下两个方面：其一，"辛开、苦降"，寒温并用，驱除寒热痰浊之邪；同时，调畅气机升降，调节脾胃阴阳平衡。其二，"甘补"扶正，和胃健脾，以增强机体抗邪能力；同时，促进病体康复。

值得注意的是，现代医学 Shay 氏平衡理论学说与传统的中医理论有着惊人的相似之处（表 22-1）：

表 22-1　半夏泻心汤证治规律与 Shay 氏平衡理论学说的对比

	半夏泻心汤证治规律	Shay 氏平衡理论学说
PU 发病机理	邪气犯胃，胃气不降而生热 正气不足，脾气不升而生寒 寒热错杂，脾胃阴阳失调	攻击因子增强 防御因子削弱 两种因子平衡失调
PU 治疗原则	"辛开苦降"：寒温并用，驱除寒热痰浊之邪 "甘补"扶正：和胃健脾，增强机体抗邪能力 "辛开苦降甘补"：调畅气机升降，调节阴阳平衡	削弱攻击因子（抑酸、抗 HP 等） 加强防御因子（保护胃黏膜，促进病体康复，促进黏膜细胞再生修复） 调解两种因子的平衡状态

二、研究设计与实验方案

为诠释半夏泻心汤组方原理与 Shay 平衡学说的相关性，主要科研设计要点如下：

第一，拆方及正交设计分组——遵循组方原理拆方分组。根据中医组方原理，将半夏泻心汤分为辛开药组（半夏、干姜）、苦降药组（黄芩、黄连）、甘补药组（人参、炙甘草、大枣）。并用正交设计的方法进行交互组合以组成辛开苦降药组、辛开甘补药组、苦降甘补药组、辛开苦降甘补药组（全方组），开展实验研究。

第二，复制大鼠慢性实验性胃溃疡模型。从形态学、病理学、免疫学、分子生物学等，多角度观察半夏泻心汤及其拆方对实验模型 PU 攻击因子及防御因子的影响。依据 Shay 氏平衡学说设计观察指标：①攻击因子：胃液总酸度与游离酸度、胃蛋白酶、胃泌素、幽门螺杆菌。②防御因子：胃液中表皮生长因子、胃黏膜组织中前列腺素等。

第三，采用多元回归等统计方法分析实验数据，探讨半夏泻心汤治疗 PU 的作用机制，分析"辛开、苦降、甘补"法对 PU 攻击因子及防御因子调节作用的特异性与协调性相关机制。

三、实验结果及研究结论

研究结果显示，半夏泻心汤对大鼠慢性实验性胃溃疡具有明显的治疗作用，其主要作用机理与以下因素有关：①增加胃液中表皮生长因子含量；②促进胃黏膜细胞增殖；③促进胃黏液分泌；④抑制幽门螺杆菌。从而促进溃疡灶肉芽组织的良好生长、促进溃疡灶表面黏膜的生长覆盖，最终实现促进溃疡愈合、降低愈合后溃疡复发的治疗作用。

拆方观察结果提示，甘补药组在增加胃液中表皮生长因子含量作用方面效果尤为突出，同时甘补药组在本方促进溃疡愈合、降低愈合后溃疡复发方面发挥重要作用。苦降药组在本方抗 HP 方面具有关键作用。而辛开药组与甘补药组、苦降药组配伍（即全方组）则能在促进胃黏膜细胞增殖、促进胃黏液分泌、抑制幽门螺杆菌、促进溃疡灶肉芽组织的良好生长、促进溃疡灶表面黏膜的生长覆盖等方面，表现出最佳效果。不仅印证了仲景组方用药的合理性和科学性，也为进一步认识"辛开苦降甘补法"的作用机制提供了实验依据。同时，这对于指导临床治疗消化性溃疡中医用药等具有参考价值。

综合分析半夏泻心汤组方原理与 Shay 氏平衡学说的相关实质，甘补药组的主要作用表现在增强防御因子方面，苦降药组的作用主要表现在削弱攻击因子方面，辛开药组与上述两组药物配伍具有增效作用，全方组具有增强防御因子及削弱攻击因子的双重作用。就本方特色而言，其增强防御因子的作用更为突出。

● 意义及展望

本团队发现半夏泻心汤组方原理与 Shay 氏平衡学说在临床防治 PU 方面有相似之处，并提出了探讨两者相关实质的具体研究方案。为研究中医病机的微观过程和中医学抽象概念的内涵提供实验依据，以促进中西两种医学理论的相互沟通，探索中西医结合的新途径。本课题一改过去中医复方拆方研究拘泥于单味药物而忽视病机与治法的研究方向，根据中医辨证论治规律提出"法依病机、拆方依法"的研究方案，建立了理、法、方、药紧密结合的研究模式。

第 23 问　半夏泻心汤能保护胃黏膜吗？为什么？

● 研究背景

　　胃黏膜是胃腔内面的黏膜，位于胃壁的最内层，由上皮、固有层及黏膜肌层组成。胃黏膜屏障是存在于胃腔和胃黏膜间隙之间的一道十分严密的屏障，由上皮顶部细胞膜和相邻细胞间的紧密连接构成。胃黏膜具有一定的自身保护能力，胃黏膜屏障可阻止胃腔中的 H^+ 顺浓度差向黏膜内扩散而侵蚀黏膜层，防止胃液损伤胃黏膜。胃黏膜屏障一旦受到损伤，H^+ 会迅速向黏膜内侵袭而导致黏膜水肿、出血，甚至坏死，形成溃疡。研究显示，胃黏膜屏障在某些物质、药物等因素侵袭后容易遭到破坏，如非甾体抗炎药、乙醇、幽门螺杆菌、胃泌素、醋酸和胆酸等；某些胃肠激素如生长抑素、前列腺素、表皮生长因子等则可防止或明显减轻有害物质对黏膜的损伤，具有一定的保护胃黏膜的作用。胃黏膜屏障、胃黏膜上各种细胞保护因子以及二者之间的相互作用形成的胃黏膜保护网络体系，使胃黏膜免受各种侵袭因素的攻击，是目前研究胃黏膜保护机制的重要方向。

　　半夏泻心汤出自张仲景《伤寒论》，全方由辛开之半夏、干姜，苦降之黄芩、黄连，甘补之人参、炙甘草、大枣三组药物组成，主治寒热错杂之心下痞证，常被用于治疗急慢性胃炎、肠炎、胃十二指肠溃疡等消化系统疾病，疗效显著，但其作用机制则尚不清楚。为研究半夏泻心汤保护胃黏膜的具体作用机制及其配伍规律，本团队重点从胃黏膜的保护机制，即胃黏膜屏障本身及胃黏膜周围各种细胞因子两方面来进行深入研究，制备大鼠慢性萎缩性胃炎 CAG 模型和大鼠胃溃疡模型（改良 Okabe 法）两种常见黏膜损伤动物模型，通过对胃黏膜和溃疡病灶形态学的直接观察了解胃黏膜的变化及溃疡病灶变化，检测胃液游离酸、总酸度、胃蛋白酶活性、胃泌素、表皮生长因子、胃黏膜细胞增殖等实验指标，观察半夏泻心汤及其拆方的干预作用。

● 研究内容与结果

一、研究设计与实验方案

　　主要科研设计要点如下：
　　（一）拆方及正交设计分组——遵循组方原理拆方分组
　　根据中医组方原理，按照药物性味特点，将半夏泻心汤组成药物分为辛味药组（半夏、干姜）、苦味药组（黄芩、黄连）和甘味药组（人参、炙甘草、大枣），作为3个不同因素，每一因素各设用药和不用药2个水平，采用23析因实验设计，用正交设计的方法进行交互组合，共设8个实验组，分别为辛味药组、苦味药组、甘味药组、辛苦药组、苦甘药组、辛甘药组、辛苦甘药组（即全方组）和模型组，开展实验研究。

（二）制备模型

1. 制备大鼠慢性萎缩性胃炎CAG模型

采用3%水杨酸钠灌胃及饥饱劳倦因素结合的方法，制备大鼠脾气虚型慢性萎缩型胃炎病证结合模型，共分为两阶段：第一阶段为前10周。正常对照组以蒸馏水每日每只2mL灌胃，其余各组以3%水杨酸钠每日每只2mL灌胃，连续10周，模型组处死、取材、检验。第二阶段为第11～15周。正常对照组：蒸馏水每日每只2mL灌胃，其余药物组分别以对应的治疗药液浓缩剂每日每只2mL灌胃。连续给药4周后处死、取材、检验。

2. 制备大鼠胃溃疡模型（改良Okabe法）

按改良Okabe法，将动物禁食48小时，戊巴比妥钠麻醉后，固定于手术台上，剃腹毛，消毒，铺巾，于剑突下腹中线稍左分层切开腹壁约1.8cm将胃引出，用内径3mm的玻璃管按在幽门无血管处，将蘸有纯醋酸0.1mL的细棉签插入管内与胃黏膜接触，留置1.5分钟后撤掉，擦净残留酸液，以大网膜包裹，送入腹腔，关腹。术后第3天，禁食12小时，用食管喂以5%NaHCO$_3$2mL，15分钟后用胃管注入由北京市中医研究所微生物免疫研究室提供的幽门螺杆菌（HP）菌液1.5mL（103cfu/mL），30分钟后喂食，3天1次，共3次。手术对照组只省略醋酸烧灼程序。正常对照组常规饲养，以蒸馏水每日每只2mL灌胃。

（三）核心指标设计

1. 大鼠慢性萎缩性胃炎CAG模型胃黏膜形态学观察

包括观察胃黏膜水肿、充血等浅表性炎症表现，淋巴细胞浸润象，腺体主细胞形态，黏液分泌细胞化生现象等。

2. 大鼠胃溃疡模型溃疡灶形态观察

溃疡灶肉眼大体形态观察：主要观察溃疡灶边缘、溃疡面及黏膜皱襞形态。

溃疡面被覆黏膜厚度观察：在4倍物镜下调显微测微尺垂直于溃疡平面，测得肉芽层浅部覆盖黏膜的厚度。正常组则测量相应部位的胃黏膜厚度作为对照。

溃疡肉芽瘢痕层厚度观察：在10倍物镜下，仔细分辨溃疡灶肉芽组织的最浅层和瘢痕组织的最底层，定位肉芽瘢痕最厚处。然后在4倍物镜下调显微测微尺垂直于溃疡平面，测得肉芽瘢痕层厚度。

扫描电镜观察：重点观察溃疡表面形态，包括渗出坏死、黏膜上皮修复等情况。

3. 检测两种黏膜损伤动物模型胃液分泌量、总胃酸、游离酸和胃蛋白酶活性

用 NaOH 滴定法测定胃液胃游离酸和总酸度。用改良 Ansion 法测定胃蛋白酶活性，以 mg/（L·min）的酪氨酸含量表示其活性大小。

4. 检测大鼠胃溃疡模型血清胃泌素

用放射免疫法测定血清中胃泌素的含量。

5. 检测大鼠胃溃疡模型细胞增殖活性

采用 ABC 法免疫组化染色检测增殖细胞核抗原（PCNA）。

6. 检测大鼠胃溃疡模型胃液表皮生长因子

用放射免疫法测定胃液中表皮生长因子的含量。

二、研究结果

1. 形态学研究

（1）胃黏膜形态学研究

在对大鼠 CAG 模型进行半夏泻心汤及其拆方调节胃分泌作用的实验观察中发现：模型组可见胃黏膜轻度充血、水肿，局部糜烂，糜烂部位散在出血点，在胃体及胃窦部均可见较多的灶状灰暗区、皱襞浅小，呈慢性浅表性胃炎、萎缩性胃炎的兼夹表现。光镜观察，黏膜浅层上皮发生充血、水肿及变性、坏死、脱落征象，并有淋巴细胞浸润；在胃体及胃窦部均可见灶状腺体萎缩，有的腺体腔呈囊性扩张、腺上皮细胞扁平的萎缩征象；胃体萎缩灶可见壁细胞、主细胞显著减少和黏液分泌细胞化生，胃窦萎缩灶可见肠上皮化生；间质可见淋巴细胞浸润。

与模型组比较，甘补组炎症区胃黏膜水肿、充血较微，只见到散在淋巴细胞浸润象，腺体主细胞形态正常，偶可见扁平的壁细胞，呈现出对浅表性炎症及腺体萎缩的良好改善作用；辛开组除炎症区胃黏膜浅表性炎症轻微外，黏液分泌细胞化生现象也不明显；苦降组除减轻浅表性炎症及间质细胞浸润外，对腺体萎缩及黏液分泌细胞化生无显著影响；全方组的综合作用优于其他各组。病理学结果表明，半夏泻心汤及其拆方各组对大鼠 CAG 模型均有不同程度的治疗作用。综合评价其疗效，以全方组最佳，其次为甘补组、辛开组、苦降组；任两组合用有一定的增效趋势。以上结果提示，半夏泻心汤及其拆方各组药物中含有多种抗炎、抗黏膜损伤、促进黏膜再生修复的有效成分。

（2）溃疡灶形态学研究

在半夏泻心汤及其拆方对慢性胃溃疡大鼠溃疡灶形态变化的影响的研究中得出结果：①各治疗组被覆黏膜厚度排序：全方组＞辛开甘补组＞甘补组＞苦降甘补组＞辛开

组＞辛开苦降组＞苦降组。②各治疗组溃疡肉芽瘢痕层厚度排序：全方组＜甘补组＜辛开甘补组＜苦降甘补组＜辛开苦降组＜辛开组＜苦降组。

扫描电镜观察结果显示以甘补组和辛开甘补组被覆黏膜上皮形态较佳。结果显示，半夏泻心汤能够促进溃疡灶肉芽组织的良好生长，促进溃疡灶表面黏膜的生长覆盖。

2. 胃液总酸度、游离酸和胃蛋白酶活性检测

通过两种黏膜损伤动物模型来研究半夏泻心汤及其拆方对胃分泌的影响，以大鼠CAG模型为研究对象的实验结果显示：在对胃液游离酸度和总酸度的影响方面，辛开、苦降、甘补三组以甘补组效果最为显著，且甘补与辛开或苦降合用后有增效趋势；但以辛开、苦降、甘补三组合用（即全方组）疗效较好。在对胃蛋白酶活性的影响方面，半夏泻心汤及其拆方各组具有增高胃蛋白酶活性的作用。模型组胃蛋白酶活性明显低于正常组。各治疗组均高于自然恢复组，其中辛开组具有统计学意义，甘补组、全方组具有非常显著的统计学意义；但甘补组与苦降组或辛开组合用后疗效受到制约，而三组合用（即全方组）疗效较好（表23-1）。以大鼠胃溃疡模型为研究对象的实验结果也显示：全方组与模型组比较使总胃酸分泌明显增强，半夏泻心汤及多数拆方组能够在不同程度上促进胃酸分泌、提高胃蛋白酶活性（表23-2）。

表23-1 各组大鼠胃液分泌、胃蛋白酶活性的变化（$\bar{X} \pm S$，$n=10$）

组别	胃游离酸含量（mmol/L）	总胃酸含量（mmol/L）	胃蛋白酶活性（mg/L/min）
正常组	24.91±5.45	58.40±10.44	0.975±0.369
模型组	11.46±3.55	31.77±14.09	0.115±0.141
辛开组	16.55±4.50	43.08±9.45	0.540±0.392
苦降组	20.75±5.62	71.40±5.65	0.434±0.289
甘补组	23.52±2.86	71.78±10.37	0.745±0.387
辛开苦降组	18.86±5.05	83.96±8.80	0.451±0.377
苦降甘补组	22.22±6.61	109.14±13.73	0.307±0.229
辛开甘补组	24.49±6.14	105.92±16.10	0.378±0.242
全方组	26.92±3.55	110.12±7.33	0.749±0.244

表 23-2　各组大鼠胃液分泌、胃蛋白酶活性的变化（$\bar{X} \pm S$，n=10）

组别	胃液量（mL）	胃蛋白酶活性 [mg/（L·min）]	总胃酸含量 （mmol/L）	胃游离酸含量 （mmol/L）
正常组	3.62±0.789	0.108±0.064	81.70±12.249	39.22±7.60
模型组	3.04±1.340	0.230±0.217	96.52±31.86	43.60±15.64
辛开组	3.82±0.693	0.554±0.087[**]	86.44±13.85	37.64±7.23
苦降组	3.56±1.214	0.167±0.087	108.74±12.36	52.63±9.21[*]
甘补组	4.23±1.412	0.552±0.079[**]	108.36±13.77	44.04±11.37
辛开苦降组	3.46±1.344	0.171±0.056	116.84±18.97	35.80±3.93
苦降甘补组	4.86±1.266[**]	0.337±0.141	127.44±12.12[*]	52.92±8.47[*]
辛开甘补组	1.90±0.817[*]	0.502±0.205[**]	104.98±24.42	29.14±4.71
全方组	4.02±2.192	0.374±0.140	147.60±12.86[**]	47.20±7.33

注：与模型组比较，*$P < 0.05$，**$P < 0.01$。

半夏泻心汤及多数拆方组能够在不同程度上促进胃酸分泌、提高胃蛋白酶活性，考虑这一升高现象与溃疡愈合后期，半夏泻心汤加速了溃疡表面新生黏膜的被覆，并增加了覆盖于溃疡表面的黏液厚度，使胃黏膜屏障功能得以加强有关。实验表明本方具有良好的调节胃分泌、改善胃功能、提高胃黏膜防御能力的作用。

3. 血清胃泌素检测

结果显示，半夏泻心汤全方可使慢性胃溃疡大鼠血清中胃泌素含量明显升高（表23-3），我们通过查询大量文献发现胃泌素具有重要的促进黏膜生长的作用，可增进胃体黏膜 DNA 合成，增加细胞内 RNA 和蛋白质的含量，这可称为营养作用。在胃溃疡愈合时期，G 细胞分泌功能活跃，胃泌素水平增高，提示胃泌素营养胃黏膜的作用与溃疡愈合密切相关。故而，研究结果提示半夏泻心汤保护胃黏膜的机理之一可能与促进胃黏膜分泌胃泌素，加强胃黏膜营养作用有关。

4. 胃黏膜细胞增殖活性

增殖细胞核抗原（PCNA）是 DNA 多聚酶 δ 的辅基，其量的变化与 DNA 合成一致，免疫组化标记增生期细胞核染色阳性，可作为细胞增殖活性的可靠标记物，故常把 PCNA 作为 PU 防御因子的一项观察指标。实验结果显示：与模型组比较，辛开组、苦降组、甘补组、全方组 PCNA 指数明显增高，辛开甘补组亦呈增高趋势，说明这些治疗药物组合均具有不同程度的促进胃黏膜细胞增殖作用，从而达到保护胃黏膜的目的。根据其增高幅度排序：全方组＞甘补组＞辛开组＞苦降组＞辛开甘补组。与模型组比较，苦降甘补组 PCNA 指数明显降低，辛开苦降组亦呈降低趋势，提示这两组药物具有不同程度的抑制胃黏膜上皮细胞增殖作用（表23-3）。研究发现，其中一些拆方组合对细胞的增殖呈抑制作用，但三组合方后的全方组表现出最佳的促进胃黏膜细胞增殖的效果，且优于任何一组可以促进细胞增殖的拆方配伍。

5. 表皮生长因子（EGF）检测

EGF对胃黏膜的保护和再生起着重要作用，能明显促进胃黏膜上皮细胞的增殖及其移行过程，从而有利于损伤黏膜的修复。实验结果显示胃液中EGF含量均有升高趋势，其中以甘补组升高尤为突出，根据其升高幅度排序依次为：甘补组＞苦降组＞苦甘组＞辛开组＞全方组＞辛苦组＞辛甘组。有些药物组合并没有形成协同效果，而呈现抑制趋势。例如，苦甘组的作用结果，并不是苦降组与甘补组的叠加（表23-3）。结果提示，半夏泻心汤及其拆方能够通过促进EGF的分泌来修复黏膜，从而对胃黏膜起到保护作用，不同的配伍方式表现出不同程度的促进作用。

表 23-3　各组大鼠血清胃泌素、PCNA、EGF 的变化（$\bar{X} \pm S$，$n=10$）

组别	血清胃泌素含量（pg/mL）	PCNA-LI	EGF（μg/L）
正常组	106.06±9.11**	1.710±0.277	0.893±0.453*
模型组	119.93±10.22	2.332±0.964	0.473±0.143
辛开组	122.79±7.17	4.766±1.008***	0.755±0.334*
苦降组	114.72±7.65	4.678±1.864**	1.180±0.481***
甘补组	126.05±7.71	5.745±1.546***	1.552±0.534***
辛开苦降组	131.45±6.35**	2.089±0.875	0.628±0.427
苦降甘补组	121.27±10.71	0.908±0.273***	0.880±0.511*
辛开甘补组	142.23±19.64**	3.346±1.480	0.515±0.288
全方组	137.69±13.10**	6.381±2.953***	0.743±0.361*

注：与模型组比较：*$P < 0.05$，**$P < 0.01$，***$P < 0.001$。

● 意义及展望

半夏泻心汤可通过增强胃黏膜屏障作用，调节胃黏膜周围各种细胞保护因子来发挥对胃黏膜的保护作用，具体体现在改善胃的分泌功能、促进胃黏液分泌、加强胃黏膜营养、促进胃黏膜细胞增殖来提高胃黏膜防御能力；增加胃液中表皮生长因子含量、促进腺体细胞再生及其功能恢复进一步对损伤后的胃黏膜进行修复。此外，在对半夏泻心汤及其拆方各组作用效果进行比较的过程中我们还发现，全方组在各项实验中表现出最佳效果，辛开、苦降、甘补合用的配伍起到了"辛开苦降甘补，寒温并用，攻补兼施"的作用，使中药对胃黏膜的保护作用发挥到了最大，印证了半夏泻心汤组方的合理性和科学性。

第 24 问　半夏泻心汤能否削弱胃黏膜攻击因子、增强防御因子？

● 研究背景

　　消化性溃疡（PU）作为一种全球常见消化系统疾病，常并发上消化道出血、穿孔、梗阻、癌变等，严重危害人们健康。胃液对胃和十二指肠黏膜的消化、损伤是形成 PU 的主要因素，但不是唯一因素，溃疡形成可能是众多因素共同作用的结果。国内外学者对 PU 的病因和发病机制提出了各种理论和学说，其中以 Shay 提出的平衡学说占主导地位。根据 Shay 氏平衡理论学说，PU 的发生主要是攻击因子增强与防御因子削弱引起的，即这两种因子失衡是发生 PU 的关键因素。其中攻击因子主要包括胃酸、胃蛋白酶、胃泌素、幽门螺杆菌、非甾体抗炎药等；防御因子主要包括胃黏膜屏障、胃黏膜上皮细胞再生和修复、前列腺素、表皮生长因子等。半夏泻心汤具有辛开苦降甘补的作用，是治疗寒热错杂之心下痞证的代表方剂。临床研究显示，半夏泻心汤对以患者自觉胃脘部堵塞胀闷不舒，按之柔软不痛为特征的消化系统疾病均具有良好的治疗效果。那么，半夏泻心汤能否削弱胃黏膜攻击因子、增强防御因子？基于上述认识，为了观察半夏泻心汤是否能有效治疗消化性溃疡及其可能的作用机制，我们采用改良 Okabe 法建立大鼠胃溃疡模型，通过观察慢性胃溃疡大鼠溃疡灶形态的变化，选取胃液游离酸、总酸度、胃蛋白酶活性、胃泌素、表皮生长因子、细胞增殖等攻击/防御因子作为实验检测指标，对半夏泻心汤及其拆方进行了研究。

● 研究内容与结果

一、研究思路与方案

（一）拆方及正交设计分组——遵循组方原理拆方分组

　　根据中医组方原理，按照药物性味特点，将半夏泻心汤组成药物分为辛味药组（半夏、干姜）、苦味药组（黄芩、黄连）和甘味药组（人参、炙甘草、大枣），作为 3 个不同因素，每一因素各设用药和不用药 2 个水平，采用 23 析因实验设计，用正交设计的方法进行交互组合，共设 8 个实验组，分别为辛味药组、苦味药组、甘味药组、辛苦药组、苦甘药组、辛甘药组、辛苦甘药组（即全方组）和模型组，开展实验研究。

（二）复制大鼠慢性实验性胃溃疡模型

按改良 Okabe 法，将动物禁食 48 小时，戊巴比妥钠麻醉后，固定于手术台上，剃腹毛，消毒，铺巾，于剑突下腹中线稍左分层切开腹壁约 1.8cm 将胃引出，用内径 3mm 的玻璃管按在幽门无血管处，将蘸有纯醋酸 0.1mL 的细棉签插入管内与胃黏膜接触，留置 1.5 分钟后撤掉，擦净残留酸液，以大网膜包裹，送入腹腔，关腹。术后第 3 天，禁食 12 小时，用食管喂以 5%NaHCO$_3$2mL，15 分钟后用胃管注入由北京市中医研究所微生物免疫研究室提供的幽门螺杆菌（HP）菌液 1.5mL（103cfu/mL），30 分钟后喂食，3 天 1 次，共 3 次。手术对照组只省略醋酸烧灼程序。正常对照组常规饲养，以蒸馏水每只 2mL/d 灌胃。

（三）核心指标设计

1. 溃疡灶形态观察

溃疡灶肉眼大体形态观察：主要观察溃疡灶边缘、溃疡面及黏膜皱襞形态。

溃疡面被覆黏膜厚度观察：在 4 倍物镜下调显微测微尺垂直于溃疡平面，测得肉芽层浅部覆盖黏膜的厚度。正常组则测量相应部位的胃黏膜厚度作为对照。

溃疡肉芽瘢痕层厚度观察：在 10 倍物镜下，仔细分辨溃疡灶肉芽组织的最浅层和瘢痕组织的最底层，定位肉芽瘢痕最厚处。然后在 4 倍物镜下调显微测微尺垂直于溃疡平面，测得肉芽瘢痕层厚度。

扫描电镜观察：重点观察溃疡表面形态，包括渗出坏死、黏膜上皮修复等情况。

2. 检测胃液分泌量、总胃酸、游离酸和胃蛋白酶活性

用 NaOH 滴定法测定胃液胃游离酸和总酸度。

用改良 Ansion 法测定胃蛋白酶活性，以 mg/（L·min）的酪氨酸含量表示其活性大小。

3. 检测血清胃泌素

用放射免疫法测定血清中胃泌素的含量。

4. 检测细胞增殖活性

采用 ABC 法免疫组化染色检测增殖细胞核抗原（PCNA）。

5. 检测表皮生长因子

用放射免疫法测定胃液中表皮生长因子的含量。

二、研究结果

1. 溃疡灶形态学研究

在半夏泻心汤及其拆方对慢性胃溃疡大鼠溃疡灶形态变化的影响的研究中得出结

果：①各治疗组被覆黏膜厚度排序：全方组＞辛开甘补组＞甘补组＞苦降甘补组＞辛开组＞辛开苦降组＞苦降组。②各治疗组溃疡肉芽瘢痕层厚度排序：全方组＜甘补组＜辛开甘补组＜苦降甘补组＜辛开苦降组＜辛开组＜苦降组。

扫描电镜观察结果显示，以甘补组和辛开甘补组被覆黏膜上皮形态较佳。

2. 胃液分泌量、总胃酸、游离酸和胃蛋白酶活性检测

半夏泻心汤全方组可使胃液分泌量、胃游离酸和胃蛋白酶活性下降，反而使总胃酸分泌明显增强，多数拆方组能够在不同程度上促进胃酸分泌、提高胃蛋白酶活性（表24-1）。结合病理形态学观察结果，可见总胃酸分泌增加并未对胃黏膜造成侵蚀损伤，临床上观察也发现，疗效较好的患者的胃液中的胃酸和胃蛋白酶都较高，因而，不能一概认为胃酸、胃蛋白酶是不利于溃疡愈合的攻击因子。考虑这一升高现象与溃疡愈合后期半夏泻心汤加速了溃疡表面新生黏膜的被覆，并增加了覆盖于溃疡表面的黏液厚度，使胃黏膜屏障功能得以加强有关。

结果还显示，辛味药在胃游离酸、胃蛋白酶、胃液分泌量等指标中为主效应因素；甘味药在总胃酸、胃蛋白酶等指标中为主效应因素；而苦味药在总胃酸、胃游离酸、胃蛋白酶、胃液分泌量等指标中均为主效应因素，提示辛味药、苦味药、甘味药均在胃液分泌的调节中发挥主要作用，均不可缺少。辛苦、辛甘、苦甘两两性味相合，针对不同指标表现出交互作用。辛苦甘三种性味相合，也表现出明显的交互作用（表24-1、表24-2）。以上结果提示，半夏泻心汤对胃液分泌的调节与辛味药、甘味药、苦味药均有关，是三组药物不同性味综合作用的结果。

表 24-1　各组大鼠胃液分泌量（A）和胃蛋白酶活性（B）变化的析因分析

方差来源	DF	SS		MS		F 值		P	
		A	B	A	B	A	B	A	B
总处理间	7	51.36	1.869	7.337	0.267	4.488	13.948	**	**
主效应									
X	1	7.503	0.121	7.503	0.121	4.589	6.345	*	*
K	1	8.256	0.788	8.256	0.788	5.050	41.153	*	**
G	1	1.540	0.520	1.540	0.520	0.942	27.162		**
一级交互作用									
XK	1	0.703	0.071	0.703	0.071	0.430	3.729		
XG	1	19.900	0.142	19.900	0.142	12.172	7.430	**	**
KG	1	6.670	0.015	6.670	0.015	4.080	0.759	*	

续表

方差来源	DF	SS		MS		F 值		P	
		A	B	A	B	A	B	A	B
二级交互作用									
XKG（Q）	1	6.786	0.212	6.786	0.212	4.151	11.060	**	**
误差	72	117.711	1.378	1.635	0.019				

注：*$P < 0.05$，**$P < 0.01$。

表 24-2　各组大鼠总胃酸（A）和游离酸（B）分泌变化的析因分析

方差来源	DF	SS		MS		F 值		P	
		A	B	A	B	A	B	A	B
总处理间	7	24951.7	7417.4	3564.5	1059.6	10.118	9.316	**	**
主效应									
X	1	273.8	3479.5	273.8	3479.5	0.777	30.591		**
K	1	13603.3	2363.1	1360.3	2363.1	38.615	20.776	**	**
G	1	796.8	40.9	796.8	40.9	22.618	0.360	**	
一级交互作用									
XK	1	2175.7	152.3	2175.6	152.3	6.176	1.339	*	
XG	1	439.9	165.9	439.9	165.8	1.249	1.458		
KG	1	455.1	135.2	455.1	135.2	1.292	1.189		
二级交互作用									
XKG（Q）	1	35.9	1080.4	35.9	1080.4	0.102	9.499		**
误差	72	25364.3	8189.4	352.3	113.7				

注：*$P < 0.05$，**$P < 0.01$。

3. 血清胃泌素检测

半夏泻心汤全方可使慢性胃溃疡大鼠血清中胃泌素含量明显升高（表 24-3）。我们通过查询大量文献发现胃泌素具有重要的促进黏膜生长的作用，可增进胃体黏膜 DNA 合成，增加细胞内 RNA 和蛋白质的含量，称为营养作用。在胃溃疡愈合时期，G 细胞分泌功能活跃，胃泌素水平增高，提示胃泌素营养胃黏膜的作用与溃疡愈合密切相关。研究结果提示，半夏泻心汤治疗胃溃疡的机理之一可能与促进溃疡愈合期胃黏膜分泌胃泌素，加强胃黏膜营养作用有关。

通过按药物不同性味对半夏泻心汤进行性味配伍观察，结果显示单性味药物分别使用，均未见有升高血清中胃泌素含量的作用；而两种性味药物合用，即辛苦合用、辛甘合用时，则可使血清中胃泌素含量明显上升；当辛苦甘三组药味合用，即全方配伍时，也可使血清中胃泌素含量升高。提示针对血清中胃泌素含量这一指标，单性味药物单独使用无作用，但不同性味药物配伍组合后使用却可产生明显作用。表明单性味药物经配伍成为多性味药物组合后，产生了新的药效，不同性味药物间产生了新的关系，从而为性味配伍理论提供了实验支持依据。

4. 胃黏膜细胞增殖活性

与模型组比较，辛开组、苦降组、甘补组、全方组 PCNA 指数明显增高，辛开甘补组亦呈增高趋势，说明这些治疗药物组合均具有不同程度的促进细胞增殖作用，有利于溃疡的愈合。根据其增高幅度排序：全方组＞甘补组＞辛开组＞苦降组＞辛开甘补组。与模型组比较，苦降甘补组 PCNA 指数明显降低，辛开苦降组亦呈降低趋势，提示这两组药物具有不同程度的抑制胃黏膜上皮细胞增殖作用（表 24–3）。

从研究结果发现，其中一些拆方组合对细胞的增殖呈抑制作用，但三组合方后的全方组表现出最佳的促进胃黏膜细胞增殖的效果，且优于任何一组可以促进细胞增殖的拆方配伍。

5. 表皮生长因子（EGF）检测

EGF 对胃黏膜的保护和再生起着重要作用，能明显促进胃黏膜上皮细胞的增殖及其移行过程，从而有利于损伤黏膜的修复。结果显示，胃液中 EGF 含量均有升高趋势，其中以甘补组升高尤为突出，根据其升高幅度排序依次为：甘补组＞苦降组＞苦甘组＞辛开组＞全方组＞辛苦组＞辛甘组。有些药物组合并没有形成协同效果，而呈现抑制趋势。例如，苦甘组的作用结果，并不是苦降组与甘补组的叠加（表 24–3）。结果提示，半夏泻心汤及其拆方能够通过促进 EGF 的分泌来修复黏膜，从而促进溃疡的愈合，不同的配伍方式表现出不同程度的促进作用。

表 24–3　各组大鼠血清胃泌素、PCNA、EGF 的变化（$\bar{X} \pm S$，$n=10$）

组别	血清胃泌素含量 (pg/mL)	PCNA–LI	EGF（μg/L）
正常组	106.06±9.11**	1.710±0.277	0.893±0.453*
模型组	119.93±10.22	2.332±0.964	0.473±0.143
辛开组	122.79±7.17	4.766±1.008***	0.755±0.334*
苦降组	114.72±7.65	4.678±1.864**	1.180±0.481***
甘补组	126.05±7.71	5.745±1.546***	1.552±0.534***
辛开苦降组	131.45±6.35**	2.089±0.875	0.628±0.427
苦降甘补组	121.27±10.71	0.908±0.273***	0.880±0.511*

组别	血清胃泌素含量 (pg/mL)	PCNA–LI	EGF（μg/L）
辛开甘补组	142.23±19.64**	3.346±1.480	0.515±0.288
全方组	137.69±13.10**	6.381±2.953***	0.743±0.361*

注：与模型组比较：*$P<0.05$，**$P<0.01$，***$P<0.001$。

● 意义及展望

半夏泻心汤及其拆方能够促进溃疡灶肉芽组织的良好生长，加速溃疡表面新生黏膜的被覆，并增加覆盖于溃疡表面的黏液厚度，具有治疗 PU 的作用。结合 Shay 氏平衡理论学说分析，甘补组"扶正和胃健脾"体现了"增强防御因子"的作用，苦降组"苦寒燥湿清热"体现了良好的抑制"攻击因子"作用，全方组"辛开苦降甘补，寒温并用，攻补兼施"，与其他各拆方组比较，疗效较好。故而，半夏泻心汤方能够有效治疗消化道溃疡，其主要作用机制是通过调节 PU 攻击因子与防御因子间的平衡，加速溃疡表面黏膜新生，加强胃黏膜屏障功能，从而达到促进溃疡愈合、降低愈合后溃疡复发的作用。辛开、苦降、甘补合用表现出最佳效果，体现了张仲景组方的合理性和科学性。

第 25 问　半夏泻心汤为什么能够调节胃肠动力？其途径有哪些？

● 研究背景

功能性胃肠病（functional gastrointestinal disorders，FGIDs），是由各种原因导致的一种功能性消化系统疾病，其发生常缺乏器质性病变或其他证据，临床上多表现为腹胀、腹痛、便秘、嗳气、恶心、反酸、早饱、厌食、心慌等上消化道与下消化道的功能性疾病之间的重叠，病情复杂，病程较长，反复发作，迁延难愈。此外，心理和精神方面疾患也常见于此病患者，尤其是症状较重的，发生率高达 42% ～ 61%。根据目前国际上公认的罗马Ⅳ标准（2006 年），将功能性胃肠病按症状出现的部位分为六大类，以功能性消化不良（functional dyspepsia，FD）、肠易激综合征（irritable bowel syndrome，IBS）最为多见，皆属于胃肠动力紊乱。

半夏泻心汤是治疗胃肠动力紊乱的有效方剂。该方出自《伤寒论》，为治疗"心下痞"而设，方由半夏、干姜、黄芩、黄连、人参、炙甘草、大枣组成，方中"半夏、干姜辛开而温，以散脾气之寒；黄芩、黄连苦泄而寒，以降胃气之热；人参、甘草、枣甘温调补，和脾胃，补中气，以复中焦升降功能，此即辛开苦降甘补之法"。本方寒温并用、苦辛相投，攻补同施，具有和阴阳，顺升降，调虚实之功，故为"消痞散结"（调节胃肠运动障碍）之良方。半夏泻心汤作为"辛开苦降甘补"法的代表方，组成中没有一味行气药，临床应用确有良好的改善胃肠运动障碍的作用，其现代生物学机制为何？值得深入研究。

● 研究内容与结果

一、研究思路

目前西医学对胃肠运动障碍的原因尚未明确，但多数认为与以下几点有关。

1. 胃电节律失常

胃肠运动最终是通过胃肠平滑肌的运动体现出来，胃肠平滑肌的运动与胃肠平滑肌电活动密切相关。当胃肠平滑肌肌电活动兴奋性发放增加时，胃肠平滑肌的收缩运动增强；当胃肠平滑肌肌电活动的兴奋性发放减少时，胃肠平滑肌的收缩运动则减弱。胃肠电活动有两种基本的形式。一种为经常的周期性电变化，不伴有明显的运动性收缩，为胃的基本电节律（BER），称为慢波。起源于胃大弯上部，经纵行肌向幽门方向传播。胃电慢波的节律失常与胃运动障碍有着密切联系，当慢波节律失常时，可引起胃窦收缩消失。另一种为负载于慢波上的一系列快速摆动的电变化，能引起胃肠道明显的节律性收缩，称为快波或峰电。快波由纵肌和环肌产生，其变化较敏感，只在肌肉收缩时出现，因此与肌肉收缩密切相关，可代表肌张力和肌收缩。

2. Cajal 间质细胞病变

Cajal 间质细胞（ICC）是广泛分布于哺乳动物胃肠道中的一种特殊间质细胞，主要功能有：①作为胃肠平滑肌的起搏细胞产生慢波控制胃肠道平滑肌的收缩和蠕动；②促进电活动扩布至附近平滑肌细胞；③介导胃肠道神经递质的传递。此外，还与某些胃肠激素的运动调节功能有关。表达特异性 c-Kit 受体的 ICC 作为胃肠起搏细胞，在胃肠神经细胞与平滑肌细胞间起重要中介作用。

3. 胃肠激素分泌异常

血浆胃动素（MTL）是由 22 个氨基酸组成的多肽，为公认的启动胃肠收缩活动的脑肠肽，在消化间期呈周期性释放，通过作用于肠道神经系统中的胃动素神经元，触发胃肠道消化间期移行性复合运动（migrating motor complex，MMC）Ⅲ相的发生，引起胃强烈收缩和小肠明显的分节运动，可将胃肠内残渣、脱落的细胞碎片和细菌等清除干净，起着"清道夫"的作用。

干细胞因子（SCF）作为 ICC 的上游调控因子，对 ICC 的发育、分化及表型维持至关重要。研究表明，功能性消化不良大鼠 SCF 在结肠组织中的表达水平明显降低，由于 SCF 表达水平下调，将导致 SCF/Kit 信号转导功能减弱，影响 ICC 发育、增殖、分化及表型维持，引发产生胃电活动的起搏细胞功能障碍，进而发生胃肠功能紊乱。

4. 胃平滑肌细胞病变

胃肠道平滑肌是胃肠道动力的核心单位，各种因素最终都要通过胃肠道平滑肌来发挥调控胃肠道动力的作用。研究经透射电镜观察胃平滑肌细胞超微结构，显示功能性消化不良大鼠胃平滑肌形态学改变明显，呈显著的空泡变性、胞质溶解、线粒体肿胀，并有不同程度的肌细胞排列紊乱。研究表明，功能性消化不良大鼠胃平滑肌细胞线粒体膜电位降低，而线粒体直接参与细胞凋亡过程。其机制为胃平滑肌细胞外的某些信号或细胞内 DNA 的损伤首先引起促凋亡的 Bc1–2 家族成员发生蛋白水解、脱磷酸化等修饰，由无活性状态变为活性状态，由胞质向线粒体膜移位，使胃平滑肌细胞线粒体通透性转运孔不可逆过度打开，导致胃平滑肌细胞的线粒体膜通透性改变，引起线粒体膜电位下降、崩解，呼吸链解偶联，线粒体基质渗透压升高，内膜肿胀，位于胃平滑肌细胞线粒体膜间隙的细胞色素 C 等凋亡信号分子进入胞质，启动 caspase 级联反应，从而导致凋亡的特征性改变。

因此，本团队通过文献研究及设计不同的实验，利用动物实验、细胞实验等不同方式和作用途径，观察半夏泻心汤及其拆方对小鼠胃排空和血浆胃动素水平改变、对功能性消化不良大鼠胃排空及血浆胃动素变化、半夏泻心汤药物血清对 ICC 膜电位与 $[Ca^{2+}]i$ 影响、药物血清对 ICC 线粒体膜电位与 $[Ca^{2+}]i$ 影响，探讨半夏泻心汤调节胃肠运动的作用机理，来更好地指导临床实践。

二、研究方案与实验结果

（一）半夏泻心汤对胃排空及血浆胃动素水平的影响

1. 实验方案

（1）拆方及分组

大鼠试验，将半夏泻心汤分为：半夏泻心汤全方水煎液组；全方去半夏水煎液组；全方去干姜水煎液组；全方去党参水煎液组；全方去甘草水煎液组；全方去大枣水煎液组；全方去黄连水煎液组；全方去黄芩水煎液组；多潘立酮组；常水对照组。小鼠试验按照拆方及正交试验分组。

（2）制备小鼠及功能性消化不良大鼠模型

小鼠使用 ICR 小鼠，体重 18 ～ 22g，雌雄各半。大鼠使用清洁级 8 周龄的 Wistar 大鼠，体重（180±20）g，雌雄各半，按郭海军造模法，除空白对照组外，其余各组用夹尾激怒法制作功能性消化不良大鼠模型。造模至第 7 天，大鼠出现紧张、焦虑反应，进食量明显减少，与文献报道一致，说明造模成功。

（3）核心指标设计

①大鼠胃排空率测定：自造模第 8 天起中药各水煎液组每日 2 次给予相应药液灌胃，多潘立酮组依照人单位体重生药量求得大鼠单位体重生药量，并扩大 10 倍溶于蒸馏水中灌胃，模型组和空白对照组以等体积蒸馏水灌胃，连续 7 天。给药第 8 天，大鼠禁食不禁水 24 小时，再分别以上述药液或蒸馏水灌胃。药液或蒸馏水灌胃后 60 分钟，以酚红糊灌胃（1mL/100g 大鼠，酚红浓度为 10mg%，每 15mL 加 1g 面粉加热成糊），30 分钟后股静脉采血 2mL/ 只，注入含 10% EDTA-Na$_2$ 30μL 和抑肽酶 10μL（含 100U/mL 以上）的试管中混匀，1 小时内 4℃，2500r/min，10 分钟离心，取血浆放 -20℃保存。取血后用乌拉坦麻醉，剖腹，结扎贲门和胃窦，取下整胃，在冷生理盐水中洗脱酚红糊，洗脱液（6mL）加 0.3N BaSO$_4$ 和 5% ZnSO$_4$ 各 2mL，充分混匀，离心（3000r/min，10 分钟），取上清液 4mL，加 10%Na（OH）$_2$ 2mL，用分光亮度计在 560nm 处测 OD 值，对照标准曲线，查出残留酚红含量，推算胃排空功能。

②小鼠胃排空率测定：中药各水煎液组每天 2 次给予相应药液灌胃，多潘立酮组依照人单位体重生药量求得小鼠单位体重生药量，并扩大 10 倍溶于蒸馏水中灌胃，常水对照组以蒸馏水灌胃，连续 14 天。给药第 15 天，小鼠禁食不禁水 12 小时，再分别以上述药液或蒸馏水灌胃。药液或蒸馏水灌胃后 60 分钟，以 0.05% 酚红液灌胃，0.8mL/ 只，10 分钟后眼球取血 2mL/ 只，注入含 10% EDTA-Na$_2$ 30μL 和抑肽酶 10μL（含 100U/mL 以上）的试管中混匀，1 小时内 4℃，2500r/min，10 分钟离心，取血浆放 -20℃保存。小鼠眼球取血后脱颈椎处死，立即取胃，置于 40mL 0.1N NaOH 溶液中，剪碎，摇匀，静置 60 分钟，取上清液 5mL，加入 20% 三氯醋酸 1mL，离心 10 分钟，取上清液 1mL，加入 0.5N NaOH 溶液 5mL 显色，置于 722 分光亮度计 560nm 处比色，记录光密度。另取 6 只小鼠，灌酚红后立即处死，取胃，测胃内酚红量，方法同上，以此作为零点对照组，胃排空率计算公式如下：胃排空率 =（1- 实验组光密度 / 零点对照组光密度）×100%。

③检测血浆胃动素（MTL）：取 -20℃保存的血浆复融后混匀，4℃离心取上清，采用放射免疫分析法严格按照试剂盒说明的操作程序测定血浆胃动素水平。

2. 实验结果

如表 25-1、表 25-2 所示：

（1）全方水煎液及各减味水煎液组均显著升高功能性消化不良大鼠胃排空率，其中全方去半夏水煎液组对胃排空的影响最大，全方去党参水煎液组和全方去大枣水煎液组次之。

（2）全方水煎液及各减味水煎液组均能显著升高功能性消化不良大鼠胃动素，全方去半夏水煎液组促进胃动素释放的作用最大，全方去干姜水煎液组、全方去甘草水煎液组、全方去大枣水煎液组作用次之。

（3）小鼠模型中除辛开组和辛开苦降组外，其余各治疗组均能明显促进胃排空。综合评价，辛苦、苦降、甘补组以甘补组效果最为显著，且甘补与辛开或苦降合用后有增效趋势。但以辛开、苦降、甘补三组合用（即全方组）疗效较好。

（4）小鼠模型中全方组、甘补组、辛开苦降组均能明显促进胃动素的释放。苦降组能明显抑制胃动素的释放。其余各组对胃动素释放的影响无统计学意义，但辛开组呈抑制倾向。甘补组与辛开组或苦降组配伍，对甘补组均呈制约趋势。综合评价以辛开、苦降、甘补三组合用（即全方组）促胃动素的作用强度最大。

表 25-1　半夏泻心汤及其减味方对大鼠胃排空及 MTL 的影响（$n=10$）

组别	胃排空率（%）	MTL（pg/mL）
全方水煎液组	35.91±5.71◆◆	197.77±56.43**◆◆
全方去半夏水煎液组	26.23±4.35*△△	118.30±36.70◆△△
全方去干姜水煎液组	30.26±6.33◆	146.29±36.54◆◆◆△
全方去党参水煎液组	28.55±5.17*◆△	162.22±31.21*◆◆
全方去甘草水煎液组	31.27±5.16◆	150.18±47.83◆◆◆△
全方去大枣水煎液组	28.18±4.49*◆△	153.94±42.25◆◆◆△
全方去黄芩水煎液组	30.63±4.24◆	194.61±47.83**◆◆
全方去黄连水煎液组	33.34±5.69◆◆	168.11±30.09*◆◆
多潘立酮组	34.46±4.14◆◆	179.24±46.05**◆◆
模型组	22.94±3.86**	85.52±43.47**
空白对照组	36.27±3.17	135.18±31.94

注：与空白对照组比较，$*P<0.05$，$**P<0.01$；与模型组比较，◆$P<0.05$，◆◆$P<0.01$；与全方水煎液组比较，△$P<0.05$，△△$P<0.01$。

表 25-2　半夏泻心汤组方对小鼠胃排空及 MTL 的影响（$n=12$）

组别	胃排空率（%）	MTL（pg/mL）
辛开组	40.44±4.94	101.48±24.4
苦降组	50.63±3.88*	82.70±35.73*
甘补组	54.67±4.43*	145.77±51.94*
辛开苦降组	45.54±4.67	141.22±23.47*
辛开甘补组	56.18±6.17*	126.20±59.39

组别	胃排空率（%）	MTL（pg/mL）
苦降甘补组	58.56±5.03*	132.28±67.43
全方组	63.29±3.97*	153.17±20.57**
多潘立酮组	62.25±4.40*	140.34±53.72*
常水组	41.38±5.62	114.81±38.50

注：与常水组比较，* $P < 0.05$ ** $P < 0.01$。

3. 小结

本组研究表明，半夏泻心汤不仅能明显促进小鼠胃排空，促进功能性消化不良大鼠胃排空，而且具有显著促进胃动素释放的作用，其作用略强于多潘立酮。在促进胃排空作用中，半夏泻心汤方 7 味药物的合方作用强度最大，任意减去一味药物则此作用减弱。尤为明显的是减去半夏后促胃排空作用明显减小。半夏泻心汤全方减去半夏后，促胃动素释放作用也明显减弱。提示当临床使用半夏泻心汤开结除痞、增强胃动力作用时，半夏为主药，不可或缺。实验结果亦提示党参和甘草对全方促进胃排空具有较大的作用，而黄连具有抑制胃排空的作用；干姜、炙甘草、大枣对全方促胃动素释放具有较强作用，而黄芩具有抑制胃动素释放作用。

人体胃动素的释放主要是由毒蕈碱机制所调节，刺激迷走神经可使其释放增加，提示半夏泻心汤促进胃排空和胃动素的释放，可能是通过刺激迷走神经胆碱能通路这一机制而实现的。

（二）半夏泻心汤对 Cajal 间质细胞的影响

1. 实验方案

（1）分组

分为半夏泻心汤血清组、空白血清组、空白对照组。

（2）ICC 细胞的分离、培养、免疫荧光鉴定

出生后 15 ~ 20 天 BALB/C 小鼠，禁食 12 小时，脱颈椎处死，在无菌条件下取自幽门环下 1cm 至回盲部的小肠，沿肠系膜侧剪开小肠，剥去小肠系膜、血管和小肠黏膜层，将肌条剪碎至 1 ~ 2mm³ 小块后放入小烧杯，37℃消化。30 分钟后，1500r/min，3 分钟离心，过 200 目筛网去除大块组织，将细胞加在等体积 Ficoll 400 梯度密度液上，30g× 离心 30 分钟，取液面交界细胞沉淀，加入培养基，内含 2% 青 - 链霉素和鼠干细胞生长因子（murine stem cell factor，SCF）5ng/ mL，接种至包被鼠尾胶原的 12 孔板中的盖玻片上或 Petri Ⅲ（MatTek 公司）中间圆孔的盖玻片上，37℃，95%O_2-5%CO_2 培养，24 小时后换液，冲去未贴壁细胞，加入培养基继续培养，以后每隔日更换培养基。

ICC 细胞稳定培养 7 天后，倾去培养皿内的培养基。0.01mol/L PBS 洗 3 次。用丙酮在室温下固定 10 分钟。0.01mol/L PBS 洗 3 次 ×3 分钟。加入羊血清室温下封闭 30 分钟。加入 c-kit 单克隆抗体（1：100）40℃过夜。加入羊抗鼠 FITC 标记的二抗（1：50），常温下作用 1 小时。0.01mol/L PBS 洗 3 次 ×3 分钟，50% 甘油封片。激光共聚焦显微镜下观察、采集图像。

（3）药物血清处理 ICC

将 Wistar 大鼠分为空白血清对照组、半夏泻心汤组，每组 5 只。空白血清对照组予蒸馏水。半夏泻心汤组按照剂量，每日分上、下午两次给药，给药体积均为 1mL/100g。第 5 日全量给药后 2 小时颈总动脉取血，4℃保存 4 小时后离心，3000r/min，20 分钟，取上清，混匀；56℃灭活 30 分钟，过滤除菌、分装，–20℃贮存。取正常大鼠血清和药物血清，分别用培养基稀释为 100mL/kg。在细胞培养第 7 天时吸去培养基，无糖 Earles 液漂洗 2 次，再分别将含 10% 空白血清和含药血清的培养液加入 12 孔培养板或 Petri 小皿内。每个剂量为 1 组，并以维持培养液为空白对照组，30 分钟后，更换培养基继续培养 24 小时，上激光共聚焦扫描显微镜测定。

（4）核心指标设计

① Di-8-ANEPPS 标记细胞膜电位及细胞膜电位的测定

配制终浓度为 13.5μmol/L 的 Di-8-ANEPPS 工作液，将其滴入 Petri 小皿中 60 ～ 100μL。室温孵育 3 ～ 5 分钟，避光。上激光共聚焦显微镜测定。设定激发光波长 488nm，最大激光输出功率 8 ～ 10mW。设置发射光波长为（605±25）nm，pinhole 为 2 ～ 4Airy。每个视野取十几个或数十个细胞，每个样品随机取 15 个视野左右，使每个样品采集细胞数在 100 个以上。计算机软件测定每个细胞的平均荧光强度，以空白组的荧光强度为 100（%），并进行统计学分析。

② Fluo-3AM 标记细胞内 Ca^{2+} 及细胞内 Ca^{2+} 浓度测定

配制终浓度为 5 ～ 15μmol/L 的 Fluo-3AM 工作液。细胞用 2mL Tyrode's 盐溶液洗 2 ～ 3 次后取 60 ～ 100μL Fluo-3AM 置于 Petri 小皿的凹槽处，室温孵育 45 ～ 60 分钟。将负载好的细胞在室温放置 15 分钟。上激光共聚焦显微镜测定。计算机软件测定每个细胞的平均荧光强度，以空白组的荧光强度为 100（%），并进行统计学分析。

③ JC-1 标记细胞线粒体膜电位及细胞线粒体膜电位的测定

配制终浓度为 2μmol/L 的 JC-1 工作液。轻滴入 JC-1 工作液 60 ～ 100μL，37℃孵育 30 分钟，避光。负载后，吸除染液，用 Hepes-NaCl 缓冲液轻洗细胞 3 次。800μL Hank's 液覆盖全部细胞，上机测。设定激发光波长 488nm，最大激光输出功率 8 ～ 10mW。每个视野取十几个或数十个细胞，每个样品随机取 15 个视野左右，使每个样品采集细胞数在 100 个以上。计算机软件测定每个细胞的平均荧光强度，以空白组的荧光强度为 100（%），并进行统计学分析。

2. 实验结果

（1）培养 24 小时后在倒置显微镜下观察，可见 ICC 已贴壁，呈梭形或三角形，部分有少量突起；72 小时后可见 ICC 有梭形、三角形、类纺锤状等，核大，核周胞浆少，自核区胞体发出 2～5 条长突起，并与邻近细胞胞体及 ICC 突起相互连接成网络状。ICC 的鉴定：免疫荧光染色后，在激光共聚焦显微镜下观察，ICC 表面 c-kit 呈阳性，胞体和突起均明显着色，自核区胞体发出长突起，并可与邻近 ICC 突起相互连接成网络状。

（2）半夏泻心汤血清组能极显著提高 ICC 膜电位的相对荧光值（表 25-3），且能极显著降低 ICC 细胞内 Ca^{2+} 浓度的相对荧光值（表 25-4）。

表 25-3　各组培养 ICC 膜电位的相对荧光值（$\bar{X} \pm s$，$n > 100$）

组别	n	ICC 细胞膜电位的相对荧光值
半夏泻心汤血清组	126	268.4±11.1[**△△]
空白血清对照组	124	111.7±10.6
空白组	127	100.0

注：与空白血清组比较，**$P < 0.01$；与空白组比较，△△ $P < 0.01$。

表 25-4　各组培养 ICC〔Ca^{2+}〕的相对荧光值（$\bar{X} \pm s$，$n > 100$）

组别	n	ICC〔Ca^{2+}〕的相对荧光值（%）
半夏泻心汤血清组	134	70.7±7.2[**△△]
空白血清对照组	136	98.3±7.9
空白组	130	100.0

注：与空白血清组比较，**$P < 0.01$；与空白组比较，△△ $P < 0.01$。

（3）半夏泻心汤血清组能极显著提高 ICC 线粒体膜电位的相对荧光值（表 25-5）。

表 25-5　各组培养 ICC 线粒体膜电位的相对荧光值（$\bar{X} \pm s$，$n > 100$）

组别	n	ICC 线粒体膜电位的相对荧光值（%）
半夏泻心汤血清组	141	217.9±10.7[**△△]
空白血清对照组	138	98.9±10.2
空白组	143	100.0

注：与空白血清组比较，**$P < 0.01$；与空白组比较，△△ $P < 0.01$。

3. 小结

（1）半夏泻心汤药物血清能提高 ICC 膜电位和线粒体膜电位，一方面使平滑肌细胞在 SW 的基础上产生动作电位，出现收缩，促进胃肠运动。另一方面使 ICC 线粒体磷脂含量及膜流动性升高，促进 ATP 生长，抑制细胞色素 C（cyt C）的释放，灭活胱天蛋白酶（caspases）等酶系，抑制细胞凋亡。

（2）半夏泻心汤药物血清能降低 ICC ［Ca^{2+}］i，从而通过抑制 ICC 钙超载，一方面抑制细胞损伤和凋亡，一方面减少触发活动和折返，防止 ICC 兴奋节律失常，从而防治胃肠运动障碍。推测半夏泻心汤能降低细胞内 Ca^{2+} 浓度的作用机理可能为促进 ICC 能量代谢，使 ATP 含量升高，间接促进 Ca^{2+} 外排。

（3）ICC 是半夏泻心汤调节胃肠运动的主要作用靶点之一，其作用机制可能是通过提高 ICC 膜电位，提高 ICC 线粒体膜电位，降低 ICC ［Ca^{2+}］i 来实现。

● 意义及展望

半夏泻心汤寒温并用、苦辛相投，攻补同施，具有和阴阳，顺升降，调虚实之功，为消痞散结之良方。通过上述半夏泻心汤针对体内胃肠动力障碍所涉及的胃排空、胃肠激素变化和 Cajal 间质细胞的一系列实验，证实没有行气药的半夏泻心汤能调节胃肠运动，改善胃肠动力紊乱。结合既往工作，我们认为当临床使用半夏泻心汤治疗胃肠动力紊乱时 7 味药物的合方作用强度最大，任意减去一味药物则此作用减弱。尤为明显的是减去半夏后促胃动力作用明显减小，提示当使用半夏泻心汤开结除痞、增强胃动力作用时，半夏为主药，不可或缺。辛开药物半夏、干姜，苦降药物黄芩、黄连分别单独使用会抑制胃肠运动；甘补药物人参、甘草、大枣单独使用会增强胃肠的运动；辛开药物与苦降药物合用时，并不是两组抑制作用的叠加，反而会增强胃肠运动；甘补药物与辛开药物合用时，辛开药物的抑制作用消失，反而表现出较强的促进胃肠运动作用。甘补药物与苦降药物合用时，仍然会抑制胃肠的运动；辛开、苦降、甘补三组药物合用时，会增强胃肠的运动。可见药物不同的配伍对胃肠运动的影响存在很大差异。

将上述实验结果与半夏泻心汤在临床上的应用实际结合分析，可以发现，半夏泻心汤中的甘温调补类药物具有促进消化道平滑肌运动的作用，对胃动力减弱性疾病可适当增加此类药物的使用。此即人参、炙甘草、大枣甘温调补，和脾胃，补中气，以复中焦升降功能之意。苦降类药物具有抑制胃肠平滑肌运动的作用，主要用于调节胃肠运动亢进（胃中有热）所引起的胃肠功能紊乱，对胃动力减弱性疾病应慎用，否则"苦寒伤胃"，可能会导致胃肠运动抑制而加重病情。单纯应用辛开药物温散行气并不一定促进胃肠运动，反而可能起到"辛散耗气"的作用。而辛开药物与甘温调补的药物一起使用，则可使脾胃和，中气足，才能够发挥正常的行散功能，促进胃肠运动。辛温药物与苦降药物合而并用，可相互制其偏胜，寓开于泻，通而有降，使清阳得升，浊阴得降，以增进中焦升降之职，促进胃肠运动。辛开苦降甘补三组药物并用，一方面辛开苦降以调畅气机；另一方面，甘温调补以和脾胃，补中气，更有助于气机正常升降的实现。即"半夏、干姜辛开而温，以散脾气之寒；黄芩、黄连苦泄而寒，以降胃气之热；人参、炙甘草、大枣甘温调补，和脾胃，补中气，以复中焦升降功能，此即辛开苦降甘补之法"。

第 26 问　宣肺为什么能够治疗便秘？

● 研究背景

慢传输型便秘（slow transit constipation，STC）是功能性便秘最常见的一种类型，以结肠传输运动减弱，粪便在结肠通过时间延长为主要特征，病情反复发作，难以治愈，且随着社会老龄化、饮食结构的改变和精神压力的增加，其发病率逐年升高。中医辨证论治对此病的治疗具有独特的优势，其中宣肺法被广泛应用于 STC 的治疗中，取得了良好的临床疗效。加味桔梗汤为《伤寒论》桔梗汤加浙贝、紫菀等而成，全方专司宣通肺气，是中医临床治疗多种肺系疾病的常用方药组合，那么加味桔梗汤能对慢传输型便秘产生作用吗？是否有可信的实验依据？宣肺法治疗 STC 的可能机制是什么？

关于慢传输型便秘的发病机理有各种各样的阐述，但目前肠道神经递质调控学说得到学术界普遍认可。根据肠道神经递质调控学说，STC 的发生是兴奋性神经递质作用减弱与抑制性神经递质作用增强所引起，即兴奋性神经递质与抑制性神经递质的平衡失调是本病发生的关键。隶属于速激肽家族的 NKA 是一种在消化道（食管至结肠）等非神经组织中也广泛存在的神经肽，能通过激活 NK-2 受体使结肠（环形平滑肌）发生收缩，从而对空腔脏器平滑肌产生收缩作用，胃肠道中广泛分布的 NKA 被认为是胃肠道内非胆碱能的兴奋性神经递质，参与各种胃肠功能的调节。而抑制性神经递质主要有血管活性肠肽（vasoactive in-testinal peptide，VIP）、一氧化氮（nitric oxide，NO）、生长抑素（somotostatin，SS）和阿片肽（opioid peptide）。其中，VIP 具有胃肠激素、神经肽双重作用，主要分布于结肠，通过直接作用于胃肠道平滑肌上的 VIP 受体发挥作用。

因此，基于中医"肺肠相关理论"，以 STC 为实验模型基础，选取宣通肺气的加味桔梗汤为干预药物，从排便效率观察、肠组织形态学等方面评估加味桔梗汤对慢传输型便秘的治疗作用并提供可信的实验依据。着重以兴奋性神经递质与抑制性神经递质平衡失调的理论假说为探讨靶点，通过比较组间肠组织具有兴奋、抑制作用的代表性神经递质 NKA、VIP 含量变化，以进一步揭示宣肺法治疗慢传输型便秘潜在的作用机制。

● 研究内容与结果

一、研究思路与方案

主要科研设计要点如下：

（一）实验分组及小鼠慢传输型便秘模型复制

清洁级昆明种小鼠，随机数字表法分为正常组、模型组、模型给药组、正常给药组。以动物自身粪便少许磨碎加生理盐水制成混悬液灌胃 4 天，其后序贯以复方地芬诺酯溶液灌胃 3 天制备便秘模型。模型给药组与正常给药组，在造模的同时，给予加味桔梗汤药液每天灌胃连续 7 天。正常组及模型组，给予等量蒸馏水灌胃。

（二）核心指标设计

1. 排便效率观察

于造模第 7 天给药结束后 30 分钟对各组小鼠行排便效率实验，观察并记录首次排出含碳粉黑便时间、4 小时总排便量及碳末推进率。

2. 肠组织形态学观察

肠组织肉眼大体形态观察：主要观察肠组织颜色、充盈状态及充血情况。

肠组织光镜下形态学观察：光学显微镜下放大 20 倍，重点对肠上皮组织结构、腺体完整性及炎性细胞浸润情况进行观察。

3. 肺、肠组织神经递质含量检测

采用放免法测定肺、肠组织匀浆中 NKA、VIP 含量，重点比较各组样本中肠组织 NKA、VIP 含量变化情况。

二、实验结果

1. 排便效率观察

结果显示，加味桔梗汤能够促进便秘小鼠的排便效率，首次排出黑便时间、4 小时总排便量及碳末推进率均明显改善。

2. 肠组织形态学观察

对 STC 小鼠造模后及加味桔梗汤干预后肠组织进行形态学观察。

肠组织肉眼大体形态观察：模型组小鼠肠组织颜色灰暗，肠内粪便充盈，肠壁充血、菲薄；给予加味桔梗汤干预后小鼠肠组织颜色较红润，肠内未见粪便明显充盈，肠壁无充血。

肠组织光镜下形态学观察：光学显微镜下放大 20 倍后观察肠上皮组织结构、腺体完整性及炎性细胞浸润情况。模型组小鼠肠组织镜下可见局灶性炎症，腺体排列欠整齐、紧凑；加味桔梗汤组小鼠肠组织镜下除个别小鼠观察到局灶性炎症外，肠上皮组织结构、腺体完整性则未见明显病理性改变。

3. 肺、肠组织神经递质含量检测

采用放免法测定肺、肠组织匀浆中 NKA、VIP 含量。其中，STC 模型组小鼠肠组织中 NKA 含量明显升高，VIP 含量明显降低（$P < 0.01$ 或 $P < 0.05$）。加味桔梗汤组小鼠肠组织中 NKA 含量均明显降低（$P < 0.01$ 或 $P < 0.05$），VIP 含量也有明显升高趋势。另外，肺组织匀浆中 NKA 含量明显降低、VIP 含量明显升高，肺、肠组织中 NKA、VIP 含量变化呈现出显著的同步性特征（表 26-1）。

表 26-1 各组小鼠肺、肠组织中 NKA、VIP 含量比较（$\bar{x} \pm s$）

组别	n	NKA（μg/L）		VIP（ng/L）	
		肺组织	肠组织	肺组织	肠组织
正常组	8	0.966±0.117	0.933±0.101	29.061±3.679	19.063±6.248
模型组	8	1.204±0.091[**]	1.360±0.141[**]	15.676±3.841[**]	12.592±4.459[*]
模型给药组	8	1.040±0.075[##]	1.095±0.072[##]	20.439±2.947[#]	15.544±4.140
正常给药组	8	1.010±0.087	1.038±0.302	25.171±5.477	17.812±5.911
F		9.801	8.364	16.079	2.329
P		0.000	0.000	0.000	0.096

注：与正常组比较，$*P < 0.05$，$**P < 0.01$；与模型组比较，$\#P < 0.05$，$\#\#P < 0.01$。

● 意义及展望

对加味桔梗汤干预慢传输型便秘小鼠后排便效率观察结果显示，加味桔梗汤在首次排出黑便时间、4 小时总排便量及碳末推进率方面均表现出良好的治疗效果，提示宣肺中药确实能通过宣发肺气达到促进胃肠蠕动，改善排便障碍的治疗作用；形态学相关观察结果进一步证实，加味桔梗汤对于抑制炎性细胞浸润、保护肠上皮组织、腺体结构完整及减少功能受损具有重要意义。而对于肺、肠组织匀浆中具有兴奋性、抑制性作用的代表性神经递质含量变化的观察、分析结果，不仅证实了慢传输型便秘的发病机理中神经递质失衡理论假说的客观性，更进一步通过分析肺、肠组织中 NKA、VIP 含量变化趋势，为通过神经肽含量相关变化探讨肺肠生理病理联系和信息传递方式，诠释中医"肺肠相关理论"合理性和科学性提供了新的思路和初步实验基础。

第27问　宣白承气汤"承顺胃气"以"宣肺"的生物学机制为何?

● 研究背景

慢性阻塞性肺疾病是具有气流受限特征的疾病,且气流受限不完全可逆,可伴有气道高反应性,并呈进行性发展,与肺部对有害气体或有害颗粒的异常炎症反应有关。COPD病程可分为急性加重期与稳定期。AECOPD频繁发作导致患者的肺功能下降速度加快和生命质量进一步降低,也是导致患者死亡的主要原因。因此,预防AECOPD的发作和提高AECOPD的治疗效果对于改善COPD患者的预后和生命质量具有重要意义。

脏腑相关理论是中医脏腑辨证的核心之一,是中医药治疗急难重症,发挥独特临床疗效的理论基础,其中"肺与大肠相表里"是最具有代表性的脏腑相关理论。该理论在常见、多发病临床上具有广泛的应用基础,特别是在解决一些急危重症方面与西医学的综合治疗比较独具优势,如急性呼吸窘迫综合征(ARDS)、慢性阻塞性肺病(COPD)等。应用"肺与大肠相表里"脏腑相关理论防治COPD既有显著疗效,也积累了丰富的经验,具有很好的临床基础,但对"肺与大肠相表里"脏腑相关理论在COPD防治中的调控机制缺乏系统归纳和深入研究,从而阻碍了中医药防治急难重症防治水平的进一步提高。

宣白承气汤是吴鞠通所创八个承气新方之一,该方由大黄、生石膏、杏仁、瓜蒌皮组成,是中医"肺与大肠相表里"脏腑相关理论指导下"肺肠同治"的代表方剂。方中生石膏清泄肺热、杏仁宣肺止咳、瓜蒌皮润肺化痰,三者"宣白",乃宣通肺气。生大黄"利大小肠"(《药性论》)、"荡涤肠胃"(《神农本草经》),大黄"承气",谓承顺腑气。诸药同用,故名宣白承气汤,可使肺气宣降、腑气畅通、痰热得清、咳喘可止。宣白承气汤广泛用于治疗痰热壅肺、腑气不通等慢性阻塞性肺疾病急性加重等肺系感染性疾病,但其效应机制尚未阐明。对于是否"承气"有助于"宣白"?"承气"以"宣白"的现代生物学机制是什么?本团队对此进行了探索。

● 研究内容与结果

一、研究思路与方案

（一）"从肠论治"药物选择及分组

将宣白承气汤（生石膏五钱、大黄三钱、杏仁粉二钱、瓜蒌皮一钱五分）按文献进行药量折算后，根据药物功效与归经拆分为 3 组：治肺组（生石膏 15g，苦杏仁 9g，瓜蒌皮 4.5g）、治肠组（生大黄 9g）、肺肠同治组（生石膏 15g，苦杏仁 9g，瓜蒌皮 4.5g，生大黄 9g）。

生药剂量比例按原著换算，依照人单位体重生药量求得大鼠单位体重生药量，并扩大 10 倍，即治肺组、治肠组、肺肠同治组的药量分别为 4.25g/kg、1.5g/kg、5.75g/kg。各组药物分别以蒸馏水煎煮 30 分钟，提取 2 次，再合并煎液，并将所得药液用双层纱布过滤，水浴加热蒸发浓缩，贮于冰箱中备用。

各给药组动物，第 15 ~ 28 天每天 1 次灌胃给予相应药液，正常组及模型组给予等量生理盐水；连续 14 天。各组于末次给药后，禁食 12 小时检测相关指标。

（二）复制 COPD 大鼠模型

采用气管注脂多糖加熏香烟方法：在第 1 天和第 14 天，用 1% 的戊巴比妥钠（40mg/kg）腹腔注射麻醉，仰卧位固定于大鼠固定板，暴露声门，将 18 号静脉套管针快速插入气管，拔出针芯，用 1mL 注射器注入溶于生理盐水的 LPS 200μL（1g/L），然后将大鼠固定板直立旋转，使 LPS 能够均匀分布于两肺。正常组注入生理盐水。第 2 ~ 28 天（第 14 天除外）将大鼠置入 60cm×50cm×40cm 熏吸箱内，注入大前门牌过滤嘴香烟烟雾，浓度约 5%，每天上午、下午各 1 小时。

（三）核心指标设计

1. 检测肺功能、血气分析

肺功能测定方法：用实验小动物肺功能测定仪（北京贝兰博科技有限公司）测定肺功能。此动物仪主要由实验动物体描箱、信号放大系统、USB 接口高速专用数据采集卡、AniRes2005 软件分析系统、计算机、动物呼吸机、负压系统组成。将大鼠用 0.7% 的戊巴比妥钠（0.5mL/100g）腹腔麻醉后，仰卧位置于小动物肺功能测定仪的密闭体描箱内，分离气管，在第三第四气管环中间正中切开倒 "T" 形切口。插入连接有三通开关的气管插管，气管插管一端与动物呼吸机连接。先描记一段平静呼吸，然后测用力肺活量（FVC）。FVC 的测量自动进行，先由呼吸机向实验动物输入所设定的 FVC 气量（通常为潮气量的 4 ~ 6 倍）以模拟用力吸气，后由负压系统（-25cmH₂O）抽气以模拟用力呼气的过程。动物呼吸时，胸廓的扩张与收缩改变了体描箱内的气体容积，容积的变化引起压力的改变。通过测量体描箱内气体压力的变化，间接获取肺容积的变化，通过压力换能器和放大器转换为电信号经计算机处理后计算出所需肺功能的各项指标。

肺功能检测指标：用力呼气容积（FVC）、第 0.3 秒用力呼气容积（FEV0.3）、第 0.3 秒用力呼气容积与用力呼气容积的百分比（FEV0.3 /FVC）、用力呼气流速（FEF25–75）、最大呼气中期流速（MMF）、峰流速（PEF）等。

动脉血气分析检测：肺功能测毕后，迅速打开腹腔，自腹主动脉抽取 0.5 mL 动脉血迅速进行血气分析。测定 pH、PO_2、PCO_2、SaO_2。

2. 氧化 / 抗氧化指标检测

检测血清还原型谷胱甘肽（GSH）、丙二醛（MDA）含量、超氧化物歧化酶（SOD）活性、总抗氧化力（T-AOC）水平。RT-PCR 法检测肺组织 γ-GCS、Nrf2 mRNA 的表达。

3. 黏液高分泌指标检测

RT-PCR 法检测气道 AQP1、AQP3、AQP5、MUC5AC、EGF-R、IL-13 mRNA 的表达。

4. 免疫球蛋白 A 检测

ELISA 法检测大鼠肠黏膜和肺支气管肺泡灌洗液（BALF）中免疫球蛋白 A（SIgA）含量。

5. 气道重构指标检测

免疫组化法测量肺组织 MMP-9 和 TGF-β 蛋白表达。实时荧光定量 PCR 法检测肺组织 Smad3mRNA 与 Smad7mRNA 表达。

6. 气道炎症指标检测

酶联免疫法（ELISA）测定外周血和肺泡灌洗液中细胞因子 IL-8、TNF-α、IL-1β 和 IL-10 含量。流式细胞仪检测外周血 T 淋巴细胞亚群。

7. 神经肽检测

实时荧光定量 PCR 检测肺组织 TFFmRNA 表达。放射免疫法检测肺组织 VIP 和 NKA 含量。

二、研究结果

1. 通利大肠"承顺胃气"可有效改善 COPD 模型大鼠肺功能和通气功能障碍

肺功能进行性下降是 COPD 气流受限的主要临床特征。肺功能检查具有重复性好和标准化的特点，因而是目前 COPD 诊断及严重程度、疾病进展、预后及疗效评价的金标准。在中华医学会呼吸分会《慢性阻塞性肺疾病诊治指南》中把肺功能测定作为诊断 COPD 的一项金标准。目前，临床上 COPD 的诊断是以 FEV1 和 FEV1/FVC 降低来确定的。MMF、PEF、FEF25 ～ 75 可较好地反映小气道阻力的变化，理论上较 FEV1、FEV1% 等指标敏感性高，是气流受限的重要参考指标。动物肺功能仪所测得大鼠上述指标，其意义与人肺功能指标接近。

研究表明，通利大肠可明显升高 COPD 模型大鼠 FVC、FEV0.3、FEV0.3/FVC、FEF25～75、MMF、PEF 和动脉血气 pH、PaO_2、SaO_2，降低 $PaCO_2$。可见，宣白承气汤中大黄通利大肠"承顺胃气"能改善 COPD 大鼠肺功能和动脉血气，且治肺基础上加上大黄通利大肠"承顺胃气"可增加对肺功能和动脉血气的改善程度（表 27-1、表 27-2）。

表 27-1　各组大鼠肺功能比较（$\bar{x} \pm s$，$n=8$）

组别	FVC （mL）	FEV0.3 （mL）	FEV0.3/FVC （%）	FEF25～75 （mL/s）	MMF （mL/s）	PEF （mL/s）
正常组	6.728± 0.719	5.438± 0.859	80.413± 5.449	22.760± 2.378	22.763± 2.379	24.302± 2.469
模型组	5.584± 0.710*	3.795± 0.877*	67.414± 12.043△	15.861± 5.175*	17.969± 2.278*	19.957± 3.231*
治肠组	6.113± 0.164△#	4.624± 0.618△#	75.502± 8.594	20.335± 3.592#	20.298± 2.334△	23.190± 2.796#
治肺组	6.168± 0.253△#	4.919± 0.723#	79.506± 9.518#	20.243± 2.243#	20.483± 2.364#	23.300± 1.858#
肺肠同治组	6.145± 0.239#	4.673± 0.760#	82.873± 4.982#▲	20.597± 2.122#	20.499± 2.573#	23.327± 3.248#

注：与正常组比较，△ $P < 0.05$，* $P < 0.01$；与模型组比较，# $P < 0.05$；与治肺组比较，▲ $P < 0.05$。

表 27-2　模型组与正常组大鼠血气分析（$\bar{x} \pm s$，$n=8$）

组别	pH	PCO_2（mmHg）	PO_2（mmHg）	SaO_2（%）
正常组	7.271±0.013	51.375±3.503	86.250±5.148	99.288±0.356
模型组	7.226±0.052△	59.375±5.317*	81.500±3.464△	98.550±0.648△
治肠组	7.248±0.062	55.125±3.044△#	84.500±4.309	99.013±0.352#
治肺组	7.269±0.006#	53.000±3.381#	85.625±3.889#	99.188±0.416#
肺肠同治组	7.269±0.023#	52.375±1.767#▲	85.750±3.882#	99.200±0.338#

注：与正常组比较，△ $P < 0.05$，* $P < 0.01$；与模型组比较，# $P < 0.05$；与治肺组比较，▲ $P < 0.05$。

2. 通利大肠"承顺胃气"可改善 COPD 模型大鼠肺组织氧化 / 抗氧化失衡

氧化 / 抗氧化失衡是 COPD 的重要发生机制。氧化应激可直接损伤气道上皮，加重气道的炎症反应，并导致蛋白酶 / 抗蛋白酶失衡，最终导致气流受限，发生 COPD。

通利大肠可降低 COPD 大鼠肺组织丙二醛（malondialdehyde，MDA）含量，升高谷胱甘肽（glutathione，GSH）、超氧化物歧化酶（superoxide dismutase，SOD）含量，抑制肺组织 γ- 谷氨酰半胱氨酸合酶（γ-GCS）、核因子 E2 相关因子 2（nuclear factor erythroid 2-related factor 2，Nrf2）mRNA 的表达；且在治肺基础上增加通利大肠，可增强对上述指标的调节作用。提示通利大肠"承顺胃气"，或在治肺的基础上增加通利大肠"承顺胃气"，可增加对 COPD 模型大鼠肺组织氧化 / 抗氧化失衡的改善程度（表 27-3、表 27-4）。

表 27-3　各组大鼠血清 GSH、MDA、SOD、T-AOC 变化（$\bar{x}\pm s$，$n=8$）

组别	GSH（mg/L）	MDA（nmol/mL）	SOD（u/mL）	T-AOC（u/mL）
正常组	5.117±0.800	3.704±1.691	180.651±9.328	20.628±2.270
模型组	2.735±0.700*	8.333±2.137*	166.664±8.155*	16.462±2.927*
治肠组	3.926±1.074#	6.361±1.055#	174.776±5.696#	16.755±2.120
治肺组	3.474±0.657	8.303±1.995	177.242±5.888	16.586±2.674
肺肠同治组	5.646±1.509※	5.414±1.962※	179.988±5.319	16.838±1.814

注：与正常组比较，*$P < 0.01$；与模型组比较，#$P < 0.05$；与治肺组比较，※$P < 0.05$。

表 27-4　各组大鼠肺组织 γ-GCS、Nrf2 mRNA 的表达（$\bar{x}\pm s$，$n=8$）

组别	γ-GCS mRNA	Nrf2 mRNA
正常组	0.160±0.106	0.222±0.041
模型组	2.314±0.315*	1.595±0.424*
治肠组	1.001±0.231#	0.779±0.102#
治肺组	1.520±0.167#	1.092±0.085#
肺肠同治组	0.499±0.072# ※	0.479±0.095# ※

注：与正常组比较，*$P < 0.01$；与模型组比较，#$P < 0.01$；与治肺组比较，※$P < 0.01$。

3. 通利大肠"承顺胃气"可抑制 COPD 模型大鼠气道黏液高分泌

气道黏液高分泌是气道阻塞主要因素之一，是目前 COPD 防治研究的热点。黏液的过度分泌会引起黏液纤毛清除功能障碍和局部防御功能的损害，导致细菌感染难以控制和加重气道阻塞。而高度硫酸化的黏液造成气道微环境酸化，使常用抗生素的杀菌效能明显降低，导致下呼吸道感染的致病菌难以清除，病菌定植，使感染持续存在，进一步刺激黏液高分泌的加重。这种感染和黏液高分泌相互促进的恶性循环机制，使黏液高分泌成为影响 COPD 死亡率和病情进展的独立危险因素。

气管、支气管树杯状细胞化生是黏蛋白的主要来源，也是黏液过度分泌的结构基础。杯状细胞主要分泌黏蛋白 5AC。目前认为，杯状细胞化生及其 MUC5AC 基因表达的关键介导环节涉及白介素 –13（IL–13）和表皮生长因子受体（epidermal growth factor receptor，EGFR）信号转导通路。

研究表明，通利大肠可明显降低 COPD 大鼠肺组织表皮生长因子受体（EGF–R）、白介素 13（IL–13）、黏蛋白 / 黏液素 5（MUC5AC）mRNA 表达，增加水通道蛋白 1（AQP1）、水通道蛋白 5（AQP5）mRNA 表达，且在治肺基础上增加通利大肠，可增强对上述指标的调节作用。提示通利大肠"承顺胃气"，或在治肺的基础上增加通利大肠"承顺胃气"，均能抑制气道黏液高分泌及其调控信号（表 27-5、表 27-6）。

表 27-5　正常组与模型组大鼠气道 AQP1、AQP3、AQP5 mRNA 的表达（$\bar{x} \pm s$，$n=8$）

组别	AQP$_1$mRNA	AQP$_3$mRNA	AQP$_5$mRNA	MUC5AC mRNA
正常组	1.762±0.744	0.727±0.557	3.360±1.530	0.605±0.443
模型组	0.058±0.013*	0.301±0.103*	0.054±0.028*	449.005±110.265*
治肠组	0.385±0.109#	0.413±0.307	0.644±0.152#	121.055±30.416#
治肺组	0.238±0.117	0.667±0.398	0.250±0.081	220.905±21.801
肺肠同治组	0.683±0.159※	0.695±0.243	0.991±0.091※	39.610±19.286※

注：与正常组比较，*$P < 0.01$；与模型组比较，#$P < 0.01$；与治肺组比较，※$P < 0.01$。

表 27-6　各组大鼠气道 EGF–R mRNA 及 IL–13mRNA 的表达（$\bar{x} \pm s$，$n=8$）

组别	EGF–R mRNA	IL–13 mRNA
正常组	0.240±0.077	0.167±0.051
模型组	2.129±0.287*	2.080±0.624*
治肠组	0.753±0.134#	1.101±0.207#
治肺组	1.156±0.214	0.821±0.233
肺肠同治组	0.520±0.077※	0.382±0.124※

注：与正常组比较，*$P < 0.01$；与模型组比较，#$P < 0.01$；与治肺组比较，※$P < 0.01$。

此外，通利大肠"承顺胃气"，或在治肺的基础上增加通利大肠"承顺胃气"，均能增强 COPD 大鼠水通道蛋白基因表达，减少 NF–κB 基因表达，改善气道湿化作用，减轻气道炎症，从而改善气道通气及肺功能。

4. 通利大肠"承顺胃气"可增强 COPD 模型大鼠气道黏膜免疫

IgA 是构成人体呼吸道黏膜屏障的重要组成部分，分泌型 IgA（secretory IgA，SIgA）能特异和非特异性地防御病毒和细菌对呼吸道的侵袭，有效防止细菌在呼吸道上皮黏附和定植，在 COPD 的发病中起重要作用。

通利大肠可明显增加 COPD 大鼠肠黏膜和肺支气管肺泡灌洗液（BALF）中免疫球蛋白 A（SIgA）含量；治肺基础上增加通利大肠，可增强对 SIgA 的调节作用（表 27-7）。提示通利大肠"承顺胃气"，或在治肺的基础上增加通利大肠"承顺胃气"，可增强 COPD 模型大鼠黏膜免疫能力。

表 27-7　各组大鼠 SIgA 含量比较（$\bar{x}\pm s$，$n=8$，μg/mL）

组别	肺泡灌洗液	肠黏膜
正常组	1.305±0.442	0.675±0.164
模型组	0.945±0.266[*]	0.514±0.006[*]
治肠组	1.559±0.621[#]	0.650±0.134[#]
治肺组	1.065±0.149	0.560±0.114
肺肠同治组	1.931±0.447[※]	0.707±0.184

注：与正常组比较，[*]$P < 0.01$；与模型组比较，[#]$P < 0.05$；与治肺组比较，[※]$P < 0.01$。

5. 通利大肠"承顺胃气"可抑制 COPD 模型大鼠气道重构

气道重构是 COPD 气流受限的主要原因，呼吸道及其周围组织的慢性炎症可引起呼吸道的慢性损伤，继而导致呼吸道修复和重构，主要病理表现：细胞外基质（extracellular matrix，ECM）降解破坏的肺气肿和 ECM 过度沉积、平滑肌增生、管腔狭窄的肺纤维化。COPD 气道重构机制中，基质金属蛋白酶 -9（MMP-9）是引起 COPD 肺气肿的相关蛋白水解酶，转化生长因子 -β（TGF-β）是对肺纤维化起关键作用的生长调节细胞因子，而 TGF-β 信号转导通路中的主要信号蛋白 Smad3 的 mRNA 和其抑制性信号蛋白 Smad7 的 mRNA 的水平变化决定着 TGF-β 的生物效用。

通利大肠可抑制 COPD 大鼠肺组织基金属蛋白酶 9（MMP-9）、转化生长因子 β（TGF-β）和 Smad3 mRNA 表达，增加 Smad7 mRNA 表达，且在治肺基础上增加通利大肠，可加强对上述指标的调节作用。提示通利大肠"承顺胃气"，或在治肺的基础上增加通利大肠"承顺胃气"，可抑制气道重构（表 27-8）。

表 27-8　各组大鼠肺组织蛋白表达比较（$\bar{x}\pm s$，$n=8$）

组别	MMP-9（蛋白阳性面积比率%）	TGF-β（蛋白阳性面积比率%）	Smad3 mRNA	Smad7 mRNA
正常组	0.670±0.054	1.288±0.329	0.007±0.004	6.197±2.184
模型组	1.231±0.255**	3.002±0.368**	14.804±7.120**	0.200±0.088**
治肠组	0.944±0.178#	1.989±0.254##	0.108±0.037##	1.342±0.215##
治肺组	0.806±0.211#	1.857±0.210##	0.606±0.363##	0.784±0.269##
肺肠同治组	0.751±0.241#	1.417±0.217##☆	0.020±0.006##☆	2.267±0.238##☆

注：与正常组比较，** $P<0.01$；与模型组比较，# $P<0.05$，## $P<0.01$；与治肺组比较，☆ $P<0.01$。

6. 通利大肠 "承顺胃气" 可抑制 COPD 模型大鼠气道炎症

COPD 以气道、肺实质和肺血管的慢性炎症为特征，是多种细胞因子及炎症介质参与且相互作用的一种疾病。

通利大肠可降低 COPD 大鼠外周血和 BALF 中白介素 8（IL-8）、白介素 1β（IL-1β）、肿瘤坏死因子 α（TNF-α）和白介素 10（IL-10）含量，升高 CD^{4+} 和 CD^{8+} 比例，且在治肺基础上增加通利大肠，可增加对 IL-8、IL-1β 和 CD^{4+} 和 CD^{8+} 百分比的调节作用。提示通利大肠 "承顺胃气"，或在治肺的基础上增加通利大肠 "承顺胃气"，可抑制肺气道组织炎症（表 27-9、表 27-10、表 27-11）。

表 27-9　各组大鼠外周血细胞因子含量比较（$\bar{x}\pm s$，$n=8$，ng/mL）

组别	IL-8	IL-1β	TNF-α	IL-10
正常组	924.285±52.318	149.915±29.616	102.372±14.254	180.265±23.108
模型组	1063.507±66.981**	264.882±48.555**	289.870±28.412**	209.924±18.324*
治肠组	968.466±67.918#	164.339±33.142##	244.228±6.576**##	179.454±21.849##
治肺组	968.912±74.823#	198.213±42.401*##	261.630±35.361##	185.769±14.791##
肺肠同治组	946.359±41.805##	152.193±41.404##☆	238.453±17.867##	167.472±26.073##

注：与正常组比较，* $P<0.05$，** $P<0.01$；与模型组比较，# $P<0.05$，## $P<0.01$；与治肺组比较，☆ $P<0.05$。

表 27-10　各组大鼠肺泡灌洗液细胞因子含量比较（$\bar{x} \pm s$, $n=8$, ng/mL）

组别	IL-8	IL-1β	TNF-α	IL-10
正常组	23.059±13.373	171.790±25.035	53.021±11.717	260.557±8.590
模型组	123.469±26.577**	293.574±20.679**	149.819±8.829**	349.068±37.000**
治肠组	44.174±10.271**##	215.774±34.865**##	137.624±12.297**#	280.381±11.714**##
治肺组	65.291±18.107**##	220.465±31.836**##	137.948±7.797**#	299.900±26.904**##
肺肠同治组	40.419±8.263**##☆	213.589±40.051*##	136.349±5.055**##	277.807±43.966##

注：与正常组比较，* $P < 0.05$，** $P < 0.01$；与模型组比较，# $P < 0.05$，## $P < 0.01$；与治肺组比较，☆ $P < 0.01$。

表 27-11　各组外周血 T 淋巴细胞亚群比较（$\bar{x} \pm s$, $n=8$）

组别	T 细胞总数（个）	$CD^{3+}CD^{4+}$（%）	$CD^{3+}CD^{8+}$（%）	CD^{4+}/CD^{8+}
正常组	2819.25±313.13	35.96±2.22	10.59±0.47	3.40±0.19
模型组	1735.67±232.93**	31.12±4.46	12.19±0.96**	2.55±0.24**
治肠组	1901.43±607.62	33.75±5.69	11.27±0.63	2.98±0.39#
治肺组	1759.33±369.83	32.63±3.07	10.44±1.01##	3.15±0.36#
肺肠同治组	2246.67±636.85#☆	34.57±3.26	9.68±0.96##	3.61±0.44##☆

注：与正常组比较，** $P < 0.01$；与模型组比较，# $P < 0.05$，## $P < 0.01$；与治肺组比较，☆ $P < 0.05$。

7. 通利大肠"承顺胃气"可调控 COPD 模型大鼠肺组织神经肽

临床和实验研究均发现，慢性阻塞性肺疾病和哮喘急性发作时患者血液、诱导痰中 P 物质、血管活性肠肽等神经肽的含量、肺组织中其免疫阳性纤维的表达均存在明显异常，应用神经肽受体拮抗剂可有效降低气道反应，提高肺功能，改善肺通气功能障碍。

通利大肠可降低 COPD 大鼠肺组织速激肽 A（NKA）含量，升高血管活性肠肽（VIP）含量，抑制肺支气管中肠三叶因子（TFF3）mRNA 表达，且肺肠同治可增强对 TFF3 mRNA 表达的抑制作用。提示通利大肠"承顺胃气"，或在治肺的基础上增加通利大肠"承顺胃气"可调节肺组织神经肽 TFF3、VIP 和 NKA 的分泌（表 27-12）。

表 27-12　各组大鼠肺组织神经肽比较（$\bar{x} \pm s$，$n=8$）

组别	TFF mRNA	VIP（pg/mL）	NKA（pg/mL）
正常组	0.08159±0.018678	13.77606±3.976809	0.165±0.047509
模型组	0.8631±0.1502[**]	8.71625±3.66357[*]	0.230429±0.037898[**]
治肠组	0.32702±0.1102[##]	12.65169±3.353204[#]	0.183±0.047863[#]
治肺组	0.3891±0.15961[##]	12.38938±3.558242	0.18575±0.024099
肺肠同治组	0.2126363±0.07055[## ☆]	12.94744±3.777569[#]	0.17725±0.018911[##]

注：与正常组比较，[*] $P < 0.05$，[**] $P < 0.01$，与模型组比较，[#] $P < 0.05$，[##] $P < 0.01$；与治肺组比较，[☆] $P < 0.05$，[☆☆] $P < 0.01$。

在此基础上，进一步提出并初步证实了通利大肠"承顺胃气"以"宣肺"的神经肽调节通路假说。研究表明，通利大肠"承顺胃气"可特异性调节肺组织神经肽 SP、VIP 及其受体的分泌。

● 意义及展望

本团队经研究证实宣白承气汤能有效治疗慢性阻塞性肺疾病急性加重痰热壅肺证，宣白承气汤"承顺胃气"以"宣肺"的生物学机制与调节肺组织氧化/抗氧化失衡、黏液高分泌、黏膜免疫、气道重构、炎症反应、神经肽分泌等密切相关。尤其是针对神经肽通路的研究，为揭示宣白承气汤"承顺胃气"以"宣肺"的机制，及本方临床广泛用于治疗痰热壅肺、腑气不通等肺系疾病提供了实验依据。

第 28 问　为什么（芒硝）通腑能够有助于治疗哮喘？

● 研究背景

支气管哮喘是一种以多种反复出现的可逆性气流阻塞和气管痉挛为特征的气道慢性炎症性疾病，以嗜酸性粒细胞（EOS）、肥大细胞、T 淋巴细胞、中性粒细胞（PMN）、平滑肌细胞、气道上皮细胞等炎性细胞浸润为主要免疫病理改变。IgE 主要由呼吸道、消化道黏膜固有层淋巴组织中的 B 细胞合成，为过敏反应的主要介导因子，其增加与哮喘的触发和严重程度有关。

芒硝作为一味具有泻下功能的中药，在经典方剂中多用于泻下肠中积滞，那么芒硝通腑作用会对哮喘这一肺系疾病产生治疗作用吗？首先，提出这样的问题是基于中医学的"肺与大肠相表里"理论。该理论可追溯至《黄帝内经》，《灵枢·本输》提出的"肺合大肠"是关于"肺与大肠相表里"最早的描述。肺与大肠相表里的核心理论主要有经脉络属、藏象理论、阴阳学说、气机升降以及津液代谢等方面的内容。气机的升降出入是人体气化功能的基本形式，脏腑的气化运动，就是升和降的矛盾统一，即所谓气机升降。而肺肠通过经脉相互络属，因此肺肠气机升降是肺肠产生气化功能的机制。

本团队前期研究发现熏烟加气管滴注脂多糖复制慢性阻塞性肺气肿（COPD）模型存在着特异性的肠道病理改变，而应用宣肺中药从肺论治 COPD，肺组织病理改变减轻的同时伴见肠组织病理改变呈改善趋势。通过宣白承气及其拆方干预 COPD 模型大鼠的系列实验研究证实：生大黄通利大肠能改善 COPD 大鼠肺功能和动脉血气，且治肺基础上加上通利大肠可增加对肺功能和动脉血气的改善程度，其效应机制与调节肺组织氧化/抗氧化失衡、黏液高分泌、黏膜免疫、气道重构、炎症反应、神经肽分泌等有关，初步揭示了 COPD"肺病治肠"的效应机制，从侧面印证了"肺合大肠"脏腑相关理论，肺－肠之间存在着一定的相关性及互动调节现象。本研究拟通过建立哮喘动物模型，观察容积性泻药芒硝通腑对过敏性小鼠气道通气功能、气道炎症以及对气道免疫微环境的作用。

● 研究内容与结果

一、研究思路与方法

（一）动物及分组

清洁级、健康、雌性 BALB/C 小鼠，鼠龄 6 ～ 8 周，体重 18 ～ 20 g。适应性喂养7 天后，采用随机数字表法将 45 只随机分为正常对照组（简称正常组）、哮喘模型组（简称 OVA 组）和 OVA+ 芒硝组（简称芒硝组），每组 15 只。

（二）复制模型

参考文献采用 OVA（Grade Ⅴ；Sigma-Aldrich）致敏激发法制备哮喘小鼠模型，即在第 1 天和第 14 天，每只小鼠腹腔注射 100μg 的 OVA 与 4 mg 氢氧化铝混悬液 0.1mL致敏。第 21 ～ 23 天，置于 20cm×30cm×40cm 的动物雾化箱中，与 YC-Y800 亚都医用雾化器（YC-Y800, YaduCorp, Beijing, China）连接，用 3g/L 的 OVA 溶液雾化吸入激发，每次 30 分钟，每日 1 次，持续 3 天。实验期间，各组小鼠均常规饲养；第17 ～ 23 天，芒硝组每天 1 次给予中药芒硝药液灌胃。用量 1.0g/kg，每天 1 次，连续 7天。正常组、OVA 组分别给予等量蒸馏水灌胃。所有动物在最后 1 次 OVA 激发 48 小时后处死，取材。

（三）核心指标设计

1. 气道反应性对比

末次激发 48 小时后，采用实验小动物肺功能测定仪测定气道阻力，每组 5 只操作步骤为：0.2% 戊巴比妥腹腔麻醉后，行气管切开、气管插管，将小鼠放入密闭的体描箱中，连接小型动物呼吸机行辅助通气。动物呼吸机参数设置为：呼吸频率 90 次 / 分钟，呼吸比为 1.5：1.0，潮气量为 6mL/kg。每只小鼠分别给予逐渐增加的氯乙酰胆碱 0.0125 mg/kg、0.025 mg/kg、0.05 mg/kg、0.1mg/kg、0.2mg/kg，给药后连续记录 5 分钟。

2. 肺部炎症组织学观察

取小鼠肺组织，用 4% 的多聚甲醛中性缓冲液灌注固定，常规石蜡包埋，切片（4μm），HE 染色。

3. 肺支气管肺泡灌洗液细胞分类计数

眼球取血后脱颈处死小鼠，剪切开颈部，暴露气管及肺脏，分离气管，结扎一侧主支气管，剪开左侧气管，将导管插入气管内 1cm 固定，分 3 次缓慢注入 0.9% 氯化钠溶液 0.4mL，每次灌洗后立即回收置于离心管中计量，确保回收率在 75% 以上。将支气管肺泡灌洗液 4℃（1000r/min）离心 10 分钟，取离心后沉淀物涂片，瑞氏染色，进行细胞分类计数。

4. 血清 IgE 含量检测

采用眼球取血法取血，室温静置 2 小时后离心分离血清（2000 r/min，10 分钟），-80℃冷藏。采用 ELISA 试剂盒检测血清 IgE 的含量。

二、研究结果

1. 气道反应性比较

不同浓度氯乙酰胆碱（ACH）激发后，各组小鼠气道阻力变化结果如下：与正常组相比，在 ACH 浓度为 0.0125mg/kg、0.025mg/kg、0.05mg/kg、0.1mg/kg、0.2mg/kg 时，模型组小鼠气道阻力均明显增加；与模型组相比，经芒硝从肠干预后，在 ACH 浓度为 0.05mg/kg、0.1mg/kg、0.2mg/kg 时，小鼠气道阻力明显降低。

2. 病理学观察

H&E 染色显示：正常组小鼠肺泡壁结构完整，肺泡上皮细胞排列有序，肺泡壁厚度正常。哮喘模型组小鼠气管壁增厚，褶皱增多，细胞排列杂乱，黏膜下及管周可见以淋巴细胞、嗜酸性粒细胞为主的炎性细胞浸润。芒硝干预后上述病理改变有所好转。

3. 肺支气管肺泡灌洗液（bronchoalvero larlavage fluid，BALF）细胞分类计数

各组小鼠 BALF 中嗜酸性粒细胞、淋巴细胞分类计数结果表明：正常组小鼠 BALF 中未发现嗜酸性粒细胞，OVA 组小鼠 BALF 中嗜酸性粒细胞总数明显增加（$P < 0.01$），经芒硝从肠干预后，芒硝组小鼠 BALF 中嗜酸性粒细胞计数明显降低（$P < 0.01$）。与正常组相比，OVA 组小鼠 BALF 中淋巴细胞计数明显增加（$P < 0.01$）；芒硝从肠干预后，芒硝组小鼠淋巴细胞计数明显降低（$P < 0.05$）（表 28-1）。

表 28-1　肺支气管肺泡灌洗液中细胞分类计数检测（$\times 10^4$/mL，mean ± SD）

组别	n	嗜酸性粒细胞计数	淋巴细胞计数
正常组	8	0	4.6±2.70
OVA 组	8	20.0±9.98 **	18.5±13.93 **
芒硝组（OVA+ 芒硝）	8	1.6±0.55 △△	8.3±4.41 △

注：与正常组比较，＊＊$P < 0.01$；与 OVA 组比较，△ $P < 0.05$，△△ $P < 0.01$。

4. 血清 IgE 含量分析

与正常组相比，OVA 组小鼠血清 IgE 含量均明显升高。与 OVA 组相比，芒硝组小鼠血清 IgE 含量明显降低（表 28-2）。

表 28-2　各组小鼠血清 IgE 含量检测

组别	n	IgE（μg/mL）
正常组	8	4.36±0.271
OVA 组	8	5.95±0.249 **
芒硝组（OVA+ 芒硝）	8	5.38±0.131 △△

注：与正常组比较，＊＊$P < 0.01$；与 OVA 组比较，△△ $P < 0.01$。

● 意义及展望

本研究表明，与正常组相比，OVA 组小鼠气道阻力明显增加，气管壁增厚，褶皱增多，细胞排列杂乱，黏膜下及管周可见以淋巴细胞、嗜酸性粒细胞为主的炎性细胞浸润，而芒硝刺激大肠后，模型小鼠气道阻力则显著降低，肺组织形态结构有一定程度的好转，提示经芒硝"从肠论治"可有效改善哮喘模型小鼠气道通气功能，减轻病理改变。此外，OVA 组小鼠 BALF 中嗜酸性粒细胞、中性粒细胞显著增多，血清 IgE 水平显著上升，而经芒硝刺激大肠后，芒硝组小鼠血清中嗜酸性粒细胞、淋巴细胞总数均明显减少，血清 IgE 含量明显降低。这表明，基于"肺与大肠相表里"理论，使用容积性泻药芒硝"从肠论治"可以有效抑制哮喘小鼠气道炎症，改善气道免疫微环境，这可能也是其改善哮喘气道通气功能及组织病理改变的机制之一。

第 29 问　大承气汤通利大肠能否改善肺的呼吸功能？

● 研究背景

支气管哮喘是以气流可逆性受限为特征的肺部疾病，其患病人数多，反复发作，进行性加重，后期则严重影响患者劳动能力和生活质量。对于支气管哮喘的发病机制，目前研究结果均提示存在慢性气道炎症及气道高反应，且由于存在嗜酸性粒细胞、淋巴细胞、中性粒细胞等不同的介导方式，因而支气管哮喘的气道炎症显示出高度的非特异性特点，进而使得相对应的治疗方式存在显著的表型差异性，单靶点治疗虽敏感性高但疗效有限，联合治疗则效果与药物间相互作用的风险获益需要权衡。因此，广泛参与炎症、神经调控、黏膜保护及创伤修复的神经内分泌调节机制成为支气管哮喘新的理论假说。其中，基于中医"肺合大肠"理论的神经递质（神经肽）相关研究成为揭示肺肠联动的潜在靶点。

肺组织中神经递质含量变化能直接反映参与气道炎症调控、黏膜保护及损伤修复的方式及水平，而对于肠组织中对应神经递质含量变化的观察、一方面反映出药物对肠组织的直接影响，另一方面则反映出对肺组织炎症的客观作用和相互联系。多种神经肽如神经激肽、血管活性肠肽、肠三叶因子、P 物质、NKA 等既在神经系统内存在，也广泛分布于神经系统外的多种脏器、组织中，它们既参与神经反射，又与呼吸道功能调控、消化道炎症和组织修复等相关，可见神经肽不仅存在具体生物活性，还具有一定意义上的信息传递功能，是研究"肺合大肠"脏腑联络中潜在的靶点因子。

中医对肺系疾病的认识及治疗，除了宣、清、补以外，还十分注重运用通腑法以畅利气机使肺气得以宣降有常而呼吸得畅。其中，以出自《伤寒论》的大承气汤及其类方是通腑法治疗肺系疾病最具代表性的方剂。但大承气汤对于支气管哮喘确实存在与其他肺系疾病治疗一致的效果吗？是否有充分的实验依据？大承气汤又是如何实现对支气管哮喘的肺病肠治呢？

● 研究内容与结果

一、研究思路与方法

（一）实验分组及小鼠支气管哮喘模型复制

清洁级健康 C57BL/6 小鼠根据研究目的随机数字表法分为正常组、模型组、模型给药组、正常给药组。采用 OVA 致敏激发法制备小鼠哮喘模型：模型组和模型给药组在第 1 天和第 13 天，腹腔注射 10μg 的 OVA 与 20mg 氢氧化铝凝胶混悬液 0.1mL 致敏。第 14～20 天，用 1% 的 OVA 溶液 10mL 雾化吸入激发，持续 7 天。正常组及正常给药组则以蒸馏水腹腔注射及雾化吸入，连续 7 天。模型给药组及正常给药组动物，第 14～20 天每天 1 次灌胃给予大承气汤药液，每只 0.4mL，正常组及模型组同时给予等量蒸馏水，连续 7 天。

（二）核心指标设计

1. 肺功能变化

于造模第 21 天给药结束后对各组小鼠行肺功能检测，观察肺功能变化情况，分析、评估小鼠气流受限情况。

2. 支气管肺泡灌洗液细胞分类计数

造模第 21 天末次给药后，腹腔麻醉结扎小鼠一侧主支气管，导管插入气管并固定，用生理盐水进行气管、支气管灌洗，将支气管肺泡灌洗液离心后沉淀物涂片、染色进行细胞分类计数。

3. 肺、肠组织神经递质含量检测

采用放免法测定肺、肠组织匀浆中 NKA、VIP、TFF3 含量，重点比较各组样本中肺组织 NKA、VIP、TFF3 含量变化情况。

4. 肺、肠组织炎症相关性分析

二、实验结果

1. 肺功能变化

结果显示，模型组小鼠肺功能检测示第 0.3 秒用力呼气容积（FEV0.3）、FEV0.3/FVC、用力中期呼气流速（FEF25～75）均明显下降，提示气流显著受限；给予大承气汤通腑治疗后肺功能检测提示通气功能障碍得到一定程度缓解，气流受限得到明显改善。

2. 支气管肺泡灌洗液细胞分类计数

与正常组比较，模型组 BALF 中淋巴细胞、嗜酸性粒细胞和中性粒细胞比例均明显升高（$P < 0.01$）；与模型组相比，模型给药组 BALF 中淋巴细胞、嗜酸性粒细胞及中性粒细胞比例均明显降低（$P < 0.05$，$P < 0.01$）。模型组存在明显气道炎症，给予大承气汤干预后气道炎症得到明显抑制（表 29-1）。

表 29-1　BALF 中细胞分类计数变化（$\bar{x} \pm s$，$n=10$）

组别	淋巴细胞计数	嗜酸性粒细胞计数	中性粒细胞计数
正常组	12.75±0.72	0.85±0.41	2.12±0.75
模型组	16.20±1.62**	3.60±0.52**	3.20±0.59**
模型给药组	14.85±0.94#	1.40±0.52##	2.40±0.57##
正常给药组	12.70±0.95	0.90±0.39	1.95±0.69

注：与正常组比较，**$P < 0.01$；与模型组比较，#$P < 0.05$，##$P < 0.01$。

3. 肺、肠组织神经递质含量检测

采用放免法测定肺组织匀浆中 NKA、VIP、TFF3 含量，与正常组相比，模型组小鼠肺组织 NKA 含量升高（$P < 0.05$），VIP、TFF3 含量均明显降低（$P < 0.01$）；与模型组相比，模型给药组小鼠肺组织 NKA 含量降低，TFF3 含量明显升高（$P < 0.05$），VIP 含量虽有增加趋势，但差异无统计学意义（表 29-2）。

表 29-2　肺组织中 NKA、VIP、TFF3 含量比较（$\bar{x} \pm s$，$n=8$）

组别	NKA（μg/L）	VIP（pg/mL）	TFF3（ng/g）
正常组	1.50±0.34	14.23±6.64	324.65±50.41
模型组	1.86±0.29*	5.53±3.60**	184.68±55.55**
模型给药组	1.56±0.23#	10.53±4.56	258.01±63.61#
正常给药组	1.48±0.28	13.29±6.52	294.22±36.00

注：与正常组比较，*$P < 0.05$，**$P < 0.01$；与模型组比较，#$P < 0.05$，##$P < 0.01$

另外，肠组织中 NKA、VIP、TFF3 含量检测发现，模型组小鼠肠组织 NKA 含量升高，VIP、TFF3 含量明显降低；给药后肠组织 NKA 含量明显降低，而 VIP、TFF3 含量仅有升高趋势。

4. 肺、肠组织炎症相关性分析

进一步对肺组织中 NKA、VIP、TFF3 含量及支气管肺泡灌洗液中炎症细胞进行相关性分析，结果显示肺组织神经递质参与气道炎症的发生及调控，其中肺组织中 VIP 含量与 BALF 中嗜酸性粒细胞、淋巴细胞、中性粒细胞均明显相关；肺组织中 TFF3 含量则与嗜酸性粒细胞、淋巴细胞明显相关；肺组织中 NKA 含量与嗜酸性粒细胞、中性

粒细胞明显相关。而肺、肠组织中 NKA、TFF3 含量呈现明显相关关系，而肺、肠组织中 VIP 变化无相关性（表 29-3）。

表 29-3　肺、肠 NKA、VIP、TFF3 含量相关性分析

检测项目	肺 NKA	肠 NKA	肺 VIP	肠 VIP	肺 TFF3	肠 TFF3
肺 NKA	1					
肠 NKA	0.723[**]	1				
肺 VIP	−0.345	−0.540[**]	1			
肠 VIP	−0.130	−0.390[*]	0.108	1		
肺 TFF3	−0.179	−0.407	0.257	0.064	1	
肠 TFF3	−0.402[*]	−0.391[*]	0.218	0.250	0.486[**]	1

注：$*P < 0.05$，$**P < 0.01$。

● 意义及展望

通过对大承气汤干预支气管哮喘小鼠后肺功能检测，提示第 0.3 秒用力呼气容积（FEV0.3）、FEV0.3/FVC、用力中期呼气流速（FEF25 ～ 75）等反映通气功能障碍及气流受限的效应指标得到了明显改善，显示出大承气汤通过通利肠腑对于支气管哮喘导致气流受限的症状改善作用明显。

对支气管哮喘中多种炎症因子的检测结果提示，支气管肺泡灌洗液中多种组分（淋巴细胞、嗜酸性粒细胞、中性粒细胞）不同程度增高，其中以嗜酸性粒细胞增高最为明显，因而多种炎症细胞共同介导的支气管哮喘导致其气道炎症非特异性特征明显，正是因为存在严重的非特异性特征造成了细胞表型差异使得目前的治疗难以面面俱到。但以大承气汤为代表的通腑法显示出了良好临床疗效，提示可能存在对于气道炎症具有较好改善作用的调控机制。

既往研究显示具有呼吸道功能调控、消化道炎症和组织修复等相关功能的多种神经递质广泛存在于神经系统及其他组织中，且由于这些分布、传导及效应特点相互联络传递信息并形成网络，共同协作产生生物学效应实现各种具体功能。肺、肠组织神经肽联络机制研究不仅是对"肺合大肠"理论的机制探索，还对未来中医脏腑相关理论进一步机制研究探索提供了切实可参考的新思路。

第 30 问　"肺主呼吸"的功能改变会影响其"通调水道"吗？有无实验依据？

● 研究背景

在中医藏象理论中，肺主气包含主呼吸之气和主一身之气两个方面。肺主呼吸之气是指肺是人体内部、外部气体交换的器官，通过其呼吸功能，能摄入自然界的清新之气，排出体内产生的秽浊之气，实现了体内外气体的交换。因肺主治节，其对气体的控制具有一呼一吸的节律性，而一呼一吸的节律对肺宣发肃降的功能具有一定的作用，故肺主气乃气之本，对全身之气的升降出入各项运动起着关键的调节作用。

"肺主通调水道"又被称为"肺主行水"或"肺为水之上源"，是指肺的宣发肃降对人体脏腑、器官、肌肉等各组织水液代谢具有疏通、控制和调节作用。在生理过程中，肺的宣发和肃降功能，不但能使水液运行的各个道路顺畅，而且在维持生命机体各个组织水液代谢平衡中发挥着十分重要的调节作用。"肺主通调水道"在《伤寒论》《金匮要略》中主要体现在两个方面：一方面，肺失宣降，水道失于通调，则出现一系列的水液代谢异常的表现；另一方面，在水液代谢异常的治疗过程中结合宣肺中药，则水道通调。具体表现为外邪犯肺或久病内伤及肺，肺失宣降，水道失于通调会出现水肿、小便不利、下利、四肢沉重疼痛、遗尿等表现，而对于水气、水饮等水液代谢失常类疾病，亦可结合宣肺以利水之法，用药主要有麻黄、杏仁等宣降肺气之品，这为临床水液代谢类疾病的诊断和治疗提供了更为广泛的思路和策略。

那么，肺的呼吸功能改变真能影响"通调水道"吗？有实验依据吗？

目前对于"肺主通调水道"的研究多局限于中医理论的探讨和应用，缺少对其内在实质的研究。建立一个稳定且容易复制的实验方法，是深入研究这一中医经典理论的基础，也是一个亟待解决的问题。因此，本团队为了深入研究"肺主通调水道"的内在生物学机制，需要建立一个通过改变实验动物的呼吸功能而影响其自身水液代谢的模型。因此，我们在实验中建立小鼠哮喘模型、大鼠慢性阻塞性肺疾病模型、家兔正压扩肺模型，使试验动物的呼吸功能发生人为改变，即"肺主呼吸"功能发生改变，这是本实验进行的前提和基础。其中家兔是通过呼吸机进行扩肺干预来改变呼吸功能；小鼠、大鼠造模完成后可通过肺功能检测证实呼吸功能确已发生改变。

"肺主通调水道"主要表现在对尿液和汗液的调节上，其中以尿液为主。尿液由肾脏产生，代谢终产物种类多、数量大，便于观察和收集，所以我们选择尿量作为主要监测指标。现代研究中也早已发现某些呼吸功能改变的疾病会导致患者出现尿量增多或减少的现象，但仍缺乏实验依据。所以观察小鼠、大鼠和家兔三种模型在呼吸功能改变的情况下，尿量会不会发生相应的变化，以此验证"肺主呼吸"功能改变对"通调水道"的影响。

本团队研究发现，关于中医水液代谢失常的实验研究以水通道蛋白（AQP）的研究居多。西医学研究发现，AQPs 在机体水液转运和代谢中起着重要的作用。AQP1 分布于肺、肾组织，调节肺内液体平衡及肾脏的重吸收功能。AQP2 分布于肾脏集合管，参与尿液的浓缩过程。AQP1、AQP2 在肾组织均有表达，其含量升高，会促进肾脏的重吸收，尿量随之减少。同理，其含量降低，尿量会相应增多。

为进一步探讨"肺主通调水道"的现代生物学机制，本团队提出"肺主通调水道"相关分子信号的调控途径：肺的呼吸功能会影响肺的非呼吸功能使得肺源性肾调控分子信号活性物质发生改变。这种肺源性分子信号物质通过体循环到达肾脏，并对肾的泌尿功能发挥调节作用。研究发现，与尿生成相关的六种生物活性物质—氧化氮（NO）、心钠素（ANP）、内皮素（ET-1）、血管紧张素Ⅱ（Ang Ⅱ）、抗利尿激素（ADH）、前列腺素 E2（PGE2）与肺脏关系密切，可称为"肺源性肾调控活性物质"。

综上，本团队通过观察小鼠哮喘模型、大鼠 COPD 模型、家兔正压扩肺模型呼吸功能改变，对水液代谢，如尿量的影响，验证"肺主呼吸"对"通调水道"有影响；同时，通过观察水通道蛋白、肺源性肾调控活性物质的变化，探讨"肺主通调水通道"的作用机理，为经典中医理论提供部分科学实验依据。

● 研究内容与结果

一、研究思路与方法

（一）实验动物及分组

清洁级健康 BALB/C 小鼠，雌性，30 只，鼠龄 6 ～ 8 周，体重 18 ～ 22g。将小鼠随机分为对照组和模型组，对照组 15 只，模型组 15 只。

清洁级健康 Wistar 大鼠，雄性，30 只，鼠龄 4 ～ 6 周，体重 190 ～ 210g。将大鼠随机分为对照组和模型组，对照组 15 只，模型组 15 只。

清洁级健康新西兰家兔，雄性，16 只，兔龄 2 月龄，体重 2.0kg±0.5kg。将家兔随机分为对照组和模型组，对照组 8 只，模型组 8 只。

（二）模型制备

1. 小鼠哮喘模型建立

用复合形式的高纯度卵清蛋白（OVA）致敏和激发建立支气管哮喘模型组：于第 1

日、第 13 日给小鼠腹腔注射 OVA100μg 和氢氧化铝凝胶 1.5mg 混合液 0.2mL 致敏。第 15 日，将小鼠每 5 只一组置于 20 cm×30 cm×40 cm 有机玻璃箱内；用 402B 医用超声雾化器以 1%（w/v PBS）OVA 进行雾化吸入激发，将小鼠暴露在 OVA 气雾中 30 分钟，每日 2 次，间隔 4 小时，持续 7 日。对照组则以蒸馏水腹腔注射，连续 7 日。

2. COPD 大鼠模型建立

采用气管注脂多糖加熏香烟方法复制 COPD 大鼠模型：在第 1 天和第 14 天，用 1% 的戊巴比妥钠（40mg/kg）腹腔注射麻醉，仰卧位固定大鼠，暴露声门，将 18 号静脉留置针快速插入气管，拔出针芯，注入 200μL 脂多糖（LPS）溶液（1mg/mL），然后将大鼠直立，使 LPS 溶液充分浸润于两肺中。第 2～28 天（第 14 天除外）将大鼠置于 60 cm×50 cm×40 cm 的动物熏烟箱内，注入 5 根大前门牌过滤嘴香烟烟雾，浓度约 5%，每日上、下午熏烟各一次，每次 1 小时。对照组于第 1 天和第 14 天气管注入 200 μL 0.9% 生理盐水，第 2～28 天不熏烟（第 14 天除外），自由呼吸。

3. 家兔呼吸功能改变模型建立

创建正压扩肺方法，制备家兔呼吸功能改变动物模型。从耳缘静脉注射 20% 的乌拉坦溶液（5mL/kg）麻醉家兔。待家兔完全麻醉后切开家兔颈部皮肤，进行气管插管，尿道插管，同时静脉滴注含 5% 葡萄糖的生理盐水（30 滴/分钟）。打开 Medlab 生物信号采集系统，记录家兔平静呼吸状态下 10 分钟内的尿滴数。模型组家兔连接呼吸机进行扩肺干预（呼吸机参数设置：潮气量 20mL/kg，呼吸比 1：2，呼吸频率 10 次/分），记录家兔 10 分钟内的尿滴数。对照组家兔不进行呼吸干预。

（三）指标设计

1. 取小鼠和大鼠的肺、肾组织做病理切片进行形态学观察

重点观察小鼠肺组织肺泡结构，肺泡壁有无增厚，有无黏液分泌及淋巴细胞浸润；大鼠有无肺泡结构紊乱，有无肺泡壁血管充血；观察小鼠、大鼠肾组织是否有病理改变。

2. 小鼠、大鼠肺功能检测

使用 AniRes2005 动物肺功能分析系统对小鼠及大鼠进行肺功能检测。

3. 尿量检测

（1）小鼠、大鼠尿量检测

采用代谢笼法检测小鼠、大鼠尿量。

（2）家兔尿量检测

运用 BL420 生物信号采集系统，记录家兔不同呼吸状态下的尿滴数。

4. 水通道蛋白参与水转运指标观察

免疫组化法检测肾组织中 AQP1、AQP2 蛋白的表达；RT-qPCR 法检测肾组织中

AQP1mRNA、AQP2mRNA 的含量；免疫荧光法观察对 AQP2 穿梭的影响；重点对比观察集合管顶端膜上 AQP2 的数量及泡质含 AQP2 的囊泡数含量变化。测定肺组织、肾组织及血清中肺源性肾调控活性物质的含量。

二、实验结果

1. 肺、肾组织形态学观察

（1）小鼠光镜观察

肺脏：对照组小鼠支气管和肺组织结构清晰，支气管黏膜上皮排列整齐。模型组小鼠肺泡结构模糊，肺泡壁明显增厚，黏液分泌及淋巴细胞浸润增多。

肾脏：各组小鼠肾小球、肾小管形态结构基本正常。

（2）大鼠光镜观察

肺脏：对照组大鼠支气管和肺组织结构清晰，支气管黏膜上皮排列整齐。模型组大鼠肺泡结构紊乱，肺泡壁血管充血明显。

肾脏：各组大鼠肾小球、肾小管形态结构基本正常。

（3）家兔光镜观察

肺脏：对照组家兔支气管和肺组织结构清晰，支气管黏膜上皮排列整齐，模型组家兔肺组织间有少量炎性细胞浸润。

肾脏：各组家兔肾小球、肾小管形态结构基本正常。

2. 小鼠、大鼠肺功能检测

检测小鼠气道阻力，与对照组相比，模型组小鼠吸气相气道阻力明显增加；与对照组大鼠比较，模型组大鼠用力肺活量（FVC）、一秒最大峰流速（FEV1）、一秒率（FEV1/FVC%）明显降低。表明造模之后，小鼠及大鼠呼吸功能都发生了改变，即"肺主呼吸"功能发生了改变。

3. 尿量测定

（1）小鼠连续 24 小时尿量测定

如表 30-1 所示，与对照组比较，哮喘小鼠 24 小时尿量明显减少。

表 30-1　对照组及模型组小鼠尿量的差异分析（$\bar{x} \pm s$）

组别	n	24 小时尿量（mL）
对照组	6	2.2±0.346
模型组	7	1.4±0.355[*]

注：* 与对照组比较，$P < 0.05$。

（2）大鼠连续 24 小时尿量测定

如表 30-2 所示，COPD 模型大鼠较对照组大鼠在 6 小时、12 小时、18 小时和 24 小时内的总尿量均明显减少。

表 30-2　对照组和模型组大鼠 24 小时尿量的差异分析（$\bar{x} \pm s$）

分组	n	6 小时总尿量	12 小时总尿量	18 小时总尿量	24 小时总尿量
正常组	8	16.93±4.18	26.91±4.55	34.95±4.82	40.68±5.63
模型组	8	12.71±3.34 △	18.28±3.58 △	21.35±3.0 △	23.75±.2.79 △

注：△与对照组比较，$P < 0.05$。

（3）家兔尿滴数测定

如表 30-3 所示，模型组家兔正压扩肺后，尿滴数较平静呼吸显著减少。

表 30-3　家兔平静呼吸和正压扩肺时的尿滴数（$\bar{x} \pm s$）

组别	对照组	模型组
No.1	109	5
No.2	78	10
No.3	155	95
No.4	364	107
No.5	178	49
No.6	105	85
No.7	77	32
No.8	114	99
mean±sd	147.5±94.16	60.2±41.42 △

注：△与平静呼吸比较，$P < 0.05$。

本实验结果表明，与对照组相比，哮喘模型小鼠 24 小时总尿量明显减少；COPD 模型大鼠尿量明显减少；正压扩肺家兔比平静呼吸状态下家兔尿量明显减少。提示三种不同方式的肺呼吸功能的改变均可引起尿量的减少。尿液为水液排泄的主要形式，肺对 "通调水道" 的调摄作用主要通过尿液体现，模型组动物呼吸功能改变，肺失宣降，水道失于通调，故尿量减少。说明 "肺主呼吸" 功能受损时，其通调水道功能亦失常，"肺主呼吸" 是通调水道功能的基础。

（4）水通道蛋白参与水转运指标观察

与对照组比较，模型组小鼠、大鼠及家兔肾组织 AQP1、AQP2 蛋白表达均明显增加。与对照组比较，模型组小鼠、大鼠及家兔肾组织 AQP1mRNA、AQP2mRNA 表达明显增加。与对照组比较，模型组小鼠肾组织 AQP2 在远曲小管和集合管中的表达增多。

综上，说明小鼠、大鼠及家兔在呼吸功能发生改变的情况下，AQP1、AQP2 在肾组织的表达均明显增多。而已知研究表明 AQP1、AQP2 表达增加会促进肾组织的重吸收和尿液的浓缩。由此可知，肾组织 AQP1、AQP2 表达增多是尿量减少的直接因素，进而说明"肺主通调水道"的内在机制与 AQPs 的表达密切相关。

（5）肺源性肾调控活性物质测定

①小鼠肺源性肾调控活性物质测定

与对照组相比，模型组小鼠血清 ADH 的含量明显上升；与对照组相比，模型组小鼠血清 ET-1 的含量明显上升。

②大鼠肺源性肾调控活性物质测定

与对照组比较，模型组大鼠肺组织、血清、肾组织 NO、PGE2 含量明显降低；模型组大鼠血清、肾组织 ET-1 含量明显升高，肺组织 ET-1 含量有升高趋势；模型组大鼠肺组织、血清 ADH 含量明显升高，肾组织血清含量明显降低；模型组大鼠肺组织、血清、肾组织 ANP、Ang Ⅱ 含量明显升高。

③家兔肺源性肾调控活性物质测定

与对照组比较，模型组家兔肺、肾组织中 NO 含量明显下降；模型组家兔肾组织中 ET-1 含量明显下降；模型组家兔血清和肾组织中 ADH 含量明显下降；模型组家兔肺组织、肾组织中 ANP 含量明显升高，血清中 ANP 含量明显下降；模型组家兔肺组织、血清、肾组织中 PGE2 含量明显下降；模型组家兔血清中 Ang Ⅱ 含量明显升高，肾组织中 Ang Ⅱ 含量明显下降。

综上，模型组动物肺组织、血清、肾组织中活性物质含量发生变化，其可能参与模型动物呼吸功能损伤对尿量的调节过程，这可能是"肺主通调水道"的生物学机制之一。

● 意义及展望

"肺主通调水道"以肺的呼吸功能为基础，肺的呼吸功能出现异常会影响水液代谢，进而出现少尿等症状。本团队通过三种动物模型造成呼吸功能改变，并观察动物尿量的变化，以此证明"肺主呼吸"对"通调水道"的影响；通过检测水通道蛋白及肺源性肾调控活性物质以进一步探究其现代生物学机制。此研究成果具有理论意义，为阐明中医学肺藏象功能的内涵、揭示"肺为水之上源"的实质提供了科学依据。

第 31 问　何谓"提壶揭盖"法，其机制为何？

● 研究背景

在丰富多彩的中医疗法中，有一类采用取象比类的思维方式，借用自然界或生活中的常见现象来表述治疗方法的特点，"提壶揭盖"法就是其中的一种。"提壶揭盖"原指盛满水的壶，想要把里面的水顺畅地从壶嘴里倒出来，可以采用揭开壶盖儿的办法，或者是在壶盖上设计有通气孔。本法多指用宣肺或升提的方法通利小便。肺与脾、肾、三焦、膀胱等脏器分司水液代谢，维持水道的通调。肺主气，为水道的上源，在肺气闭阻，肃降失职，影响其他脏器而气化失司的情况下，可出现喘促胸满、小便不利、浮肿等症，治疗则可用宣肺降气的方法。

东汉医圣张仲景，以《内经》治水肿病的理论为指导，提出了治疗水肿病的准则。《金匮要略·水气病脉证并治》曰："诸有水者，腰以下肿，当利小便；腰以上肿，当发汗乃愈。"方如越婢加术汤、麻黄甘草汤等均为宣肺利水之剂。"提壶揭盖"法的理论内涵包括：①提壶揭盖所指的部位，不限于"华盖"之肺，也包括"上焦""玄府"，甚至"中焦"等。②治则不限于"宣肺"，还包括"发汗""吐法""运转枢机""调畅气机""宣通上焦""斡旋中焦"等，本质就是令三焦气机通畅。③治疗作用不限于"利小便"，还包括"通大便""调月经""行津液""调气血"等。

但"提壶揭盖"法的科学内涵是什么，有实验依据吗？为探寻"提壶揭盖"法的现代生物学机制，本团队设计了"肺主呼吸"对"通调水道"影响相关分子信号途径的研究方案。

● 研究内容与结果

一、研究思路

在上一个问题中，我们通过动物模型观察了肺呼吸功能改变对通调水道包括尿量、肺源性肾调控活性物质、细胞内水通道蛋白穿梭等的影响。在此基础上，本团队选用桔梗、三拗汤对哮喘小鼠及 COPD 大鼠进行干预，选用盐酸麻黄碱对家兔进行干预，为什么选择这些宣肺药物进行实验呢？

（一）桔梗

桔梗是提壶揭盖的代表药物之一，其味苦辛性平，宣而能升，能清利咽喉，理气开胸，载药上行，因其宣肺利水而广泛应用于治水方剂中治疗产后尿闭等水液代谢失常性疾病。

（二）三拗汤

三拗汤原名"还魂汤"，出自《金匮要略》，由麻黄、杏仁、甘草三味药物组成。后收录于《太平惠民和剂局方》名为三拗汤。"治感冒风邪，鼻塞声重，语音不出；或伤风伤冷，头痛目眩，四肢拘倦，咳嗽多痰，胸满气短"。方中麻黄宣肺散寒平喘，杏仁降肺化痰，生甘草调和麻黄杏仁之宣降，共奏宣肺化痰平喘之功。以往研究表明三拗汤对 COPD、哮喘等呼吸系统疾病的症状及肺功能均具有改善作用。

（三）盐酸麻黄碱

麻黄具有很好的宣肺作用，主要成分为麻黄碱，据文献报道，麻黄最主要的活性成分是生物碱，其中麻黄碱含量最高，并有少量的伪麻黄碱等。麻黄碱和伪麻黄碱都能够有效舒张支气管，但因伪麻黄碱利尿作用明显，而本实验重点探讨尿量的改变，故选麻黄碱进行实验观察。麻黄碱可通过兴奋 α、β 受体，使支气管紧张状态得以舒展，还可通过阻止过敏介质的释放减轻支气管痉挛。研究发现，麻黄碱还可以抑制炎症反应，对人体的免疫力有提高作用。

本团队通过观察宣肺中药及宣肺方的调节作用，进而从"肺主通调水道"的角度为"提壶揭盖"法的临床应用，提供了部分实验依据。

二、研究方法

主要科研设计要点如下：

（一）实验动物及分组

1. 清洁级健康 BALB/C 小鼠，雌性，60 只，鼠龄 6～8 周，体重 18～22g。将小鼠随机分为正常组、模型组、桔梗组、三拗汤组，每组各 15 只。

2. 清洁级健康 Wistar 大鼠，雄性，60 只，鼠龄 4～6 周，体重 190～210g。将大鼠随机分为正常组、模型组、桔梗组、三拗汤组，每组各 15 只。

3. 清洁级健康新西兰家兔，雄性，18 只，兔龄 2 月龄，体重 1.85 kg±0.75kg。将家兔随机分为正常组、正压扩肺模型组、盐酸麻黄碱组，每组各 6 只。

（二）模型制备

1. 哮喘小鼠模型建立

同第 30 个问题。

2. COPD 大鼠模型建立

同第 30 个问题。

3. 家兔呼吸功能改变模型建立

采用 Medlab BL-420 生物信号采集系统监测实验过程中动物的呼吸和尿滴数，呼吸机参数设置：潮气量 20mL/kg，呼吸比为 1∶2，呼吸频率为 10 次/分。整个实验过程，正常组家兔不进行呼吸干预，第二阶段和第四阶段模型组，盐酸麻黄碱组给予正压扩肺。耳缘静脉注射 20% 乌拉坦溶液（5mL/kg）麻醉家兔，待家兔麻醉后往软管留置针内注射 1mL 1% 的肝素钠溶液封管，待家兔完全麻醉后切开家兔颈部皮肤，分离颈部气管双侧的迷走神经、交感神经、减压神经，进行气管插管，尿道插管，再将输液管连接上软管留置针，静脉滴注（30 滴 / 分钟）含 5% 葡萄糖的生理盐水混合液。

（三）指标设计

1. 取小鼠和大鼠的肺、肾组织做病理切片进行形态学观察

同第 30 个问题。

2. 小鼠、大鼠肺功能检测

使用 AniRes2005 动物肺功能分析系统对小鼠及大鼠进行肺功能检测。

3. 尿量检测

（1）小鼠、大鼠尿量检测

采用代谢笼法检测小鼠、大鼠尿量。

（2）家兔尿量检测

运用 BL420 生物信号采集系统，记录家兔不同呼吸状态下的尿滴数。

第一阶段，记录动物平静呼吸 10 分钟的尿滴。

第二阶段，除正常组，模型组、盐酸麻黄碱组家兔气管连接呼吸机，正压扩肺干预 10 分钟，并且记录 10 分钟内家兔的尿滴数。

第三阶段，剪断双侧迷走神经、减压神经和交感神经，盐酸麻黄碱组从颈动脉注射 3.2mg/kg 盐酸麻黄碱，并且记录平静呼吸 10 分钟内的尿滴数。

第四阶段，除正常组，模型组、盐酸麻黄碱组家兔气管连接呼吸机，扩肺干预 10 分钟，并且记录 10 分钟内家兔尿滴数。

注：整个实验过程，静脉注射含 5% 葡萄糖的生理盐水混合液。

（3）水通道蛋白参与水转运指标观察

①免疫组化法检测肾组织中 AQP1、AQP2 蛋白的表达。

②RT–qPCR 法检测肾组织中 AQP1mRNA、AQP2mRNA 的含量。

③免疫荧光法观察对 AQP2 穿梭的影响。

重点对比观察集合管顶端膜上 AQP2 的数量及泡质含 AQP2 的囊泡数含量变化。

（4）测定各组动物肺组织、肾组织及血清中肺源性肾调控活性物质的含量

三、实验结果

1. 肺、肾组织形态学观察

（1）小鼠光镜观察

肺脏：正常组小鼠支气管和肺组织结构清晰，支气管黏膜上皮排列整齐。模型组小

鼠肺泡结构模糊，肺泡壁明显增厚，黏液分泌及淋巴细胞浸润增多。桔梗组和三拗汤组小鼠肺泡结构比较清晰，部分肺泡壁略有增厚，炎性细胞浸润明显较模型组少。

肾脏：各组小鼠肾小球、肾小管形态结构基本正常。

（2）大鼠光镜观察

肺脏：正常组大鼠支气管和肺组织结构清晰，支气管黏膜上皮排列整齐。模型组大鼠肺泡结构紊乱，肺泡壁血管充血明显。桔梗组、三拗汤组大鼠肺泡结构基本正常，肺泡壁血管充血不明显。

肾脏：各组大鼠肾小球、肾小管形态结构基本正常。

（3）家兔光镜观察

肺脏：正常组家兔的肺组织结构完整、清晰；与正常组相比，模型组、盐酸麻黄碱组家兔肺组织间有少量炎性细胞浸润。

肾脏：各组家兔的肾脏组织结构完整、清晰。

2. 小鼠、大鼠肺功能检测

（1）小鼠肺功能检测

与正常组相比，模型组小鼠吸气相气道阻力明显增加；与模型组相比，桔梗组小鼠吸气相气道阻力明显降低。

（2）大鼠肺功能检测

与正常组大鼠比较，模型组大鼠 FVC、FEV1、FEV1/FVC% 明显降低，桔梗组、三拗汤组大鼠 FVC、FEV1 明显降低。与模型组大鼠比较，桔梗组、三拗汤组大鼠 FVC、FEV1、FEV1/FVC% 明显升高。

证明桔梗、三拗汤对哮喘小鼠及 COPD 大鼠的肺功能起到了改善作用。

3. 尿量测定

（1）小鼠连续 24 小时尿量测定

如表 31-1 所示，与正常组比较，模型组小鼠 24 小时尿量明显减少。与模型组比较，桔梗组小鼠尿量明显增多。

表 31-1　各组小鼠 24 小时尿量（$\bar{x} \pm s$）

组别	n	24 小时尿量（mL）
正常组	6	2.2 ± 0.346
模型组	7	$1.4 \pm 0.355^{*}$
桔梗组	7	$2.1 \pm 0.551^{\#}$

注：与正常组比较，$*P < 0.05$，差异有统计学意义；与模型组比较，$\#P < 0.05$，差异有统计学意义。

（2）大鼠连续 24 小时尿量测定

如表 31-2 所示，与正常组比较，模型组大鼠 24 小时尿量明显减少。与模型组比较，三拗汤组大鼠 24 小时尿量明显增多。桔梗组大鼠尿量与模型组大鼠尿量无明显差异。

表 31-2　各组大鼠造模前后 24 小时尿量（$\bar{x} \pm s$）

组别／尿量	n	造模前（mL）	给药后（mL）
正常组	8	9.49±4.136	40.68±5.634
模型组	8	9.61±3.110	23.75±2.791*
桔梗组	8	9.41±3.588	22.49±2.773*
三拗汤组	8	9.00±1.833	28.21±4.479*#

注：与正常组比较，*$P < 0.05$，差异有统计学意义；与模型组比较，#$P < 0.05$，差异有统计学意义。

（3）家兔尿量测定

如表 31-3 所示，第一阶段，三个组之间尿量无显著差异；第二阶段，与正常组比较，模型组、盐酸麻黄碱组尿量明显减少；第三阶段，盐酸麻黄碱组尿量较正常组和模型组明显升高；第四阶段，与正常组比较，模型组尿量明显减少，与模型组比较，盐酸麻黄碱组尿量明显增加。

表 31-3　盐酸麻黄碱对正压扩肺家兔尿量的影响（$\bar{x} \pm s$）

分组	n	第一阶段	第二阶段	第三阶段	第四阶段
正常组	6	128.00±21.417	144.167±41.873	173.60±69.042	142.400±68.824
模型组	6	123.171±36.537	87.000±22.672*	153.40±72.528	77.750±34.769*
盐酸麻黄碱组	6	133.33±41.147	84.500±36.601*	278.833±90.121**##	215.000±112.110#

注：* 与正常组比较，$P < 0.05$；** 与对照组比较，$P < 0.01$；# 与模型组比较，$P < 0.05$；## 与模型组比较，$P < 0.01$。

综上，造模后三种动物的尿量均减少，而给予宣肺药物干预后尿量又相应增加，因其宣肺作用使得通调水道功能得以恢复，水液代谢趋于正常，故尿量增加。

4. 水通道蛋白参与水转运指标观察

（1）免疫组化法检测肾组织中 AQP1、AQP2 蛋白的表达

与正常组比较，模型组小鼠、大鼠及家兔肾组织 AQP1、AQP2 蛋白表达均明显增加。与模型组比较，桔梗组小鼠、三拗汤组小鼠及大鼠 AQP1、AQP2 蛋白表达明显降低。与模型组比较，盐酸麻黄碱组家兔肾组织中 AQP1、AQP2 蛋白的表达显著下降。

（2）RT-qPCR 法检测肾组织中 AQP1mRNA、AQP2mRNA 的含量

与正常组比较，模型组小鼠、大鼠及家兔肾组织 AQP1mRNA、AQP2mRNA 表达明显增加。与模型组比较，桔梗组小鼠、三拗汤组大鼠 AQP1mRNA、AQP2mRNA 表达均明显降低；三拗汤组小鼠肾组织 AQP1mRNA 和 AQP2mRNA 表达有下降趋势。与模型组比较，盐酸麻黄碱组家兔肾组织中 AQP1mRNA、AQP2mRNA 相对含量均明显降低。

（3）免疫荧光法观察对 AQP2 穿梭的影响

与正常组比较，模型组小鼠 AQP2 在远曲小管和集合管中的表达增多；与模型组比较，桔梗组小鼠 AQP2 蛋白表达减少。

综上，三种动物在呼吸功能发生改变的情况下，AQP1、AQP2 在肾组织的表达均明显增多，而给予宣肺药物干预后 AQP1、AQP2 在肾组织的表达有不同程度的下降。AQP1、AQP2 表达下降会减弱肾组织的重吸收和尿液的浓缩作用，所以宣肺药物干预后尿量增加与 AQP1、AQP2 在肾组织的表达下降相关。

5. 测定各组动物肺组织、肾组织及血清中肺源性肾调控活性物质的含量

（1）小鼠肺源性肾调控活性物质测定

与正常组比较，模型组小鼠血清 ADH、ET-1 含量明显增高；与模型组比较，三拗汤组小鼠血清 ADH、ET-1 含量明显降低。

（2）大鼠肺源性肾调控活性物质测定

与正常组比较，模型组大鼠肺组织、血清、肾组织 NO、PGE2 含量明显降低；模型组大鼠血清、肾组织 ET-1 含量明显升高，肺组织 ET-1 含量有升高趋势；模型组大鼠肺组织、血清 ADH 含量明显升高，肾组织含量明显降低；模型组大鼠肺组织、血清、肾组织 ANP、AngⅡ含量明显升高。

与模型组比较，三拗汤组大鼠血清、肾组织 NO 含量明显升高，桔梗组大鼠血清、肾组织 NO 含量亦有升高的趋势；桔梗组大鼠血清 PGE2 含量明显升高，三拗汤组大鼠肺组织、血清、肾组织 PGE2 含量明显升高；桔梗组、三拗汤组大鼠肺组织 ET-1 含量有降低趋势；桔梗组大鼠肾组织 ADH 含量升高，三拗汤组大鼠血清 ADH 含量降低，肾组织 ADH 含量升高；桔梗组、三拗汤组大鼠肾组织 ANP 含量降低；桔梗组、三拗汤组大鼠肺组织、血清、肾组织 AngⅡ含量降低。

（3）家兔肺源性肾调控活性物质测定

与正常组比较，模型组家兔肺、肾组织中 NO 含量明显下降；模型组家兔肾组织中 ET-1 含量明显下降；模型组家兔血清和肾组织中 ADH 含量明显下降；模型组家兔肺组织、肾组织中 ANP 含量明显升高，血清中 ANP 含量明显下降；模型组家兔肺组织、血清、肾组织中 PGE2 含量明显下降；模型组家兔血清中 AngⅡ含量明显升高，肾组织中 AngⅡ含量明显下降。

与模型组比较，盐酸麻黄碱组肺组织中 NO 含量明显升高；盐酸麻黄碱组肺、肾组

织中 ET-1、ADH、PGE2、AngⅡ含量明显升高；盐酸麻黄碱组肺组织中 ANP 水平明显下降，血清中 ANP 含量明显升高。

综上，桔梗、三拗汤、盐酸麻黄碱对生物活性物质 NO、PGE2、AngⅡ、ANP、ADH 均具有不同程度的调节作用，进而说明"提壶揭盖"法的现代生物学机制可能与这些生物活性物质有一定的相关性。

● 意义及展望

研究发现宣肺中药（桔梗、麻黄）和宣肺方（三拗汤）不仅可以改善模型动物的呼吸功能，同时还能增加模型动物的尿量，以此证明通过宣肺的方法可以通利小便。并通过检测水通道蛋白及肺源性肾调控活性物质以进一步探究其现代生物学机制。这项研究为中医临床"提壶揭盖"法的应用提供了实验依据，在治疗呼吸系统及泌尿系统疾病方面，具有应用价值。

第 32 问　桔梗有"诸药舟楫"之称，其载药上行引经增效的作用机制是什么？

● 研究背景

桔梗在中医药组方理论中常作为引经要药，有"诸药舟楫"之称，能够载药上行。历代医家在治疗胸膈以上疾病，特别是肺部疾病时常常将其与他药配伍使用。这一重要作用，在许多著名方剂的配伍中得以体现，如参苓白术散，借桔梗载诸药上浮，引归于肺，益肺利气，借肺之布精而养全身。桔梗的"肺靶向性作用"除了桔梗对肺经病证具有治疗作用外，还能把不归肺经的药物引归到肺经发挥治疗作用。这些论述是否能够被现代研究证据所支持？桔梗是如何发挥"舟楫"作用，把组方中其他药物的成分引入肺经的？

研究发现，肺是产生、分泌和灭活神经肽十分活跃的器官。肺内的神经肽位于神经细胞、神经内分泌细胞和炎症细胞，包括嗜酸性粒细胞、肥大细胞、单核细胞和中性粒细胞等。神经内分泌细胞是遍布于呼吸道传导区的颗粒上皮细胞。神经肽释放后，起神经递质、调质、激素或介质作用，参与调节气道管径、血管张力、黏液分泌和血管通透性。有些肽还可通过调节介质释放和趋化反应而影响炎症细胞的功能。目前已发现的存在于肺内的主要神经肽包括速激肽、肠三叶因子、降钙素基因相关肽、血管活性肠肽、内皮素、神经激肽 A、神经激肽 B、组异肽、甘丙肽、神经肽 K 等，有 20 余种。

本团队对目前已发现的肺内 20 余种主要神经肽进行细致分析对比，得出以下结果：有 2 种肺内神经肽与桔梗肺靶向作用关系最为密切。其一是肠三叶因子（intestinal trefoil factor，ITF，即 TFF3），为三叶因子家族（trefoil factor family，TFF）成员之一。其表达具有相对的组织特异性和高度的细胞特异性，在呼吸道主要表达于杯状细胞、纤毛上皮细胞和黏膜下腺体，且其表达与气道黏蛋白相匹配。其二是血管活性肠肽（vasoactive intestinal peptide，VIP）。VIP 是目前已知的肺组织和鼻黏膜中最丰富的神经肽之一，也是目前已知的唯一对呼吸道具有舒张血管、舒张支气管、促黏液分泌、促血管通透性这四种功能于一体的肺内神经肽。VIP 广泛分布于体内，其中以神经系统和胃肠道浓度最高，其次为肺和胎盘。

本团队通过对比桔梗药性、药效、药理作用及肺神经肽的功能，发现桔梗归经与引经作用是通过特异性"调节肺气"与"调节肺血脉"而实现的（表 32-1）。

表 32-1　桔梗"开提肺气、载药上浮"与 TFF3 及 VIP 的关系分析

	调节肺气	调节肺血脉
桔梗药性	辛苦平，归肺经	引经于肺
桔梗功效	开提肺气，解表利咽，祛痰排脓	载药上浮
桔梗药理	祛痰镇咳	扩张血管
肺神经肽	TFF3	VIP
神经肽功能	调节气道黏液，参与气道防御，调节气道炎症反应	血管扩张，促血管通透性，增加局部血药浓度

因此，本团队在建立 COPD 动物模型的基础上，采用形态学、免疫学、分子生物学、整体放射自显影、图像分析等技术：①观察桔梗不同配伍对病理生理机体内密切相关性内源活性物质 TFF3、VIP 等的调节，探讨其间接强化靶向效应机制；②观察桔梗不同配伍对 COPD 模型细胞因子 TNF-α、TGF-β、IL-1β、IL-6 等及病理形态改变的影响，探讨引经的增效机制。

● 研究内容与结果

一、研究思路与实验方案

（一）实验分组

实验分组：假手术组，模型组，桔梗组（桔梗），桔甘组（桔梗、甘草），银翘组（金银花、连翘），桔银翘组（桔梗、金银花、连翘），桔甘银翘组（桔梗、甘草、金银花、

连翘）。

（二）复制大鼠 COPD 模型

COPD 大鼠模型的制备：采用气管注脂多糖加熏香烟方法：在第 1 天和第 14 天，用 1% 的戊巴比妥钠（40mg/kg）腹腔注射麻醉，仰卧位固定于大鼠固定板，暴露声门，将 18 号静脉套管针快速插入气管，拔出针芯，用 1mL 注射器注入溶于生理盐水的 LPS200μL（1g/L），然后将大鼠固定板直立旋转，使 LPS 能够均匀分布于两肺。假手术组注入生理盐水。第 2 ～ 28 天（第 14 天除外）将大鼠置入 60cm×50cm×40cm 有机玻璃箱内，注入大前门过滤嘴香烟烟雾，浓度约 5%，每天上午、下午各 1 小时。

（三）核心指标设计

1. 肺组织的病理形态学观察

低倍镜（10×10）观察：整体肺组织结构、各级支气管炎性浸润。

高倍镜（10×40）观察：肺泡结构，支气管上皮完整性及炎性细胞浸润。

2. 半定量病理分析

采用医用图文分析系统测量：①肺平均内衬间隔（mean lining interval，MLI）：在视野中央划"十"字交叉线，记数通过该交叉线的肺泡隔数（number separate，NS），测出十字线的总长度（L），将 L/NS 即得 MLI，其数值反映肺泡平均直径。②平均肺泡数（mean alveoli number，MAN）：记数每个视野内的肺泡数（number alveoli，Na），除以视野面积，即得 MAN，反映肺泡密度。

3. 大鼠肺泡灌洗液细胞因子的影响

大鼠麻醉，仰卧固定，剪开颈部皮肤，暴露气管，在环甲软骨处剪一"V"形小口，将一端剪成梭形的输液头皮针插入左主支气管，将 4mL 生理盐水注入左肺，停顿片刻，回吸，反复 3 次，总回收量约为 3mL（回收率 75%）。3000r/min 转速下离心 15 分钟，取上清液于 -20℃保存待测。沉渣于显微镜下进行白细胞计数。

4. 不同组织中 TFF3mRNA 基因表达检测

采用 RT-PCR 法，检测不同组织中 TFF3mRNA 基因表达。

5. 不同组织中 VIP 含量检测

采用放免法检测不同组织中 VIP 含量。

二、实验结果研究结论

1. 大鼠肺组织的病理形态学变化

假手术组肺组织结构正常。肺泡壁完整，被覆上皮细胞无脱落，肺泡间隔未见明显炎细胞浸润。支气管黏膜上皮结构完整，管壁规整无增厚，未见炎细胞浸润，管腔内未见渗出物。模型组肺泡结构破坏，局部肺泡萎陷，肺泡间隔明显增宽，甚至融合，肺泡壁和间质内有大量炎细胞浸润。支气管上皮明显增生，部分上皮脱落，管壁及其周围有明显炎细胞浸润。各治疗组病变情况差异较大。桔银翘组、桔甘银翘组肺泡间质炎症明显减轻，肺泡扩张融合、支气管炎性细胞浸润都有明显改善。桔梗组、桔甘组、银翘组各组也均有不同程度的减轻，但仍可见较重的肺泡间质炎症，肺泡萎陷，支气管周围较多炎细胞浸润。

扫描电镜观察：电镜下，假手术组大鼠肺泡上皮细胞结构完整，细胞表面微绒毛排列整齐。模型组大鼠肺泡Ⅱ型上皮细胞变性，细胞表面微绒毛减少、断裂甚或脱失，线粒体肿胀，嵴消失，甚至呈空泡样，肺泡腔内巨噬细胞次级溶酶体增多。桔银翘组、桔甘银翘组上述变化均明显减轻，肺泡上皮细胞变性不明显，细胞结构多完整，线粒体结构正常，炎性细胞较少。

2. 半定量病理分析

肺平均内衬间隔（MLI）反映平均肺泡直径，平均肺泡数（MAN）反映的是平均肺泡个数，所以两者的变化可代表肺组织结构的受损程度。结果显示：模型组肺平均内衬间隔（MLI）、平均肺泡个数（MAN）与假手术组存在显著差异。说明模型组大鼠肺泡直径明显增宽，单位面积肺泡数减少，肺泡结构破坏明显，提示 COPD 病理状态下肺组织结构严重受损。桔甘银翘组能明显改善模型组 MLI，MAN 较模型组有升高趋势，但无统计学差异。

3. 大鼠肺泡灌洗液细胞因子的影响

桔甘银翘组对大鼠 BALF 中白细胞总数、IL-1β 有显著降低作用，对 TNF-α 有降低趋势。提示桔梗与金银花、连翘等清热解毒药配伍后对 COPD 大鼠 BALF 中炎症具有明显改善作用，且与桔梗组、银翘组相比作用更显著。

4. 不同组织中 TFF3mRNA 基因表达、VIP 含量检测

桔梗可明显升高 COPD 大鼠模型肺内 TFF3mRNA 基因表达及 VIP 含量，而对心、肝、肾、脑、肠组织中 TFF3 及 VIP 含量无明显影响。模型组肺组织中 TFF3 基因表达较假手术组有下降趋势，提示 COPD 病理状态下 TFF3 表达下降。各治疗组有不同程度的上升趋势，其中以桔梗调节 TFF3 的变化趋势最大，推测桔梗的配伍增效作用与调节 TFF3 有关，TFF3 为桔梗的作用靶点之一。

● 意义及展望

清热解毒药物中配伍桔梗后，表现出肺部引经增效作用，能够使清热解毒药物在肺部的治疗作用增加。可见，配伍桔梗引经，能够降低临床因过用寒凉药物而伤害脾胃。这种引经增效作用机制可能与桔梗调节 TFF3、VIP 有关。配伍桔梗、甘草后表现出一定的配伍引经增效作用，其机制可能与调节 VIP 关系更为密切。

第 33 问　加味桔梗汤为什么能够用于防治肺纤维化？

● 研究背景

　　肺纤维化是临床常见的疑难病，其发病的机制复杂，尚未找到有效的治疗方案。肺纤维化属于中医学中"肺痿"范畴。桔梗汤，又名甘桔汤，其方由桔梗，甘草两味药物组成，后世治疗咽喉肺系疾病的方剂多由此方化裁而来。《伤寒论》第 311 条云："少阴病，二三日，咽痛者，可与甘草汤，重者与桔梗汤。"用桔梗一两开肺利咽，甘草二两清热解毒来治疗少阴病客热咽痛重者。《金匮要略·肺痿肺痈咳嗽上气病脉证并治》第 12 条云："咳而胸满，振寒脉数，咽干不渴，时出浊唾腥臭，久久吐脓如米粥者，为肺痈，桔梗汤主之。"用桔梗宣肺祛痰排脓、甘草清热解毒来治疗肺痈，可见桔梗汤除宣开肺气外，尚可排脓解毒。

　　骨形态发生蛋白 –7（bone morphogenetiprotein 7，BMP7），属于 TGFβ 超家族的成员，在肺、肾等器官的发育过程中起着重要作用。研究表明，BMP7 可以抑制肾纤维化，可能是治疗肺纤维化的潜在作用靶点。本团队从特发性肺纤维化模型小鼠的生存状态、肺部病理变化动态观察、肺部 BMP–7 含量动态监测等几个方面研究加味桔梗汤对特发性肺纤维化模型小鼠的治疗作用。

● 研究内容与结果

一、研究方法

（一）实验分组

　　模型组、加味桔梗汤组（桔梗、甘草、金银花、连翘）、平阳霉素组。

（二）复制大鼠肺纤维化模型

　　以气管内灌注平阳霉素方法建立大鼠肺纤维化模型。

（三）核心指标设计

1. 生存曲线

　　模型组和加味桔梗汤组各取 15 只观察 28 天，记录动物生存情况。

2. 肺组织病理形态观察

　　低倍镜（10×10）观察：整体肺组织结构、各级支气管炎性浸润。

高倍镜（10×40）观察：肺泡结构、支气管上皮完整性及炎性细胞浸润。

3. 支气管灌洗观察

各组在手术后第 0 天、1 天、3 天、5 天、9 天、14 天、28 天分别取 8 只小鼠，用平顶针头在第一气管环和第二气管环中注入 0.1mL 生理盐水进行支气管灌洗，重复 3 次，然后回收灌洗液，回收率为 60%～70%。于 10 倍显微镜下进行总细胞记数。Jamsa 染色进行中性粒细胞、巨噬细胞、淋巴细胞百分比记数。

4. BMP7 蛋白表达水平

采用 ELISA 法检测 BMP7 蛋白表达水平。

二、实验结果

1. 生存曲线

在造模后 10 天内，两组小鼠都出现精神萎靡、毛色黯淡、食欲差的情况。中药生存曲线组死亡率高于平阳霉素生存曲线组，从第 10 天到第 22 天，两组小鼠死亡率大约相等，但中药生存曲线组存活小鼠精神好转，食欲逐渐恢复，而平阳霉素生存曲线组存活小鼠精神差、进食少；第 22 天后，中药生存曲线组小鼠基本恢复正常，而平阳霉素生存曲线组存活小鼠精神萎靡、进食很少；在第 28 天，中药生存曲线组小鼠还有 7 只小鼠存活，而平阳霉素生存曲线组小鼠只有两只存活（图 33-1）。中药生存曲线组 28 天生存率为 46%，平阳霉素生存曲线组 28 天生存率为 13%。模型组第 28 日仅 2 只小鼠存活，加味桔梗汤组第 28 日有 7 只小鼠存活。

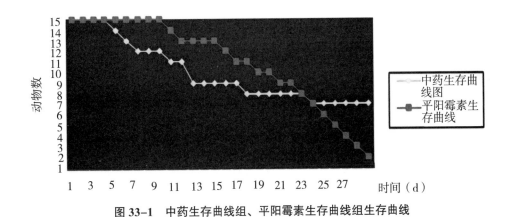

图 33-1　中药生存曲线组、平阳霉素生存曲线组生存曲线

2. 肺组织病理形态观察

生理盐水组小鼠，肉眼观察双肺表面光滑，粉白色，质地均匀。光镜下观察，肺泡壁结构完整，肺泡腔内无分泌物，有极少量炎性细胞浸润，肺泡间隔无增宽，无肺萎缩及血管壁增厚。平阳霉素组特发性肺纤维化模型小鼠在造模后 5 天，肉眼观察双肺体

积饱满，肺组织弹性较生理盐水组小鼠差，肺组织有充血，肺脏表面有出血点；光镜下观察，肺泡腔内渗出物较多，肺泡壁和肺间质内有中性粒细胞、淋巴细胞等大量炎性细胞浸润。在造模后第 9 天和第 14 天，特发性肺纤维化模型小鼠肺组织充血炎症情况更加严重，到第 20 天，肺泡壁和肺间质内炎性细胞浸润较前几天减少，可见少量成纤维细胞，存在局部肺萎缩，小血管壁增厚，部分肺泡结构破坏。在造模后 28 天，肉眼观察双肺呈灰白色，体积缩小，肺脏表面不光滑，散在陈旧出血点及小面积肺不张。光镜下观察，肺泡结构明显变形，许多肺泡闭锁、萎陷，部分融合成大泡状，病变严重处肺泡壁明显增厚，慢性炎症细胞弥漫性浸润，成纤维细胞增殖，肺泡壁及肺间质内胶原纤维显著增多，小血管壁明显增厚，肉芽组织增生。加味桔梗汤组小鼠在造模后第 0 天和造模后第 9 天，肉眼观察肺组织有充血，肺脏表面有出血点，光镜下观察，肺泡腔内有一些渗出物，肺泡壁和肺间质内有中性粒细胞、淋巴细胞等炎性细胞浸润。到造模后第 14 天，特发性肺纤维化模型小鼠肺组织充血炎症情况减轻，仅有少量中性粒细胞、淋巴细胞等炎性细胞浸润。到造模后 28 天，大部分加味桔梗汤组小鼠肉眼观察双肺表面光滑，少量加味桔梗汤组小鼠肉眼观察双肺表面轻度充血。光镜下观察，加味桔梗汤组小鼠肺泡壁结构完整，肺泡腔内有少量分泌物，有极少量炎性细胞浸润，肺泡间隔无明显增宽，无肺萎缩及血管壁增厚。

3. 支气管灌洗观察

在造模后，平阳霉素组、加味桔梗汤组的淋巴细胞数占细胞总数的百分比都出现升高，平阳霉素组淋巴细胞数占细胞总数的百分比从造模后第 3 天起呈逐渐增高的趋势，到第 9 天时达到高峰，到第 14 天后有所下降，但是与生理盐水组比较仍有显著性差异。加味桔梗汤组的淋巴细胞数占细胞总数的百分比也出现增高，但从造模后第 5 天开始，加味桔梗汤组的淋巴细胞占细胞总数的百分比又逐渐下降，到造模后第 28 天，与生理盐水组相比较已经没有显著性差异。中性粒细胞是在早期急性肺损伤 / 肺泡炎症阶段的主要炎性细胞。淋巴细胞则是继巨噬细胞和中性粒细胞之后出现的炎性细胞，但淋巴细胞在较长时间内保持高水平状态。本研究发现，肺内巨噬细胞和中性粒细胞的增多先于淋巴细胞的浸润也支持这一观点。在本研究中也发现，当第 7 天肺内淋巴细胞浸润达高峰时，成纤维细胞也明显增多，而第 14 天以后则进入慢性纤维化阶段，成纤维细胞增多和胶原沉积增加，肺内炎性细胞的浸润以淋巴细胞为主，表明淋巴细胞与成纤维细胞的增殖和胶原合成的增多有关。

4. BMP7 蛋白表达水平

结果显示，模型组肺组织中 BMP7 蛋白在第 1 天升高，第 3 ～ 9 天下降，而加味桔梗汤组肺组织中 BMP7 蛋白的水平在第 5 天后高于模型组而趋于正常组水平，至第 9 天与模型组相比有显著差异（$P < 0.01$），而接近正常组（表 33-1）。

表 33-1　各组小鼠 BMP7 蛋白表达水平（OD 值）

组别	n	0d	1d	3d	5d	9d
正常组	9	0.99±0.30	0.86±0.26	0.89±0.24	0.82±0.20	0.78±0.18
模型组	9	0.75±0.25	0.82±0.17	0.65±0.26	0.73±0.19	0.62±0.18
中药组	9	0.62±0.11	0.60±0.19*	0.60±0.12	0.74±0.29	0.71±0.18**

注：与模型组相比，*$P<0.05$，** $P<0.01$。

● 意义及展望

宣肺解毒是中医治疗呼吸系统疾病的重要法则之一，加味桔梗汤由《伤寒论》桔梗汤之桔梗、甘草加金银花、连翘等组成，方中桔梗辛散苦泄，开宣肺气；甘草清热解毒；金银花、连翘清热解毒，消痈散结。全方宣肺解毒，是临床治疗肺中客热，肺气不宣一类疾病的有效方剂。加味桔梗汤能够抑制肺纤维化趋势，其作用机制可能是减轻肺部的炎症渗出，修复受损伤的肺组织；作用靶点可能与促进 BMP7 蛋白表达有关。

第 34 问　大柴胡汤治疗非酒精性脂肪性肝病的主要作用靶点有哪些？

● 研究背景

非酒精性脂肪性肝病（NAFLD）是一种与胰岛素抵抗（IR）和遗传易感密切相关的代谢应激性肝脏损伤，其病理学改变与酒精性肝病（ALD）相似，但患者无过量饮酒史，疾病谱包括非酒精性单纯性脂肪肝（NAFL）、非酒精性脂肪性肝炎（NASH）及其相关肝硬化和肝细胞癌。非酒精性脂肪性肝病在单纯脂肪肝或肝炎早期多无明显症状，现代临床多采用调节生活节奏、调整饮食习惯及加强锻炼等方式加以干预，中医药在其治疗上有明显优势。

大柴胡汤是《伤寒论》经典方剂，具有和解少阳、内泻热结之功效，符合临床上大多数 NAFLD 患者肝胆气机不利，脾虚痰湿中阻，阳明浊气不降的证候特点，因此广泛应用于临床治疗非酒精性脂肪性肝病，疗效确切。大柴胡汤治疗非酒精性脂肪性肝病的现代机制是什么？

1998 年 Marshall 提出了"肠－肝轴"概念，系统阐述了肠道与肝脏之间物质、细胞、细胞因子等通过固有门静脉系统的相互调节、相互影响的密切关系，形象地描绘了肝、肠两大器官在解剖上的联系和功能层面的相互作用。在肝脏疾病患者中，常可见肠道黏膜屏障异常，改善肠黏膜屏障有助于肝脏疾病的治疗。这些研究是对"肠－肝轴"学说的有力支持。

非酒精性脂肪性肝病患者常常伴有肥胖、IR，但不是所有的肥胖者都可以发展为 NAFLD。近年来，在"二次打击"学说的基础上衍生出"多次打击"学说，认为很多来自脂肪组织和肠道等肝外因素参与加快肝脏炎症的发生而形成多次打击。大量研究证实"肠－肝轴"参与 NAFLD 的发生发展，包括机械屏障、免疫屏障、化学屏障和生物屏障在内的肠道黏膜屏障在 NAFLD 的发病中发挥重大作用。大柴胡汤治疗非酒精性脂肪性肝病与"肠－肝轴"有关。

大柴胡汤及其"方剂要素"对 NAFLD 模型大鼠"肠－肝轴"多靶点调节作用是什么？有什么相关性？本课题组开展了大柴胡汤治疗 NAFLD 的拆方研究。通过网络相关分析发现本方组方原理与 NAFLD "肠－肝轴"机制有相关之处。大柴胡汤"疏利肝胆组"方剂要素（柴胡、黄芩、白芍）对应"肝胆疏泄失职"证候要素，具有调节肝免疫功能；"健脾化痰和胃组"方剂要素（大枣、半夏、生姜）对应"脾虚痰湿中阻"证候要素，具有保护胃肠黏膜屏障功能；"通腑泄浊组"方剂要素（大黄、枳实）对应"大肠浊热"证候要素，具有清除肠道有害菌群功效。

网络相关分析只是简单针对药物功效梳理出的方剂要素－证候要素－"肠－肝轴"靶点间的关系。中医复方是复杂的，其单个方剂要素可能主对应一个靶点，但也可能同时作用于疾病网络中的其他靶点，从而对其他方剂要素对应的靶点产生作用。而大柴胡汤作为几个方剂要素相配伍的合方，其作用效应可能在某个靶点效应不显著，或者总效应大于各单效应之和。此皆有待于实验的进一步验证与研究。

因此，本团队在相关文献研究以及关于"方剂要素""方－证要素对应"的理论探讨基础上，通过建立动物模型，观察大柴胡汤及各"方剂要素"对 NAFLD 模型大鼠"肠－肝轴"靶点调节作用，探讨各"方剂要素"对 NAFLD 模型大鼠"肠－肝轴"不同靶点的效应关系，以及合方大柴胡汤通过 3 个方剂要素配伍后对各个方剂要素效应靶点的协同作用。

● 研究内容与结果

一、研究思路与研究方案

（一）根据"方－证要素对应"解析大柴胡汤各"方剂要素"，设计分组

主要科研设计要点如下。

根据"方－证要素对应"理论，归纳诸多医家对大柴胡汤配伍规律的认识，理解大柴胡汤包含以下三个"方－证要素对应"关系。

A 与证候"肝胆气机不利"对应的方剂要素：柴胡、黄芩、芍药。

B 与证候"脾虚痰湿中阻"对应的方剂要素：半夏、生姜、大枣。

C 与证候"阳明浊气不降"对应的方剂要素：大黄、枳实。

即大柴胡汤包含"疏利肝胆组"方剂要素（柴胡、黄芩、白芍）、"健脾化痰和胃组"方剂要素（大枣、半夏、生姜）、"通腑泄浊组"方剂要素（大黄、枳实）。

采用拆方法设计组成正常组、模型组、疏肝利胆组、健脾化痰组、通腑泄浊组、大柴胡汤组。

另外，实验用阳性对照药选取盐酸吡格列酮。

（二）复制非酒精性脂肪性肝病大鼠模型

参照文献选高脂高糖饲料配方，通过预实验验证后选定高脂高糖饲料配方为：52.5% 维持饲料 +30% 蔗糖 +10% 猪油 +2% 胆固醇 +5% 蛋黄粉 +0.5% 胆酸钠。所有大鼠适应性喂养 7 天以后，除正常组大鼠外均给予高脂高糖饲料喂养 16 周建立非酒精性脂肪性肝病模型，正常组给予维持饲料喂养。所有组大鼠均自由饮食、饮水。

（三）核心指标设计

1. 肝脏相关指标

肝脏大体形态观察及光镜观察，光镜观察包括采用 HE 染色、Masson 染色、油红O 染色、天狼猩红染色后进行的观察。各实验组开展以下量化观察。

（1）NAFLD 病理程度判断评分

采用美国国立卫生研究院 NASH 临床研究网络病理工作委员会 2005 年制定的指南（表 34–1），进行 NAFLD 活动度积分（NAFLD activity score，NAS）评分，其中 NAS ＞ 5 分者明确诊断为非酒精性脂肪性肝炎（NASH），NAS ＜ 3 分可排除 NASH。

（2）肝脏脂滴空泡状面积率的计算

使用图像处理软件 Image pro plus 6.0（Media Cybernetics，美国）对各组油红 O 染色的肝脏脂滴空泡状面积率进行计算，公式：肝脏脂滴空泡状面积率 =100× 脂滴空

泡状面积 / 图片总面积，噪声点的过滤阈值为 200，以 3×3 的像素进行面积计算，H：0 ~ 20。

表 34-1　NAFLD 活动度积分组织学评分标准

程度评分	脂肪变	小叶内炎症	肝细胞气球样变
0	< 5%	无	无
1	5% ~ 33%	< 2	少量气球样细胞
2	33% ~ 66%	2 ~ 4	较多 / 显著气球样变
3	> 66%	> 4	

2. 生化及免疫学指标

检测甘油三酯（triglyceride，TG）、胆固醇（total cholesterol，TC）、高密度脂蛋白（high–densitylipoprotein，HDL）、低密度脂蛋白（lowdensitylipoprotein，LDL）、血糖（fasting blood glucose，FBG）含量、血清谷丙转氨酶（alanine aminotransferase，ALT）及谷草转氨酶（aspartate aminotransferase，AST）变化；肝组织肿瘤坏死因子 α（tumornecrosisfactor–α，TNF–α）、Toll 样受体 4（toll like receptor 4，TLR4）、核因子 –κB（nuclear factor–kappa B，NF–κB）、转化生长因子 –β（transforming growth factor–β，TGF–β）等表达。

3. 肠黏膜屏障相关指标

采用透射电镜观察各组大鼠肠组织电镜细胞间隙，评价肠道屏障完整性。实时定量 PCR 法检测小肠闭锁小带蛋白 zonulin–1（ZO–1）和 Occluding 基因的表达，Western–Blot 法检测这两种蛋白的表达，评价 NAFLD 肠黏膜屏障受损状态。

4. 肠道菌群相关指标

应用焦磷酸测序或高通量测序技术对实验动物粪便中微生物 16Sr RNA 基因进行检测分析，分析动物模型各实验组肠道主要菌群分布差异。

二、研究结果

1. 肝脏相关指标

（1）大体观察

正常组大鼠肝脏外观形态正常，呈红褐色，表面光滑有光泽，边缘锐利、质地韧；模型组大鼠肝脏体积明显增大，呈黄褐色，表面粗糙，包膜紧张，边缘变钝，质地较软，切面有油腻感；盐酸吡格列酮组大鼠肝脏呈红黄相间，边缘较锐利，质地偏软；疏肝利胆组、健脾化痰组、通腑泄浊组及大柴胡汤组大鼠肝脏呈浅黄色，表面较模型组细腻，稍有包膜紧张，边缘稍钝，质地偏软。

（2）光镜观察

①肝组织 HE 染色：正常组大鼠肝小叶结构完整、清晰，汇管区界线清楚，肝细胞结构正常，肝细胞以中央静脉为中心向周围呈放射状分布，肝窦清晰可见；模型组大鼠肝细胞肿胀，部分细胞呈气球样变，细胞核被挤向一边，多数肝细胞内可见大小不等、数量不一的脂滴空泡，肝索排列紊乱；盐酸吡格列酮组大鼠呈轻度脂肪变，部分细胞内可见细小脂滴空泡，肝索排列较乱；疏肝利胆组、健脾化痰组、通腑泄浊组大鼠肝组织均可见不同程度弥漫性肝细胞脂肪变，但脂肪变程度较模型组呈不同程度减少；大柴胡汤组大鼠肝细胞弥漫性脂肪变较模型组显著改善，部分细胞结构正常，远离中央静脉细胞可见小泡型脂滴空泡，肝索排列紊乱。

②肝组织油红 O 染色：正常组大鼠肝组织中无染色脂滴；模型组大鼠肝细胞内脂滴呈弥漫性、颗粒状堆积，融合成片状；盐酸吡格列酮组、疏肝利胆组、健脾化痰组、通腑泄浊组、大柴胡汤组大鼠肝细胞脂滴数量均明显减少，较为稀疏，脂滴体积相对较小，呈小颗粒状不均匀分布。表 34-2 为肝脏脂滴空泡状面积率统计结果。结果显示全方组效果呈优于其余拆方组的趋势。

表 34-2　各组肝脏脂滴空泡状面积（$\bar{x} \pm s$，%，$n = 6$）

组别	空泡状面积
正常组	$0.00 \pm 0.00^{*\triangle}$
模型组	$71.45 \pm 2.30^{\triangle}$
盐酸吡格列酮组	$28.96 \pm 8.40^{*}$
疏肝利胆组	$45.12 \pm 10.18^{*}$
健脾化痰组	$48.15 \pm 9.14^{*\triangle}$
通腑泄浊组	$35.05 \pm 12.73^{*}$
大柴胡汤组	$35.53 \pm 9.93^{*}$

注：与模型组比较，$*P < 0.05$；与大柴胡汤组比较，$\triangle P < 0.05$。

③肝组织 Masson 染色：各组大鼠肝组织均未出现增多胶原纤维分布，即未形成肝纤维化。通过高脂高糖饲料喂养建立的大鼠动物模型已明确达到非酒精性单纯性脂肪肝（NAFL）阶段，为向非酒精性脂肪性肝炎（NASH）进展阶段，疏肝利胆组方剂要素、健脾化痰方剂要素、通腑泄浊方剂要素及大柴胡汤能够显著改善 NAFLD 大鼠肝细胞弥漫性脂肪变，其中大柴胡汤全方组效果呈优于其余拆方组的趋势。

2. 生化及免疫学指标

结果显示，疏肝利胆组、健脾化痰组、通腑泄浊组、大柴胡汤组血清 TG、TC、LDL、AST、ALT 含量较模型组均明显降低，TNF-α、TGF-β、NF-κB、TLR4、HDL 含量明显升高，各中药治疗组调节以上指标作用排序如下：大柴胡汤组＞疏肝利胆组＞通腑泄浊组＞健脾化痰组。

血脂四项、AST、ALT 以及 TNF-α、NF-κB、TGF-β1 和 TLR4 主要参与 NAFLD 的"一次打击"和"二次打击"，作用位置主要在肝，即"肠－肝轴"的肝轴效应上。大柴胡汤的三个方剂要素分别对应脂肪肝的三个病机要点，故在调节肝脏脂质代谢及肝脏免疫方面均有显著疗效，而疏肝利胆方剂要素作用尤为显著，体现出疏肝利胆方剂要素在"肝轴"靶点上的优势调节作用。与三个方剂要素组比较，大柴胡汤组的作用更加明显，说明在调节"肝轴"靶点效应上，各方剂要素药物配伍起到协同作用。

3. 肠黏膜屏障相关指标

（1）电镜观察

肠细胞紧密连接情况：模型组较正常组肠细胞间隙扩大，给药组肠细胞间隙见不同程度减小。每组随机取 15 处肠间隙，测量该间隙最大值。见表 34-3。可见模型组与其余各组比较，肠细胞间隙明显增大，差异有统计学意义（$P < 0.05$）；大柴胡汤组与除疏肝利胆组外各组比较，肠细胞间隙减小显著，差异有统计学意义（$P < 0.05$）。

表 34-3　各组大鼠肠组织电镜细胞间隙（$\bar{x} \pm s$，$n = 14$）

组别	细胞间隙
正常组	$29.73 \pm 9.09^{*\triangle}$
模型组	$52.11 \pm 13.72^{\triangle}$
盐酸吡格列酮组	$26.83 \pm 8.18^{*}$
疏肝利胆组	$23.00 \pm 11.98^{*}$
健脾化痰组	$28.66 \pm 9.96^{**\triangle}$
通腑泄浊组	$28.28 \pm 5^{*\triangle}$
大柴胡汤组	$20.07 \pm 11.12^{*}$

注：与模型组比较，$^{*}P < 0.05$；与大柴胡汤组比较，$^{\triangle}P < 0.05$。

（2）肠组织 Occludin、ZO-1 蛋白及 mRNA 表达

如表 34-4、表 34-5 所示，与模型组比较，健脾化痰组、通腑泄浊组及大柴胡汤组大鼠肠组织 Occludin 蛋白、ZO-1 蛋白及 mRNA 表达均显著升高，疏肝利胆组升高不

显著。

各中药治疗组肠组织 Occludin 蛋白及 mRNA、ZO-1 蛋白及 mRNA 表达排序：大柴胡汤组＞健脾化痰组＞通腑泄浊组＞疏肝利胆组。

表 34-4　Occludin、ZO-1 蛋白表达相对值（即 Occludin 或 ZO-1/β-actin 灰度值）

组别	n	Occludin	ZO-1
正常组	7	1.1227 ± 0.0623[**]	1.4071 ± 0.0305[**]
模型组	7	0.6635 ± 0.0668	0.8155 ± 0.0936
盐酸吡格列酮组	7	1.0352 ± 0.0867[**]	1.3191 ± 0.0352[**]
疏肝利胆组	7	0.6813 ± 0.0522	0.8443 ± 0.1232
健脾化痰组	7	0.8395 ± 0.0562[**]	1.0431 ± 0.0589[**]
通腑泄浊组	7	0.7648 ± 0.0728[*]	0.9355 ± 0.0876[**]
大柴胡汤组	7	0.9714 ± 0.0923[**]	1.2229 ± 0.0116[**]

注：与模型组比较，*$P < 0.05$，**$P < 0.01$。

表 34-5　Occludin mRNA、ZO-1 mRNA 表达（$\bar{x}\pm s$）

组别	n	Occludin	ZO-1
正常组	6	1.3981 ± 0.1903[**]	1.3137 ± 0.2943[**]
模型组	6	0.5957 ± 0.1646	0.6030 ± 0.1088
盐酸吡格列酮组	6	1.1475 ± 0.2442[**]	1.1523 ± 0.2311[**]
疏肝利胆组	6	0.6997 ± 0.1308	0.7946 ± 0.3057[-]
健脾化痰组	6	1.1046 ± 0.3291[**]	1.0002 ± 0.2037[*]
通腑泄浊组	6	1.0763 ± 0.2689[**]	0.9399 ± 0.2187[*]
大柴胡汤组	6	1.1435 ± 0.3187[**]	1.0993 ± 0.3337[**]

注：与模型组比较，*$P < 0.05$，**$P < 0.01$。

（3）肠组织 sIgA

如表 34-6 所示，与模型组比较，健脾化痰组、通腑泄浊组及大柴胡汤组大鼠肠组织 sIgA 显著升高，疏肝利胆组升高不显著。

表 34-6   sIgA 含量（$\bar{x} \pm s$）

组别 / 浓度	n	sIgA（μg/mg）
正常组	8	19.7982±2.2504[**]
模型组	8	11.3920±1.8058
盐酸吡格列酮组	8	17.0570±2.9207[**]
疏肝利胆组	8	12.7751±2.3582
健脾化痰组	8	16.4490±3.1525[**]
通腑泄浊组	8	16.8297±3.2160[**]
大柴胡汤组	8	17.1162±4.9083[**]

注：与模型组比较，**$P < 0.01$。

Occludin 蛋白、ZO-1 蛋白是肠黏膜紧密连接的关键蛋白，sIgA 参与肠黏膜的免疫屏障，其蛋白及 mRNA 表达的高低以及 sIgA 水平含量反映肠屏障功能。在本研究中，健脾化痰方剂要素、通腑泄浊方剂要素均能显著提高 NAFLD 模型大鼠的肠屏障功能，而健脾化痰方剂要素作用尤为显著，体现出健脾化痰方剂要素在"肠轴"靶点上的优势调节作用，与健脾化痰、通腑泄浊方剂要素组比较，大柴胡汤组的作用更加明显，说明在调节"肠轴"靶点效应上，疏肝利胆方剂要素对健脾化痰、通腑泄浊方剂要素组起到协同作用。

4. 肠道菌群相关指标

菌群结构方面，各组大鼠肠道菌群虽然比例略有差异，但仍然主要由 3 个菌门组成，分别为 Bacteroidetes、Firmicutes 和 Proteobacteria。正常组大鼠中起重要作用的菌分别为 Ruminococcaceae、Oscillospira、Lactobacillales、Lactobacillaceae、Lactobacillus、Bacilli、Ruminococcus、TM7、Spirochaetes、Clostridium、Elusimicrobia、Elusimicrobia、Elusimicrobiaceae、Elusimicrobiales、Lactobacillus helveticus、Lactobacillus reuteri、Elusimicrobium、RF39、Christensenellaceae，其中，大多为维护机体健康的有益菌，如 oscillospira、lactobacillales、lactobacillaceae、lactobacillus、Lactobacillus helveticus、Lactobacillus reuteri。模型组大鼠中，起重要作用的细菌主要为 Ruminococcus-gnavus，模型组中肠道关键作用有益菌减少，但整体物种丰度的降低可能是导致疾病的关键。健脾化痰组、通腑泄浊组中关键作用细菌数目明显增加，其中很多为益生菌，健脾化痰组主要以 Bacteroidetes 为主，通腑泄浊组 Bacteroidaceae 拟杆菌科、Bacteroides 拟杆菌属、Porphyromonadaceae 假丁酸弧菌属、Parabacteroidea 副拟杆菌属、4C0d-2、Cyanobacteria、YS2、Parabacteroides-distasonis 狄氏副拟杆菌、Bacteroides-uniformis 单形拟杆菌、Verrucomicrobiae 疣微菌门、Verrucomicrobiales 疣微菌目、

Verrucomicrobiaceae 疣微菌科、Akkermansia、Akkermansia muciniphila、Coprobacillus 粪芽孢菌属、parabacteroides–gordonii、blautia–producta、Ruminococcus–torques，通腑泄浊组中关键细菌数目显著增多，主要通过调节肠道以上菌群发挥相应作用。大柴胡汤组主要发挥作用的为 Erysipelotrichales、Erysipelotrichi、Erysipelothrichaceae。

"疏肝利胆"方剂要素主要通过疏利肝胆作用显著调节肝脏脂质代谢以及肝脏免疫功能，即调节"肝轴"，但同时对肠黏膜屏障有改善作用；"健脾化痰"方剂要素主要通过健运脾胃改善肠黏膜屏障功能，即调节"肠轴"，但同时对肝脏脂质代谢和肝脏免疫功能有调节作用；"通腑泄浊"方剂要素主要调节肠道菌群，通过干预非酒精性脂肪性肝病的发生、发展，亦即调节"肠轴"，而同时也对肝脏脂质代谢、肝脏免疫以及肠黏膜屏障有调节作用。但"疏肝利胆""健脾化痰"方剂要素对肠道菌群的干预作用不显著。大柴胡汤全方无论在调节肝脏脂质代谢和肝脏免疫还是在改善肠道黏膜屏障方面疗效均较单个的方剂要素组疗效优，说明疏利肝胆、健脾化痰和通腑泄浊药物的配伍对单组药产生了协同作用，使得总效应大于各单效应之和，体现出大柴胡汤"肝肠同治"配伍组方的合理性和有效性。

● 意义及展望

本研究从"方–证要素对应"角度对大柴胡汤进行了组方分析，为大柴胡汤的临床化裁应用及扩大应用范围提供了新的思路；探讨了大柴胡汤各"方剂要素"作用于"肠–肝轴"的优势靶点以及各"方剂要素"调节"肠–肝轴"靶点的相关性，为开展中药复方"多靶点"作用机制研究提供了思路和方法。

第四章 经方配伍规律研究

第 35 问 何谓"方－证要素对应"组方原则？有何特点？

● 研究背景

中医方剂，是在辨证审因确定治法之后，选择合适的药物，酌定用量，按照组成原则，妥善配伍而成，是辨证论治的主要工具。因此，每首方剂的组成，应当根据病情，在辨证立法的基础上选择合适的药物，但在配伍组成方面，还必须遵循严格的原则，这一原则称为"组方原则"。

就中医方剂配伍的组成原则而言，目前占主导地位的是"君臣佐使"理论。然而纵观古今名方，其遣药组方并非仅此一种程序，既不是每一种意义的君臣佐使药都具备，也不是每药只任一职。可见，对中医组方原则理论而言，还有待不断总结古今文献，结合临床实践，进一步挖掘、提炼，使之得以完善和发展。

近年来，在中医证候研究方面，取得了可喜的进展，特别是"证候要素"的提出，对中医辨证论治、理法方药的应用等均产生了深刻的影响。证候要素的提出，引起了对组方原则的思考及"方剂要素"概念的提出，进而产生"方－证要素对应"等新的方剂组方原则。

● 研究内容与结果

一、关于"证候要素"与"证素"

"证素"是"证候要素"或"证候因素"的简称。

2004 年，王永炎院士提出"证候因素，应证组合完善辨证方法体系"的观点，2007 年又进一步指出"提取证候要素，厘定证候靶位，应证组合"的辨证方法。以中风病为例，可提取风、火、痰、瘀、气虚、阴虚阳亢 6 个基本证候因素，落实到患者个体应证组合上，则可能是风＋痰 2 个证候因素组合，或风＋瘀＋气虚 3 个证候因素组合等。这样的辨证方法，使"复杂的辨证方法体系具有可控性"，从而丰富了中医辨证方法体系的理论内涵。

2005 年，朱文峰教授简称"证候要素"为"证素"，并指出证素即辨证的基本要素，有一定的组合规则和重叠涵盖关系，并分析了证素的一些基本特征。

2006 年，衷敬柏等进一步诠释证候要素理论，认为"证候要素是与生理、病理相关联，以病机学说为基础，并能由可测量和观察到的症状体征等信息集合直接表达的病机单元，同时它又是诊断学的概念"，并强调"在辨证中引入证候要素这一概念的目的是降低证候的维度，便于分析探讨其病机，实现辨证的目的"，还进一步概括了证候要素低维度、不可分、可实证、有机联系等 4 个特征。

概括而言，证候要素就是病机单元，既是诊断要素，也是指导临证治疗用药的明确靶点。"证候要素"概念的提出，对于辨证程序规范化、科学化，以及发展中医辨证论治体系等，均具有重要价值。

二、关于"方剂要素"与"方素"

"方素"是"方剂要素"的简称。

（一）方元

2003 年，陈萌等提出经方方元的概念，即指构成经方（仲景方）的有规律可循的最小方剂单元。方元具有以下特点：①针对病机的关键环节组合而成，是经方化裁的基础；②大量存在于经方之中，是仲景组方的特色；③方元大多为 2～3 味，可以使经方研究趋于简化，有利于精致处方。

（二）组方要素

2008 年，赵前龙等提出"组方要素"概念，认为"组方要素即遣药组方的基本要素，其具体内容是药物的功效、性味、归经、升降浮沉等。其目的是针对病变要素选择合适的药物来组合成方剂，使方剂中各药物的组方要素的合成恰好能覆盖患者的病变要素"。而"'病变要素'，是反映疾病本质的病理变化要素，具体内容是组方要素所针对的病位病性等，其实质是对'证素'的进一步扩充，并与组方要素一一对应"，并对古代医著所提到的组方要素内容进行归纳和总结，如《伤寒论》中所提到的组方要素有表、半里半表、里、血室、头、喉、胸（膈）、心下、膈间、上脘、膈下、腹中、肠间、少腹、经络、皮肤、腠理、筋骨、骨髓、四肢、五脏、六腑、三焦、散风、散寒、清热、祛湿、化瘀、渗湿、利水、化饮、理气、温寒、益气、益血、凉血、补阳、补阴、回阳、固血、生津潜阳、升陷、消肿、活血、驱虫、四气五味、升降沉浮等。

（三）"方剂要素"

本文所提出的"方剂要素"是指中医方剂中与证候要素相对应的药物组成部分。这些组成，往往能够体现治疗原则，示人以法。

例如《伤寒论》栀子豉汤由栀子、豆豉 2 味药物组成，主治"热郁胸膈"之证。分析其方剂要素：针对"热""郁"两个证候要素（病机单元），热者清之、郁者宣之。因此，栀子则为本方中的"清热"要素，豆豉为"宣透"要素。体现出治疗本证当以"清宣郁热"为原则，并示人大凡热郁之证，主以清宣之法。临证之时，结合病位，即便选用其他清热或宣透的药物，也都是符合仲景治法的。所谓"宁舍其药，不失其法"。

方剂要素一般具有如下基本特征：

第一，"方剂要素"是相对"证候要素"而提出的，所以两者之间存在着对应关系。因此，方剂要素不是简单的药物或组合，而应该具有较强的针对性。

第二，"方剂要素"可以是一味药，或是几味药物，但皆能示人以法。正如甘伯宗《名医录》评价仲景论著所云："其言精而奥，其法简而详。"后世医家研究经方采用"以方测证"的方法，正是利用了这种"药－法－证"三者之间的链式对应关系规律。

第三，历代众多著名方剂，蕴含着丰富的"方剂要素"内容，这些内容均是历代医家临床经验的结晶。特别是一些名方的方剂要素，如同品质优良的"配件"或称"组件"，是临证合方、拆方、加减化裁的基本单位。

可见，方剂要素与上述"经方方元"及"组方要素"对照，有颇多相似之处。但经方方元从方剂构成的角度出发，深化对经方化裁规律的认识；从赵氏所述组方要素列举病位、药性、治则等内容来看，是从针对病变要素角度出发，其概念所涉及范围比较广泛；而方剂要素则从针对证候要素角度出发，对于临证组方而言，强调的是对应性和靶向性。

三、"方证对应"与"方证要素对应"

（一）方证对应

"方证对应"也称"方证相对""方证相应"或"方证相关"，是指方剂的主治与人体所表现出来的主要病证或病机相符合。这是临证选方之时，决定能否取得满意疗效的关键因素。

《伤寒论》奠定了"方证对应"的理论基石，第 16 条"观其脉证，知犯何逆，随证治之"强调的是辨证论治，有是证则用是方，论中以方名证，即是此意，如第 149 条："……而以他药下之，柴胡证仍在，复与柴胡汤。此虽已下之，不为逆。"第 317 条通脉四逆汤方后注："病皆与方相应者，乃服之。"则是体现"方证对应"学术思想指导临床实践的经典实例。

著名伤寒大家刘渡舟教授指出：认识疾病在于证，治疗疾病则在于方。方与证乃是伤寒学的关键，而为历代医家所重视。黄煌教授则进一步明确指出"方证相应是取效的前提和条件"，并引尤怡《金匮要略心典·序》"仲景之方，犹百钧之弩也。如其中的，一举贯革；如不中的，弓劲矢疾，去的弥远"，强调"方证必须相应，方证相应了就是特效方，不对应就是无效方"。可见，方证对应是辨证论治的原则之一。

（二）方 - 证要素对应

"方 - 证要素对应"是指"方剂要素"与"证候要素"之间存在的对应关系。

仍以《伤寒论》栀子豉汤为例，其方证的证候要素是"热 + 郁"，方剂要素是栀子（清）+ 豆豉（宣）。其中，方剂要素栀子（清热）与证候要素的"热"相对应，而方剂要素的豆豉（宣透）则与证候要素的"郁"相对应。

再如逍遥散，其主治病机为血虚、脾虚、肝郁。针对这 3 个病机环节（证候要素），确立有 3 个方剂要素：①当归、白芍 2 味，养血柔肝；②白术、茯苓、煨生姜、甘草 4 味，益气健脾；③柴胡、薄荷 2 味，疏肝解郁。共奏养血健脾，疏肝解郁之功。可见，逍遥散方中的养血柔肝要素为当归、白芍；益气健脾要素为白术、茯苓、煨生姜、甘草；疏肝解郁要素为柴胡、薄荷。这些名方"组件"，可根据"方证要素对应"原则，在临证之时灵活选用。

因此，"方证要素对应"是辨证论治临证组方过程中的重要参考依据。根据证候要素确定方剂要素，是中医方剂的组方原则之一，即"方 - 证要素对应"组方原则。这一组方原则在临床上具有较强的实用性和可操作性，与"君臣佐使"组方原则的有机结合，将对丰富中医方剂学组方配伍理论，具有积极意义。

（三）"方证对应"与"方证要素对应"的关系

对比而言，"方证对应"是选方原则，而"方证要素对应"则属于组方原则范畴。

例如，在临床上，通过辨证确定了患者的主要病机，此时如果能够找到与本病机相对应的中医方剂（经方、时方或验方等）便可直接选用该方。但是，临床情况往往是复杂的，假如找不到与患者病机完全相符的方剂，则可针对患者的证候要素（病机单元），根据以往所掌握的方剂学知识，提取相应的方剂要素临证组方，或选择较为接近的方剂进行加减化裁。可见，方证要素对应是在方剂需要加减或需要重构时应当遵循的一项基本原则。

四、"方 - 证要素对应"组方原则与"君臣佐使"组方原则的关系

（一）关于"君臣佐使"组方原则

君臣佐使原指君主、臣僚、僚佐、使者四种人分别起着不同的作用，后指中药处方中的各味药的不同作用。《神农本草经》及《素问·至真要大论》中均有类似记载，后发展成方剂配伍组成的基本原则。

君药：针对主病或主证起主要治疗作用的药物。

臣药：有 2 种含义：①辅助君药加强治疗主病或主证的药物；②针对兼病或兼证起主要治疗作用的药物。

佐药：有 3 种含义：①佐助药，即配合君药以加强治疗作用，或直接治疗次要症状的药物；②佐制药，即用以消除或减轻君、臣药的毒性，或能制约君、臣药峻烈之性的药物；③反佐药，即病重邪甚，可能拒药时，配用与君药性味相反而又能在治疗中起相成作用的药物。

使药：有 2 种含义：①引经药，即能引方中诸药至病所的药物；②调和药，即具有调和方中诸药作用的药物。

分析君臣佐使组方原则的主要意义在于：分清方剂中药物配伍的主从关系，或称之为药物等级结构。这种组方原则，在组成方剂时，既有明确分工，又有紧密配合，因此能够发挥最佳的治疗效果。同时，能够使方剂得以优化，使其针对性强、组织严谨、方义明确、重点突出。

（二）关于"方-证要素对应"组方原则

临证之时，要根据"方剂要素"与"证候要素"之间存在的对应关系来组方用药，即"方-证要素对应"组方原则。

这种组方原则的特点为，能够使"方剂要素"与"证候要素"一一对应，从而使组方的药物靶向更加明确，使得组方药味多而不杂，少而义明。

但需要特殊说明的是，由于临床证候具有"动态时空""多维界面"等特征，临证之时所提取的证候要素之间，有时可能存在着某种因果关系，如气滞-血瘀，亡阳-液脱等。此时的组方治疗，只要针对关键证候要素（源头病机）施治，即可事半功倍，不一定要面面俱到。从而使方剂更加简捷，药少而力专。

"方证要素对应"组方原则，属于临证组方的一种基本思维模式，更加强调"理法方药"之间的逻辑关系。而"君臣佐使"组方原则，则立足于更高层次的思考，更加强调突出重点、提高疗效。前者为目，后者为纲，两者相互结合，优势互补，纵横相贯，则纲举目张。

（三）中医临证处方的 3 个原则

著名方剂学家王绵之教授曾经指出："方剂不是药物的任意组合，而是有目的的、有理论指导的配合。通过配伍组合以后，这些药物在方里成为一个有机的整体。辨证立法是组方的一个前提原则。方从法出，法随证立，以法统方。方剂的实质是融理法方药为一炉，将理法方药融会贯通起来。"

"方-证要素对应""君臣佐使"组方原则与"方证对应"相结合，则能构成较为完整的辨证论治临证处方用药原则。概括起来，主要包括 3 个层面的内容。

一是"选方"原则，即"辨证论治，方证对应"。这是方剂发挥临床疗效的关键所在，也是准确有效地运用成方的一条捷径。古方今方并无优劣之分，只要与证候相合即可选用，如徐灵胎《医学源流论·执方治病论》所说："欲用古方，必先审病者所患之证，悉与古方前所陈列之证皆合，更检方中所用之药，无一不与所现之证相合，然后施用，否则必须加减。"

二是"组方"原则，即"方－证要素对应"。若临证之际，无适合之方可选，可师古方之法，加减化裁或创立新方。正如《医学源流论·古方加减论》所说："能识病情与古方合者，则全用之；有别证，则据古法加减之；如不尽合，则依古方之法，将古方所用之药，而去取损益之，必使无一药之不对证，自然不悖于古人之法，而所投必有神效矣。"

三是"优化"原则，即"君臣佐使"。整个方剂通过君臣佐使的关系来控制各味药物的地位和作用，形成特定的整体效应。其设计甚为周密，既主次分明，配合严密，又相互兼顾、相互制约。正如喻昌《医门法律》中所言："药之治病，各有所主。主治者，君也；辅治者，臣也；与君相反而相助者，佐也；引经及引治病之药至于病所者，使也。"其目的，则在于增强疗效，减少毒副作用，提高所用药物使用效率。

此外，还应考虑到所用中药的"七情"等因素，临床制方宜用相须相使增进疗效，利用相畏相杀消减毒性，而相恶相反是用药的配伍禁忌。正如《神农本草经》所云："有单行者，有相须者，有相使者，有相畏者，有相恶者，有相反者，有相杀者，凡此七情，合和视之。"

● 意义及展望

"方－证要素对应"既是分析方剂结构、组方原理的一种方法，也是临证组方的一种原则，它强调方剂要素（方剂配伍单元）与证候要素（病机单元）的对应关系。这种分析方法的特点是能够使"方剂要素"与"证候要素"一一对应，从而使配伍组方药物的靶向更加明确。对经方的"方剂要素"进行解析，将有利于针对现代疾病谱复杂病机的变化，灵活提取经典方剂中的"方剂要素"临证组方，从而提高临床疗效。同时，"方－证要素对应"的中医组方规律分析方法，也为进一步揭示方剂作用靶点，提供了一种研究思路。"辨证论治"是中医理论核心、是中医临床医学的精髓，而"证候要素"和"方剂要素"则是贯穿于"辨证论治"过程中的两个相互呼应的重要组成部分。因此，如果说"证候要素应证组合"是临床"辨证"的一种方法，"方剂要素应证配伍"则是"论治"过程中的一种基本手段。

第 36 问　甘麦大枣汤是安慰剂吗？其组方有什么特点？

● 研究背景

甘麦大枣汤是《金匮要略》治疗脏躁的著名方剂，但历代医家对脏躁病机的认识不一，甚至有人提出本方组成简单、用药平淡无奇，在临床只是发挥"安慰剂效应"。甘麦大枣汤方证病机究竟为何？其组方用药蕴含了哪些治疗法则？为什么本方能够广泛应用于临床，千百年来经久不衰？这些都值得深入研究。

● 研究内容与结果

一、甘麦大枣汤所主治的病证——脏躁

甘麦大枣汤首见于《金匮要略·妇人杂病脉证并治》第 6 条，曰："妇人脏躁，喜悲伤欲哭，象如神灵所作，数欠伸，甘麦大枣汤主之。"妇女情绪低落，心中烦乱，无故悲伤欲哭，或哭笑无常，呵欠频作，谓之"脏躁"。发生于妊娠期者，称为"孕悲"，发生于产后者，则名"产后脏躁"，其名虽异，其证大致相同，均以甘麦大枣汤治之。仲景既以"脏躁"命名，当明其含义。甘麦大枣汤在《普济本事方》中称"大枣汤"，在《会约医镜》中称"枣麦甘草汤"，其组方简单朴素，仅以"甘草三两，小麦一升，大枣十枚"组成，三药合用，甘润平补，益气养血，共奏补脾和中，调养五脏之功。

（一）"脏"之含义

"脏"指病位，后世医家对此并无歧义，然对于"脏"指何脏，说法则有所不同。

1. 指子宫　沈宗明明确指出，脏为子宫，其在《沈注金匮要略》中说："子宫血虚，故为脏躁。"尤在泾支持此说，在《金匮要略心典》中云："脏躁，沈氏所谓子宫血虚，受风化热者是也。"

2. 指心脏　《医宗金鉴》云："脏，心脏也，心静则神藏，若为七情所伤，则心不得静，而神躁扰不宁也。故喜悲伤欲哭，是神不能主情也。象如神灵所凭，是心不能神明也，即今之矢志癫狂病也。数欠伸，喝欠也，喝欠顿闷，肝之病也，母能令子实，故证及也。"

3. 指肺脏　曹家达《金匮发微》云："肺主悲，亦主苦，悲伤欲哭，病当在肺。"刘完素在《素问玄机原病式》中云："又妇人脏躁，肺脏也……"陈士铎在《辨证录》中

说:"夫脏躁者,肺燥也。"萧埙《女科经纶》指出:"无故悲伤属肺病,脏躁者,肺之脏躁也。"均认为"脏躁"之"脏"病在肺脏。

4. 指心与肝 《金匮要略译释》指出:"关于脏躁病的病变所在……假如从甘麦大枣汤的药物组成来看……如认为本病的病变在心与肝,是比较合理的。"

5. 指五脏 《金匮要略释义》云:"脏指五脏(心肝脾肺肾)而言,脏躁,谓五脏之全部或一部,津液阴血不足。"

6. 不拘于何脏 陈修园《金匮要略浅注》云:"妇人脏躁,脏属阴,阴虚而火乘之则为躁,不拘于何脏。"

《金匮要略》中,凡五脏所病均明确指出病在何脏,如"肺中寒""脾中风""肝着""心伤者""水在肾""肺饮"等,唯妇人杂病篇中列妇人脏躁,不明指为何脏。考察《伤寒论》对"脏"病位的论述,主要有"经络受邪,入脏腑""在络、在经、在腑、在脏"及"脏寒""脏厥"等,由此可以看出,以"脏"为名,仲景重视的不是具体何脏,更多的是强调"病在内脏、不在形体",疾病影响到"神",以"脏"反映病位邪气之深浅多少。由此推断,脏躁之脏,同仲景书中的脏厥、脏寒和脏结一样,是指五脏而言。

(二)"躁"之含义

历代医家关于"脏躁"之"躁"还是"燥"持有不同观点。《脉经》《金匮要略论注》《金匮要略心典》《金匮要略编注》《金匮要略正义》等注本均作"脏燥",认为"躁"作"燥"解,把燥解释为病因,因燥为阳邪,易耗精血,又将脏躁之病机衍生为"脏阴不足""精血内亏"。燥有干、火、焦急之意,躁则有不静、急疾、变动之意。如《管子·心术》曰:"躁者,不静。"《说文》曰:"躁,疾也。"《辞海》曰:"躁,不安静。"躁,急躁、浮躁、躁扰也,从脏躁的临床表现来看,其病机在于五脏功能失调,不能潜敛所藏之神(神、魂、魄、意、志),脏神浮越,心神不安,情志不宁而生急躁情绪,疾病反映了气血阴阳失和,脏神失于潜敛而浮躁于外的临床病机特点,故此当以"躁"更为贴切。

二、甘麦大枣汤方药解析

(一)方-证要素对应

据证立法、依法选方或遣药组方是中医辨证论治过程的具体体现,本团队20多年来一直从事经方配伍规律研究,2009年根据"证候要素"的研究进展,提出了"方剂要素"概念,进而建立了"方-证要素对应"的中医组方原理分析方法。

"证候要素"是指构成证候的最基本因素,也称为病机单元,包括病因、病性、病位和病势等,既是诊断要素,也是指导临证组方用药的明确靶点。

"方剂要素"是指中医方剂中与证候要素相对应的药物组成部分。针对"证候要素",选择与之对应的"方剂要素",使"方剂要素"与"证候要素"相互对应的组方原则,称为"方–证要素对应"。

"方–证要素对应"既是分析方剂结构、组方原理的一种方法,也是临证组方的一种原则,强调方剂要素(方剂配伍单元)与证候要素(病机单元)的对应关系,属于临证组方的一种基本思维模式,同时更加强调"理法方药"之间的逻辑关系,从而使配伍组方药物的靶向更加明确。对经方的"方–证要素"进行解析,将有利于针对现代疾病谱复杂病机的变化,灵活提取经典方剂中的"方剂要素"进行临证组方,从而提高临床疗效。同时,"方–证要素对应"的中医组方原理分析方法,也为进一步揭示方剂作用靶点,提供了一种研究思路。

(二)甘麦大枣汤"方–证要素对应"分析

辨证论治落实在临床诊疗中是辨证、立法、选方、遣药四个环节,"证、法、方、药"有机统一,即据证立法、依法选方或遣药组方。"证"决定了方药的选择,而方中的药物配伍关系又与"证"对应,方药、立法、证候之间存在"药–法–证"的链式对应关系。以药物功效,反推立法,继以分析病机是"方–证要素对应"研究的实际临床意义之一,亦是后世医家"以方测证"研究方法的研究依据。现通过分析甘麦大枣汤(甘草、小麦、大枣)的药物功效来推测其病机,即以"药"推"法",以"法"导"证"。

甘草始载于《神农本草经》,南朝医学家陶弘景将甘草尊为"国老",并言:"此草最为众药之王,经方少有不用者。"《本草纲目》谓之"通入手足十二经"能够"安魂定魄,补五劳七伤,一切虚损、惊悸、烦闷、健忘。通九窍,利百脉,益精养气,壮筋骨,解冷热",甘草甘平,一者,有缓急之功,二者,国老也,帝师之谓,入十二经,"能补三焦元气,调和诸药相协,共为力而不争"。

小麦性味甘平,《本草纲目》曰:"新麦性热,陈麦平和,小麦面甘温。"《食疗本草》谓其能"补中益气,和五脏,调经络,续气脉"。临床常用于除虚热,止虚汗,补诸虚,强气力。

大枣《本经》载其"味甘平",能"助十二经""安中养脾",《本经逢原》谓之"取甘能益津也",临床常用于调补脾胃,益气生津,养血和营,安神定智,滋补营卫,治气血津液不足。

根据方药组成,分析甘麦大枣汤治疗脏躁,主要包括三个方剂要素,分别为甘草、小麦、大枣。其中,方剂要素"甘草"对应的证候要素为"脏神浮躁",所代表的治法为"甘缓";方剂要素"小麦"对应的证候要素为"脏气虚",所代表的治法为"益气和阳";方剂要素"大枣"对应的证候要素为"脏血弱",所代表的治法为"养血和阴"。

本方甘草、小麦、大枣三味药物均为甘味。甘者,能补能缓能和,甘补,补正气之不足,甘缓,调紊乱之气机,甘和,和动乱之阴阳,平五脏之躁动。方以甘草为君,一方面发挥其缓急功效；另一方面，与小麦配伍，益气和阳，与大枣配伍，养血和阴，平补气血，引领十二经，调五脏而安和。由"药"推"法"，其法为调和五脏气血阴阳；以"法"导"证"，脏躁病机为五脏气血阴阳失和，脏神失于潜敛而浮躁于外。

三、历代医家对甘麦大枣汤的应用与发挥

甘麦大枣汤一方药物虽简，其治疗神志异常疾病疗效却佳，古代医案记载甚多，如《医学纲目》记载："乡里有一妇人，数次无故悲泣不止，或谓之有祟，祈禳请祷备至，终不应。予忽忆《金匮》有一证云：妇人脏躁，悲伤欲哭，象如鬼神灵，数欠伸者，宜甘麦大枣汤。予急令治药，尽剂而愈。"又如《女科经纶》记载："陈良甫曰：'记管先生，治一妊娠四五个月，脏躁悲伤。遇昼则惨感泪下，数欠象若神灵，如有所凭，与仲景大枣汤而愈'。"《沈氏女科辑要》就本方加白芍、紫石英，名加味甘麦大枣汤，治脏躁而见反张证，效果极好。

清代叶天士最为赏识此方，其不仅深谙仲景用之之法，理论上亦发创见，大大开阔了甘麦大枣汤的应用范围，在《临证指南医案》中，其应用甘麦大枣汤的验案散见于郁证、痉厥、痿证、月经不调等病中。他根据"肝苦急，急食甘以缓之"理论，用甘麦大枣汤益胃虚，缓肝急，镇肝逆。用其治疗以"阴血亏虚，肝之风阳上扰，乘胃"为主要病机的病证。偏于肝阴虚或肝肾阴虚为甚者，则合加减复脉汤之意加生地黄、阿胶、白芍、麦冬等滋补肝肾阴液，或加生龙骨、生牡蛎以平肝潜阳息风，以"柔缓以濡之"。偏于胃阴虚者，则合麦门冬汤法以"镇肝益虚，冀有阳和风息之理"；并指出甘麦大枣汤为"理心之用"之方，有"清补之意"，取代归脾汤用甘麦大枣汤治疗心脾两虚、心神失养的神志疾病。对于思郁损伤心脾之证，常加益智仁、石菖蒲以"开益心气"，或加炒白芍、柏子仁、茯神等治疗心动身静而现心烦失眠等症。

近代中医临床大家程门雪亦重视此方，其认为所谓脏躁者，脏，心脏也，心静则神藏，若为七情所伤，则脏躁而不静，故精神躁扰不宁，致成所谓"如有神灵"之象。甘麦大枣汤为养心气、润脏躁、缓肝急、宁烦扰之佳方，以此方与百合地黄汤合用，以治情志偏胜之病有殊功。且"甘麦大枣汤不独治妇人，亦主男子，若作妇人专方，则失之狭隘矣"。

现代医家根据甘麦大枣汤证候、病机特点，对其进行加减，广泛应用于神经精神疾患、儿科疾病、妇科疾病及其他病证中，均取得较好疗效。

四、甘麦大枣汤调节情志不遂的现代生物学机制探讨

小麦、大枣均为很普通的食品，甘草也是厨房中常用的调料或食材，因此有人认为甘麦大枣汤不一定具有什么药物功效，它能治疗脏躁、调节情志不遂，实际上只是发挥

了安慰剂效应。笔者认为，甘麦大枣汤临床疗效卓著，其临床应用并非只是发挥安慰剂作用，特从以下两个方面加以论证。

（一）设有安慰剂对照的甘麦大枣汤临床疗效观察

曾有学者以淀粉安慰剂粉末或者与中药汤剂气味、外观相类似的汤剂为安慰剂组，观察甘麦大枣汤治疗情志不遂类疾病的效果。如有学者采用随机、双盲和横断性研究方法纳入 58 例亚健康状态者，并随机分为甘麦大枣汤组 29 例和安慰剂对照组 29 例，研究结果显示，个案因甘麦大枣汤介入治疗四周后，治疗组四大范畴——生理健康、心理、社会关系、环境范畴及整体生活质量之得分，皆明显比前测增加，且趋势显著；而在安慰剂对照组，个案则增减互见，变化量小且趋势不明显。结果表明，与安慰剂对照组相比，甘麦大枣汤具有增进生理健康、心理、社会关系、环境及整体生活质量的功效，在健康促进及疾病之预防保健上具有正向意义。也有学者搜集 47 例符合中医诊断"脏躁"的病例，随机分为对照组 23 例和观察组 24 例，结果显示中西医结合治疗脏躁的总有效率对照组为 47.8%、观察组为 75.0%，两组比较差异有统计学意义（$P < 0.05$），提示甘麦大枣汤加减配合西药治疗脏躁之疗效优于安慰剂配合西药治疗之疗效。以上临床观察足以证明甘麦大枣汤发挥治疗作用，并非仅仅是安慰剂效应。

（二）甘麦大枣汤中存在调节情志不遂的药效物质基础

现代研究表明，甘草、小麦、大枣中所含多种活性成分具有调节情志不遂（镇静、抗抑郁等）作用。据报道，甘草苷和异甘草苷可增加小鼠海马、下丘脑、大脑皮层中 5-羟色胺（5-HT）和去甲肾上腺素（NA）的量，从而发挥抗抑郁作用；异甘草素具有抑制单胺氧化酶（MAO）的作用，为潜在抗抑郁药物；小麦麦麸中阿魏酸含量较高，研究显示阿魏酸可改善疼痛抑郁症，其抗抑郁机制可能与阿魏酸影响氧化应激及单胺递质水平相关；小麦麸皮含有大量的 B 族维生素，而 B 族维生素能够营养神经，改善一些神经衰弱症状；大枣提取物中可能同时存在具有磷酸二酯酶抑制作用的物质，能够在 6 ～ 12 小时内抑制磷酸二酯酶的活性，增加 cAMP 的浓度，而 cAMP 一般被认为是发挥抗抑郁作用的主要有效成分。cAMP 是第一个发现的第二信使，通过激活依赖 cAMP 的蛋白激酶（PKA），把调节信息带到细胞内特定的靶位，从而起到调节酶的活性、基因表达、细胞分化等重要的生理作用。

3 味单味中药的一些化学成分发挥抗抑郁作用，合方的作用效果是否优于单味药物，有人做了相关的实验。石森林等用水、无水乙醇提取、浓缩甘草、大枣、小麦及甘麦大枣汤全方，研究相同浓度下药物的抗抑郁作用大小。结果表明，甘草、大枣、小麦都有一定的抗抑郁活性，而甘麦大枣汤（按原方配伍）的活性最强。以上相关报道进一步说明，甘麦大枣汤治疗脏躁有确切的临床疗效，而非单纯的安慰剂效应。

● 意义及展望

研究根据方 – 证要素对应的组方原理，解析甘麦大枣汤的组方用药规律及脏躁的病机特点。研究证实，脏躁其病机本质在于五脏功能失调，不能潜敛所藏之神，脏神浮越，心神不安，反映了气血阴阳失和，脏神失于潜敛而浮躁于外的临床证候特点。根据现代药理学研究及临床研究进展，分析本方药效物质基础，否定所谓"安慰剂效应"的观点。

甘麦大枣汤组方严谨，构思巧妙，与群方之冠桂枝汤有相似之处。两方均以甘草为支点，为调和阴阳的名方。刘渡舟教授曾指出："桂枝汤中五味药物分阴阳两类，桂枝、生姜为阳，辛温发散卫分风邪，芍药、大枣为阴，酸甘化阴以滋荣分之阴，炙甘草介于阴阳之间而能兼顾，温中补气，兼调荣卫而谐和阴阳。"而甘麦大枣汤中三味药物亦分阴阳两类，小麦为阳，益气养心，大枣为阴，滋阴和脾，甘草介于阴阳之间，入十二经，补益气血，调阴阳，安五脏。可见，甘麦大枣汤和桂枝汤组方均是立足于调和阴阳，因此两方皆在临床上应用范围广泛，且效如桴鼓。

第37问　如何根据"方 – 证要素对应"组方原理分析三承气汤及其演化方？

● 研究背景

"方 – 证要素对应"是基于证候要素（证素）理论，提出方剂要素（方素）的概念，并在"方证对应"的辨证论治原则基础上提出来的方剂组方原则。"证候要素"概括地说就是病机单元，它既是诊断要素，也是指导临证治疗用药的明确靶点；"方剂要素"则与证候要素之间存在着对应关系，体现的是针对病机单元的治则、治法，能示人以法，是临证合方、拆方、加减化裁的基本单位，具有很强的对应性和靶向性；根据"方剂要素"与"证候要素"之间的对应关系来组方用药即"方 – 证要素对应"组方原则。其具体应用模式：在中医辨证论治的原则指导下，归纳出症状中所隐含的证候要素（病机单元），依据证候要素（病机单元）确立治则治法，依据治则治法确立方剂要素，即证 – 机 – 法 – 方链式对应模式。"方 – 证要素对应"组方原则在实际应用时可能存在多种对应模式，而我们所需要的是分清主要矛盾和次要矛盾，找到最具有代表性的一种模式，能够示人以法，示人以例，从而举一反三，触类旁通，因证而新，随势而变，从一方推出数方、数法。

三承气汤为大承气汤、小承气汤、调胃承气汤，皆出自张仲景《伤寒论》，为阳明下法的代表方剂，临床应用广泛，其所确立的系统化的制方大法、严谨的组方配伍原则及灵活的加减化裁方法对后世医家影响深远，成为后世医家争相效法的典范，以三承气汤为基础加减化裁衍化出许多新方。然而，从"方 – 证要素对应"角度分析《伤寒论》三承气汤及其衍化方，存在着哪些规律与特点？值得进一步分析研究。

● 研究内容与结果

一、三承气汤"方 – 证要素对应"关系解析

大承气汤由大黄、芒硝、厚朴、枳实四味药组成，其方证病机为阳明热实，燥屎内结，腑气不通，其临床证候要素为痞、满、燥、实四个方面。针对证候要素确立的四组方剂要素为：①枳实消痞破结；②厚朴行气除满；③芒硝润燥软坚；④大黄泻热通便。共奏荡涤热实，润燥软坚，行气除满之效。可见，大承气汤方中消痞要素为枳实，与证候要素"痞"相对应；除满要素为厚朴，与证候要素"满"相对应；润燥要素为芒硝，与证候要素"燥"相对应；泻实要素为大黄，与证候要素"实"相对应。正如《医宗金鉴》所说："诸积热结于里而成痞满燥实者，均以大承气汤下之也。满者，胸肋满急膨胀，故用厚朴以消气壅；痞者，心下痞塞硬坚，故用枳实以破气结；燥者，肠中燥屎干结，故用芒硝润燥软坚；实者，腹痛大便不通，故用大黄攻积泻热。"

小承气汤由大承气汤去芒硝而成，其方证病机为热实内结，腑气不通，其临床证候要素为痞、满、实俱在而燥不显。针对证候要素确立的三组方剂要素为：①枳实消痞破结；②厚朴行气除满；③大黄泻热通便。共奏通便导滞，行气除满之效。可见，小承气汤方中消痞要素为枳实，与证候要素"痞"相对应；除满要素为厚朴，与证候要素"满"相对应；泻实要素为大黄，与证候要素"实"相对应。与大承气汤相比，本方燥不显，故无芒硝；痞、满程度较大承气汤证轻，故厚朴、枳实用量亦减少，因此泻下力量较大承气汤证为缓。

调胃承气汤由大黄、芒硝、甘草组成，主治阳明燥结之证，其方证的证候要素是"燥 + 实"，针对"燥""实"两个证候要素，燥者润之，实者泻之。芒硝具有润燥软坚的作用，因此芒硝为本方的润燥要素；大黄具有泻热通便的作用，因此大黄为本方的泻实要素。再以炙甘草和胃调中，可更好地发挥全方泻热和胃、润燥软坚之效。可见，方中方剂要素芒硝（润燥），与证候要素"燥"相对应；方剂要素大黄（泻实），与证候要

素"实"相对应；方剂要素甘草（和中），与证候要素"胃中不和"相对应。调胃承气汤与大小承气汤相比，系燥热初结而气滞不甚。罗天益《卫生宝鉴》曰："调胃承气汤治胃中实热而不满。"清代医家徐彬曰："仲景用此汤凡七见，或因吐下津干，或为烦满气热，总为胃中燥热不和，而非大实满者可比，故不欲其速下而去枳、朴；欲其恋膈而生津，特加甘草以调和之，故曰调胃。"

综上所述，三承气汤均治阳明腑实，均用大黄以荡涤胃肠积热，然而在三方中，因其证候要素的差异，其方剂要素配伍不同，作用有峻缓之别。大承气汤主治阳明腑实重证，为三承气汤中峻下之剂，即痞、满、燥、实证悉具。故吴鞠通云："曰大承气者，合四药而观之，可谓无坚不破，无微不入，故曰大也。非真正实热蔽痼，气血俱结者，不可用也。"大黄泻热通便，芒硝润燥软坚，枳实行气消痞，厚朴宽中除满，可见方中的四大方剂要素即针对四大证候要素而设。小承气汤不用芒硝，是因其痞、满、实俱在而燥不显，攻下之力较轻，称为"轻下剂"，主治阳明热结轻证。调胃承气汤不用枳实、厚朴，因其气滞不甚，故不用行气药，专为燥实而设，为阳明泻下热实之缓下剂。究其三承气汤组方用药规律，热实用大黄，燥结用芒硝，痞塞用枳实，胀满用厚朴。可见，在三承气汤中，方剂要素大黄是为证候要素"热实"而设；方剂要素芒硝是为证候要素"燥结"而设；方剂要素枳实是为证候要素"痞塞"而设；方剂要素厚朴是为"胀满"而设。故吴昆《医方考》云："伤寒阳邪入里，痞、满、燥、实、坚全俱者，急以大承气汤主之。调胃承气汤不用枳、朴者，以其不作痞满，用之恐伤上焦虚无氤氲之元气也。小承气汤不用芒硝者，以其实而未坚，用之恐伤下焦血分之真阴，谓不伐其根也。"总之，仲景处方遣药，药无虚设，不用则已，用则必须，其配伍之精当，加减之灵活，为万世之法门。

二、《伤寒论》中三承气汤衍化方剂解析

通过分析张仲景《伤寒论》112方，就会发现112方还包含了多首在三承气汤基础上衍化而成的方剂。从这些方剂中可以看出，其证候要素除了实热，还涉及了水饮、血瘀、脾亏等方面，故将三承气汤攻下泻热之法与逐水散结、活血化瘀、滋阴润燥等治法灵活配伍，所用方剂要素有甘遂、桃仁、桂枝、麻仁、芍药、杏仁等，它们中或一种，或几种同时与三承气汤基本药物大黄加减化裁配合使用，使得三承气汤或变通成泻热逐水破结之剂，或变通为活血化瘀，通腑泄热之剂，或变通为滋阴润燥，泻热通便之剂，拓展了三承气汤的功效、主治适用范围。

大陷胸汤由大黄、芒硝、甘遂三味药组成，为泻热逐水散结之峻剂，主治水热互结，胸膈阻滞之大结胸证。本方与大承气汤均用到大黄、芒硝，是因两者方证均属于实热证，其证候要素上均存在热实和燥结，故用大黄泻热通便，芒硝软坚破结。但是证候要素有所同也有所不同，故方剂要素亦配伍有别。大陷胸汤证为水热互结于胸膈脘腹的

证候，水邪较重，故除用大黄、芒硝泻热破结以外，特配伍甘遂逐水。而大承气汤证为燥热与糟粕结滞于阳明胃肠之候，积滞较重，腑气不通，故除用大黄、芒硝泻热通便外，特用枳实消痞破滞、厚朴行气除满以去积滞、畅腑气。大陷胸汤方其实是承气汤之法与逐水法的灵活合用，因其为水热互结于胸胁，病位在上，腹部气滞不显，故保留大承气汤硝、黄泻热开结，去大承气汤厚朴、枳实，加甘遂逐水，成泻热逐水破结之剂。因此，若从承气汤衍化角度分析大陷胸汤，其特点为增加了具有逐水功效的方剂要素甘遂。

桃核承气汤系调胃承气汤加桃仁、桂枝而成，是仲景治疗"太阳蓄血轻证"的代表方剂。太阳蓄血证，血和热刚刚开始凝结，热重瘀轻，治疗以泻热为主，兼以化瘀，以调胃承气汤泻热为主，加桃仁、桂枝来化瘀通络，将活血法与承气汤之法的配合涵盖其中，组成桃核承气汤。可见，从承气汤衍化角度分析桃核承气汤，其特点为增加了具有活血祛瘀功效的方剂要素桃核，及具有通阳散结功效的方剂要素桂枝。

麻子仁丸由小承气汤加麻子仁、杏仁、白芍、蜂蜜而成，乃承气汤变通之方，主治脾约证。脾约证乃由胃有燥热，脾阴亏虚所致，其证候要素是阳明胃气强与太阴脾阴弱并见，故不能单用承气汤之法泻下，而当用泻胃热、和脾阴之法治之。承气汤类对泻胃热有良好作用，仲景选定小承气汤，以泻阳明胃气之强，再在小承气汤的基础上加麻仁、杏仁、芍药、蜂蜜等甘润之物滋阴润燥以益太阴脾阴之虚，合而用之，切中病机。总而言之，本方主治病机是在承气汤阳明胃热病机基础上并见太阴脾亏，故遣药组方方面是在承气汤攻下方剂要素基础上加入滋阴润燥方剂要素，从而使承气汤的行气、泻热、通便作用与滋阴、润肠、和脾治法合二为一。从承气汤衍化角度分析麻子仁丸，其特点为增加了具有滋养脾阴的方剂要素白芍，以及具有宣肺润肠功效的方剂要素麻子仁、杏仁和蜂蜜。

三承气汤的制方宗旨在于顺承胃气，具有行气、泻热、通便作用，治疗阳明腑实证，与活血、逐水、滋阴等治法的配合，使其又有化瘀、下水、润肠作用；能够用于水热或血热互结以及胃强脾弱所造成的病证，为三承气汤在多治法融合的发展方向上打开了思路。

三、后世医家对三承气汤的衍化与发展

后世医家在临证中，根据证候要素的变化，师承气汤之法，触类旁通，对其方剂要素进行加减化裁衍化出不少具有通下作用的有效新方，这是对承气汤的发展。由于隶属三承气汤变通应用的方剂众多。其中较具代表性的有清代温病学家吴鞠通的承气汤系列，另外尚有其他医家所创调气丸、三化汤、紫草承气汤、调胃承气汤加芍药地黄汤、白虎承气汤等，均广泛应用于临床并符合如下三点纳入标准：其一，其方剂是在三承气汤方基础上进行加减化裁，其组成药物、配伍结构、基本功用没有发生较大变化。其

二，其方剂组成药物、配伍结构、基本功用，与三承气汤方相差较大，但是制方宗旨与三承气汤的"顺承胃气"是一致的。其三，方剂名称表明它是由三承气汤方衍化而来。

（一）吴鞠通的承气汤系列

吴氏以三承气为基础，对其进行拆方合方、加减化裁，由此衍化变通出来的方剂有增液承气汤（玄参、麦冬、细生地、大黄、芒硝），宣白承气汤（生石膏、生大黄、杏仁粉、瓜蒌皮），新加黄龙汤（细生地、生甘草、人参、生大黄、芒硝、玄参、麦冬、当归、海参、姜汁），导赤承气汤（赤芍、细生地、生大黄、黄连、黄柏、芒硝），牛黄承气汤（安宫牛黄丸、生大黄末），护胃承气汤（生大黄、玄参、细生地、丹皮、知母、连心、麦冬），承气合小陷胸汤（生大黄、厚朴、枳实、半夏、瓜蒌、黄连），桃仁承气汤（大黄、芒硝、桃仁、当归、芍药、丹皮）等八方。现选取其中常用的五方进行分析。

1. 增液承气汤　本方为大承气汤去枳朴，加增液汤而成，转而成为攻补兼施之剂，主治温病热结阴亏，燥屎不行之证。因其证候要素上既有承气汤之热结，又有增液汤之阴亏，故治疗上攻下与滋阴并用，以承气汤与增液汤合方。以增液汤之玄参、麦冬、生地黄滋阴润肠，增水行舟，配合承气汤之芒硝、大黄软坚散结，泄热通便，合成增液以扶正、承气以逐邪的作用。可见，从承气汤衍化角度分析增液承气汤，其特点为增加了具有生津润燥功效的方剂要素玄参、麦冬、生地黄。

2. 宣白承气汤　本方是取承气之意，加麻杏石甘汤衍化而成，主治病机为痰热阻肺，腑有热结。针对腑有热结，取承气汤之大黄荡涤热结而通腑气；针对痰热阻肺，以麻杏石甘汤之杏仁、石膏加瓜蒌皮清肺化痰以宣肺气之痹，宣上通下，肺肠同治，正如吴鞠通所云："以杏仁、石膏宣肺气之痹，以大黄逐肠胃之结，此脏腑合治法也。"将承气汤发展成脏腑同治之方。从承气汤衍化角度分析宣白气汤，其特点为增加了具有清宣肺热功效的方剂要素石膏、杏仁、瓜蒌皮。

3. 新加黄龙汤　新加黄龙汤为增液承气汤加味而成，主治阳明热结兼气阴两虚之证，本方证候要素上既有承气汤之热结，又有增液汤之阴亏，还兼有气虚，故治疗上需攻下、滋阴、益气三法合用。方中取调胃承气汤缓下热结，配以增液汤滋阴润肠，加当归、海参增强滋阴润肠之功，加人参、姜汁益气和胃。共奏攻补兼施，泄热通便，滋阴益气之功。从承气汤衍化角度分析新加黄龙汤，其特点为增加了具有生津润燥功效的方剂要素玄参、麦冬、生地黄，及具有养血填精功效的方剂要素当归、海参，与具有补气和胃功效的方剂要素人参、姜汁。

4. 导赤承气汤　导赤承气汤为调胃承气汤合导赤散化裁而来，主治阳明腑实、小肠热盛之候。本方证候要素上是大肠热结兼有小肠热盛，故治疗上需二肠同泻，用调胃承气汤泻大肠热结，用导赤散去木通、竹叶之淡渗，加黄连、黄柏以苦泄小肠之热盛。本方既泻小肠之热，又通大肠之结，故吴鞠通称本方为"二肠合治法"。从承气汤衍化角度分析导赤承气汤，其特点为增加了具有凉血活血功效的方剂要素生地黄、赤芍；与具有苦泄清热作用的黄连、黄柏。

5. 牛黄承气汤　本方即安宫牛黄丸加大黄，用于热入心包，兼见阳明腑实之证。本方证候要素上是既有热入心包，又兼见阳明腑实，故治疗上需开窍攻下。以牛黄丸开手少阴心经热闭；以承气急泻阳明之结，而救足少阴之肾水，此即"两少阴合治"法。从承气汤衍化角度分析牛黄承气汤，其特点为增加了具有清热解毒、镇惊开窍功效的方剂要素安宫牛黄丸。

（二）其他承气汤衍化方

1. 调气丸　此方为宋代王怀隐《太平圣惠方》卷十六方，是在大承气汤的基础上以杏仁易厚朴而成，主治胃肠燥热，大便不通。因其证候要素燥热较甚，故去苦辛温之厚朴，加杏仁增其润燥之功。从承气汤衍化角度分析调气丸，其特点为增加了具有宣肺功效的方剂要素杏仁，体现了"肺与大肠相表里"的论治内涵。

2. 三化汤　此方为金代刘完素《素问病机气宜保命集》卷中方，是在小承气汤的基础上加羌活而成，主治中风，外有风邪，内有积滞之证，以小承气汤通便导滞、行气除满，加羌活祛风而舒达经脉郁滞，成泻实祛风之剂。从承气汤衍化角度分析三化汤，其特点为增加了具有疏风胜湿通络功效的方剂要素羌活。

3. 紫草承气汤　出自明代王肯堂《证治准绳·幼科》，为小承气汤加紫草而成，主治热邪动血发斑之证。本方病机是阳明之热已深入血分，气血同病，故治疗上需气血同治，泻热攻下之法与凉血解毒之法合用。以小承气汤泻热攻下，加紫草清热凉血而解血分之热。从承气汤衍化角度分析紫草承气汤，其特点为增加了具有凉血消斑功效的方剂要素紫草。

4. 调胃承气汤加芍药地黄汤　此方为清代黄元御《四圣悬枢》中的方，为调胃承气汤加芍药、地黄而成。因其在调胃承气汤证候要素的基础上出现阴液亏耗，故加方剂要素生地黄、芍药养阴凉血。从承气汤衍化角度分析调胃承气汤加芍药地黄汤，其特点为增加了具有滋阴养血功效的方剂要素白芍、生地黄。

5. 白虎承气汤　此方为清代俞根初《重订通俗伤寒论》卷中方，是白虎汤、调胃承气汤合方衍化而成，以疗阳明经、腑同病之证。本方证候要素上阳明经、腑同病，故治疗上需阳明经、腑同治。方中以白虎汤治疗阳明经证，以调胃承气汤治疗阳明腑病，以达到阳明经、腑共治之效。从承气汤衍化角度分析白虎承气汤，其特点为增加了具有清解阳明气分邪热功效的方剂要素石膏、知母。

可见，后世医家遵仲景立承气之意，不但对三承气汤进行了提炼，而且在此基础上针对复杂多变的病机，对三承气汤进行了演化。腑实兼有阴虚，增水行舟者用增液承气汤；腑实兼有气血阴伤，邪正合治者用新加黄龙汤；燥热较甚者伤及津液阴液，减辛温之品，增滋阴润燥之力，如调气丸、调胃承气汤加芍药地黄汤；腑实兼有肺失宣降，脏腑合治者如宣白承气汤；腑实兼有小肠热盛者，二肠合治者如导赤承气汤；腑实兼有热闭心包，开窍通腑合用者用牛黄承气汤；外有风邪，内有积滞者，祛风攻下用三化汤；腑实兼血热者，气血同治如紫草承气汤；阳明经腑同病者，经腑同治如白虎承气汤，等等，不一而足。这说明后世医家已在腑实兼证方面做了大量探索，认为承气汤不仅可单用阳明腑实证，而且可根据临床兼证灵活化裁运用，可与扶正药以及其他祛邪药如清热药（清肺热、清小肠热、清膀胱热）、开窍药等同用，将三承气汤泻热通腑的制方原则发展到攻补兼施、脏腑同治、清泻结合等多方面，极大地丰富了下法的证治，拓展了灵活运用经方的思路。

四、三承气汤及其衍化方衍化规律探讨

承气汤系列虽然含方众多，证候要素、治则治法、方剂要素等同中有异，基本存在以下的衍化规律。

从证候要素上看，三承气汤为阳明腑实而设，以痞、满、燥、实为证治特点，其衍化方在腑实基础上或兼见其他实证（如瘀血、痰水、肺热、血热等），或者兼有虚证（如阴虚、气血阴伤等），成虚实夹杂证。

从治则治法上看，三承气汤确立了苦寒攻下的立法原则，其衍化方根据证候要素的变化将攻下法与多种方法合用，大大扩展了承气汤的应用范围。如吴氏将三承气的苦寒攻下改为滋阴攻下（攻补兼施），再于攻下腑实扩充为"脏腑合治"，又于通利大肠发展为"二肠同治"。

从方剂要素上来看，三承气汤均以大黄为方中主要药物，故承气汤的衍化方也均离不开大黄。热结阳明，惟大黄能直捣病所，倾其腑实。除此之外，其方剂要素衍化情况大致可以归纳为两大类。

1. 攻下与祛邪兼顾　如与活血、逐水、凉血、祛风、宣肺、清热、开窍等药物合方。即在承气汤中配伍活血化瘀、逐水散结、祛风舒经、宣肺化痰、清热解毒、开窍等药物。如承气汤与活血药桃仁等合用成桃核承气汤，配伍逐水药甘遂成大陷胸汤，加凉血药紫草成紫草承气汤，加祛风药羌活成三化汤；承气汤合宣肺之麻杏石甘汤化裁出宣白承气汤，合清热之导赤散化裁出导赤承气汤，合清热之白虎汤化裁出白虎承气汤，合开窍之安宫牛黄丸化裁出牛黄承气汤。

2. 攻下与扶正兼顾　于承气汤中加入滋阴增液润肠的麻仁、杏仁、白芍、生地黄、麦冬、玄参等方剂要素，或加入益气养血的人参、海参、当归等方剂要素，方如麻子仁丸、调气丸、调胃承气汤加芍药地黄汤、新加黄龙汤、增液承气汤。

● 意义及展望

以《伤寒论》三承气汤及其衍化方为对象,从"方 – 证要素对应"角度探讨其衍化过程、证治变化规律、加减化裁变化的技巧、拆方合方的思路,分析三承气汤及其衍化方的衍化规律。可以看出,各方基本药物以大黄为主,在此基础上配伍活血、逐水、凉血、祛风、宣肺、清热、开窍、滋阴等药物,使其功效由原来的通下热结,发展到活血化瘀、逐水开结、凉血解毒、祛风舒经、宣肺化痰、清热攻下、开窍攻下、滋阴攻下等方面,主治由原来的阳明腑实证扩大到阳明腑实或兼见瘀血,或兼有痰水,或兼见气分热毒证,热结胃肠气分波及血分气血同病、阳明经腑同病、邪实正虚之虚实夹杂之证等。然而变化虽多,其中总不离基本证候要素(热结阳明)、基本治法(泻热通腑)、基本方剂要素(大黄)。所治病证总是以阳明腑实为主,根据其复杂的证候要素变化加减化裁方剂要素。这种"师其法而不拘泥其方"的精神,是善用经方的具体表现。

后世医家在运用、化裁承气汤时,主要从两个方面入手:一是据证立法,依法遣方,证有主证兼证,法有正法变法,而后选药组方,是后世医家不断化裁承气汤以符合临床需要的依据。二是随证变方,主证不变则主方主药不变,可随兼证不同,适当加减治之;若主要病机已变,则治法为之变,主方主药亦为之变,遵守仲景"观其脉证,知犯何逆,随证治之"的辨证论治原则。这两点体现了"方 – 证要素对应"的组方原则,从而为现代临床应用和拓展承气汤系列提供参考。

第 38 问 "五脏五味补泻"用药法则在仲景经方中有何体现?

● 研究背景

"五脏苦欲补泻"用药法则源于《黄帝内经》。《素问·脏气法时论》曰:"肝苦急,急食甘以缓之";"心苦缓,急食酸以收之";"脾苦湿,急食苦以燥之";"肺苦气上逆,急食苦以泄之";"肾苦燥,急食辛以润之"。又云:"肝欲散,急食辛以散之,用辛补之,酸泻之";"心欲软,急食咸以软之,用咸补之,甘泻之";"脾欲缓,急食甘以缓之,用苦泻之,甘补之";"肺欲收,急食酸以收之,用酸补之,辛泻之";"肾欲坚,急食苦以坚之,用苦补之,咸泻之"。此即后世所谓"五脏苦欲补泻"理论。李时珍《本草纲目》称其为"五脏五味补泻"。

缪希雍《神农本草经疏》曰:"五脏苦欲补泻,乃用药第一义。好古为东垣高足,东垣得之洁古，洁古实宗仲景，仲景远师伊尹，伊尹原本炎黄，圣哲授受，百世一源，靡或少异。不明乎此，不足以言医矣。"不仅强调五脏苦欲补泻用药法则的临床意义，还对这一理论形成的渊源、传承及发展脉络进行了归纳。可以看出，仲景在这一理论传承与发展中，发挥重要的承上启下作用。

《素问·脏气法时论》"五脏五味补泻"用药法则在仲景经方中具体有哪些体现，即《伤寒论》《金匮要略》经方中蕴含着哪些"五脏苦欲补泻"用药法则之理论内涵？均值得深入挖掘，这不仅具有重要的理论意义及临床价值，也有利于更好地继承和弘扬仲景学术。

● 研究内容与结果

一、《脏气法时论》"五脏五味补泻"理论的基本概念

（一）对"苦、欲、补、泻"的基本认识

1. 苦　在这里有厌恶、痛苦之义。五脏所苦如"急、缓、湿、气上逆、燥"代表五脏失调所表现出的某种病理特征，为某种因素导致的其脏腑自身收散升降等特性被违逆或者功能降低，其表现形式或太过，或不及。如"肝苦急"，肝为将军之官，其志怒，其气急，急则自伤，可见肝郁暴怒、躁急、筋脉拘挛等，属于"太过"；"肾苦燥"可见肾的气化功能不足，气不化津，津液不能上承，出现消渴、渴欲饮水等，属于"不及"。

2. 欲　此有"想要、希望"之义。即顺其脏腑特性，或顺其脏腑功能则为欲。马莳释《脏气法时论》篇名曰："五脏之气，必应天时，而人之治脏气者，当法天时，故名篇。"五脏之气应天，如肝应春，性升发；心应夏，性火热；脾应长夏，性和缓；肺应秋，性收敛；肾应冬，性封藏。故五脏之治，应分别顺应其"散、软、缓、收、坚"的脏腑生理特性，此即五脏所欲。

3. 补泻　补即顺应五脏应时之性，或增强功能。泻即违逆五脏应时之性，或降低功能。如肝木应春，其性生发，喜条达而恶抑郁。散之，则条达；辛能散，故食辛以散之。遂其性则曰"补"，反其性则称"泻"。肝木应春，喜辛散而恶酸收，故经文曰"肝欲散，急食辛以散之，用辛补之，酸泻之"。正如张介宾《类经》所说："木不宜郁，故欲以辛散之。顺其性者为补，逆其性者为泻，肝喜散而恶收，故辛为补、酸为泻。"

应该说明的是，此处所说的"补"与"泻"的含义，是就五脏所"欲"而言的一组相对概念，与通常所说的脏腑"虚则补之，实则泻之"的概念有所不同。即，从其所"欲"之治为"补"，本文又称之为"正治之法"；逆其所"欲"之治为"泻"，本文称之为"反治之法"。

（二）关于经方与时方

"经方"一词，最早见于《汉书·艺文志·方技略》，原指经验之方，目前则专指《伤寒论》和《金匮要略》所载方剂，合为 323 首，减去重复方 43 首，计 280 首。而"时方指张仲景以后的医家所制的方剂"。本篇梳理《伤寒论》及《金匮要略》中经方酸、苦、甘、辛、咸之"五脏苦欲补泻"用药范例，所选范例多以"经方"为主，或亦选有"时方"而为辅。

二、"五脏五味补泻"用药法则在仲景经方中的体现

（一）五脏所苦，及其五味用药

1. 肝苦急，急食甘以缓之

（1）经文解读

"肝苦急"的"急"，代表的是肝的功能失常所表现出的"气急""躁急""拘急"等病理特点。"急食甘"的"急"为"快"的意思。本段经文可解释为肝脏以失于条达而出现气急、躁急、拘急等不舒展的病理状态为所苦也。其治，可遵《素问·至真要大论》"急者缓之"之旨，治以甘味之品，以尽快恢复肝之柔软、舒展的生理特性。

（2）典型范例

甘麦大枣汤（炙甘草、小麦、大枣）。方出《金匮要略·妇人杂病脉证并治》第 6 条："妇人脏躁，喜悲伤欲哭，象如神灵所作，数欠伸，甘麦大枣汤主之。"本条论脏躁证治。妇女情绪低落，心中烦乱，无故悲伤欲哭，或哭笑无常，呵欠频作者，谓之"脏躁"。脏躁之"躁"，有急躁、浮躁、躁扰之意。从脏躁的临床表现来看，其病机在于五脏功能失调，不能潜敛所藏之神，脏神浮越，情志不宁而生急躁情绪。其病机虽与五脏相关，但与肝脏功能失调关系密切。正如赵以德《金匮方论衍义》曰："此证因肝虚肺并，伤其魂而然也。盖肝，阳脏也；肺，阴脏也。阳舒而阴惨，肝木发生之气，不胜肃杀之邪并之，屈而不伸，生化之火被抑，扰乱于下，故发为脏躁，变为悲哭。所藏之魂，不得并神出入，遂致妄乱，象如神灵；木气被抑而不前，筋骨拘束而不舒，于是数作欠伸。然治相并之邪，必安之和之，故用小麦养肝气止燥；甘草、大枣之甘，以缓肝气之苦急。"

析甘麦大枣汤治疗脏躁，方以甘草为君，一方面，发挥其缓急功效；另一方面，与小麦配伍，益气和阳，与大枣配伍，养血和阴，平调紊乱之气机。而本方炙甘草、小麦、大枣三味药物均为甘味，堪称甘缓之剂的代表方剂。故能调五脏益阴阳，以缓脏躁之急。

甘麦大枣汤作为甘缓剂的代表方，常被后世医家用来治疗"肝苦急"之证。如叶天士《临证指南医案》记载，用甘麦大枣汤加阿胶治疗厥阴肝脏液涸风旋，痉厥危症。并

自注曰："勉从经旨之训，肝苦急，当食甘以缓之。"

（3）其他范例

①小建中汤（桂枝、炙甘草、大枣、芍药、生姜、胶饴）。方见《伤寒论》第100条："伤寒，阳脉涩，阴脉弦，法当腹中急痛者，先与小建中汤，不差者，小柴胡汤主之。"论土虚木乘，腹中急痛证治。此脉浮取而涩，示气血不足；沉取而弦，示邪入少阳。中气不足，肝胆气逆，脾络不和，故腹中急痛。治宜补土御木，先建后和。小建中汤方以桂枝汤倍芍药平肝胆气逆，加饴糖缓急止痛。正如《伤寒论诠解》曰："建中一法，不仅补脾，而且能治肝胆，因脾虚气血亏少，肝胆失之柔养，则其气必然横逆而急；肝胆之气愈盛，脾胃愈伤，从而形成土衰不能培木，木急反乘中土的病证。《内经》云：肝苦急，急食甘以缓之。小建中汤系甘温补剂，能健脾而生血，肝胆得血濡则气柔而条达，培土即可以制木的意义就在于此。"

②当归四逆汤（当归、桂枝、芍药、细辛、炙甘草、通草、大枣）。见《伤寒论》第351条："手足厥寒，脉细欲绝者，当归四逆汤主之。"论血虚寒凝厥逆的证治。证属厥阴肝血不足，寒凝经脉致厥，故见脉细欲绝。治以养血、散寒、通脉，方用通脉四逆汤。方中当归补肝养血行血，配以芍药益营养血，桂枝、细辛温经散寒以通阳；通草甘、淡，通行血脉，甘以缓急。其中，炙甘草、大枣甘温，补中益气以生血，又能发挥甘缓之能。故成无己《注解伤寒论》释本方大枣、甘草、通草之功效引用《脏气法时论》曰："肝苦急，急食甘以缓之，大枣、甘草、通草之甘，以缓阴血。"

（4）方剂要素

经曰："肝苦急，急食甘以缓之。"与"肝苦急"证候要素相对应的，具有"甘缓"功能的方剂要素有炙甘草、小麦、大枣、饴糖等。

2. 心苦缓，急食酸以收之

（1）经文解读

心苦缓，"缓"与"收"对应，可理解为缓而"散"之义。心主夏，应火热，在志为喜，若阴虚火旺，或过度喜乐等，则导致心气涣散。酸味具有收敛的作用，能收敛散逸之心气。正如吴昆所说："心以长养为令，志喜而缓，缓则心气散逸，自伤其神矣，宜急食酸以收之。"

（2）典型范例

酸枣仁汤（酸枣仁、甘草、知母、茯苓、川芎）。方见《金匮要略·血痹虚劳病脉证并治》第17条："虚劳虚烦不得眠，酸枣仁汤主之。"论虚劳病心阴血亏虚失眠的证治。"虚烦"指因虚致烦，心中烦乱，躁扰不宁。"不得眠"指夜卧不能入睡，或睡眠轻浅易醒。周扬俊《金匮玉函经二注》曰："虚劳虚烦，为心肾不交之病。肾水不能上交于心火，心火无制，故烦而不得眠。"证属心气涣散，躁扰不宁，故本方重用酸枣仁而为君药，"急食酸以收之"，配甘草酸甘化阴，知母清热，茯苓安神，川芎调血，共奏养阴清热，安神宁心之功。

（3）其他范例

①黄连阿胶汤（黄连、黄芩、芍药、鸡子黄、阿胶）。方见《伤寒论》第303条："少阴病，得之二三日以上，心中烦，不得卧，黄连阿胶汤主之。"论少阴阴虚火旺证治。少阴肾水不足，心火独亢于上，故见"心中烦，不得卧"等。治当"泄南补北"，即清心火，滋肾阴，以交通心肾。其中芍药配阿胶、鸡子黄滋阴养血，以治下虚；同时，芍药还发挥着重要的"酸收"作用，以收散逸之心气。正如成无己《注解伤寒论》论芍药功效曰："心苦缓，急食酸以收之，芍药之酸，以收心气。"

②生脉饮（人参、麦冬、五味子）。方出《医学启源》，具有益气生津，敛阴止汗之功。主治温热、暑热，耗气伤阴证。见神疲懒言、心悸气短、脉微自汗等。方中人参甘温，益元气，补肺气，为君；麦门冬甘寒，养阴清热生津，为臣；五味子酸温，收心气，敛肺气，止汗生津止渴，为佐药。汪昂《医方集解》论本方五味子作用谓："收耗散之气，为佐。"并进一步阐释其收心气、敛肺气、调补心肺及复脉生脉的机理曰："盖心主脉，肺朝百脉，百脉皆朝于肺，补肺清心，则气充而脉复，故曰生脉也。人有将死脉绝者，服此能复生之，其功甚大。"本方原用于治疗气虚伤暑，如今常用于治疗心绞痛、心肌梗死、心律不齐等心血管系统疾病，可谓是现代中医对"心苦缓，急食酸以收之"这一《内经》理论的发挥。

③天王补心丹（生地黄、当归身、天门冬、麦门冬、柏子仁、酸枣仁、人参、玄参、丹参、茯苓、远志、五味子、桔梗、朱砂）。源于《摄生秘剖》，具有补心安神，滋阴清热之功效。主治心肾不足，阴亏血少所致的虚烦心悸、睡眠不安、精神衰疲、梦遗健忘、大便干燥或口舌生疮等。方中生地黄、当归、天冬、麦冬、柏子仁、玄参、丹参滋阴补血；茯苓、远志养心安神；人参补气生血；朱砂镇心安神；桔梗载药上行；而方中酸枣仁、五味子两味酸收之品，意在收敛心气。正如汪昂《医方集解》曰："此手少阴药也。……而枣仁、五味酸以收之，又以敛心气之耗散也。"

（4）方剂要素

经曰："心苦缓，急食酸以收之。"与"心苦缓"证候要素相对应的，具有"酸收"功能的方剂要素有酸枣仁、芍药、五味子等。

3. 脾苦湿，急食苦以燥之

（1）经文解读

脾属阴土，喜燥恶湿，主运化水湿。若湿重则易困脾，运化失司，则出现湿盛的病理状态，故《素问·宣明五气》说："脾恶湿。"《素问·至真要大论》曰："诸湿肿满，皆属于脾。"苦味可以燥中焦脾湿，故脾有湿，可治以苦味以去之。正如吴昆所说："脾以制水为事，喜燥恶湿，湿胜则伤脾土，宜食苦以燥之。"

（2）典型范例

理中汤（人参、干姜、炙甘草、白术）。方见《伤寒论》第386条："霍乱……寒多不用水者，理中丸主之。"论霍乱中焦虚寒的证治。中焦阳虚，寒湿内蕴，清气不升，浊气不降，故见吐利交作，恶寒明显，微热或不发热，不欲饮水，腹中冷痛，喜得温按等。治用理中汤温中健脾燥湿，恢复升降之职。《伤寒论》第159条曰："理中者，理中焦。"说明本方亦是治疗太阴脾脏虚寒证之主方。太阴脾脏虚寒，症见自利不渴、腹满而吐、食不下、自利益甚、时腹自痛等。其主要病机为脾阳虚弱，运化失司，寒湿内盛。治当温中散寒，健脾燥湿，方用理中汤。方中人参补中益气，白术健脾燥湿，干姜温中祛寒，炙甘草和中补虚。《神农本草经》曰："术，味苦温。"可见，白术在本方之中，发挥了重要的苦燥除湿运脾之功效。正如金代张元素《医学启源·用药备旨》所说："脾苦湿，急食苦以燥之，白术。"《伤寒论》理中汤方后注云："渴欲得水者，加术，足前成四两半。"揭示出凡脾运不健，水湿不化，津液不布，渴欲得水者，当重用白术苦燥运脾化湿，以输布津液。这正是对"脾苦湿，急食苦以燥之"的进一步诠释。

（3）其他范例

①白术芍药散（白术、白芍、陈皮、防风）。方出《景岳全书》引刘草窗方，又名痛泻要方。具有补脾柔肝，祛湿止泻之功效。主治脾虚肝旺之痛泻。症见肠鸣腹痛，大便泄泻，乏力有齿痕等。姚止庵说："脾苦湿，急食苦以燥之。……脾者土也，土虚则不能制水而湿胜，湿胜则濡泻，濡泻则脾愈虚，故脾病常苦于湿也。治湿之法，燥之以苦。盖苦先入心而补火，火能生土，于是土得火而燥，脾得苦而湿去矣。"故白术芍药散方中重用白术苦燥为君药，配陈皮、防风以增燥湿、胜湿之力，亦从此理也。

②健脾丸（白术、木香、黄连、炙甘草、白茯苓、人参、神曲、陈皮、砂仁、麦芽、山楂、山药、肉豆蔻）。方出《证治准绳》，具有健脾和胃，消食止泻功效。主治脾胃不和，饮食劳倦。见食欲不振、食少难消、脘腹痞闷、便溏乏力等。本方重用白术为君，以苦燥运脾祛湿；方用黄连清热燥湿；茯苓、人参、山药、甘草益气补脾；砂仁、神曲、麦芽、山楂开胃醒脾；陈皮、木香理气；肉豆蔻涩肠止泻。诸药相合，共奏健脾止泻之功。其中，重用白术苦温燥湿而为君药，配以黄连苦寒燥湿而臣，二味苦燥之品，在本方中体现出脾主湿，湿盛则不运；运脾必燥湿，燥湿"急食苦"的用药法则。

③平胃散（苍术、厚朴、陈皮、甘草）。方出《太平惠民和剂局方》，具有燥湿运脾，行气和胃之功效。主治湿滞脾胃，脘腹胀满、身重纳呆等。方中苍术味苦，辛温，归脾、胃经，以其苦温性燥，最善除湿运脾，因此本方重用苍术为君。厚朴，味苦，辛温，归脾、胃、肺、大肠经，能理气燥湿，消痰除满。《本草经疏》概括厚朴功效曰："此药辛能散结，苦能燥湿。"陈皮味苦，辛温，归脾、肺经。《本草纲目》谓："橘皮，苦能泄、能燥，辛能散，温能和。其治百病，总是取其理气燥湿之功。"可见，苍术得厚朴、陈皮相助，三味苦药相得益彰，使苦燥祛湿运脾之功大增。甘草，煎加姜、枣，

乃调补脾胃，和中气以助运化也。故平胃散是中医《方剂学》祛湿剂的代表方剂，也是最能体现"苦燥运脾除湿"之法的代表方剂之一。

（4）方剂要素

经曰："脾苦湿，急食苦以燥之。"与"脾苦湿"证候要素相对应，具有"苦燥"功能的方剂要素有白术、苍术、厚朴、陈皮、黄连等。

4. 肺苦气上逆，急食苦以泄之

（1）经文解读

"肺苦气上逆"是指肺气以宣发肃降为顺，若邪壅于肺，肺失宣降，气逆咳喘，则为肺所苦也。盖药以苦味能降能泄，故治用苦味泄其上逆之气，以恢复肺的宣发肃降功能。正如吴昆所说："肺为清虚之脏，行降下之令，若其上逆，则肺苦之，急宜食苦以泄肺气。"

（2）典型范例

葶苈大枣泻肺汤（葶苈子、大枣）。方出《金匮要略·肺痿肺痈咳嗽上气病脉证并治》第 11 条："肺痈，喘不得卧，葶苈大枣泻肺汤主之。"及第 15 条："肺痈胸满胀，一身面目浮肿，鼻塞清涕出，不闻香臭酸辛，咳逆上气，喘鸣迫塞，葶苈大枣泻肺汤主之。"两条论述肺痈邪实壅肺证治。邪壅于肺，肺失肃降，则喘不得卧，咳逆上气，喘鸣迫塞，胸满而胀；肺气不宣，通调水道失职，故一身面目浮肿；肺窍不利，故鼻塞流清涕，不闻香臭酸辛。证属邪壅于肺，肺气上逆。治以泻肺逐邪，方用葶苈大枣泻肺汤。方中葶苈苦寒，能开泄肺气，具有泻下逐痰之功，治实证有捷效。又恐其峻利而伤及正气，故佐以大枣之甘温安中而缓和药性，使苦泻而不伤正。正如《医学发明》所说："葶苈大苦寒，气味俱厚，不减大黄，又性过于诸药，以泄阳分肺中之闭，亦能泄大便，为体轻象阳故也。"可见，葶苈子堪称是苦泄肺气上逆的代表性药物之一。

（3）其他范例

①泽漆汤（半夏、紫参、泽漆、生姜、白前、甘草、黄芩、人参、桂枝）。方出《金匮要略·肺痿肺痈咳嗽上气病脉证并治》第 9 条："脉沉者，泽漆汤主之。"论水饮内停，咳嗽上气的证治。"脉沉者"，概括了本证水饮内停的病机，临床表现可有喘咳气逆、身肿等。水饮内停，上迫于肺，肺气不降，则为喘咳上气；饮溢于表，则为身肿。故治以宣肺降逆，逐饮散结，方用泽漆汤。方中泽漆味辛、苦，性微寒，有毒。《本经》谓："苦，微寒。"味辛能散，能利水消肿，化痰散结；味苦能降，以泄肺气之上逆。紫参，《本经》曰："味苦，辛，寒。"能利大小便以逐水；白前平喘止咳；生姜、半夏、桂枝辛温散水降逆，反佐方中苦寒药性；人参、甘草益气扶正，培土生金，标本兼治；关于方中黄芩的作用，有不同解释，有医家认为本证水饮久留，郁而化热，故用黄芩以清热。亦有医家认为方中黄芩并非意在治疗寒饮化热，而是苦泄上逆之肺气。正如李彣《金匮要略广注》释本方黄芩作用曰："黄芩苦以泄之。"此言一语中的。可见，本方黄

芩更重要的意义在于示人以法，即"肺苦气上逆，急食苦以泄之"。

②清气化痰丸（瓜蒌仁、陈皮、黄芩、杏仁、枳实、茯苓、胆南星、制半夏）方出《医方考》，具有清热化痰，下气止咳功效。主治热痰内结，咳嗽痰黄，甚则气急呕恶、胸膈痞满等。方中胆南星，苦寒、微辛，清热化痰为主药；辅以黄芩苦寒，以泄肺热；杏仁苦，微温，宣肺下气；瓜蒌仁、枳实，清热化痰，行气散结；制半夏、陈皮、茯苓取二陈汤之意，燥湿化痰，理气和中。可见，方中胆南星、黄芩、杏仁三味具有代表性的苦降药物，亦为"肺苦气上逆，急食苦以泄之"药法之体现。可见，黄芩即是清热良药，也是治疗肺气上逆之要药。《本草纲目》记载，李时珍年二十时，曾久咳不愈，骨蒸发热，每日吐痰碗许，遍服柴胡、麦门冬、荆沥诸药，月余益剧，皆以为必死矣。其父以用片芩一两，水二钟，煎一钟，顿服。次日身热尽退，而痰嗽皆愈。不尽叹曰："药中肯綮，如鼓应桴，医中之妙，有如此哉。"

（4）方剂要素

经曰："肺苦气上逆，急食苦以泄之。"与"肺苦气上逆"证候要素相对应的，具有"苦泄"功能的方剂要素有葶苈子、黄芩、杏仁、胆南星等。

5. 肾苦燥，急食辛以润之

（1）经文解读

肾苦燥，如《素问·宣明五气》说："肾恶燥。"其意为肾不喜燥。肾为水脏，主津液，燥则耗伤肾阴，甚则导致肾精枯涸。本文此处所说的"肾燥"，多指肾阳虚蒸腾气化功能失常，津液不得布散，导致人体出现失于滋润或失于濡养的病理状态。辛本不润，但辛能使气化功能得以恢复，能开发腠理，使津液得以输布，使所苦之"燥"得润，此即后世所谓"辛以润之"之法。故《素问·脏气法时论》于"肾苦燥，急食辛以润之"后，特加自注句以释"辛润"机理曰："开腠理，致津液，通气也。"

（2）典型范例

肾气丸（干地黄、山茱萸、山药、泽泻、茯苓、丹皮、桂枝、炮附子）。方见《金匮要略·消渴小便不利淋病脉证并治》第 3 条："男子消渴，小便反多，以饮一斗，小便一斗，肾气丸主之。"本条论述肾虚消渴证治。肾阳亏虚，不能蒸津化气以上润，则口渴多饮而"消渴"；肾阳不足，肾气亏虚，封藏失职，水津下流则"小便反多"并出现多尿、多饮、腰腿酸软、舌淡苔白等肾气亏虚之证。治当温补肾阳，化气生津，方用肾气丸。方中附子、桂枝温复肾阳，地黄、山药、山萸肉滋补肾阴，丹皮、茯苓、泽泻调理肝脾，水中生火，使肾之气化功能得以恢复，津液得以输布，则肾燥得润。《太平惠民和剂局方》载此方，将桂枝改为肉桂、干地黄改为熟地黄，后世多宗之。故《本草纲目》云："肉桂下行，益火之原，此东垣所谓肾苦燥，急食辛以润之，开腠理，致津液，通其气者也。"

肾气丸在《金匮要略》中出现五次：首见于《中风历节病脉证并治》篇"治脚气

上入，少腹不仁"；次见于《血痹虚劳病脉证并治》篇"虚劳腰痛，少腹拘急，小便不利"；三见于《消渴小便不利淋病脉证并治》篇"男子消渴，小便反多，以饮一斗，小便一斗"；四见于《痰饮咳嗽病脉证并治》篇"夫短气有微饮"；五见于《妇人杂病脉证并治》篇之转胞。以上五病，虽症状不同，但病机皆属于肾阳虚，气化功能失职，故均可用肾气丸补肾助阳，化气行水，体现了异病同治的原则。正如黄宫绣《本草求真》曰："若使水寒而冻，火不生水，水反凝结如土如石，水寒不温，则补不在于水而在于火，是有宜于附、桂、硫黄、细辛之味矣。经曰：肾苦燥。急食辛以润之。"提出了此"肾苦燥"，系指寒燥言。

（3）其他范例

①五苓散（猪苓、泽泻、白术、茯苓、桂枝）。方见《伤寒论》第 71 条："太阳病，发汗后……若脉浮，小便不利，微热，消渴者，五苓散主之。"论太阳表邪不解，随经入腑，邪与水结，膀胱气化不利之蓄水证。五苓散亦见于《伤寒论》第 72 条、第 74 条、第 156 条及《金匮要略·痰饮咳嗽病脉证并治》第 31 条等，分别论述蓄水烦渴、水逆、水痞、水气癫眩证治，其病机皆在于膀胱气化不利，津液不能上承，故多见有小便不利及消渴、烦渴、渴欲饮水等津液不得输布之证。因太阳与少阴相表里，膀胱的气化功能，依赖于肾阳的资助，故膀胱气化不利之证往往与肾阳关系密切。五苓散具有温阳化气，行水解表之功效。方中猪苓、茯苓、泽泻淡渗利水，通利小便；白术健脾燥湿；而桂枝辛甘，性温，在本方中作用有三：一是通阳、化气、行水。《医宗金鉴》曰："用桂之辛温，宣通阳气，蒸化三焦以行水也……白术须桂上升，通阳之效捷，气腾津化渴自止也。"二是助阳、暖肾、行水。桂枝之辛温，不仅蒸化三焦，还能暖肾助阳，正如《古今名医方论》引赵羽皇论曰："太阳利水用五苓者，以太阳职司寒水，故急加桂以温之，是暖肾以行水之也。"此即《内经》所谓："肾苦燥，急食辛以润之。"三是解表、开腠理、致津液。桂枝在本方中还具解表之功效。故五苓散方后注云："以白饮和服方寸匕，日三服。多饮暖水，汗出愈。"其意在于助桂枝走表之药力，祛邪散水而行津液。正如《素问·脏气法时论》所云："开腠理，致津液，通气也。"

②白通汤（葱白、干姜、生附子）。方见《伤寒论》第 314 条："少阴病，下利，白通汤主之。"论少阴阴盛戴阳的证治。冠以"少阴病"，当见提纲证"脉微细，但欲寐"等心肾阴阳俱衰，而以肾阳虚衰为主的病症，可伴有恶寒蜷卧、手足厥逆等。"下利"乃肾阳虚衰，虚阳下陷。如《医宗金鉴》释本证曰："少阴病但欲寐，脉微细，已属阳为阴困矣。更加以下利，恐阴降极、阳下脱也。"有关白通汤证之"下利"，《刘渡舟伤寒论讲稿》曰："少阴病下利不但伤阳，而且伤阴。"可见，少阴病下利会导致阴阳更伤。阳虚生寒，阴寒内盛，气不化津则生寒燥；阴液亏竭，不能濡润则生虚燥。因此，成无己《注解伤寒论》论白通汤方义说："《内经》曰：肾苦燥，急食辛以润之。葱白之辛，以通阳气；姜附之辛，以散阴寒。"白通汤方名"白通"，其"白"字就是指葱白，

其"通"字就是指通阳。与经文"开腠理，致津液，通气也"吻合。正如张景岳《类经》云："水中有真气，惟辛能达之，气至水亦至，故可以润肾之燥。"

（4）方剂要素

经曰："肾苦燥，急食辛以润之。"与"肾苦燥"证候要素相对应的，具有"辛润"功能的方剂要素有附子、桂枝、肉桂、葱白、干姜等。

（二）五脏所欲，及其五味补泻用药

1. 肝欲散，急食辛以散之；用辛补之，酸泻之

经文解读：肝与木春相应，春木内孕升发之机。因此，肝也以舒展为其特性。辛味散，能顺应肝气升散之性而为补。遂其性为补，反其性则为泻，故以酸收之性能敛，故而为"泻"。

（1）辛散补肝之例

典型范例：旋覆花汤（旋覆花、葱、新绛）。方见《金匮要略·五脏风寒积聚病脉证并治》第7条："其人常欲蹈其胸上，先未苦时，但欲饮热，旋覆花汤主之。"论肝着病的证治。肝着为病乃肝经受邪而疏泄失职，经脉气血郁滞，着而运行不畅所致。因肝脉布于胸胁，故其证可见胸胁满闷不舒，甚或胀痛、刺痛，若以手按揉或捶打胸部，可使气机舒展，气血运行暂得通畅，病症可暂时减轻，故"其人常欲蹈其胸上"。本病初起，病在气分，病变尚轻，热饮能助阳散寒，可使气机通利，胸闷等症暂得缓解，所以但欲热饮；肝着已成，气郁及血，经脉不畅，虽热饮亦不得缓解，故治以行气活血，通阳散结，与旋覆花汤。方中旋覆花辛温而苦微咸，善通肝络而行气散结降逆；重用葱十四茎，辛温通阳散结，更以少许新绛行血而散瘀。方后注"顿服之"，能使药力集中，以收速效。体现了"肝欲散，急食辛以散之"的用药法则。《金匮要略·妇人杂病脉证并治》第11条记载本方治疗半产漏下，亦取其疏肝散结，理血通络之功。叶天士《临证指南医案》曰："杂症胁痛，皆属厥阴肝经，以肝脉布于胁肋。故仲景旋覆花汤。……及先生辛温通络……辛泄宣瘀等法，皆治肝着胁痛之剂。"叶氏还创制了旋覆花汤加归须桃仁柏仁方，治疗肝络凝瘀胁痛、久嗽胁痛等，屡获卓效。

其他范例：吴茱萸汤（吴茱萸、人参、生姜、大枣）。方见《伤寒论》第243条治阳明中寒"食谷欲呕"；第309条"少阴病，吐利，手足厥冷，烦躁欲死者"；第378条厥阴"干呕，吐涎沫，头痛者"。三条病变尽管来路不同，但病机均不离肝寒犯胃，浊阴上逆。故均治以暖肝散寒，温胃降浊。方中吴茱萸辛苦而热，气味俱厚，主入肝，兼入胃脾，重用一升而为君；并重用生姜六两，辛温更助吴茱萸疏肝气，散寒邪，降逆气之功；配以人参、大枣之甘补和中。可见，吴茱萸汤中吴茱萸、生姜二味辛药配伍，以疏肝散寒，充分体现出"肝欲散，急食辛以散之"的用药之旨。

左金丸（黄连、吴茱萸）。本方出自《丹溪心法》，具有清肝泻火，降逆止呕的功效。主治肝郁化火，横逆犯胃，症见胁肋胀痛、呕吐口苦、嘈杂吞酸，舌红苔黄、脉象

弦数等。方中重用黄连为君，苦寒清泻肝火、清泻胃热。然气郁化火之证，纯用大苦大寒既恐郁结不开，又虑折伤中阳。因此少佐辛热之吴茱萸，药量虽然仅为黄连的六分之一，却是独具奥义：除具有下气以和胃降逆、引黄连入肝经以泄肝火、反佐以制黄连之寒作用外，更重要的是取其辛散疏肝解郁，以使肝气条达，郁结得开，同样是"辛散疏肝开郁"之法的体现。故吴谦《医宗金鉴·删补名医方论》卷四曰："左金丸独用黄连为君，从实则泻子之法，以直折其上炎之势。吴茱萸从类相求，引热下行，并以辛燥开其肝郁。"

（2）酸收泻肝之例

典型范例：乌梅丸（乌梅、细辛、干姜、黄连、当归、附子、蜀椒、桂枝、人参、黄柏）。方见《伤寒论》第338条，主治蛔厥及厥阴上热下寒之证。厥阴风木之脏，内寄相火。邪犯厥阴，肝失条达，木火上炎则上热；肝木乘脾，脾虚不运则生下寒。因此本证以上热下寒、寒热错杂为特点，症见消渴，气上撞心，心中疼热，饥而不欲食，食则吐蛔，甚至蛔厥等。治以酸泻、辛散、甘补，以清上温下，安蛔止痛。方中重用乌梅为君，方后注"苦酒渍乌梅一宿"更增其酸性，以泻厥阴之热，并能安蛔止痛；配以细辛、蜀椒、干姜、附子、桂枝之辛，温下伏蛔；配伍黄连、黄柏之苦，以清上热而下蛔，并佐人参培土以御木侮；当归养血而滋肝阴；以米、白蜜为丸，意在扶正祛邪。本方刚柔相济，酸苦甘辛兼备，治疗蛔厥、久利，也是治疗厥阴病阴阳失调，木火内炽，寒热错杂证的主方，也是"酸收泻肝"的代表方剂。正如王晋三《绛雪园古方选注》曰："乌梅渍醋，益其酸，急泻厥阴，不欲其缓也。桂、椒、辛、附、姜，重用辛热，升达诸阳，以辛胜酸，又不欲其收敛饮邪也。……人参、干姜、当归温中焦脾胃之肠，则连、柏泻心滋肾，更无亡阳之患，而得厥阴之治法矣。"

其他范例：大柴胡汤（柴胡、黄芩、芍药、半夏、生姜、枳实、大枣、大黄）。方见《伤寒论》第103条，论述太阳病邪传少阳，胆火内郁，兼阳明燥结里实。症见"呕不止，心下急，郁郁微烦"等。治以大柴胡汤和解少阳，通下热结，平肝胆气逆。方中柴胡、黄芩和解少阳；半夏、生姜、大枣和胃降逆止呕；大黄、枳实泻热荡实，导滞行气；唯方中芍药既能缓急止痛，又能酸泻肝胆。如成无己《伤寒明理论》云："大柴胡汤为下剂之缓也。……芍药味酸苦微寒，枳实味苦寒。《内经》曰：酸苦涌泄为阴。泄实折热，必以酸苦，故以枳实、芍药为佐。"刘渡舟《伤寒论诠解》亦云："芍药配大黄，酸苦涌泄，能于土中伐木，平肝胆之气逆。"可见，大柴胡汤中的芍药，体现了"酸以泻木"之法。

化肝煎（青皮、陈皮、芍药、丹皮、山栀、泽泻、土贝母）。方见《景岳全书》，具有解肝郁，平气逆，散郁火之功效。主治"怒气伤肝，因而气逆动火，致为烦热胁痛，胀满动血等证"。后世临床常用于治疗肝郁化火，邪热犯胃导致的脘胁胀痛。方中青皮、陈皮理气和胃；山栀、丹皮清热凉血；泽泻淡渗，能泄肾经虚火；土贝母清肺，开郁散结；而方中芍药味酸，微寒，入肝经，为本方之要药，既能养血敛肝泻热，又能柔肝缓急止痛。正如苏廷琬《药义明辨》所云："白芍药味酸，气微寒，主收脾之阴气，泄肝之阳邪。"体现出"肝以酸敛为泻"，即"补体以泻用"从而"以酸泻之"的用药之法。成无己《注解伤寒论》论芍药功效亦云："酸，收也，泄也，芍药之酸，收阴气而泄邪热。"

方剂要素："肝欲散，急食辛以散之，用辛补之，酸泻之。"辛散、辛补，如旋覆花、葱白、吴茱萸等，此"肝欲散"之正治之法；酸收、酸泻，如乌梅、白芍等，属"肝欲散"之反治之法。

2. 心欲软，急食咸以软之；用咸补之，甘泻之

经文解读：心与火夏相应，夏季炎热，炎热太过则易致心火亢盛。因此，心以水火既济，心火不亢为和顺。心欲软，软即柔软之意，咸为水之味，能上济于心，使心火柔和而不亢，故心以咸软为补。正如姚止庵《素问经注节解》云："善于软者，莫过于咸，咸者水也，以水治火，则火自息而心自宁，故软之即所以补之。"

遂其性为补，反其性则为泻。咸软以水济火，能使心火不亢，则为"补"；反之，甘补益气，能使心火不衰，防止下焦水寒上冲，则为"泻"。可见，此处的"泻"并非泻脏气而是泻邪气。在此，可作"扶正泻邪""扶正祛邪""安内攘外"等来解释。

（1）咸软补心之例

典型范例：桂枝甘草加龙骨牡蛎汤（桂枝、炙甘草、牡蛎、龙骨）。方见《伤寒论》第118条："火逆下之，因烧针烦躁者，桂枝甘草龙骨牡蛎汤主之。"论误治后火热之邪扰心的证治。成无己《注解伤寒论》说："先火逆，复以下除之，里气因虚，又加烧针，里虚而为火热所烦，故生烦躁。"本方治以扶阳摄阴，交通水火，潜敛心神。《长沙方歌括》陈氏方注曰："太阳病因烧针而为火逆者多……火逆则阳亢于上，若遽下之，则阴陷于下，阳亢于上，不能遇阴而烦，阴陷于下，不能遇阳而燥，故取龙、牡水族之物，抑亢阳以下交于阴，取桂枝辛温之品，启阴气以上交于阳，最妙在甘草之多，资助中焦，使上下阴阳之气交通于中土，而烦躁自平也。"可见，方中牡蛎味咸，微寒，既能软坚散结，以散火郁之邪，又能潜阳补阴，益心安神。充分体现出《脏气法时论》"心欲软，急食咸以软之"的用药法则。正如张介宾《类经》所释："心火太过则为躁越，故急宜食咸以软之，盖咸从水化，能相济也。心欲软，故以咸软为补。"

其他范例：三甲复脉汤（炙甘草、干地黄、生白芍、麦冬、阿胶、麻仁、生牡蛎、生鳖甲、生龟板）。方出《温病条辨》，具有滋阴潜阳之功效。主治温邪深入下焦，"热深厥甚，脉细促，心中澹澹大动甚，心中痛者"。方后有自注曰："心之本体欲失，故澹澹然而大动也。"揭示出本证心阴大伤的病变特点。故治以咸软益心，滋阴复脉，重镇潜阳。方中炙甘草、干地黄、白芍药、阿胶、麻仁、麦冬益心气、养心阴；生牡蛎、生鳖甲、生龟板三甲，均为味咸、微寒之品，三味合用滋阴潜阳功效倍增，堪称"心欲软，急食咸以软之"的典型用药组合。

清营汤（犀角、生地黄、金银花、连翘、玄参、黄连、竹叶心、丹参、麦冬）。本方来源于《温病条辨》，具有清营解毒，透热养阴之功效。主治热入营分证，见"脉虚，夜寐不安，烦渴舌赤，时有谵语"等。本证多由邪热内传营分，耗伤营阴所致。因营气通于心，热扰心神，故神烦少寐、时有谵语。治以清营透热解毒，凉血养阴宁心。方中犀角味咸，入心经，《别录》载其"酸咸，微寒"，清热凉血，解毒定惊为本方君药；配生地黄、麦冬、玄参，清热养阴，凉血解毒，共为臣药；用金银花、连翘、竹叶清热解毒，使营分之邪外达；黄连清心解毒，丹参清热凉血散瘀，共为佐药。可以看出，方中君药犀角，能咸软益心，体现出"心欲软，急食咸以软之"的用药之旨。

（2）甘味泻心之例

典型范例：桂枝加桂汤（桂枝、芍药、生姜、炙甘草、大枣）。本方见于《伤寒论》第 117 条："烧针令其汗，针处被寒，核起而赤者，必发奔豚。气以少腹上冲心者，灸其核上各一壮，与桂枝加桂汤更加桂二两也。"本条论奔豚证治。烧针强发其汗后，汗出损伤心阳，不能温暖下焦，致下焦水寒之气上逆心胸，故发奔豚。治疗当先灸针刺部位之赤核各一壮，助阳气以散寒邪；再服用桂枝加桂汤，以温通心阳，平冲降逆。桂枝汤是《伤寒论》甘温之剂的代表方剂，正如《伤寒论》第 17 条曰："若酒客病，不可与桂枝汤，得之则呕，以酒客不喜甘故也。"桂枝辛甘而温，入心经。桂枝加桂汤方中重用桂枝通心阳而平冲逆，配以甘草，更佐姜、枣辛甘合化，温通心阳，强壮君火，以镇下焦阴寒之气而降冲逆。实为"甘补心阳，以泻水寒"之剂。桂枝加桂汤方后注亦曰："桂枝汤今加桂满五两。所以加桂者，以能泄奔豚气也。"甘温补益心阳，以泄水寒上冲。可见，此"甘味泻心"，实为扶正泻邪之法。

其他范例：苓桂枣甘汤（茯苓、桂枝、甘草、大枣）。见《伤寒论》第 65 条："发汗后，其人脐下悸者，欲作奔豚，茯苓桂枝甘草大枣汤主之。"本条论汗后心阳虚，欲作奔豚的证治。汗为心液，发汗不当，损伤心阳，则心火不能下达于肾，下焦水寒之气乘心阳之虚而上逆。水气萌动，故脐下筑筑然跳动不安而欲作奔豚。治以茯苓桂枝甘草大枣汤补益心阳、伐水降冲。方中重用茯苓甘淡，健脾行水；桂枝、炙甘草，甘温以通心阳，助心火以制寒水；重用大枣甘温补益心脾，正如《本草汇言》所言"心、脾二脏元神亏损之证，必用大枣治之。"可见，甘温补益心阳，以泄水寒上冲，此亦"甘味泻心"扶正泻邪之法。正如成无己《注解伤寒论》所说："脐下悸者，心气虚而肾气发动也。……与茯苓桂枝甘草大枣汤，以降肾气。"

小建中汤（桂枝、炙甘草、大枣、芍药、生姜、胶饴）。小建中汤见《伤寒论》第 100 条、108 条及《金匮要略·血痹虚劳病脉证并治》第 13 条。本例选用《伤寒论》第 108 条："伤寒二三日，心中悸而烦者，小建中汤主之。"论虚人伤寒的证治。伤寒二三日，病程虽不长，亦未经误治，却见心中悸烦之证，此乃里气虚馁，心脾气血不足，复被邪扰所致。夫太阳与少阴为表里，太阳主表而为藩篱，少阴之心犹如处在宫城之内。若心宫气血亏虚，则气虚易生悸，血虚易生烦。一旦感邪，正气不支，在表之邪即有内陷之危，此时"心中悸而烦"则尤为突出。虚人伤寒，不可发汗，治当扶正强本。小建中汤由桂枝汤倍用芍药加饴糖而成。方中重用饴糖甘温补益心脾，配以甘草、大枣之甘以增饴糖之力，又能补益脾胃生化之源；倍用芍药之酸，配饴糖、甘草、大枣之甘，酸甘化阴，以养血和营，且芍药通利血脉，以和心脾之络；桂枝、生姜温通心脾阳气，又与甘草相合，辛甘化阳以温阳养心；诸药协同，具有建中补虚，阴阳双补，强主弱客之功。《刘渡舟伤寒论讲稿》描述本证特点为"边防告紧，震动宫城"，即"太阳是和少阴为表里的，在表的邪气大有一举而陷的危险"，并进一步阐释小建中汤治本证的机理："中医概括起来，凡是甜药都是补的，甘温补虚的……这是安内攘外之法。"可见，外感伤寒，少阴之心正气不足，不可发汗，治宜甘补扶正，正盛则邪去。此扶正祛邪、安内攘外之法，亦属"甘味泻心"之例。

方剂要素："心欲软，急食咸以软之，用咸补之，甘泻之。"咸软、咸补，如龙骨、牡蛎、犀角等，此"心欲软"之正治之法；甘泻，如桂枝、甘草、大枣、饴糖等，属"心欲软"之反治之法。

3. 脾欲缓，急食甘以缓之；用苦泻之，甘补之

经文解读：脾与长夏相应，五行属土，土性温厚以载万物。《黄帝内经素问吴注》说："脾以温厚冲和为德，故欲缓。"说明，脾以温厚和缓为健运。甘味能补能缓以和中州，能顺应脾之温厚之性，故"脾欲缓"食以甘缓补之；苦味于甘味相反，故曰"用苦泻之"。正如张介宾《类经》所说："脾贵充和温厚，其性欲缓，故宜食甘以缓之。脾喜甘而恶苦，故苦为泻、甘为补也。"

（1）甘缓补脾之例

典型范例：甘草泻心汤（炙甘草、黄芩、干姜、半夏、大枣、黄连、人参）。方见《伤寒论》第158条："伤寒中风，医反下之，其人下利数日十行，谷不化，腹中雷鸣，心下痞硬而满，干呕，心烦不得安。医见心下痞，谓病不尽，复下之，其痞亦甚，此非结热，但以胃中虚，客气上逆，故使硬也。甘草泻心汤主之。"本条论述外感误治，脾气大伤，客气上逆的证治。"其人下利日数十行"且"谷不化"，是本证的重点，说明脾虚的程度很重。脾愈虚则气愈滞，所以"其痞益甚"。本证的特点是因脾胃虚甚，下利急迫，治当补脾和胃，消痞止利。甘草泻心汤即半夏泻心汤加炙甘草一两而成，并以重用甘草而为君药得名。方中炙甘草味甘入脾，补益脾胃，又能缓急，以解脾虚下利频繁之急迫；又以人参、大枣，增益其甘补中州之力；干姜、半夏温中散寒，降逆止呕；黄芩、黄连苦寒清泻胃中邪热。诸药相合，健脾和中，扶正祛邪，痞利可除。此即"脾欲缓，急食甘以缓之，用苦泻之，甘补之"之经典范例之一。

其他范例：大建中汤（蜀椒、干姜、人参、胶饴）。方见《金匮要略·腹满寒疝宿食病脉证治》第 14 条："心胸中大寒痛，呕不能饮食，腹中寒，上冲皮起，出见有头足，上下痛而不可触近，大建中汤主之。"本条论述脾胃虚寒腹满痛的证治。心胸中大寒痛，是言其痛势剧烈，疼痛部位广泛；当腹中寒气攻冲时，则腹壁冲起，似有头足的块状物，上下移动作痛，且不可以手触近；又因寒气上冲，故呕吐不能饮食。诸证皆由脾胃阳衰，中焦寒甚，寒气上冲所引起，故治宜健脾缓急，通阳散寒。方中人参、饴糖甘温健脾缓急；蜀椒、干姜辛温通阳散寒，四药相合，大建中气，使中阳得运，则阴寒自散，诸症悉愈。方中重用胶饴与人参相配，甘温以健脾气，体现了《脏气法时论》"脾欲缓，急食甘以缓之"的甘补之法。

桂枝人参汤（桂枝、炙甘草、白术、人参、干姜）。见《伤寒论》第 163 条："太阳病，外证未除，而数下之，遂协热而利，利下不止，心下痞硬，表里不解者，桂枝人参汤主之。"论太阳病误下后脾虚表不解的证治。太阳病，表证不解，屡用攻下之法，则致表邪未解而脾阳受损。脾虚不运，清阳不升，中焦气机壅滞则见"利下不止，心下痞硬"，治以温中健脾解表。本方为理中汤加桂枝而成。方中重用桂枝、甘草辛甘化阳温中解表；更配人参之甘和中补虚；干姜、白术散寒健脾燥湿，共奏表里双解之功。正如成无己《注解伤寒论》所说："表未解者，辛以散之；里不足者，甘以缓之。此以里气大虚，表里不解，故加桂枝、甘草于理中汤也。"可见，本方桂枝、甘草、人参，甘温补脾，以缓"利下不止"之急。为《伤寒论》中"脾欲缓，急食甘以缓之"之法的又一体现。

（2）苦降泻脾之例

典型范例：桂枝加大黄汤（桂枝、大黄、芍药、生姜、炙甘草、大枣）。见《伤寒论》第 279 条："本太阳病，医反下之，因而腹满时痛者，属太阴也，桂枝加芍药汤主之；大实痛者，桂枝加大黄汤主之。"论太阳病误下邪陷太阴的证治。本太阳病，误下伤脾，而使邪陷太阴，脾伤气滞络瘀，故出现腹满疼痛等症。轻者表现为腹满时痛，乃脾络瘀滞不重，时通时阻，治宜温阳和络，方用桂枝加芍药汤主之；重者表现为腹部持续作痛，为脾络瘀滞较重，闭阻不通，即"大实痛"，治当温阳和络兼通瘀泻实导滞，宜桂枝加大黄汤。桂枝加芍药汤乃桂枝汤原方倍用芍药而成。方用桂枝配甘草、生姜协大枣，辛甘温相伍，温阳通络益脾。重用芍药者，一者芍药与甘草相配，酸甘化阴，缓急止痛；二者倍用芍药以增强其活血通络之效。桂枝加大黄汤即桂枝加芍药汤再加大黄而成。《本经》曰大黄"味苦，寒。主下瘀血、血闭、寒热，破癥瘕积聚，留饮宿食，荡涤肠胃，推陈致新"。因其脾络瘀滞较甚，腹部满痛较重，故加大黄以增强其活血化瘀，通络止痛之功；再者运化失司，气滞不通，亦可导致大便不通，而大便不通，必致气滞络瘀更甚，加大黄一者活血祛瘀，通络止痛，二者导滞祛实通便。如此，气机畅而腐秽除，瘀血祛而经络通，太阴腹满痛症可愈。正如许宏《金镜内台方议》曰："大黄能除其实，泻其脾也。"应该指出的是，以苦寒泻脾，易伤脾阳，脾胃虚寒者慎用。故

《伤寒论》继桂枝加大黄汤后，于第280条提出了"太阴为病，脉弱，其人续自便利，设当行大黄芍药者，宜减之"的警句。此即《伤寒论》"用苦泻脾"之例。

其他范例：泻黄散，又名泻脾散（藿香叶、山栀仁、石膏、甘草、防风）。方见《小儿药证直诀》，具有泻脾胃伏火之功效。主治口疮口臭，烦渴易饥，口燥唇干，舌红脉数，以及脾热弄舌等。方中山栀泻脾胃积热而为君。《本草经疏》曰：栀子"此药味苦气寒，泻一切有余之火"。石膏辛寒清热，与山栀相配共为君。防风甘辛性温，疏散脾经伏火为臣；藿香叶辛微温，芳香醒脾为佐；甘草甘平，泻火和中而为使。诸药相合，共奏泻脾胃伏火之功。脾属中土，其色为黄，开窍于口，其华在唇、四白，脾火亢盛，则口疮、烦渴诸症由生。本方为治疗脾胃蕴热而设，既清泻脾中伏热，又调畅脾胃气机。方中虽大量使用了疏风之品，可谓深得《内经》"火郁发之"之旨。但仍以苦寒泻火的栀子为引领，起到了画龙点睛的作用。"泻黄"，即泻脾经之热，故名"泻黄散"。正如《小儿药证直诀》曰："黄者，脾热，泻黄散主之。"此亦"用苦泻脾"之例。

方剂要素："脾欲缓，急食甘以缓之，用苦泻之，甘补之。"甘缓、甘补，如甘草、人参、大枣、饴糖、桂枝等，此"脾欲缓"之正治之法；苦降、苦泻，如大黄、栀子等，属"脾欲缓"之反治之法。

4. 肺欲收，急食酸以收之；用酸补之，辛泻之

经文解读：肺与金秋相应，秋天呈现收敛的气象。因此，肺也以收敛为其特性。肺欲收而酸性敛，能顺应肺收之性而为补；反之，辛味具有发散的作用而为泻。正如张介宾所说："肺应秋，气主收敛，故宜食酸以收之。肺气宜聚不宜散，故酸收为补，辛散为泻。"

（1）酸收补肺之例

典型范例：小青龙汤（麻黄、芍药、细辛、干姜、炙甘草、桂枝、五味子、半夏）。方首见于《伤寒论》第40条："伤寒表不解，心下有水气，干呕发热而咳，或渴，或利，或噎，或小便不利、少腹满，或喘者，小青龙汤主之。"论太阳伤寒兼水饮内停的证治。"伤寒表不解"，可见发热恶寒、无汗头痛、身痛脉紧等表证。"心下有水气"，指兼有水饮内停，更因外感之风寒相激，夹寒饮犯肺则咳、犯胃腑则呕。饮邪内扰，变动不居，故见或然诸症。方用小青龙汤辛温解表，温化水饮。方中麻黄、桂枝，辛温散寒解表；干姜、半夏、细辛，辛温以化痰饮；芍药、五味子酸收以敛肺气；炙甘草和中益气，调和诸药。正如方有执《伤寒论条辨》曰："夫风寒之表不解，桂枝、麻黄、甘草所以解之。水寒之相持，干姜、半夏、细辛所以散之。然水寒欲散而肺欲收，芍药、五味子者，酸以收肺气之逆也。"成无己《注解伤寒论》释小青龙汤亦云："肺欲收，急食酸以收之。芍药、五味子之酸，以收逆气而安肺。"成、方二位医家均引用了《脏气法时论》来阐述芍药及五味子在小青龙汤中的作用。可见，白芍、五味子二药堪称酸收敛肺、补肺之代表药物。

其他范例：射干麻黄汤（射干、麻黄、生姜、细辛、紫菀、款冬花、五味子、大枣、半夏）。方见《金匮要略·肺痿肺痈咳嗽上气病脉证并治》第 6 条："咳而上气，喉中水鸡声，射干麻黄汤主之。"论寒饮郁肺，咳而上气的证治。由于寒饮郁肺，肺失宣降，故咳嗽气喘；痰阻气道，气触其痰，痰气相搏，故喉中痰鸣声连连不断如水鸡声，这是寒饮咳喘的常见症状。治用射干麻黄汤散寒宣肺，降逆化痰。方中射干消痰开结，麻黄宣肺平喘，生姜、细辛散寒行水，款冬、紫菀、半夏降气化痰，五味子收敛肺气，使本方散中有收，不致耗散正气，更助以大枣安中，调和诸药，使邪去而正不伤。可见，方中五味子与其在小青龙汤中的作用相似，发挥酸收、敛肺、补肺之功效。故程林《金匮要略直解》释射干麻黄汤中五味子功效曰："以酸收之，以酸补之，五味子之酸，以补不足。"

二陈汤（半夏、橘红、白茯苓、甘草、生姜、乌梅）。方见《太平惠民和剂局方》，具有燥湿化痰，理气和中功效。主治湿痰证。症见咳嗽痰多，色白易咯，恶心呕吐，胸膈痞闷，舌苔白滑或腻，脉滑等。本证多由脾失健运，水湿不化，湿聚成痰所致。湿痰上犯，肺气失宣，则咳嗽痰多；痰阻中焦，胃失和降，则恶心呕吐；痰阻胸膈，气机不畅，则痞闷不舒。治宜燥湿化痰，宣肺和中。方中半夏辛温，燥湿化痰，和胃降逆为君药。橘红理气行滞，燥湿化痰而为臣。佐以茯苓健脾渗湿以助化痰之力、杜生痰之源。以甘草为佐使，健脾和中，调和诸药。《太平惠民和剂局方》载原方煎服法："上药㕮咀。每服四钱，用水一盏，生姜七片，乌梅一个，同煎六分，去滓，热服，不拘时候。"说明本方使用应加生姜、乌梅。煎加生姜，既能制半夏之毒，又能协助半夏化痰降逆，和胃止呕；复用乌梅，味酸收敛肺气，与半夏、橘红相伍，散中兼收，亦符合《脏气法时论》"肺欲收，急食酸以收之"的用药法则。特别是秋季，使用二陈汤，更不要忘记煎加乌梅。因肺应秋，宜服酸收降气之品。正如李时珍《本草纲目》云："秋月宜加酸温之药，芍药、乌梅之类，以顺秋降之气。"

（2）辛散泻肺之例

典型范例：皂荚丸（皂荚、枣膏、蜜）。方见《金匮要略·肺痿肺痈咳嗽上气病脉证并治》第 7 条："咳逆上气，时时吐浊，但坐不得眠，皂荚丸主之。"

论痰浊阻肺的证治。痰浊壅塞，气道不利，故咳嗽气喘；肺中稠痰，随上气而出，故时时吐浊；由于痰浊壅盛，虽吐痰而咳逆喘满不减，卧则气逆更甚，故但坐不得眠。治用皂荚丸豁痰利肺。方中皂荚味辛，性温，有小毒。归肺、大肠经。本品辛散走窜，入鼻则嚏，入喉则吐，服之能豁痰导滞、祛湿、通利二便，为强烈祛痰通窍药。故以蜜制丸，枣膏调服，以缓和其峻烈之性，顾护脾胃，使邪去而不伤正。此皂荚辛以涤除阻肺痰浊之邪，即《内经》"辛以泻肺"之例。正如尤怡《金匮要略心典》所曰："浊，浊痰也。时时吐浊者，肺中之痰，随上气而时出也。然痰虽出而满不减，则其本有固而不拔之势，不迅而扫之，不去也。皂荚味辛入肺，除痰之力最猛，饮以枣膏，安其正也。"

其他范例：甘草干姜汤（炙甘草、干姜）。方见《伤寒论》第29条及《金匮要略·肺痿肺痈咳嗽上气病脉证并治》第5条。本例取自后者，论治虚寒肺痿证治。原文曰："肺痿吐涎沫而不咳者，其人不渴，必遗尿，小便数，所以然者，以上虚不能制下故也。此为肺中冷，必眩，多涎唾，甘草干姜汤以温之。"上焦阳虚，肺中虚冷而肺痿。上焦阳虚者，多因中焦虚寒，土不生金所致。阳虚不能化气，津液停聚，故频吐涎沫、不渴；上焦虚冷，通调失常，不能制约下焦，故遗尿或小便频数；肺气虚寒，清阳不能上升，故见头眩。治用甘草干姜汤温散肺中寒饮。方中炙甘草甘温补虚，干姜辛温散寒。辛甘相合，使阳气得复，肺寒得散。方中干姜辛以温肺散寒逐饮，亦为《内经》"辛散泻肺"之例。正如《医宗金鉴》所曰："以上焦阳虚，不能约制下焦阴水，下焦之水泛上而唾涎沫，用甘草干姜汤温散肺之寒饮也。"

三子养亲汤（白芥子、紫苏子、莱菔子）。方见《韩氏医通》，具有消食化痰功效。主治食滞痰壅，肺气上逆。症见咳嗽喘逆，痰多胸痞，食少难消，舌苔白腻，脉滑。方中白芥子别名辣菜子，味辛，性温，入肺经，温肺利气，快膈消痰；紫苏子味辛，性温，归肺经，降气行痰，使气降而痰不逆；莱菔子味辛、甘，性平，归肺、脾、胃经，消食导滞，使气行则痰行。方中"三子"皆为辛味，同具行气豁痰之功，以其温肺化痰，降气消食而不伤正气，共寓"子以养亲"之意而得名。可见，本方辛散消食导滞，涤痰降气利肺，即《内经》"辛散泻肺"之例。

方剂要素："肺欲收，急食酸以收之，用酸补之，辛泻之。"酸收、酸补，如五味子、白芍、乌梅等，此"肺欲收"之正治之法；辛散、辛泻，皂荚、干姜、白芥子、苏子、莱菔子等，属"肺欲收"之反治之法。

5. 肾欲坚，急食苦以坚之；用苦补之，咸泻之

经文解读：肾与水冬相应，冬季寒冷，万物呈现归藏之象。因此，肾也以封藏有节而为常。肾主闭藏，故肾欲坚。苦味能坚，能顺应肾的固密之性而为"补"。补即为顺应五脏之性，泻即为违逆五脏之性。咸味能软、能散、能降，有利于逐水散饮，却与封藏之义相反而为"泻"。正如吴昆所云："肾以寒水为象，坚劲为德也，病则失其坚矣，宜食苦以坚之，盖苦物气寒以滋肾也。用苦补之，咸泻之，苦能坚之，故谓补。咸能软坚，故谓泻。"

（1）苦坚补肾之例

典型范例：通脉四逆加猪胆汁汤（炙甘草、干姜、生附子、猪胆汁）。见《伤寒论》第390条："吐已下断，汗出而厥，四肢拘急不解，脉微欲绝者，通脉四逆加猪胆汁汤主之。"论寒湿霍乱吐利后阳亡阴竭的证治。寒湿霍乱吐利俱停，若阳回欲愈者，当见手足转温，脉象和缓。今吐利虽止，却汗出厥逆，四肢拘急不解，且脉微欲绝，乃吐利过度，正气大伤，病及少阴，心肾阴阳俱衰而以肾阳虚衰为主。治以通脉四逆加猪胆汁汤回阳救逆，益阴和阳。本方由通脉四逆汤加猪胆汁而成。通脉四逆汤即四逆汤重用附子、倍用干姜而成。柯琴《伤寒来苏集》曰："此下焦极虚矣，恐四逆之剂不足以起下焦之元阳，而续欲绝之脉，故倍加其味，作为大剂。"猪胆汁味苦，性寒，能清热、润燥、解毒。本方用之意义有三：①苦能坚阴：此阳衰至极，阴液大伤，阴阳离决之势已现，非大辛大热之剂不足以回阳，然大剂量姜附，阳药，走而不守，又恐辛温燥动浮阳，有损耗真阴之嫌，故加猪胆汁苦寒，阴药，守而不走。不仅可监制大队温燥之辛散耗阳，更有苦坚益肾之能。正如吴昆所说："盖苦物气寒以滋肾也。……苦能坚之，故谓补。"②补肾藏精：猪胆汁为血肉有情之品，能补益肾阴。故陈恭溥《伤寒论章句》曰："猪胆乃异类有情之品，猪为水畜，胆为精汁，用以资人身肾脏之精汁……合四逆汤之启生阳，从精以生气，气生血，则生生不已矣。"③引阳入阴：加猪胆汁苦寒反佐。如尤在泾《伤寒贯珠集》曰："于四逆加干姜一倍，以救欲绝之阳，而又虑温药之过，反为阴气所拒而不入，故加猪胆汁之苦寒，以为向导之用。"可见，通脉四逆加猪胆汁汤亦体现了《内经》"肾欲坚，急食苦以坚之"的用药思想。

其他范例：知柏地黄汤（知母、黄柏、熟地黄、山茱萸、白茯苓、干山药、牡丹皮、泽泻）。方见《医宗金鉴》，功效滋阴降火。主治阴虚火旺，骨蒸潮热，盗汗梦遗，脉数双尺有力等。方由六味地黄丸加知母、黄柏而成。方中六味地黄丸滋阴补肾；知母味苦，性寒，归肺、胃、肾经，能清热润燥，泻火坚阴；黄柏味苦，性寒，归肝、肾经，能清热泻火，苦燥坚阴。方以六味地黄滋阴，加知母、黄柏二味苦寒之品，苦以坚阴，固肾而封藏，能泻火、潜阳、益阴。故《医宗金鉴》本方按曰："加知、柏补阴秘阳，使阳有所贮，而自归脏矣。"此即《脏气法时论》"肾欲坚，急食苦以坚之，用苦补之"之例。

封髓丹（黄柏、砂仁、甘草）。方见《御药院方》，具有"降心火，益肾水"之功效。《医宗金鉴》载本方"治梦遗、失精及与鬼交"，并引赵羽皇注曰："肾者，主蛰，封藏之本，精之处也。盖肾为坚脏，多虚少实。因肝木为子，偏喜疏泄母气，厥阴之火一动，精即随之外溢。况肝又藏魂，神魂不摄，宜其夜卧鬼交精泄之证作矣。"并进一步释其方义曰："封髓丹为固精之要药，方用黄柏为君，以其味苦性寒，又能坚肾。肾职得坚，则阴水不虞其泛滥；寒能清肃，则龙火不至于奋扬。佐以甘草，以甘能缓急，泻诸火与肝火之内扰，且能使水土合为一家，以妙封藏之固。缩砂者，味辛性温，善能入肾，肾之所恶在燥，而润之者惟辛，缩砂通三焦达津液，能纳五脏六腑之精而归于肾。肾家之气内，肾中之髓自藏矣。"可见，此方义既以黄柏之苦论"苦坚补肾"，又以砂仁之辛论"辛以润肾"，堪称对《脏气法时论》五脏五味用药法则之熟谙。

（2）咸散泻肾之例

典型范例：牡蛎泽泻散（牡蛎、泽泻、蜀漆、葶苈子、商陆、海藻、栝楼根）。方见《伤寒论》第 395 条："大病差后，从腰以下有水气者，牡蛎泽泻散主之。"论大病后水邪凝聚在下的证治。伤寒热病之后，病势已减，但腰以下仍有水饮邪气，临床可见下肢浮肿，按之凹陷不起，或小便不利，或大便不爽，舌苔黄腻，脉沉实有力等。本证病机余邪壅肾致水。《素问·水热穴论》曰："肾者，胃之关也，关门不利，故聚水而从其类也。"故沈明宗《伤寒六经辨证治法》云："余邪未清，肾虚气滞，胃邪挟湿下流于肾，壅闭胃关，水气泛滥，则腰以下水肿，是为阳水。"可见，本证虽见于大病之后，却属湿热水肿实证，故治用牡蛎泽泻散逐水泄热，软坚散结。方中泽泻、商陆泻水利小便以消水肿；蜀漆、葶苈开凝利水以消痰饮；牡蛎、海藻软坚散结；栝楼根滋润津液而利血脉。由于本方药性偏于苦寒，且攻逐利水之力较猛，故制以散剂，用米汤调下，意在峻药缓攻，利水散邪而不伤正气。应该指出的是牡蛎泽泻散方，用牡蛎、泽泻为主药。牡蛎，《本经》载其"味咸平"，咸能入肾，软坚散结。泽泻，《别录》载其"咸，无毒……逐膀胱、三焦停水"。配海藻咸寒，软坚散结，消痰，利水。三药相合，咸以入肾散结，逐泻水邪。如成无己《注解伤寒论》曰："咸味涌泄，牡蛎、泽泻、海藻之咸以泄水气。"吴仪洛《伤寒分经》释本方亦云："用牡蛎、泽泻、海藻之咸，以入肾而利水。"充分体现了《脏气法时论》"咸散泻肾"的用药法则。陈修园长子陈蔚《长沙方歌括》注本方曰："牡蛎、海藻生于水，故能行水，亦咸以软坚之义也。"表明，后世医家理解《脏气法时论》五脏五味用药补泻法则，并不是拘泥于文字表面，而是结合五味及五脏功能特点，重在领会其内在含义。

其他范例：硝石矾石散（硝石、矾石）。方见《金匮要略·黄疸病脉证并治》第 14 条："黄家，日晡所发热，而反恶寒，此为女劳得之；膀胱急，少腹满，身尽黄，额上黑，足下热，因作黑疸。其腹胀如水状，大便必黑，时溏，此女劳之病，非水也。腹满者难治。硝石矾石散主之。"论述女劳疸转变为黑疸兼有瘀血湿热的证治。黄家日晡所发热，为女劳疸初期肾虚有热的症状，今见日晡所反恶寒，是女劳疸日久，阴损及阳所致。膀胱急、少腹满、身尽黄、额上黑、足下热、腹胀如水状、大便必黑、时溏等，描述了女劳疸日久不愈，精亏内热，湿浊阻滞，瘀血内停，转为黑疸的过程。此非水气病，故曰"此女劳之病，非水也"。治当消瘀散结，清热化湿，以硝石矾石散主之。"腹满者难治"应接在"硝石矾石散主之"之后，提示若脾肾两败而出现"腹满者"，往往预后不良。方中硝石即火硝，味咸，性寒，能泻热、活血、逐瘀；矾石味酸，性寒，能化湿、利水、涩肠。恐石类药物损伤胃气，故用大麦粥汁调服以顾护脾胃。可见，本方以硝石咸寒为君，意在入肾泻邪逐瘀，体现了《内经》"咸散泻肾"的用药法则。正如赵以德《金匮方论衍义》释本方君药曰："肾属水，其味咸，其性寒，故治之之药，必自咸寒，补其不足之水，泻其所客之热，荡涤肠胃，推陈致新，用硝石为君。"

文蛤散（文蛤）。方见《伤寒论》第 141 条："病在阳，应以汗解之，反以冷水潠之，若灌之，其热被劫不得去，弥更益烦，肉上粟起，意欲饮水，反不渴者，服文蛤散。"论表病误治后，水气为患，郁而不散的证治。病在表，见发热等症，应以汗法解之，反误用冷水喷身、灌饮以除其热，则表邪入里而热不得去，此乃邪热与水寒之气格拒。又因太阳与少阴相表里，水气为患，变动不居，在外客于太阳肌表，故肉上粟起；在内影响少阴肾主行水功能，故意欲饮水，反不渴。方用文蛤散以散邪行水。文蛤散方单用文蛤一味为散，以沸汤和服。文蛤又名花蛤，《别录》载其"味咸，平，无毒"，归肾、肺、膀胱经，能清热、利水、化痰、软坚。既能入太阳膀胱经散在表之邪，又能入少阴肾而利水行水。故方有执《伤寒论条辨》曰："文蛤，即海蛤之有纹理者。咸寒走肾而利水，一致独专任者，盖取督肾而行水也。"成无己《注解伤寒论》释本方亦云："文蛤，咸走肾邪，可以胜水气。"此亦《内经》"咸散泻肾"用药法则之体现。

方剂要素："肾欲坚，急食苦以坚之，用苦补之，咸泻之。"苦坚、苦补，如猪胆汁、知母、黄柏等，此"肾欲坚"之正治之法；咸散、咸泻，如牡蛎、泽泻、海藻、硝石、文蛤等，属"肾欲坚"之反治之法。

经方"五脏五味补泻"用药十五法见表 38-1。

表 38-1 经方"五脏五味补泻"用药十五法归纳表

五味	脏气法时论	五脏用药法则	方剂范例	方剂要素
酸	心苦缓，急食酸以收之	酸收逸心之法	酸枣仁汤，黄连阿胶汤，生脉饮，天王补心丹	酸枣仁、芍药、五味子等
	肝欲散，急食辛以散之；用辛补之，酸泻之	酸收泻肝之法	乌梅丸，大柴胡汤，化肝煎	乌梅、白芍等
	肺欲收，急食酸以收之，用酸补之，辛泻之	酸收补肺之法	小青龙汤，射干麻黄汤，二陈汤	五味子、白芍、乌梅等
苦	脾苦湿，急食苦以燥之	苦燥脾湿之法	理中汤，白术芍药散，健脾丸，平胃散	白术、苍术、厚朴、陈皮、黄连等
	肺苦气上逆，急食苦以泄之	苦泄肺气之法	葶苈大枣泻肺汤，泽漆汤，清气化痰丸，	葶苈子、黄芩、杏仁、胆南星等
	脾欲缓，急食甘以缓之；用苦泻之，甘补之	苦降泻脾之法	桂枝加大黄汤，泻黄散	大黄、栀子等
	肾欲坚，急食苦以坚之；用苦补之，咸泻之	苦坚补肾之法	通脉四逆加猪胆汁汤，知柏地黄汤，封髓丹	猪胆汁、知母、黄柏等

五味	脏气法时论	五脏用药法则	方剂范例	方剂要素
甘	肝苦急，急食甘以缓之	甘缓舒肝之法	甘麦大枣汤，小建中汤，当归四逆汤	甘草、小麦、大枣、饴糖等
	心欲软，急食咸以软之；用咸补之，甘泻之	甘味泻心之法	桂枝加桂汤，苓桂枣甘汤，小建中汤	桂枝、甘草、大枣、饴糖等
	脾欲缓，急食甘以缓之；用苦泻之，甘补之	甘缓补脾之法	甘草泻心汤，大建中汤，桂枝人参汤	甘草、人参、大枣、饴糖、桂枝等
辛	肾苦燥，急食辛以润之	辛润肾燥之法	肾气丸，五苓散，白通汤	附子、桂枝、肉桂、葱白、干姜等
	肝欲散，急食辛以散之；用辛补之，酸泻之	辛散补肝之法	旋覆花汤，吴茱萸汤，左金丸	旋覆花、葱白、吴茱萸等
	肺欲收，急食酸以收之；用酸补之，辛泻之	辛散泻肺之法	皂荚丸，甘草干姜汤，三子养亲汤	皂荚、干姜、白芥子、苏子、莱菔子等
咸	心欲软，急食咸以软之；用咸补之，甘泻之	咸软补心之法	桂枝甘草加龙骨牡蛎汤，三甲复脉汤，清营汤	龙骨、牡蛎、犀角等
	肾欲坚，急食苦以坚之；用苦补之，咸泻之	咸散泻肾之法	牡蛎泽泻散，硝石矾石散，文蛤散	牡蛎、泽泻、海藻、硝石、文蛤等

● 意义及展望

近年来，中医"证候要素"研究取得了可喜的进展，对中医辨证论治、理法方药的应用等产生了深刻的影响。证候要素的提出，引发了对"方剂要素"概念的思考，进而产生了"方剂要素"与"证候要素"相对应的新的组方方法，简称"方－证要素对应"组方原则。方－证要素对应，强调了方剂中主要药物组成（即方剂要素）与其所主治的病机单元（即证候要素）的相互对应关系。因此，上文采用"经方方证要素解析"的研究方法，从经方中提取出的具有五脏五味补泻功能的"方剂要素"，以期更好地继承和发扬仲景学术，提高"方－证要素对应"治疗各种五脏疾病的靶向性，提高临床疗效。

第五章　中药寒热度及量化组方研究

第39问　为什么要开展中药寒热度研究？研究方法有哪些？

● 研究背景

中药四气又称四性，是指药物具有的寒、凉、温、热四种特性。四性的产生是古人从日常生活和长期的临床实践中，根据药物进入机体后，作用于机体所产生的不同反应和对疾病所产生的不同治疗效果归纳总结出来的。

所谓中药寒热度研究，是在中药温热寒凉四性认识的基础上，借助一种较为客观的测量方法，对中药寒热等级做进一步的量化。

《素问·至真要大论》明确提出"寒者热之，热者寒之"，"治寒以热，治热以寒"的理论。在此理论基础上，我国现存最早的药学专著《神农本草经》正式提出四气："药有酸、咸、甘、苦、辛五味，又有寒、热、温、凉四气。"记载了每味中药的寒热属性，提出了"疗寒以热药，疗热以寒药"的临床用药思想，说明早在二千年前，中药四性已作为完整的理论用于医疗实践。

此后的医家在对中药四性理论重要性认识的基础上，最终形成比较完善的理论体系。陶弘景《本草经集注》言："药物甘苦之味可略，唯冷热须明。"王好古《汤液本草》说："凡药之所用者，皆以气味为主。"均强调了掌握药物寒热属性的重要性，以及中药寒热在指导临床用药中的重要意义。

中药的寒热属性与一定的临床用药剂量范围和对临床证候的改变有一定的关系。"寒者热之，热者寒之"说明药物的寒热之性完全是与疾病的寒热之证相对而言的，即能减轻或消除热证的药物，统称为寒性或凉性，能减轻或消除寒证的药物，称为热性或温性。

《素问·阴阳应象大论》说："阳胜则热，阴胜则寒。"即热证是阳气偏胜的一种病理现象，寒证是阴气偏胜的一种病理现象，从现代医学观点理解，热证大致是属于功能上的病理亢进现象，寒证大致是属于功能上的病理衰退现象，因而寒凉性的药物对功能上的病理亢进起抑制作用，温热性的药物对功能上的病理衰退起兴奋作用。

临床上应用药物，如果阴阳不分，寒热不辨，又不掌握药物寒热之性，以热治热，或以寒治寒，必然会造成不良的后果，轻则贻误病情，重则危及生命。故晋代王叔和在《伤寒例》中说："桂枝入咽，阳盛则毙；承气入胃，阴盛以亡。"清代徐大椿提出："同一热药，而附子之热与干姜之热，迥乎不同；同一寒药，而石膏之寒与黄芩之寒，迥乎不同。"提示同一药性的药物，其寒热程度不同，但目前对中药的具体寒热度尚不清楚，缺乏可量化中药寒热的研究方法。

● 研究内容与结果

一、研究思路

陶弘景言："药物甘苦之味可略，唯冷热须明。"说明辨别中药的寒热对于指导临床用药具有重要的临床意义。清代徐大椿提出："同一热药，而附子之热与干姜之热，迥乎不同；同一寒药，而石膏之寒与黄芩之寒，迥乎不同。"提示同一药性的药物，其寒热程度不同，揭示了研究中药寒热量化表达的重要性。

《素问·至真要大论》提及"寒者热之，热者寒之""治寒以热药，治热以寒药"。中药的寒热属性被视为药物作用于机体后的一种反应，即一种生物学效应。故有学者将药物作用于机体的特异性表征作为中药寒热客观化、直观化研究的一种形式。

寒热数的提出：蒋孝保等在前人将中药寒热分为大热、热、微热、温、微温、微凉、凉、微寒、寒、大寒及平性 11 个等级的基础上，将每个等级予以量化，给予数字界定，并提出了"寒热数"，即寒热数 d（寒热数 /g）= 药物的药性等级 / 临床最小用药量。

药性表达的提出：金锐等认为化学成分、机体状态和生物学效应是药性构成的三个要素，将中药作用于不同状态的机体与化学成分相关的生物学效应称为"药性表达"，采用寒热药性模糊评价模式分析药物的寒热药性和药性表达方式。

药性值的提出：有学者提出中药"宏观药性假说"，认为中药寒热药性有宏观与微观之分，宏观药性是中药整体的寒热属性，而微观药性是中药部位、单元、组分或成分的寒热之性，且同一中药普遍存在寒热药性相反的物质成分，赋予中药以宏观"药性值"。中药宏观"药性值"等于中药所含各种药性部位、单元、组分或成分的微观药性贡献力之和，"药性值"为正，属热性中药，反之则为寒性中药。

寒热度的提出：本团队提出基于中药四性理论的"量化组方"研究，即在对中药四性认识的基础上，开展中药寒热的等级量化研究，确定中药的"寒热度"，从而在明确方剂药量及配伍比例的基础上，实现对方剂的寒热定性与定量分析。

可见，古代医家从不同角度提出了中药寒热的量化研究对提高临床疗效具有重要的指导作用，而以上中药寒热的相关表述，说明很多研究者已经从不同层面开展了对中药寒热度的研究与探索。

中药寒热属性的机制研究是中药寒热量化研究的基础。目前，对中药寒热机制的研究主要从以下几个方面进行：如基于药物固有化学成分，采用药理学手段进行药物寒热的研究；基于药物作用的机体状态，建立不同寒热证候模型进行药物寒热的研究；基于药物作用所产生的生物学效应，采用热力学手段及能量分布代谢的特点进行中药寒热的研究，均呈现出各自的特点和优势。

二、研究现状与分析

（一）基于生物学效应的研究

有学者将 20 种中药分为寒、热、温、凉四种，分析它们的抗氧化能力，通过观察鼠科小神经胶质细胞 N9 的葡萄糖摄入能力、嗜铬细胞瘤 PC12 去甲肾上腺素（NE）能的释放，发现热性中药可以增加葡萄糖的摄入并促进 NE 的释放，而寒性中药黄芩和黄连抑制 NE 的释放，表明中药在调节神经细胞功能上的作用与其寒热属性呈相关关系。

（二）基于物质基础成分的研究

很多研究者从生物大分子、基因、蛋白、化学成分、离子等方面对中药药性进行研究，提出了分子药性假说、三因素药性假说、多药性假说、效应谱假说、药效团药性假说等，但这些研究注重药物特殊成分的化学结构，不能从整体上解释药性的特点。

（三）基于数学模型建立的研究

有研究者建立数学模型来确定水果的阴阳属性，并对其矿物成分进行分析。给予动物不同寒热中药及矿物溶液 21 天后，观察舌表面结构、饮水量，检测血中五羟色胺（5-HT）、促甲状腺激素（TSH）、去甲肾上腺素（NE）的含量，结果发现阳性矿物药与热性中药的作用趋势一致，而阴性矿物药与寒性中药的作用趋势一致，从而对水果的阴阳属性进行确定。

也有学者通过联想网络结合相关规律挖掘和网络重组方法对中药的性－属－成分的关系进行探索，结果发现木兰科与热性药的吻合率为 100%，葫芦科和寒性药的吻合率为 90.91%，并推测同一种属的药物一般具有同一的寒热属性，一些不同种属的药物当其主要成分相同时也有可能具有同样的寒热属性。

（四）基于热动力学的研究

肖小河等通过不同寒热药物对动物温度趋向性及机体 ATP 酶、SOD 等能量代谢指标的影响，发现寒凉药物使动物代谢减弱，产热减少，"趋热性"增强，"趋寒性"减弱，而热性药物使动物产热增多，"趋寒性"增强，"趋热性"减弱，进而验证了黄连、附子寒热药性的客观存在。

高誉珊等采用微量量热技术，观察寒性中药黄连和热性中药附子对大肠杆菌生长代谢的影响，发现黄连降低代谢热的输出，而附子增加代谢热的输出，认为微量量热技术从生物体生命周期及能量代谢的角度，客观评价了中药寒热效应间的差异。

朱明等采用红外热成像仪检测口服干姜和黄芩后的人体红外热成像图，从机体的热变化上直观、客观地推断中药的寒热属性。

袁永明等通过给予大鼠不同寒热中药（热性组给予附子和干姜，寒性组给予知母和黄柏）来制备寒证和热证模型，并采用红外热成像仪检测大鼠鼻部、眼部、耳部及尾根部的体表温度，不仅评价了寒证、热证动物模型的制备，也有效的评价了寒热药物之间的作用差异。

郑霞等应用红外热成像仪诊断系统检测下腹部、子宫、督脉及神阙穴区的热值，对左归丸、右归丸及其拆方药物的靶向性进行动态评价，结果发现左归丸及右归丸的药物靶向性主要集中在督脉和神阙穴。

（五）基于中医整体观念的研究

有学者采用生物光子分析技术对中药的药性进行分析，认为生物系统中存在着不固定的电磁场，量子在生物系统中是不可见的，但又相互配合，并定时发射冷光，通过生物光子分析技术对全身的生物效应信息进行检测，为生物系统提供了一个综合指标，这为中药药性的定量化研究提供了实验基础。

还有学者检测不同环境温度下（高温、低温、常温环境），给予小鼠人参和西洋参后，小鼠2小时内的肛温变化，结果发现不同状态下的小鼠在一定时间内可以维持体温；正常及低温环境下，人参组小鼠可以维持体温，而西洋参组小鼠的温度较正常组低，说明体温与环境温度及机体的状态有密切的关系，不同药物对动物体温的影响可以用于评价中药的寒热属性。

● 意义及展望

基于中药特定化学成分进行中药药性的研究，如生物大分子、基因、蛋白、化学元素、离子等，不能有效地对中药作用于机体的整体效应进行解释。中药的寒热主要为药物作用于机体后的反应，热动力学观点认为，药物的效应可以引起整体系统的微小变化，在这个过程中，生物分子从高能量水平向低能量状态转移，从而引起能量的转移和热的变化，人体释放热量，身体变热，身体吸收热量，身体变凉。从整体性的角度研究中药的寒热属性是现代研究的关键所在，但目前尚未寻找到一种能客观评价中药寒热度的特异性研究方法，影响了中药寒热的量化、等级化研究。渴望随着研究方法的不断进步或突破，能够给开展中药寒热药性的量化研究带来新的活力。

第 40 问　能否采用红外热成像技术开展中药寒热药性研究？

● 研究背景

　　红外热成像技术作为现代影像医学的一部分，具有简便、直观、客观和无损伤等特点。当机体的体表温度变化达到热像仪的分辨率时，热像仪就能够检测和记录到这种温度变化，以不同的颜色来显示异常高温或低温的部位，而 MRI、CT 等则只有在病灶发展至一定体积和一定密度时才能显示这种异常的结构变化，故红外热成像技术应用于疾病的诊断具有一定的优势。

　　中医理论上讲辨阴阳必分寒热，寒证、热证是中医辨证论治的总纲。中药四性是指药物有寒、热、温、凉四种不同的药性，又称"四气"。它反映了药物对人体阴阳盛衰、寒热变化的作用倾向，为中药理论的重要组成部分，是中医辨证论治、遣方施药的依据。中药的寒热属性是否可以通过作用于人体的红外热图直观地表现出来，需要进行探索和研究。

● 研究内容与结果

一、研究思路与方法

　　采用 TSI-21 型热断层成像系统 -TIM 系统进行检测，6 名受试者，身体健康，无家族病史，年龄 21 ~ 23 岁，随机分为热药组（干姜 30g/d）、寒药组（黄芩 30g/d）和空白对照组（温开水 150mL）。

　　各组试验均采用自身前后对照，尽最大可能做到试验者（本人）每次试验条件的齐同。每种饮片一次顿服，分别在服药前和服药后 2 小时，严格根据操作规范进行红外测试。服药前后间隔 2 小时，要求期间不做剧烈运动，没有紧张工作，不服用有刺激作用的零食和药物。

　　热像图统计分析采用人体自身对照（服药前后）的相对温度差值（Δt）。黄芩组观测并对比了头面和胸部的自身温度差；干姜组观测并对比了腹部和脊柱的自身温度差。

二、研究结果

1. 黄芩组结果

　　黄芩组女性头面部热像图平均温度下降 0.65℃，内关穴和掌心温度均明显下降，其中掌心温度下降最明显，下降 1.45℃，胸肺部热像图下降 0.6℃；男性头面部热像图平均下降 2.2℃，胸部下降 1.3℃。

2. 干姜组结果

女性腹部热像图平均温度上升 0.8℃，脊柱热像图平均温度上升 1.15℃；男性腹部热像图平均温度上升 0.6℃，男性左下腹部特异性低热辐射点服药后上升 1.4℃，脊柱热像图平均温度上升 1.5℃。脊柱热源的上升趋势增强，且脊柱热源的连续性较服药前更加显著。

● 意义及展望

红外热成像技术特点在于全面、整体、动态地采集和分析人体信息，其所生成的热像图就像是冷暖空气交汇的气象卫星云图一般，根据体内热平衡的道理，它像是一张符合中医学理论的整体而恒动的"气血云图"。

中医药学理论是建筑在"象医学"基础之上的，所谓的"象医学"既是能体现生命能量运动变化的医学模式，同时也是宏观整体医学的模式，其诊疗特点就在于以表知里、由外揣内。

黄芩，性寒，味苦，归肺、胃、胆、大肠经；主要功用为清热燥湿，泻火解毒。干姜，性热，味辛，归脾、胃、心、肺经；主要功用为温中回阳，温肺化饮。此研究发现黄芩和干姜对机体不同部位红外热像图的影响，给我们一定的启发，不同寒热药性对机体的作用部位不同，可能具有一定的归经性，以及在经络上的影响或许集中在某一部位上，为今后进一步从归经理论研究中药的寒热属性提供一定的基础。

通过上述的分析我们发现，人体代谢热的反映与中医的寒热现象和经络现象有着一些惊人的相似之处，这也许能为我们进一步的探索研究开辟一个新视角。因此，红外热成像技术可能为开展中药寒热药性研究，提供一个相对直观的可视化的科研平台，为进一步开展中药寒热度量化分级研究提供了可供借鉴的方法与思路。

第 41 问　如何采用微量量热法开展中药寒热药性研究？

● 研究背景

微量热学的基本原理：在生物体各种生化反应过程中，普遍存在着热交换的行为，为了对其在生命活动中进行动态追踪，我们通过测量在全部过程中获得或失去的微量热量，以及整个过程中的反应速率和反应程度并绘制成热谱图，采集与其热动力学有关的参数。通过对这些参数的研究，来阐释生物体在生长代谢的过程中，所涉及的微量热变化规律，上述方法，被称为微量量热法。

微量量热法是生物物理研究领域的新方法，主要用于研究生命体系的热力学过程和化学反应所产生热量变化的生物热效应，具有非特异性、非破坏性、连续性、（半）定量性、广泛性、精确、微量等特点，可连续检测并绘制细菌生长代谢热功率 P 随时间 t 的变化规律，有效探究机体生命活动的机制。

微量量热法已应用于细胞、亚细胞和分子水平的研究，也应用于中医药领域的研究，如采用此法探索药物的寒热属性与微生物代谢过程中产热量的关系，不同药物之间的配伍对热谱图和热动力参数的影响，运用此法进行药材的量化评定都取得了一定的进展。故运用微量量热法对黄连、制附子典型寒热中药进行初步研究，观察不同浓度水煎液对大肠杆菌生长热谱曲线的影响。

● 研究内容与结果

一、研究思路与方法

（一）实验材料

TAM Air 八通道微瓦级热导式等温量热仪（Thermometric AB，瑞典），大肠杆菌菌株（E.coli ACTT 25922），制附子、黄连水煎液，LB 液体培养基。

（二）研究方法

实验分为对照组和药物组，对照组加入 4950μL 的 LB 培养基，50μL 蒸馏水，并接种浓度为 1×10^9cfu/mL 的大肠杆菌菌液作为反应基液，使反应体系达到 5mL。药物组同样加入 4950μL 的 LB 培养基，50μL 不同浓度的中药水煎液，使药物在安瓿内的最终生药浓度达到 0.5mg/mL，1mg/mL，1.5mg/mL，2mg/mL，2.5mg/mL，5mg/mL，7.5mg/mL，并接种浓度为 1×10^9cfu/mL 的大肠杆菌菌液作为反应基液，使反应体系达到 5mL。密封，迅速放入微量量热仪中。参比瓶加入 5mL 培养基，不接种菌种。跟踪记录细菌生长的 P–t 曲线，当曲线重新返回基线时，实验结束。

（三）研究结果

（1）黄连、制附子对大肠杆菌生长的影响：黄连、制附子均能不同程度地抑制大肠杆菌生长，且随着药液浓度的增加，其抑菌作用逐渐增强。将数据转换为半抑制浓度后，黄连只需要较低的浓度就可对大肠杆菌产生较强抑菌作用，而制附子则需要更高的浓度。

（2）黄连、制附子对大肠杆菌生长代谢热输出的影响：制附子可增加代谢热的输出，黄连则降低代谢热的输出，随着药物浓度的增加，制附子促进的作用逐渐增强，黄连抑制的作用逐渐增强。

（3）生长速率常数（K）、热焓（△H）、半抑制浓度（IC50）作为应用微量量热法研究中药寒热药性的主要参数，可有效反应寒热药物对大肠杆菌的生物热效应的影响。（图41-1，图41-2）

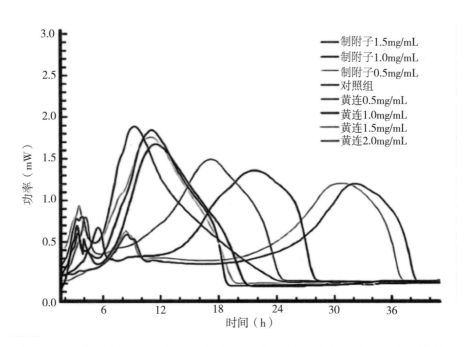

图 41-1　37℃时大肠杆菌在不同浓度制附子、黄连作用下生长的热功率 – 时间曲线

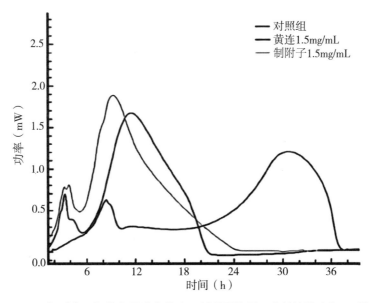

图 41-2　37℃时大肠杆菌在同浓度黄连、制附子作用下生长的热功率 – 时间曲线

● 意义及展望

实验研究从生长速率、抑制率、第一峰峰值功率三个角度证实寒热药对大肠埃希菌的生长放热过程产生的影响存在可量化差异,从总体时间和总放热量两个方面证实寒性药与热性药具有差异趋势;同时证明相同药物在不同浓度时对大肠埃希菌的生长放热过程产生的影响存在可量化差异。药物对细菌的这种不同强度的影响能否作为其药性表现的一个方面还需要进一步验证,但本实验已做出初步尝试,其影响结果与药性具有一定的相关性。实验初步表明,微量量热技术是从生物体生命周期及能量代谢角度,观察中药寒热效应差异的客观化手段之一,这对于进一步开展中药四性差异化和量化研究具有一定启发和参考意义。

第 42 问 是否可以通过构建细胞平台开展中药寒热度研究?

● 研究背景

《素问·阴阳应象大论》曰:“善诊者,察色按脉,先别阴阳。”《伤寒论》六经辨证中的“六经”亦是先别阴阳,在此基础上又各自分为三个等级,形成三阴三阳辨证体系,中医的遣方用药,制定治则治法均遵循此原则。因此,为了组方的精细与准确化,“基于六经阴阳的量化组方研究”至关重要,这也是本学科研究方向之一。组方寒热的量化首先需明确单味中药的寒热定量,中药的寒热属性不仅包含其自然属性,更强调了其作用于机体的生物学效应,而目前尚缺乏可以反映中药寒热度的模型。因此,开展中药寒热度的定量研究,建立一套系统的中药药性寒热度评价体系,是中药药性研究和临床迫切需要解决的问题之一。

肿瘤是严重威胁人类健康的一类疾病。肿瘤细胞是一类正常细胞失去对自身基因的调控,异常增殖的细胞,具有增殖旺盛、代谢增强、功能亢进等特点,符合中医“阳”的性质,既往的研究者认为用寒凉药物治疗可以起到选择性地抑制肿瘤增殖,促进凋亡的作用,银作为大寒性物质,是否对肿瘤细胞具有比其他寒凉性中药更强的抑制作用?其具体机制是什么?对上述问题的研究有助于加深对中药寒热药性的理解以及扩展中药寒热药性在临床上的应用。

● 研究内容与结果

一、研究思路与方法

（一）构建中药寒热量化评价细胞平台

（1）选取6种温热类中药附子、麻黄、肉桂、干姜、淫羊藿、陈皮，以及6种寒凉类中药黄芩、黄连、栀子、连翘、苦参、龙胆草的主要药效成分，作用于MCF7细胞，得到其全基因谱表达数据。构建寒热药物在细胞水平上的药效学观测平台；使用聚类分析法将所有药物分为两类，观察是否将寒性中药和热性中药区分开来，以评估在基因水平上研究中药寒热药效学差异的可行性；通过GO分析、KEGG分析、基因信号网络分析探讨寒热药性最关键的作用靶点，为中药寒热药性的研究提供分子生物学层面的依据。

（2）筛选两类中药差异基因，得到其基因表达量。由于两类中药全基因谱的表达差异在空间水平上可以表现两点间的距离，因此，本研究拟使用欧几里得距离公式分别计算热性中药和寒性中药与参照点的距离，即相对寒热效应值。所得到的值越大，药物距离参照点越远，其热性（寒性）越高。

（3）对KEGG分析富集的通路按系统功能进行分类，得到每个系统中涉及的差异基因及其表达值，利用欧几里得距离公式计算每一个分系统的寒热效应值。

（二）基于PI3K-Akt信号通路的寒热药性研究

HepG2细胞接种贴壁后加入25μg/mL的中药溶液（包括4种热性中药附子、细辛、干姜、肉桂，以及4种寒性中药黄连、黄芩、栀子、石膏），置于恒温培养箱中培养24小时，使用细胞增殖（MTT）法测定细胞增殖率；另取一批细胞加药液培养24小时后收集细胞，使用蛋白印迹法检测细胞中PIK3R1、Akt、P-Akt、mTOR蛋白表达，实时荧光定量PCR法检测细胞中PIK3R1、rps6kb1、Akt1、tsc2、ulk1、eif4ebp1的基因表达。

（三）寒药银对肿瘤的抑制作用研究

体外实验，在细胞培养基中加入不同浓度的纳米银线，通过MTT法测定寒药银对细胞增殖率的影响，收集细胞使用透射电镜法观测纳米银及细胞形态，annexin V/PI双染法检测细胞凋亡，蛋白印迹法检测Bax、Bcl-2蛋白含量，化学发光法检测caspase3含量；体内实验，构建异种移植HepG2肝癌模型和荧光蛋白标记的Hct116结肠癌模型，纳米银线腹腔给药14天，使用小动物活体成像仪观测、游标卡尺测量肿瘤大小，HE染色法观察肿瘤及周围组织情况，探讨其对肿瘤的抑制作用。

二、研究结果

（1）构建中药寒热量化评价细胞平台：本研究使用生物信息学技术，对 6 种寒性中药和 6 种热性中药有效成分作用于 MCF7 细胞的全基因表达谱进行分析，聚类结果明显分成了热性药物与寒性药物两类，印证了寒热中药在基因表达上的差异性，为进一步阐明中药药性差异的客观性提供理论依据与参考。其差异性主要表现在能量代谢、炎症免疫、神经系统、内分泌系统、细胞的增殖和凋亡、血液流变学六大系统上，PRKACA、PRKACB、PRKCA、ADCY7、PIK3R1 和 MAPK1 是其中最核心的基因。计算出各中药的寒热效应值，为构建全中药寒热量化评价细胞平台、实现中药寒热度的定性和定量奠定基础。

（2）实验结果显示，肉桂醛热效应值最高，符合《中华人民共和国药典》中对肉桂"大热"的描述，其余几种热性中药的有效成分橙皮苷、脱水淫羊藿素、麻黄碱、乌头碱连翘苷的热效应值相似，连翘苷、苦参碱、龙胆苦苷、黄芩苷、栀子苷寒效应值相似。

（3）对能量代谢、炎症免疫、神经内分泌系统、细胞的增殖和凋亡、血液流变学这六大系统的寒热效应值分析后发现，不同药物对每个系统的寒热效应值强弱基本与其总效应值的强弱类似，肉桂醛在各系统中热效应值都远高于其他温热类药物。但仍存在一些药物的特殊功效，如麻黄碱和乌头碱对神经系统效应相对较强。

（4）寒性中药黄连、黄芩、栀子、石膏对细胞增殖具有抑制作用，热性中药附子、细辛、桂枝对细胞增殖具有促进作用，中药可以通过 PI3K-Akt 信号通路影响细胞增殖。

（5）银早在五代时期著作《海药本草》中即被记载为大寒性药物，大寒性药物银对肿瘤的抑制作用远强于黄连、黄芩、石膏、栀子等寒凉性药物。其具体抗肿瘤机制是通过 bax/bcl-2 -caspase3 信号通路诱导细胞凋亡。

● 意义及展望

本研究首次创建了基于基因组学的中药寒热量化评价细胞平台，寻找到寒热药性最关键的作用靶点，并计算出药物的相对寒热效应值，为中药寒热药性研究提供思路，为寒热量化提供方法学借鉴。首次探讨了 PI3K-Akt 信号通路在寒热药物对细胞增殖调控中的作用，为使用细胞增殖（MTT）法评价药性寒热提供理论依据。本研究探讨了银作为大寒性药物对肿瘤的抑制作用，从细胞增殖角度探讨寒热药物的生物学效应差异，加深对中药寒热药性的理解，为寒热药性理论在临床上的应用提供思路。

第43问　如何从热力学角度来认识中药寒热度的定量研究？

● 研究背景

《素问·阴阳应象大论》曰："善诊者，察色按脉，先别阴阳。"《伤寒论》六经辨证中的"六经"亦是先别阴阳，在此基础上又各自分为三个等级，形成三阴三阳辨证体系，是中医遣方用药、制定治则治法遵循的主要原则。组方寒热的量化首先需明确单味中药的寒热定量，因此开展中药寒热度的定量研究，建立一套系统的中药药性寒热度评价体系，是中药药性研究和临床迫切需要解决的问题之一，这也是本团队"基于六经阴阳的量化组方研究"研究方向的主要内容。

● 研究内容与结果

一、研究策略与方法

目前对中药寒热的研究，主要有两个研究策略。一是致力于寻找决定中药寒热属性的物质基础，继而开展量化研究。虽然有不少研究发现确实存在某些化学成分、微量元素或活性物质与中药寒热属性有关，遗憾的是尚未能证实其与寒热有关的"金指标"。二是从生物学效应角度开展研究，发现寒热中药差异性主要体现在对机体中枢神经、交感神经、内分泌系统、基础代谢、血液循环系统等方面影响不同。然而，由于中药具有多维属性，其功能不限于某个系统或某几个脏器，无法用单一的指标量化。

中药的寒热属性不仅包含其自然属性，更强调了其作用于机体的生物学效应。为此，有研究者引入了热力学观点，认为能量的改变是温热或寒凉中药内部所具有的"共性"并在中药寒热评价和量化研究方法上进行了探索。下文将对近10年来从热力学角度探讨中药寒热药性的方法进行总结和评价。

二、研究进展与评述

（一）中医热力学观基本内涵

热力学观认为能量（流）是生命活动的主导，能量代谢和热变化遵循热力学的基本规律。中药寒热药性的实现是基于干预机体的能量流，温热药表现为功能的亢奋，机体代谢加剧。

由于物质在体内氧化过程中释放的能量 50% 以热能的方式体现，其余则转化为化学能储存在 ATP 等高能化合物中，以供机体完成各种功能活动，包括合成细胞的各种组成成分、合成生命活性物质、维持膜两侧离子电化学梯度、机械功、离子跨膜转运、神经传导、腺体分泌和递质释放等，而这些功能活动中，除肌肉活动转化为机械功外，其他化学能均最终转化为热能。因此，温热类药物所引起的新陈代谢加剧最终体现在机体产热的增加，寒药的效用则相反。

热力学方法是从整体出发对机体的状态进行检测，符合中医整体观的思维方式，是目前对中药寒热药性进行评价和量化比较理想的方式之一。

（二）热力学主要研究方法

凡是涉及检测机体能量代谢的方法，如冷热板示差法、微量热仪法、红外热成像法、体温测定法等均可归为热力学方法。

1. 冷热板示差法

冷热板示差法的原理是，经寒热中药干预后的动物体内会出现能量（热）变化，从而对寒热环境产生趋向性。寒热环境主要通过不同温度的冷热板实现。赵海平、周灿平等研究者各自采用这一方法考察了一些寒热中药，发现动物被给予中药后显示出的温度趋向性特征基本符合古籍记载的寒热药性。然而，这一方法仅能直观表明中药的寒热药性，无法进行量化。

2. 微量热仪法

微量热仪法主要是通过测定细菌在密闭体系中经寒热药物干预所表现出的能量（热）变化，以反映中药的不同特性。主要测定指标包括生长速率常数、达峰时间、产热量等，并形成热功率 – 时间（P–t）曲线，即热谱图，从而定量生物体能量代谢变化及能量周期，具有实时、快速、灵敏、高通量、自动化程度高等特点。本团队检测黄连、白芍、干姜、桔梗对大肠杆菌放热的影响，发现对细菌放热的影响干姜＞桔梗＞正常＞白芍＞黄连，差异具有统计学意义；通过对附子、干姜、吴茱萸、茯苓、大黄、黄连、黄芩 7 味中药的研究，发现黄连黄芩可以抑制细菌放热，附子、干姜、吴茱萸则起到促进效果，大黄和茯苓与正常组相比则未观察到明显的区别。此外，亦有研究者采用微量量热法评价方剂寒热，如证实左金丸（黄连：吴茱萸 =6：1）和反左金丸（黄连：吴茱萸 =1：6）均抑制肠道菌群生长，但前者的抑制率更强。以上研究表明，中药寒热药性是客观存在的，与古籍记载存在一定的吻合性，可通过微生物代谢过程的产热量来体现。

微量热法的基本原理是通过测定细菌生长代谢的能量变化。由于细菌具有增殖迅速的特性，其生长速率，即细菌数量改变所带来的热变化远超过其他代谢活动，因此微量热法中，影响能量改变的，主要是细菌的增殖曲线。寒热药性的不同，也主要体现在对细菌增殖的影响上。由此产生了微量热法的变体，即直接检测中药对细胞增殖率

（MTT 法）的影响，温热类药物可以促进细胞增殖，寒药主要表现为抑制作用。如王亚男等检测了黄连、黄芩、黄柏和附子、干姜、吴茱萸对 A549 和 LO2 细胞增殖的影响，发现在一定浓度范围内，寒凉药抑制细胞增殖，而温热药则起到促进作用，过高浓度的温热药对细胞则为抑制作用。这一实验结果证明了寒热药对细胞增殖的不同影响，与中医理论相吻合。也有研究者用这一方法评价古籍记载有争议的药物如野菊花的药性、复方的药性和西药的药性，为从细胞水平认识寒、热药性开辟了新的思路。

微量热仪法和细胞学 MTT 测定法均是基于一种假设，即温热药可以促进细菌/细胞的增殖，寒凉药抑制增殖。然而，这一假说的原理尚未明确，增殖这一指标是否为温热药/寒凉药内部的"共性"仍存在争议。前文所列举的文章中亦得到一些与中医理论不符的结果，如大黄这一普遍认为的寒凉药对细菌生长不表现明显的抑制作用，反左金丸（黄连：吴茱萸 =1：6）中热药比例偏高，但仍对细菌生长起到抑制作用。

3. 红外热成像法

生物热力学的基本观点是温热类药物引起新陈代谢加剧，最终体现在机体产热的增加，体温升高，寒凉药物则导致体温降低。因此，体温的变化是最直观反映热力学变化的指标。传统的接触测温法会影响目标表明的温度分布，且精确率较低。红外热成像是一种非接触测温法，其原理是当物体温度高于绝对零度时，其内部存在分子的振动，振动产生能量会以电磁波的形式向外界辐射，其中大部分是红外线。机体体温不同所形成辐射热的差异可以被红外热成像仪接收并转化为电信号，生成人体温度强度分布图，并得到热辐射源的深度和数值（敏感度达 0.02℃）。

红外热成像法具有精确性、非接触性等特点，并能得到全身热图，有助于对机体进行全面的、整体的描绘。如朱明等检测了干姜和黄芩作用于人体后的红外热成像图，发现干姜组腹部热辐射增强，黄芩组头面部热辐射减弱。李小梅等研究表明胃热证大鼠经归胃经寒性中药治疗后中焦热辐射减弱。

然而，红外热成像技术用于动物检测需要对动物进行麻醉，可能对某些药效的发挥造成影响，且无法实现长时间、连续性的观测。目前使用红外热成像法多用于在人体上进行研究，但人体个体差异较大，且受到依从性、个人生活习惯等诸多因素影响，重复性不佳，需要大样本数据作为支撑。

4. 体温测定法

基于红外热成像法所存在的问题，也有研究者使用了体温测定法进行寒热药性的研究，选择热电阻接触式测温技术，建立恒温恒湿环境，利用无纸记录仪动态监测系统，构建热电阻恒温观测平台，保证体温测定的精确性，并结合经穴特异性理论，选择多个特异性穴位进行温度测定，以弥补体温测定部位单一、无法从整体观测的不足。本团队前期研究主要检测了附子、干姜、吴茱萸、黄连、黄芩、大黄水煎液对家兔经穴温度的影响。结果显示，寒性中药 10 倍剂量组体温变化趋势以先升高后降低为主，20 倍剂量组均以降低为主；热性中药 10 倍剂量组附子组表现为先降低后升高，其他热性中药先升高后降低，20 倍剂量组以降低为主。这一结果与传统认知的药性不尽相符，原因可能与机体体温自我调节机制、测量时间不足、中药归经、测量位置单一等诸多因素有关。

（三）寒热药性量化研究面临问题

如上所述，热力学研究方法中，冷热板示差法无法进行定量研究；微量热仪法以细菌为研究载体，无法全面反映多细胞生物的生物学效应，且其理论基础仍然存在争议；红外热成像法和体温测定法在开展中药寒热量化上相对更有发展潜力。这两种方法都是基于寒热药物对体温的生物学效应进行量化，但机体体温又受到体温自我调节机制、中药归经、测量位置单一等因素的影响，如何改进、避免以上弊端，是应用体温测定法开展中药寒热量化研究的前提。

1. 机体体温调节机制对药性研究的影响

机体体温受到体温调节中枢的调控。机体外周和中枢神经系统分布的温度感受器感受外界温度变化后，经相应的传导通路将信号传导到体温调节中枢，中枢整合后通过多种途径调节机体的产热和散热过程，如调节皮肤血流量、控制竖毛肌和汗腺的活动，通过躯体运动神经影响骨骼肌活动，通过内分泌系统调节机体代谢等。其中，热敏、冷敏神经元作为中枢神经温度感受器，在体温调节中发挥重要作用，其感受温度变化的物质基础是热敏通道。

热敏信道是非特异的阳离子通道，允许 Ca^+、Na^+ 等阳离子通过。目前发现的热敏通道包括 TRPV1、TRPV2、TRPV3、TRPV4、TRPM8 和 TRPA1。其中 TRPV1 和 TRPV2 主要受到热信号的激活，TRPV3 和 TRPV4 受到温信号的激活，TRPM8 和 TRPA1 则分别受到凉和寒信号的激活。这些受体也能被炎症因子和某些小分子物质如 H^+ 等激活，并受到机械刺激的影响，与温度刺激产生叠加效应，这可能是病理状态下产生烧灼感、冷痛的原因之一。研究发现，这些受体也可以被某些中药激活。如辣椒、生姜、干姜、花椒、吴茱萸、胡椒等可以激活热感觉受体 TRPV1；肉桂醛、芥末油等可以激活冷感觉受体 TRPA1，热敏信道和冷敏信道的激活剂具有交叉脱敏作用，即热敏通道的激活剂可以拮抗冷敏通道的激活，治疗冷痛，反之亦然。提供了中药治疗冷、热痛的细胞生物学依据。

中药的寒凉温热是感官的产物，现今发现的热敏通道被温度激活的 4 个等级正好可以对应中药热、温、凉、寒 4 个等级，热敏通道的发现提供了中药表征寒热生物学特征的一种新方式，同时，热敏通道的热激活阈值的测量可以为客观量化中药寒热提供依据。然而，并不是所有中药都可以激活热敏通道受体，目前所发现的中药激活剂多为辛香刺激类药物；某些中药的寒温属性与中医古籍记载和临床经验并不一致，如肉桂普遍认为是温性中药，但激活的是寒性热敏通道，说明中药的感觉与其寒热属性存在一定的差异，并不能完全画等号。

2. 热敏通道对寒热药性研究的影响

热敏通道理论虽然不能用于完全解释中药寒热药性，但对全面了解寒热药性研究提供了重要的理论依据，也解释了之前体温检测所显示的寒热药性与传统认知不符的部分原因。研究显示，TRPV1 激动剂如辣椒素、姜辣素口服或皮下给药可以引起迅速的体温下降，这种降温的作用一般在 2 ～ 3 小时内恢复，大剂量给药则会在降温后出现持续几天的核心体温上升。冷通道 TRPA1 的激动剂如薄荷醇、桂皮醛则具有增热效应。因此，一定剂量的温热类药物如干姜进入机体后，可能由于激活热敏通道受体，表现出体温先降低后升高的趋势；寒凉类药物进入机体后，则可能由于激活冷敏通道，表现出体温先升高后降低的趋势。同时，由于温热药大剂量给药后的体温上升会出现在几天后，若只测量给药后 24 小时的体温变化，则不足以完全反映中药的真正药性。

值得注意的是，温热药物中亦存在激活冷敏通道的中药如肉桂，体温初期的变化可能出现与干姜等激活热敏通道的温热类药相反的趋势。《神农本草经》中记载肉桂味辛性温，清代黄宫绣的《本草求真》云："肉桂气味纯阳，辛甘大热，直透肝肾血分，大补命门相火，益阳治阴。"临床实践表明肉桂可以治疗肾阳不足、命门火衰证，肉桂的温热性质可以确定。但是由于其能激活冷敏通道，给药后会出现体温先升高再降低的趋势。现代研究亦表明，肉桂具有强心、扩张冠脉和脑动脉血管，促进肾上腺皮质系统功能，增强代谢的作用，使产热增加，然而这一效应起效较慢，短时间的监测无法充分体现中药的寒热特性。

3. 中药归经理论对药性研究的影响

中医学认为，各种病证都是脏腑或经络发病的表现，因而某药物能治疗某些脏腑经络的病证就归入某经。中药多具有各自特有的归经，单一部位的测量犹如盲人摸象，仅能得到片面的、主观的结论而无法了解事物的全貌。

● 意义及展望

基于以上分析，本科研创新团队提出，中药寒热度的研究是一个涉及多维度、多因素、多靶点的复杂问题。因此，中药作用于机体的热力学研究，不仅要考虑到"点""面"，也要考虑到"体""时"等多个角度。

（1）"点"指观测点，可反映出某一局部的中药寒热效应值。

（2）"面"指中药寒热效应面积，即观察点扩大到热效应的范围。

（3）"体"指寒热效应的体积，即观察视野从单一面，扩大到机体的不同层面。如此，不仅有助于综合评价中药的寒热属性，也有助于发现并揭示中药寒热效应与其归经的关系。

（4）"时"指中药的寒热效应会随时间延续而发生变化。可以将某单位时间段内的数个时间点的机体热效应值的总和，作为中药寒热的综合效应值，用 ∑ 来表示。

如此，对中药寒热药性开展深入研究，则有助于更加客观、更加全面地评估中药寒热属性及其寒热度，为建立中药寒热度等级评估体系奠定基础，进而指导临床用药。

以上总结了近年来从热力学角度研究中药寒热药性的方法，并对各方法的优点和弊端进行了评价，分析研究中存在的问题，以期为今后开展相关研究提供借鉴。

第 44 问　何谓量化组方？何谓基于六经阴阳的量化组方？有何研究思路及研究策略？

● 研究背景

《素问·阴阳应象大论》曰："善诊者，察色按脉，先别阴阳。"《伤寒论》六经辨证，就在"先别阴阳"的基础上，进一步将阴证、阳证各分为三个等级，从而有了三阴三阳即六经分证，这就是证候寒热分级的纲领。对于处方用药的寒热定量，则依赖的是处方者对所开处方每味中药寒热温凉四性的了解程度和综合判断。举例而言，当一位中医师开出一张中药处方后，先问第一个问题：这方子是属于寒性还是热性？几乎没有中医师回答不了这个问题。如果这张方子既包括寒凉药，也包括温热药，如大青龙汤（麻黄与石膏）、半夏泻心汤（黄连与干姜）、附子泻心汤（黄芩与附子）等，此时问第二个问题：怎样调整方中寒凉药物或温热药物的剂量，恰好能让整方的寒热属性发生逆转？目前，还没有人能够比较客观而准确地回答这个问题。

● 研究内容与结果

一、研究思路

这涉及中药"寒热度"的问题，需要对中药寒热等级划分开展进一步深入研究。在确定中药寒热等级划分的基础上，进而实现对整体处方的寒热量化分析。

可见，什么是量化组方？即在《素问·阴阳应象大论》"善诊者，察色按脉，先别阴阳"及《伤寒论》六经辨证指导下，根据患者寒热病机程度及处方中药的寒热度，合理调整处方药味或剂量，使之早日恢复"阴阳自和"，进而取得满意疗效。

简而言之，"量化组方"就是在中药温热寒凉四性认识的基础上，对中药寒热等级做进一步量化研究，从而得出中药的"寒热度"。进而，在明确方剂药量及配伍比例的基础上，实现对中医方剂的寒热定性与定量分析。以便根据"寒者热之、热者寒之"原则，对不同等级的寒热证候，加以干预。

医圣张仲景宗《内经》"寒者热之，热者寒之""治寒以热，治热以寒"之要旨，在《伤寒论》中，因寒热所在表里脏腑不同，寒热多寡不一，正邪盛衰各异，立方多种、治法多样，但始终将"平调阴阳""补不足，损有余"的思想贯穿在三阴三阳病证辨治过程中，以求"阴平阳秘，精神乃治"。正如《汉书·艺文志》所云："经方者，本草木之寒温，量疾病之深浅，假药味之滋，因气感之宜，辨五苦六辛，致水火之齐，以通闭解结，反之于平。"那么，何谓基于六经阴阳的量化组方研究呢？即在六经辨证获得患者阴阳寒热属性及量化等级的基础上，通过量化组方予以精准治疗。

如何开展量化组方研究呢？除了确定方剂剂量，如开展仲景方用药剂量古今折算配伍比例等研究外，其中的一项重要环节就是要开展中药寒热度的定量研究。

二、研究策略

无论是量化组方研究，还是基于六经阴阳的量化组方研究，均建立在中药寒热量化研究基础之上。目前对中药寒热的研究，主要有两个研究策略。

一是致力于寻找决定中药寒热属性的物质基础，进而开展量化研究。虽然有不少研究发现确实存在某些化学成分、微量元素或活性物质与中药寒热属性有关，遗憾的是尚未能证实其与寒热有关的"金指标"。

二是从生物学效应角度开展研究，发现寒热中药差异性主要体现在对机体中枢神经、交感神经、内分泌系统、基础代谢、血液循环系统等方面影响不同。然而，由于中药具有多维属性，其功能不限于某个系统或某几个脏器，无法用单一的指标量化。中药的寒热属性不仅包含其自然属性，更强调了其作用于机体的生物学效应。

为此，较为普遍认同的是热力学观点，认为能量的改变是温热或寒凉中药内部所具有的"共性"，并在中药寒热评价和量化研究方法上进行了探索。

三、研究方法

热力学观认为能量（流）是生命活动的主导，能量代谢和热变化遵循热力学的基本规律。中药寒热药性的实现是基于干预机体的能量流，温热药表现为功能的亢奋，机体代谢加剧。

由于物质在体内氧化过程中释放的能量 50% 以热能的方式体现，其余则转化为化学能储存在 ATP 等高能化合物中，以供机体完成各种功能活动，包括合成细胞的各种组成成分、合成生命活性物质、维持膜两侧离子电化学梯度、机械功、离子跨膜转运、神经传导、腺体分泌和递质释放等，而这些功能活动中，除肌肉活动转化为机械功外，其他化学能均最终转化为热能。因此，温热类药物所引起的新陈代谢加剧最终体现在机体产热的增加，寒药的效用则相反。热力学方法多是从整体出发对机体的状态进行检测，符合中医整体观的思维方式，是目前对中药寒热药性进行评价和量化比较理想的方式之一。

热力学主要研究方法：凡是涉及检测机体能量代谢的方法，如冷热板示差法、微量热仪法、红外热成像法、体温测定法等均可归为热力学方法。本团队高誉珊、潘超等曾开展基于微量量热技术的典型寒热中药生物热动力学研究及中药寒热度量化分析方法研究。研究表明，中药寒热药性是客观存在的，与古籍记载存在一定的吻合性，可通过微生物代谢过程的产热量来体现。本团队杨佳敏等曾开展寒热中药对家兔肛温和穴区体表温度影响的观察研究，主要检测了附子、干姜、吴茱萸、黄连、黄芩、黄柏、石膏、大黄等水煎液对家兔经穴温度的影响。结果显示，寒性中药 10 倍剂量组体温变化趋势以先升高后降低为主，20 倍剂量组均以降低为主；热性中药 10 倍剂量组附子组表现为先降低后升高，其他热性中药先升高后降低，20 倍剂量组以降低为主。由于机体体温自我调节机制、时间段因素、中药归经、测量位置等诸多因素，哪一个时段的数据最能代表中药的寒热等级，还需要进一步做出科学的分析。但该研究将接触式测温手段热电阻、无纸记录仪与恒温恒湿培养箱相结合，构建了热电阻恒温箱动态监测技术平台。并在经穴特异性理论的指导下，运用热电阻恒温箱动态监测平台，开展中药寒热表征特异性"窗口"的探查实验，构建了经穴生物实验平台，为中药寒热的研究提出了新的方法。由于中药寒热度的研究是一个涉及多维度、多因素、多靶点的复杂问题，研究方法还有待不断拓展与创新。

● 意义及展望

中医量化组方研究的基础是中药四气的量化研究。中药寒热温凉四种不同的性质，不但包含了药物自身所具备的自然属性特征，更强调了对机体阴阳盛衰、寒热变化的作用倾向，是中医临床赖以处方遣药的依据，如何客观表征中药寒热属性，并量化其程度差异是近年来研究的重点和难点。本团队采用生物代谢热层像 TMI、微量量法、机器学习（machine learning）、纳米热电偶等多学科研究方法，着重从整体生物热效应角度，对中药四性分级定量，开展了多年的探索性研究。同时，也开展了基于量化组方研究的方剂寒热属性可视化分析研究，为今后进一步开展量化组方研究积累了一定的经验。

第 45 问　中医方剂的寒热属性可以量化吗？

● 研究背景

辨证论治是中医临床的特点，辨寒热又是最基本的辨证内容之一。论治是在辨证的基础上，选择合适的方剂对疾病进行治疗，如何确定所选方剂的寒热属性，对于寒证与热证的论治起着主要的作用。而方剂寒热属性又是方中药物四气的综合体现，与治法、疗效及安全性都密切相关。正如王叔和在《伤寒论》序例中说"桂枝下咽，阳盛则毙；承气入胃，阴盛以亡"，李中梓也说"寒热温凉，一匕之谬，覆水难收"，因此，辨明方剂的寒热属性，在辨证论治中有着重要的地位。但是，临床应用过程中每味药物的寒热属性比较容易确定，整个方剂的寒热属性往往只是医者心中大体的估计。目前，对方剂整体的寒热属性评估及方剂寒热属性量化值的计算，尚缺乏客观的评价手段。

● 研究内容与结果

一、研究思路

定量化、数学化是现代科学技术发展的总趋势。中医学有宇宙整体观、辨证论证系统观，人病合一的人文主义等西医学所无法比拟的优势和特点。却存在观察事物笼统抽象、分析性差、经验知识的表达模糊性较大等不足。因此，临床上"心中了了，指下难明"的现象经常出现；各种诊断指标多存在于各个医生的大脑之中……这些模糊现象制约了中医的继承和发展。当对某一理论研究取得进展时，拿来解释与相关的理论和问题时就遇到困惑或尴尬。原因就在于认识的交叉性，缺乏统一的标准，各持己见，各自立论而造成的，要解决这些问题，需要应用数学和其他自然科学的理论和方法，对中医理论知识进行定量化的研究，以此为依据，逐步实现中医知识的规范和标准，为达此目标，中医学还有很长的路要走。

方剂寒热属性量化研究或许是中医量化研究的切入点。对于方剂寒热属性的研究，可以分为两种方法，一是对方剂本身所表现出来的寒热属性进行的研究，二是基于方中组成药物四气（四性）的研究。对于方剂寒热属性的研究，最直接的方法就是把方剂本身当成一个整体来看待，通过实验研究的方法得出其寒热量化值，其结果更直接，也更客观地反映了整个方子的寒热属性。然而这种研究方法对大规模方剂分析的适用性不强，中医学方剂浩如烟海，再加上临床应用中对方剂进行加减化裁，或是药物剂量的加减等，只要有一个因素变化，则所有的研究就要重新进行，工程浩大，根本无法实现全部方剂的实证量化研究。因此，现在大部分的研究都是建立在对方中组成药物研究的基础上，主要进行是药物四气（四性）方面的研究。

药性是药物与疗效有关的性质和性能的统称，它包括发挥疗效的物质基础和治疗过程中所体现出来的作用，是药物性质与功能的高度概括，是中医学理论体系中的一个重要组成部分，也是学习、研究、运用中药所必须掌握的基本理论知识。由单药所构成的单方具有中药气味等性能的特点，由多味药物组成的复方自然也应有其气味等性能的特点。方剂的寒热属性是运用方剂治疗疾病的重要理论基础，也是说明方剂疗效作用的重要理论依据，也可以从方剂的寒热属性来反推方剂所具有的疗效作用等。

利用数学方法对方剂寒热属性进行量化表达研究有助于理解方剂中药物四气的构成、反推方剂的治法与疗效，可以达到一目了然、以简执繁的作用，同时也是方剂信息化、数字化的重要内容之一。

二、研究方法与结果

方剂寒热属性是方中药物四气的综合体现，与治法、疗效及安全性都密切相关。方剂寒热属性的量化与可视化有助于理解方中药物四气的构成、反推方剂的治法与疗效，可以达到一目了然、以简执繁的作用，同时也是方剂信息化、数字化的重要内容之一，本研究采用数学建模的方法实现这一目的。

在实验数据尚未取得的情况下，对方剂的寒热属性进行基于文献研究的数学方法的量化分析建模，提出了寒热密度、寒热份数、寒热分级模型等基本的量化概念，并应用这些概念建立了实际可计算的量化模型。首先，基于平均常用量的量化方法对方剂中各个药物的气、味、归经等进行数值上的量化，使之具有数的性质，可以进行加减等运算与比较，并使数值与传统的认识相对接，符合人类的思维习惯与认知能力，从而运用于方剂寒热属性的分析当中。然后，根据心理测量学中心理物理学布格尔－韦伯定律，将药物四气等级的文字记载转换成等比数列，探讨了公比 q 的取值范围及设定方法，使用求和公式完成方剂寒热属性的量化计算。

传统药物四气等级的分级也可以看作历代医家经过各自的心理测量对药物的寒热程度做出的评价。按照《中华人民共和国药典》（后简称《药典》）的记载，可以先将药性量化等级定为：大寒（–4 级）、寒（–3 级）、微寒（–2 级）、凉（–1 级）、平（0 级）、微温（+1 级）、温（+2 级）、热（+3 级）、大热（+4 级）共 9 级。

根据心理物理学布格尔－韦伯定律，感觉的差别阈限随原来刺激量的变化而变化，且 $\triangle I/I=K$，其中 I 为原刺激量，$\triangle I$ 为此时的差别阈限，K 为常数。设寒热数为药物寒热作用物质基础的数量值，可以认为引起人类寒热等级变化的寒热数的大小也呈等比数列，公比为 q，其中 q 的设定是一个经验值。令 1 份的微温中含有的寒热数为 1，则 1 份温中含有的寒热数为 q，1 份热中含有的寒热数为 q^2。在常用量范围内，药物的寒热等级一般不认为发生变化，只是大小上有所不同，则每一等级寒热数的取值范围为 [a/m，b/m]。通过对《药典》中近 500 味常用药物的统计，96% 的药物 b/a 的值落在 [1.5，4] 之间，则 a/m = 2a/（a+b）=2/（1+b/a）∈ [0.4，0.8]，b/m = 2b/（a+b）=2/（a/b+1）∈ [1.2，1.6]。前一等级寒热数取值范围的最大值应小于后一等级寒热数取值范围的最小值，以温与热为例，$1.6q < 0.4q^2$，从而得出 q > 4。

假若取 q=10，则各等级之间寒热数的取值范围和每份中所包含的寒热数（寒热系数）如表 45-1 所示：

表 45-1　各等级寒热数取值范围与寒热系数

寒热等级	寒热数取值范围	寒热系数
大热	[500，+∞)	D_4=1000
热	[55，550)	D_3=100
温	[5，55)	D_2=10
微温	[0.5，5)	D_1=1
平	(-0.5，0.5)	D_0=0
凉	(-5，-0.5]	D_{-1}=-1
微寒	(-55，-5]	D_{-2}=-10
寒	(-550，55]	D_{-3}=-100
大寒	(-∞，-550]	D_{-4}=-1000

此时，方剂寒热属性大小的计算方式可以表示为：方中每味药物的相对剂量乘以相应等级的寒热系数，即 $D=\sum_i fi \times Din$（公式 1），其中，fi 为药物 i 的相对剂量，Din 为药物 i 对应寒热等级的寒热系数，即对应等级下每份中所包含的寒热数。

为了使基于客观物质实验的研究成果也可以应用于本研究的模型，故提出寒热密度的概念。令寒热密度 ρ 表示单位质量内药物中所含有的寒热数，其值在各个实验中进行测定，取单位质量为 1g，则整个方剂的寒热数 $D=\sum_i \rho i \times xi \rho$（公式 2），方剂的寒热密度 $\rho = D/\sum_i xi$，其中 ρi 为药物 i 的寒热密度，xi 为药物 i 在方中的剂量，单位为 g。这样，方剂的寒热属性就可以通过寒热数 D 和寒热密度 ρ 表达出来，同时可以与其他的方剂进行比较。当药物 ρ 值的实验数据尚未取得时，可以利用基于平均常用量模型和上述寒热等级的数值转化，求得药物 ρ 值的虚拟值，即 $\rho = (n/|n|) \times (1/m) \times q^{(|n|-1)}$，其中 n 表示药物寒热的等级（n ≠ 0），当 n=0 时，ρ=0。

以"微温"作为温热级别计算的基数，将温、热、大热折合成微温的倍数，同时选用等比数列作为折合系数，并且选用合适的系数 q，使得各级别之间在常用剂量范围时一般不发生越级，其寒热系数计算公式：$Dn = q^{n-1}$，其中 n 表示寒热级别，n＞0。寒热区间的计算，使用如下的公式：$[(q^{n-2}+q^{n-1})/2, (q^{n-1}+q^n)/2)$，其中 n 表示寒热级别，n＞0。左端点为闭区间，即包含，右端点为开区间，即不包含。寒凉级别的计算以"凉"作为计算的系数，方法同温热级别一样，寒热使用正负数来区别。当 n＝0 时，$Dn = 0$（表 45-2）。这样形成的计算模型有三个特征：第一，寒热的对称性，各个级别之间在数值绝对值上是一致的，也符合人的认识规律；第二，等比性，使得量化计算的结果数值具有难以跨越的级距；第三，寒热属性的值＝寒热系数 × 相对剂量，这样寒热系数的值可以用于表示寒热属性取值范围的区间，如当一方剂的寒热量化值计算得到的是 36，在温的区间范围内，表现为温。

表 45-2　寒热属性的量化计算公式、系数与区间

寒热 属性	通用量化计算公式 （q^{n-1}）	寒热 区间	寒热系数 （若 q=10）	寒热 区间
大寒	$-q^3$	$[-(q^3+q^2)/2, -\infty)$	−1000	$(-\infty, -550]$
寒	$-q^2$	$[-(q^2+q^1)/2, -(q^3+q^2)/2)$	−100	$(-550, 55]$
微寒	$-q^1$	$[-(q^1+q^0)/2, -(q^2+q^1)/2)$	−10	$(-55, -5]$
凉	$-q^0$	$[-(q^0+q^{-1})/2, -(q^1+q^0)/2)$	−1	$(-5, -0.5]$
平	0	$(-(q^0+q^{-1})/2, (q^0+q^{-1})/2)$	0	$(-0.5, 0.5)$
微温	q^0	$[(q^0+q^{-1})/2, (q^1+q^0)/2)$	1	$[0.5, 5)$
温	q^1	$[(q^1+q^0)/2, (q^2+q^1)/2)$	10	$[5, 55)$
热	q^2	$[(q^2+q^1)/2, (q^3+q^2)/2)$	100	$[55, 550)$
大热	q^3	$[(q^3+q^2)/2, +\infty)$	1000	$[500, +\infty)$

● 意义及展望

从理论角度而言，方剂的寒热属性是方中药物四气的综合体现，对于方剂的临床运用有着重要的指导作用。一方面方剂的寒热属性是解释方剂疗效作用的重要理论依据之一，另一方面可以从方剂的寒热属性来反推方剂的疗效作用以及主治病证，这些对于我们学习方剂、研究方剂和运用方剂都有着重要的意义。从临床角度而言，方剂的寒热属性与治法及疗效都密切相关。辨证论治是中医临床的特点。中医辨证方法繁多，常用到的有八纲、脏腑、六经、卫气营血、三焦等，而无论用哪种方法，辨寒热都是最基本的辨证内容之一。论治是在辨证的基础上，选择合适的方剂对疾病进行治疗，治法是其中的关键环节。方剂的寒热属性，对于寒证与热证的论治起着主要的作用，是"清法"与

"温法"的直接作用基础，而与其他治法都密切相关。同时，方剂寒热属性的大小也直接关乎在治法指导下方剂疗效作用的大小与安全性。正如王叔和在《伤寒论》序例中所说"桂枝下咽，阳盛则毙；承气入胃，阴盛以亡"，李中梓也说"寒热温凉，一匕之谬，覆水难收"，方剂的寒热属性在中医临床辨证论治中有着重要的地位。

研究表明，该方剂量化模型能够比较准确地反映了方剂之间因加减药味及药量所带来的寒热属性之间的差异，可以帮助临床医生更加清楚所开处方的寒热属性，做到临床精准用药。为今后采用多方法开展中医方剂的寒热属性的量化研究提供借鉴。

第 46 问　经方寒热属性是否能够实现可视化表达？

● 研究背景

承上文"中医方剂的寒热属性可以量化吗？"既然方剂量化模型能够反映出方剂之间因加减药味及药量变化所带来的寒热属性之间的差异，从而初步实现方剂的寒热属性的量化表达，那么是否可以将量化表达的数值通过可视化形式展现出来呢？

● 研究内容与结果

一、研究思路

因为方剂的寒热属性是一种抽象的概念，要将这种无实际形态的抽象概念用可视化的图形图像表达出来，就涉及人类视觉属性的研究。通过对各种视觉属性的调查研究，可以看出颜色是一种很好的分类标识，具有醒目的特性，广泛地应用于各类科研与实践中，方剂的寒热属性用颜色来表示是合适且可行的。进一步研究考察各类可视化的方法，最后选择了基于色彩理论的颜色表达方式。

在颜色可视化表达的实现上，将方剂寒热属性量化模型的计算结果映射到寒热色带上，并设计了红、蓝、黑三色指针指示方剂寒热属性的视觉呈现效果，其中红色指针表示方剂中温热属性分量的指标，蓝色指针表示方剂中寒凉属性分量的指标，黑色指针表示方剂总体寒热属性的指标，从而完成将方剂的寒热属性从抽象表述到视觉呈现的可视化过程。

二、研究方法

本研究主要通过方剂量化表达的模型数值建立可视化模型，从而搭建定性模糊思维与量化精确思维之间的桥梁。研究中选用了颜色的冷暖色调来相应的表示寒热属性，是视觉寒热与抽象的寒热概念之间的一种知觉映射。颜色是可以使用光的三原色来表示的，RGB 的向量空间构成了颜色的连续变化空间，使用这种连续的变化构建视觉的冷暖色调，并规定与中药寒热之间的映射关系，形成颜色的可视化方式阐述中药寒热的特征。

（一）颜色的选择

寒热颜色的选择依据是人对颜色的感知。根据色性理论，冷暖色调的区别是在对比中产生的，是一种主观上的感觉，而颜色冷暖的判断是根据颜色倾向来确定的，冷暖即色性，这是心理因素对色彩产生的感觉。人们看到暖色一类色彩，会联想到阳光、火等景物，产生热烈、欢乐、温暖、开朗、活跃等感情反应（如红、橙、黄等），见到冷色一类颜色，会使人联想到海洋、月亮、冰雪、青山、碧水、蓝天等景物，产生安宁、平静、清凉、深远等感情反应（如绿、青、蓝等）。色彩的属性基本分为暖色（也称热色）和冷色（也称寒色）两类，且色彩不能孤立地说冷暖，要有至少两种颜色一起比较才会显出冷暖，因此研究中将采用几个颜色拼接在一起，形成色带来表达寒热属性的差异。寒热属性分成 9 个级别，即平、微温、凉、温、微寒、热、寒、大热、大寒（图 46-1）。为了能够直观地表达这种寒热属性，暂时选用如下的颜色与之对应：

寒热属性	大寒	寒	微寒	凉	平	微温	温	热	大热
颜色									
十六进制值	#1111e2	#11c2d6	#1ba070	#79d322	#ffffff	#e3f219	#f21af2	#f41f69	#ad2613
数组序号	0	1	2	3	4	5	6	7	8

图 46-1 寒热属性 9 级划分法

功能实现中使用数组来存贮上述颜色，并将相应的数组下标与相应的颜色匹配，且与寒热属性关联，从而可以根据寒热的量化值选取相应的颜色来表示方剂的寒热属性。这里关键的问题是如何将计算所得到的方剂寒热量化值与相应的颜色匹配？一方面与选取的量化模型有关；另一方面是量化模型的散列映像模型。

（二）量化值与颜色的关联映射

当得到一个方剂寒热属性的量化值时，需要判别该值属于哪个寒热区间，从而判定是寒还是热。根据上述寒热区间公式，当得到量化值 $h > 0$ 时，有 $q_{n-1} < h < q_n$，求得 n 就可以判别所属区间。上述取对数进行变换，可得：

$\log(h)/\log(q) < n < 1 + \log(h)/\log(q)$，$\therefore n = \text{ceil}(\log(h)/\log(q))$，其中 ceil 表示向上取整运算，log 表示自然对数。当 $h < 0$ 时，式中取 h 的绝对值，并在 n 前加上负号；当 $h=0$ 时，$n=0$。

由于寒热数组序号是从 0 开始计数的，因此，需要将得到的 n 值最终映像到数组的序号，floor 为向下取整运算，计算方式如下：

寒热数组序号 = floor（寒热量化级数 /2）+ n，（当 h ≥ 0 时）

寒热数组序号 = floor（寒热量化级数 /2）− n，（当 h < 0 时）

（三）方剂寒热色带的表示

方剂的寒热属性可以使用所组成中药中寒凉的属性值的和、温热的属性值的和，以及寒热属性总值三个属性值来综合地表示，这样，既使用了总值表达了整体的寒热属性，也能够理解在整体属性趋于平性时，方剂内部寒热结构的差异。寒热属性的整体使用色带来表示，而方剂的三个寒热综合属性使用 3 个箭头来表示，红色箭头表示温热属性指标，蓝色箭头表示寒凉属性指标，黑色箭头表示总体寒热属性指标。用三个箭头在寒热色带上所指的位置来表示相应的方剂寒热特征。如图 46-2 所示。

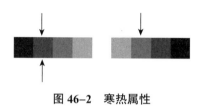

图 46-2　寒热属性

上图表示一个方剂的整体属性呈现寒性，但方剂中同时使用了温热药与寒凉药。

（四）色带区间偏移量的计算

在决定了色带的映像区间后，还需要计算出量化数值在区间上的偏移量，从而更精确地表示方剂寒热属性的大小。设色带长短为 s，寒热量化级数为 g，区间范围的起点值为 start，终点值为 end，寒热值为 h，则偏移量 offset =（h−start）/（end−start）×（s/g）。

使用颜色的冷暖色调来相应地表示寒热属性，是视觉寒热与抽象的寒热概念之间的一种知觉映射。此外颜色是可以使用光的三原色来表示的，RGB 的向量空间构成了颜色的连续变化空间，使用这种连续的变化构建视觉的冷暖色调，并规定与中药寒热之间的映射关系，形成颜色的可视化方式阐述中药寒热的特征。

● 意义及展望

可视化在科学研究中占有重要地位，它带来的是信息的不同表达方式和不同的观察角度，可以开拓人的思维，触发人的灵感，发现未知的规律，有助于人类创新。研究中提出的量化模型能够比较准确地反映方剂之间因加减药味及药量所带来的寒热属性之间的差异，且可视化的效果能够基本反映这种变动引起的寒热视觉差异，说明了所建量化模型的合理性和有效性，同时也说明了可视化效果的有效性和灵敏性。

第六章　经方现代研究方法论

第 47 问　"法依病机、拆方依法"在经方拆方研究中具有什么作用？

● 研究背景

经方指东汉张仲景《伤寒论》和《金匮要略》二书所集之方。经方疗效卓著，历经筛选；法度严谨，示人规范；理遵经旨，贴近本源；基础扎实，研究广泛。所以，经方是中医方剂配伍规律研究的切入点，受到广大研究者的青睐。以经方为研究对象，进行大量拆方实验研究，从不同层面探索经方的配伍规律及其作用机制，可扩展和深化对经方的认识，让古老的经方焕发出新的生命力。

然而，随着研究的深入，越来越多的研究者认识到，基于数学设计的拆方研究已偏离了经方的科学本质，与中医理论相去较远；拆方研究的最终评价指标未能与经方所治疾病的病机紧密结合。因此，所得结论不可能反映原方剂的本质内涵，更难揭示经方配伍的普遍规律。为此，我们于 1997 年率先提出"法依病机、拆方依法"的拆方研究思路，即拆方研究要依据方剂对应的治则治法，而治则治法要依据方剂主治病证所对应的病机单元，强调拆方研究不能忽视病机与治法的基本原则。

● 研究内容与结果

一、"法依病机、拆方依法"的理论依据

"法依病机、拆方依法"的提出，是基于"方从法立，以法统方"的方剂组方原则，同时也较好地体现了"方证要素对应"的方剂组方原则。"证候要素"概括地说就是病机单元，它既是诊断要素，也是指导临证治疗用药的明确靶点。"方剂要素"则与

"证候要素"之间存在着对应关系，体现的是针对病机单元的治则、治法，能示人以法，是临证合方、拆方、加减化裁的基本单位，具有很强的对应性和靶向性。

以半夏泻心汤为例，其临床证候要素有三，即呕逆、下利、痞满；其病机单元为胃热、脾寒、中气虚；针对病机单元的治法依次为苦降、辛开、甘调；针对治法其方剂要素依次为黄芩/黄连、半夏/干姜、人参/炙甘草/大枣。刘渡舟教授指出："半夏、干姜辛开而温，以散脾气之寒；黄芩、黄连苦泄而寒，以降胃气之热；人参、甘草、大枣甘温调补，和脾胃，补中气，以复中焦升降功能，此即辛开苦降甘补之法。"从上述分析中我们可以看到证候要素、病机单元、治则治法和方剂要素，即"证—机—法—方"四者之间清晰的链式对应关系。

"方证要素对应"组方原则明确地体现了中医"理法方药"之间的逻辑关系，使我们临证处方加减化裁有章可循，也使方剂的拆方实验研究有法可依。在经方拆方实验的实验设计时，我们有必要，也有可能遵循中医辨证论治的原则，按照证候要素所隐含的病机，依据方剂所体现的治则治法，将复杂的方剂拆分为方剂要素这一体现中医"理法方药"的基本单位，再结合现代科技方法来研究各方剂要素之间的配伍机理。此乃"法依病机、拆方依法"的理论基础。

二、"法依病机、拆方依法"的特征及优势

（一）遵循辨证论治原则，凸显中医理论指导

"方证对应"是伤寒学登堂入室的门径。刘渡舟教授指出，认识疾病在于证，治疗疾病在于方。方证对应是辨证论治的原则之一，其使用的关键就是紧扣病机，以充分体现经方的原则性和灵活性。因此，经方拆方研究，必须坚持抓住病机、方证对应的原则，在实验设计中凸显中医理法方药的指导。而正交设计、均匀设计及其他数学设计的经方拆方研究思路则在一定程度上脱离了中医理法方药的理论指导，其研究成果也无益于揭示经方配伍科学内涵。

（二）创新拆方实验设计，提高拆方实验效率

经方乃"医方之祖"，蕴含了丰富的"方剂要素"内容，它们针对的病机单元明确，疗效卓著。因此，在对经方进行拆方研究时，如果遵循"法依病机、拆方依法"拆方原则将研究对象拆分为若干方剂要素组，以方剂要素组为变量即能大大减少实验次数。同时针对证候要素对应的病机单元，结合西医学研究成果，有目的地选择动物模型和观察指标，增强实验的针对性和靶向性，从而大大提高实验效率，可谓提纲挈领，事半功倍。

如半夏泻心汤由7味药物组成，若析因分组，共有119个分组。不仅实验组数多，而且其结果也无益于揭示中医方剂的组方原理。而实验者依照半夏泻心汤证胃热、脾寒、中气虚3个病机单元，将方剂拆分为苦降组（黄芩/黄连）、辛开组（半夏/干姜）

和甘补组（人参 / 大枣 / 炙甘草）3 个方剂要素组。将实验变量从 7 个减少到 3 个，使实验次数较数学设计的拆方分析大为减少，大大提高了实验效率。

（三）利于诠释作用机制，深化配伍规律认识

以半夏泻心汤防治消化性溃疡（PU）为例，通过"法依病机、拆方依法"拆方研究发现：①半夏泻心汤全方对慢性实验性胃溃疡的治疗作用最为突出，优于其他各配伍组方，表明了其组方配伍的合理性和配伍应用的优越性。②半夏泻心汤全方治疗慢性实验性胃溃疡的主要作用机理与促进胃黏膜细胞增殖（PCNA），增加胃液中表皮生长因子（EGF）含量，增加血清胃泌素（GAS）含量，促进胃黏液分泌等因素有关，通过促进溃疡表面新生黏膜的被覆生长，促进溃疡区肉芽组织成熟转化，最终达到了促进溃疡愈合的目的。可见全方的作用并不仅仅局限于某一药理指标，而是通过多种作用途径、多个靶点，对机体进行整体调节，综合平衡，从而达到最佳效果。③在单项药理指标上，全方的作用并不总是最强，例如在增加胃液中 EGF 含量上，以甘味药的作用最强；在增加血清 GAS 含量上，以辛味药的作用最强。但在促进溃疡愈合这一整体指标上，仍以全方的作用最佳。这说明配伍可能增强了部分药物在某些药理指标方面的作用，而减弱了这些药物在另一些药理指标方面的作用，而全方是各药物配伍后相互作用、相互制约的综合结果，是通过多种药理作用，从不同途径对机体进行整体调节，使机体功能恢复平衡状态的结果。研究结果提示了单项药理指标的局限性，难以反映药物配伍的实质。

（四）指导经方临床实践，利于临床加减化裁

如 PU 患者 HP 阳性宜加苦降药物；PU 患者胃黏膜损伤严重者宜加甘补药物。此外，有利于更进一步认识某些疾病发病规律与治疗途径，以及与西医学认识的共同点，如发现并印证了半夏泻心汤组方原理与溃疡病发病的 shay 平衡学说的相关性。

● 意义及展望

"法依病机、拆方依法"不仅可以作为拆方之法，而且可以作为合方之法，应用于对经方的合方研究。"法依病机、拆方依法"拆方研究思路，在方剂效应机制及配伍规律研究领域发挥了较好的示范作用：1999 ～ 2020 年，应用"法依病机，拆方依法"拆方思路研究方剂文献 500 余篇。涉及半夏泻心汤、小柴胡汤、当归芍药散、旋覆代赭汤、炙甘草汤、肾气丸、乌梅丸、麻黄连翘赤小豆汤、大黄䗪虫丸、补阳还五汤、逍遥散、补中益气汤、六味地黄汤、温胆汤、五子衍宗丸、清营汤、二仙汤、定喘汤、枳实消痞丸等方剂的配伍规律及其作用机制研究。可见，"拆方依法、法依病机"应用广泛，具有较好示范作用。

第48问　怎样运用仲景合法开展经方治疗现代疑难病的效应机制研究？

● 研究背景

《医宗金鉴》云："先自张机书起，盖以前之书，皆有法无方，《伤寒论》《金匮要略杂病论》创立方法格式，诚医宗之正派，启万世之法程，实医门之圣书也。"仲景运用治法体现一个"活"字，柯韵伯在《伤寒来苏集·伤寒论翼》卷末谓："仲景制方，不拘病之命名，惟求证之切当，知其机，得其情，凡中风、伤寒、杂病，宜主某方，随手拈来，无不活法。"对于治法，现今多以清代程国彭《医学心悟》的"汗、吐、下、和、温、消、清、补"八法为基本雏形，再结合一些新的治法予以划分。仲景著作中虽然并没有明确提出以上八法的概念，但是实际上其中蕴含了八法。

随着社会的发展，人们生活环境的变化及饮食结构等改变，疾病的发展趋势是病种日趋复杂，并发症以及多种疾病并存的情况越来越普遍，长期反复的用药引起药物的敏感性下降，加之药物的不合理而出现的副作用，使得中医证型错综复杂。针对疾病谱复杂、动态的特点，许多情况下必然需要多种治法合用，合法应用也是有是证用是法，合法法则的运用，体现了辨证的整体观与恒动观。《伤寒杂病论》中"合方"也是"合法"应用的特殊形式之一，如柴胡桂枝汤、厚朴七物汤等。本团队提出将代表不同治法的药物、药对或者小复方融于一方，并不是随心所欲地堆砌叠加，正确而合理的合法应用，需要一定的指导规则，这一规则就是"方－证要素对应"原则，以"方剂要素"代表"治法要素"，对应"证候要素"，体现了辨证论治思维。

在方剂配伍规律研究中，拆方研究为一重要研究方向。一个复方，复合的功能主治蕴含了一个乃至多个治法，而单一治法由单一药味或对药甚或小复方体现。这种分拆方剂的标准，可以认为从药物的四气五味角度，也可以认为是复合治法的拆分。在这里，我们探讨的并不是拆方研究，而是受其逆向思维的启发所对应的合法研究。由多个单位个体组成一个有机化的整体，即由单个治法组合成复合治法，不也是治法研究的一种思路吗？如果说一个治法象征着作用于疾病的一个靶点、一个层次、一个角度的话，那么我们所说的中医药多靶点、多层次、多角度的研究就需要多种治法共同体现，从而决定方药的合理应用。"合法"即是将不同治法进行优势和合，以期从多种角度、多个层次、多个靶点对某些病因复杂、病机难辨、预后难料的疑难疾病进行治疗。

不同治法的综合应用，不是简单机械地叠加，而是依据中医基本理论，对它们进行和合。和合，就是合理化、优效化的整合，而又以临床疗效作为终归。基于以上认识，我们以病毒性肝炎为切入点，针对慢性肝炎湿热夹毒、血脉瘀阻、络脉涩滞、肝郁脾虚的主要病因病机特点，在仲景肝病传脾理论指导下，遵循"证候要素""治法要素"与"方剂要素"相对应的原则，从《伤寒论》和《金匮要略》中的小柴胡汤、茵陈蒿汤、大黄䗪虫丸、黄芪建中汤 4 方所代表的和、清、消、补治法入手，选取小柴胡汤、茵陈蒿汤、大黄䗪虫丸、黄芪建中汤中主要药物，组成一首融仲景四法于一方的合法方剂（由柴胡、黄芩、茵陈、栀子、䗪虫、黄芪等组成），通过复制动物模型，探讨其对免疫性肝损伤小鼠免疫功能的影响。

● 研究内容与结果

一、研究思路与方法

（一）实验材料

昆明雄性小鼠，体重（18±0.5）g，购自中国医学科学院实验动物研究所。

联苯双酯，北京协和药厂。卡介苗（BCG）由卫生部北京生物制品所提供。小鼠血清谷草转氨酶、谷丙转氨酶试剂盒均购自南京建成生物工程研究所。细菌脂多糖（LPS）：Sigma 公司出品。Tris–NH_4Cl 溶液。RPMI–1640 培养液。PBS 缓冲液，购自北京鼎国生物制品公司。

（二）研究方法

1. 造模与给药

昆明雄性小鼠随机分成 6 组，每组 10 只。每只小鼠尾静脉注射 BCG 1mg，12 天后再尾静脉注射 LPS 10μg 以制造免疫性肝损伤模型。制造模型同时给药，分别为正常对照组，BCG+LPS 模型组，联苯双酯阳性药对照组，中药大剂量 +BCG/LPS 组，中药中剂量 +BCG/LPS 组，中药小剂量 +BCG/LPS 组；后 3 组分别灌胃中药 0.2g/10g、0.1g/10g 和 0.05g/10g，0.2mL/ 只，共 12 天，联苯双酯阳性药对照组灌胃联苯双酯 150mg/kg，0.2mL/ 只灌胃，正常组和模型组分别用蒸馏水灌胃 0.2mL/ 只。

2. 指标检测

采用 ALT、AST 测定试剂盒在 TRACE CB171 自动生化分析仪上（日本岛津）测定其含量。采用 MTT 比色法检测脾 T/B 淋巴细胞繁殖能力；采用绵羊红细胞吞噬法评价腹腔巨噬细胞吞噬功能；用亚硝酸盐测定法进行 NO 诱生量测定。

（三）研究结果

1. 对 BCG/LPS 所致免疫性肝损伤转氨酶的影响

如表 48–1 所示，模型组肝脏指数与正常对照组比较增大显著。经仲景合法方大、中、小剂量治疗后与模型组比较，肝脏指数不同程度减轻，其中以中药中剂量组肝脏指数降低最为明显。ALT、AST 的活性模型组均比正常组明显升高，仲景合法方大、中、小剂量组的 ALT、AST 活性分别与模型组比较，下降显著。尤以中剂量组效果最佳。

表 48-1　各组小鼠肝指数、血清转氨酶含量比较（mean ± SD）

组别	n	肝指数	ALT	AST
正常对照组	10	0.0374±0.005	26.60±3.78	125.44±13.83
模型组	10	0.0538±0.004##	49.33±4.36##	182.30±15.99##
联苯双酯组	10	0.0518±0.004	30.75±3.21*	144.00±12.52*
中药大剂量组	10	0.0493±0.002*	37.75±4.03*	137.00±13.78*
中药中剂量组	10	0.0402±0.005**	31.00±3.22**	127.81±12.11*
中药小剂量组	10	0.0488±0.003*	36.91±4.61*	137.77±14.75*

注：与正常组相比，## $P < 0.01$；与模型组比较，* $P < 0.05$，** $P < 0.01$。

2. 对胸腺指数脾 T、B 淋巴细胞增殖能力的影响

如表 48-2 所示，模型组 T、B 淋巴细胞增殖能力和与正常对照组比较，均明显提高，说明本模型能够激活细胞免疫应答。与模型组比较，仲景合法方组方大、小剂量组小鼠 T 淋巴细胞转化率、增殖能力显著抑制，中剂量则更为显著。对 B 淋巴细胞转化率，仲景合法方组方大、中、小剂量组分别与模型组比较，增殖能力也具有不同程度的抑制作用。

表 48-2　对各组小鼠胸腺指数、T/B 细胞转化率比较（mean ± SD）

组别	n	胸腺指数	T 淋巴转化率	B 淋巴转化率
正常对照组	10	0.0025±0.0004	0.335±0.039	0.328±0.081
模型组	10	0.0048±0.0005##	0.427±0.009##	0.541±0.022##
联苯双酯组	10	0.0033±0.0003	0.411±0.023*	0.455±0.056*
中药大剂量组	10	0.0027±0.0003	0.392±0.038*	0.441±0.023*
中药中剂量组	10	0.0023±0.0004**	0.303±0.032**	0.492±0.056**
中药小剂量组	10	0.0029±0.0004*	0.428±0.030*	0.507±0.026*

注：与正常组相比，## $P < 0.01$；与模型组比较，* $P < 0.05$，** $P < 0.01$。

3. 对免疫性肝损伤小鼠巨噬细胞吞噬能力 NO 生成能力的影响

如表 48-3 所示，模型组巨噬细胞吞噬能力比正常组显著降低，各治疗组巨噬细胞吞噬能力较模型组有不同程度的升高，其中中药大剂量组差异极显著。模型组 NO 生成能力比正常组显著降低，其他各治疗组均能显著升高 NO 生成能力，以中药中剂量组效果略好，但与其他治疗各组无统计学差异。

表 48-3　各组小鼠巨噬细胞吞噬能力、NO 生成能力比较（mean ± SD）

组别	n	巨噬细胞吞噬能力	NO 生成能力
正常对照组	10	0.0460±0.0044	0.816±0.043
模型组	10	0.0210±0.0056##	0.331±0.016##
联苯双酯组	10	0.0275±0.0053*	0.636±0.048**
中药大剂量组	10	0.0364±0.0078*	0.689±0.017**
中药中剂量组	10	0.0507±0.0011**	0.738±0.016**
中药小剂量组	10	0.0337±0.0088*	0.618±0.093**

注：与正常组相比，## $P < 0.01$；与模型组比较，* $P < 0.05$，** $P < 0.01$。

4. 对小鼠脾细胞产生细胞因子 Th1（IFN-γ）和 Th2（IL-4）平衡的影响

如表 48-4 所示，与模型组比较，仲景和清消补法组方大、中剂量组均可明显降低小鼠脾细胞产生 IFN-γ 的能力，而小剂量和联苯双酯组也能降低小鼠脾细胞产生 IFN-γ 的能力，但较大、中剂量稍差。

表 48-4　各组小鼠脾细胞产生 IFN-γ 和 IL-4 能力比较（mean ± SD）

组别	n	IFN-γ	IL-4
正常对照组	10	0.101±0.028	214.23±15.230
模型组	10	0.178±0.010##	298.61±22.846##
联苯双酯组	10	1.101±0.014*	237.93±18.745**
中药大剂量组	10	0.089±0.015**	196.96±12.744**
中药中剂量组	10	0.086±0.008**	201.38±14.558**
中药小剂量组	10	0.129±0.009*	198.22±13.753**

注：与正常组相比，## $P < 0.01$；与模型组比较，* $P < 0.05$，** $P < 0.01$。

● **意义及展望**

针对慢性肝炎湿热夹毒、血脉瘀阻、络脉涩滞、肝郁脾虚的主要病因病机特点，遵循辨证论治思路，从《伤寒杂病论》中体现和、清、消、补治法的经典方剂中遴选其"方剂要素"，根据君臣佐使原则进行优化组合而形成新的处方，这一处方体现了和、清、消、补四种综合治疗方法。通过实验证实，新组成的合法处方可减轻 BCG/LPS 所致的肝损伤，对用其治疗慢性肝炎等疑难疾病提供了实验基础，为临床拓展应用合法拟定新的治疗方案提供了思路与启发。

第49问 怎样运用循证医学系统评价和 Meta 分析方法开展仲景经方研究？

● 研究背景

东汉医圣张仲景所著《伤寒杂病论》所载方剂配伍严谨、主治明确，具有很强的针对性和实用性，许多经典方剂至今仍然被广泛应用于临床，效如桴鼓。清代医家陈修园评价曰："其义精，其法严，毫厘千里之判，无一不了然于心。"近代针对经方研究的临床文献数量稳步增长，充分印证了后世对仲景医学的研究在中医学术发展史上最广泛、最活跃的论点。随着 20 世纪 90 年代循证医学概念的引入，循证医学经历了近十年的传入、接受和运用阶段，越来越多的学者意识到将循证医学方法引入经方研究的重要性，自 2008 年起，运用循证医学系统评价的方法研究经方文献的数量呈快速增长趋势。

循证医学（evidence-based medicine，EBM）是指慎重、准确、明智地应用当前所能获得的最好的研究证据来确定对患者的治疗措施，其主要是由最佳证据、医师的临床经验以及患者的价值观三部分内容构成。EBM 的概念最早是由加拿大著名临床流行病专家 Gordon Guyatt 和 David Sackett 于 1992 年提出。循证医学强调遵循和利用最佳的研究证据，进行临床和医疗卫生决策。世界卫生组织（WHO）倡导循证的传统医学（evidence-based traditional medicine），强调从基本的药物目录到临床研究与实践都应当按照循证医学的方法来进行，以便为占全球 80% 的传统医疗卫生服务实践提供科学的依据。中医的生命在于其临床疗效和安全性，循证医学时代对中医发展提出的挑战是如何提供中医临床疗效和安全性的科学证据。因此，作为循证医学最佳证据的系统评价（系统综述）和 Meta- 分析（荟萃分析），必将逐步成为世界医学界了解中医临床疗效和安全性的新窗口。

● 研究内容与结果

一、研究思路

（一）什么是系统评价和 Meta 分析？

循证医学强调遵循和利用最佳的研究证据进行临床和医疗卫生决策。而系统评价（systematic review，SR）是鉴定并获取证据的最佳方法，它是对多个临床研究进行综合的一种循证医学研究方法，它采用系统方法鉴定相关的研究，对纳入研究的质量进行评价，对提取的资料进行定量分析和定性综合，从而为临床实践和医疗卫生决策提供真实可靠的科学依据。系统评价经常伴随 Meta 分析（对来自不同研究的结果实施统计学合并和累计）以提供对效应值的最佳估计。

进行系统评价和 Meta 分析的过程如图 49-1 所示。

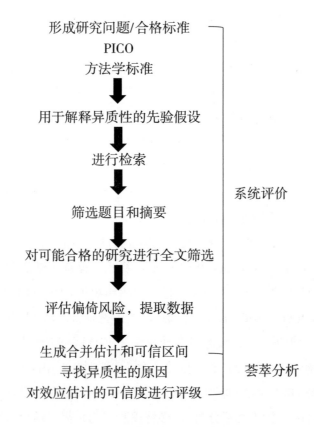

图 49-1 系统评价和 Meta 分析过程

作为循证医学的实践和发展的重要组成部分，系统评价方法在中医界已经得到了广泛的使用，越来越多的科研人员和医务工作人员开始了系统评价的研究和撰写。临床疗效是中医赖以生存和发展的关键，是经方的优势所在。与此同时，中药的安全性也一直备受国外医学界关注。那么，作为循证医学高级别证据的系统评价和 Meta- 分析适用于经方的疗效和安全性研究吗？经方的系统评价结果能够为临床医生所借鉴吗？

（二）系统评价和 Meta- 分析在经方疗效和安全性评价中的应用

以往研究提示，20 世纪 90 年代至 21 世纪初期，运用循证医学系统评价方法进行经方治疗某种疾病的疗效和安全性研究尚在起步阶段，我们团队尝试完成了"小柴胡汤治疗慢性肝病随机对照试验疗效和安全性的系统评价"和"小青龙汤治疗哮喘随机对照试验疗效和安全性的系统评价"。

1. 小柴胡汤治疗慢性肝病随机对照试验疗效和安全性的系统评价

（1）背景

中医药治疗慢性肝病的历史已有两千多年，出自东汉张仲景《伤寒论·辨少阳病脉证并治》中第 96 条的小柴胡汤（由柴胡、黄芩、人参、半夏、炙甘草、生姜、大枣 7 味中药组成），为和解少阳的代表方。小柴胡汤以其用药精当，配伍严谨，被柯韵伯喻为"少阳机枢之剂，和解表里之总方"。现代研究表明，小柴胡汤对肝细胞具有保护作用；有诱导产生干扰素，增加抗体的作用；同时还具有抗纤维化，抑制肝硬化向肝癌转化等作用。

在日本和我国，小柴胡汤被广泛用于治疗慢性肝病，并受到国内外医学界的高度关注。但是，日本厚生省于 1996 年 3 月在"紧急安全情报"中发出了关于小柴胡汤的严重副作用引起间质性肺炎的"警告"。由此，小柴胡汤的不良反应问题一直受到国内外医学界的关注。1989 ～ 2006 年间，日本、德国、美国、中国台湾相继对小柴胡汤在治疗慢性肝病中的副作用进行了报道，在国内外医学界引起了不小的反响。鉴于小柴胡汤治疗慢性肝病的疗效及其安全性已经成为国内外的研究热点，且褒贬不一，同时国内外尚未见有关小柴胡汤治疗慢性肝病的系统评价发表。本系统评价将对小柴胡汤治疗慢性肝病的随机对照试验（randomized controlled trial，RCT）文献进行严格评价和资料综合分析，以获得小柴胡汤治疗慢性肝病的疗效和安全性的证据。

（2）方法

①检索策略及纳入标准

电子检索：中国期刊全文数据库（CNKI）、中国生物医学文献数据库（CBM）、中文科技期刊全文数据库（VIP）、美国国立医学图书馆（PubMed）、Cochrane 图书馆、中国重要会议论文全文数据库中的相关内容，纳入研究文献发表时间段为各资料库的最早起始日期至 21 世纪初期。

本系统评价纳入：

a. 以慢性肝病患者为研究对象的随机对照试验病种包括慢性乙型肝炎、肝硬化、肝细胞癌、慢性酒精性肝病、慢性丙型肝炎等；年龄、性别及种族不做限制；对纳入研究的对象的诊断标准、纳入 / 排除标准，以及疗效评价标准均不做限制。

b. 评价的干预措施为《伤寒论》经典方剂小柴胡汤或小柴胡汤原方加减、小柴胡汤联合其他中药或与其他时方合方；以小柴胡汤原方为基础制成的中成药（如小柴胡颗粒、小柴胡冲剂等）；小柴胡汤与西药联合治疗的试验也予以纳入；小柴胡汤联合干扰素等抗病毒治疗均予以纳入。

c. 对照组包括安慰剂、非特异性保肝治疗或干扰素治疗，以及采用其他中药复方或中成药治疗均予以纳入。纳入文献流程见图 49-2。

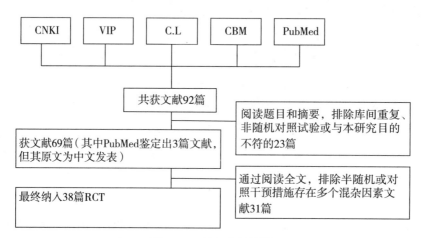

图 49-2　纳入文献流程

②纳入研究的质量评价标准

RCT 的方法学质量评价采用 Cochrane 协作网推荐的评价标准：随机分组方法、分配隐藏、盲法，以及退出失访例数及原因四个方面。经过严格评价，共纳入 38 个 RCT（4327 例慢性肝病患者），其中居前三位的病种依次为慢性乙型肝炎，共有 27 个试验（3024 例）；肝纤维化 4 个试验（470 例）；酒精性肝病 4 个试验（325 例）。38 个 RCT 的平均样本量为 106 例，最大样本量为 295 例，最小为 32 例。

③资料提取与分析

由一名系统评价员根据纳入标准筛选合格的试验，并按照自行设计的资料提取表格进行资料提取，另一名系统评价员对研究选择和提取的资料进行核对，并对在研究选择和资料提取过程中的不确定因素进行讨论解决。提取的资料主要包括方法学要素、随机分组的病例数、人口学特征、干预和对照措施的种类、药物组成、剂量、给药途径和疗程、有无随访及随访时间、结局和不良事件。

采用 Cochrane 协作网提供的 Revman4.2.7Meta- 分析软件，对试验和对照干预相同或相似的试验进行 Meta- 分析。计数资料用相对危险度（relative risk，RR）测量；连续变量在测量单位相同的情况下，采用权重的均方差（weighted mean difference，WMD）测量，两者均以 95% 可信区间（confidence interval，CI）表示。当试验间存在显著异质性（定义为 $P < 0.1$）时，采用随机效应模型（random effects model）进行资料的合并，反之则采用固定效应模型（fixed effects model）进行资料的合并。对于不能合并的资料，则进行定性的描述和分析。

（3）结果

小柴胡汤治疗慢性肝病的 Meta- 分析主要结果如下。

①在改善慢性肝病患者的肝功能方面，小柴胡汤联合抗病毒治疗效果明显优于单独使用抗病毒治疗，体现在以下方面：降低谷丙转氨酶（相对获益 95% CI：WMD-26.68［-41.34，-12.03］；P=0.0009）、谷草转氨酶（相对获益 95% CI：WMD-17.36［-32.54，-2.19］；P=0.02）、总胆红素（相对获益 95% CI：WMD-4.75［-7.94，-1.56］；P=0.003）。

②抗病毒效应分析提示：在 HBeAg 阴转方面，小柴胡汤联合抗病毒治疗与单纯使用抗病毒、非特异性治疗对比，其治疗效果均明显优于对照组；在 HBV-DNA 阴转方面，小柴胡汤的疗效明显优于非特异性治疗；与自体 LAK 细胞回输对比，小柴胡汤联合自体 LAK 细胞回输在阴转血清 HBV-DNA 阴转方面优于单独使用 LAK 细胞回输（相对获益 95% CI：RR1.36［1.01，1.82］；P=0.04）

③小柴胡汤具有减轻抗病毒和自体 LAK 细胞回输过程中产生的流感样、低热等不良反应的作用。

④在所有报告不良反应的研究中，均未发现小柴胡汤的严重不良反应。

（4）讨论

①小柴胡汤治疗慢性肝病的疗效特点：本研究提示，单纯使用小柴胡汤、小柴胡汤联合其他的中药复方或小柴胡汤联合西医的抗病毒等其他疗法，在治疗慢性肝病中均可能有较好的前景。这与国外自 20 世纪 90 年代以来对小柴胡汤治疗慢性肝病的研究结果基本吻合。如上世纪 90 年代起，日本针对慢性肝病患者进行了随机、双盲、安慰剂多中心对照试验，其中 1 个试验涉及样本量为 222 例。试验结果：小柴胡汤组的 AST 和 ALT 显著下降，具有统计学意义；另 1 个在日本大阪进行的一项未设立对照组的临床试验报告：经小柴胡汤治疗 1 年的乙肝患儿，14 例患者中有 7 例（50%）的血清 HBeAg 阴转。日本学者曾根美好针对慢性丙型肝炎患者进行的一项小柴胡汤提取剂与保肝药进行的随机双盲试验。结果提示，小柴胡汤组的 ALT 值在治疗 6、12、24 个月与治疗前相比显著下降，明显优于对照组。距目前最近的一次临床试验是 2005 年在美国纽约针对 31 例丙型肝炎干扰素抵抗者的无对照研究，疗程为 52 周，每日服用 7.5g（其中含 4.2g 小柴胡汤提取物）中成药。结果显示，15 例患者中有 11 例 ALT 降低，10 例患者中 5 例病毒载量降低，10 例中 2 例组织学改变。

②小柴胡汤治疗慢性肝病的安全性：在纳入的 38 个试验中，仅 1 例试验使用了小柴胡汤的原方原剂量，其余均进行了加减化裁。19 个试验对不良反应做了报告，其中仅 6 个试验与小柴胡汤引起的不良反应有关。由小柴胡汤引起的不良反应仅为不同程度的恶心、呕吐、腹部不适、头痛等，并未发现外界报道的药物性肺炎、间质性肺炎等严重不良反应。其中 1 个研究明确报告，未发现小柴胡汤引起间质性肺炎；由于国外报道由服用小柴胡汤引起的严重副作用，大多是由于直接、长期服用小柴胡汤提取物，对患者并不进行辨证论治和药物加减，亦不遵循《伤寒论》"中病即止"原则所致。而国内在辨证论治思想指导下，使用小柴胡汤进行药物加减化裁，均未引起严重不良反应。

③方法学质量：干预措施效果的评价是建立在严格的试验设计和方法学质量控制基础上的。在整个随机对照试验过程中，随机化、随机隐藏、盲法、样本量估算以及随访等是控制发生偏倚的重要环节。本研究纳入的随机对照试验对随机化、随机隐藏及盲法的描述十分有限，仅 3 个研究（8%）提及使用随机数字表进行随机分组，其余研究仅限使用"随机"二字。仅 1 个研究涉及了盲法，但未对如何施盲进行具体描述，1 个研究对退出 / 失访情况进行了描述，其他所有试验均未涉及样本量的估算，各试验间样本量差异显著（范围 32 ～ 295 例）、无 1 篇随机对照试验进行随机隐藏和采用意向性治疗（ITT）分析。根据慢性肝病迁延难愈的特点，治疗后的观察随访至关重要。然而，遗憾的是在本研究纳入的 38 个随机对照试验中仅有 8 个试验进行了治疗后的随访，其中仅 3 个试验对随访结果进行了描述。临床试验选择作为对照的应该是那些肯定无效（如安慰剂）或肯定有效（如干扰素）的疗法。但本研究未发现与安慰剂对照的研究。而自 20 世纪 90 年代起，日本就针对慢性肝病患者进行了随机、双盲、安慰剂多中心对照试验，其中 1 个试验涉及样本量为 222 例。

（5）小结

第一，本系统评价研究结果显示，小柴胡汤治疗慢性肝病过程中引起的不良反应仅为不同程度的恶心、呕吐、头痛、腹部不适等，且上述不良反应在治疗过程中无须停药均可自行缓解。并未发现日本等国家所报道的药物性肺炎、间质性肺炎等严重不良反应。

第二，日本医者在使用小柴胡汤治疗慢性肝病时引起间质性肺炎等严重不良反应，究其原因，可能与他们对患者不进行辨证论治和药物加减化裁、不限制服药疗程有关。

第三，临床试验的方法学质量是保证研究结果真实可靠的基本要求，干预措施效果的评价建立在严格的试验设计和方法学质量的基础之上。在循证医学对干预措施的证据等级分级中，随机对照试验（RCT）虽为 I b 级证据，因本系统评价纳入的随机对照试验的方法学和报告质量较低，设计不够严谨，其证据的级别需相应地降低（降至 II 级）。使研究结果的外推性受到了限制。

由此，我们可以得出结论，中医的辨证论治不仅是取得临床疗效的前提，同时也是临床用药安全性的重要保证。经方取得满意疗效和安全性只有在辨证论治思想的指导下，才能够得到最大限度的保证。同时，由日本对小柴胡汤的使用情况亦可以推断出，在日本仍然存在重药轻医，按照西医用药的方式和方法使用中药的现象，这样既影响中药疗效的发挥和安全性，也难以领会到中医的精髓。

2. 小青龙汤治疗哮喘随机对照试验疗效与安全性的系统评价

（1）背景

哮喘（asthma）是一种常见的慢性呼吸道疾病，以呼吸急促和喘息反复发作为特征。西医对于哮喘有明确的临床指南，以哮喘的临床控制为治疗目的。治疗哮喘的药物可分为控制发作和缓解症状两类。控制发作药物一般需要长时间每天服用，通过其抗炎作用达到对哮喘的临床控制。其治疗主要包括吸入或全身应用糖皮质激素、抗白三烯药物、长效 β_2 激动剂联合糖皮质激素、黄嘌呤类药物、抗 –IgE 以及其他全身性激素喷雾治疗。吸入式糖皮质激素是目前治疗哮喘最有效的药物。缓解症状药物多在哮喘发作时临时应用，能够快速起效，舒缓支气管痉挛而缓解症状，主要包括快速起效的吸入型 β_2 激动剂、抗胆碱、短效茶碱类药物和短效口服型 β_2 激动剂。

中医药治疗咳喘有悠久的历史，其中，出自张仲景《伤寒论》的经典方剂小青龙汤（由麻黄、芍药、细辛、干姜、炙甘草、桂枝、五味子、半夏组成），作为传统中医治疗咳喘的常用方剂，自汉代沿用至今。小青龙汤主要功能是解表散寒、温化水饮，主治"伤寒表不解，心下有水气，干呕，发热而咳，或渴，或利，或噎，或小便不利，少腹满，或喘者"。中医古籍中虽无哮喘病名的记载，但哮病和喘病的症状、病因病机在《黄帝内经》中早有记载。因哮必兼喘，小青龙汤所治疗的咳喘应归属于西医的哮喘范畴。临床上，小青龙汤为治疗中医辨证为寒哮证的常用方剂之一。

本系统评价的目的就是对小青龙汤治疗哮喘的随机对照试验（randomized controlled trial）文献进行鉴定、严格质量评价和资料综合分析，以获得小青龙汤治疗哮喘的疗效和安全性的循证医学证据。

（2）方法

①检索策略及纳入标准：电子检索中国期刊全文数据库（CNKI）、中国生物医学文献数据库（CBM）、中文科技期刊全文数据库（VIP）、美国国立医学图书馆（PubMed）、Cochrane 图书馆、中国重要会议论文全文数据库中的相关内容，并从鉴定的相关文章附录的参考文献中筛选潜在的合格研究作为补充检索。纳入研究文献的发表时间段为各资料库的最早起始日期至 21 世纪初期。

a. 本系统评价纳入：以哮喘患者为研究对象的随机对照试验（RCTs）；研究对象为哮喘患者。对患者年龄、性别、哮喘类型不做限制，但是排除需要呼吸机进行机械通气的严重哮喘者；对纳入研究的诊断标准、疗效评价标准以及是否进行随访均不作限制。

b. 评价干预措施为《伤寒论》经方小青龙汤或小青龙汤原方加减、以小青龙汤原方为基础制成的中成药，以及小青龙汤与西药联合治疗的试验也予以纳入；剂型、剂量、给药途径、疗程均不作限制。

c. 对照组包括安慰剂、单纯使用西药、西医的对症治疗，以及其他中药复方。

②纳入研究的质量评价标准：随机对照试验（RCT）的方法学质量评价采用 Cochrane 协作网推荐的评价标准，包括随机分组方法、分配隐藏、盲法和退出失访例数及原因四个方面。本研究 26 个随机对照试验中共纳入 2028 例哮喘患者，试验的平均样本量为 75 例，其中样本量最大的为 134 例，最小的为 43 例。

③资料提取与分析：由一名系统评价员根据纳入标准筛选合格的试验，并按照自行设计的资料提取表格进行资料提取，另一名系统评价员对研究选择和提取的资料进行核对，并对在研究选择和资料提取过程中的不确定因素进行讨论解决。

采用 Cochrane 协作网提供的 Revman4.2Meta– 分析软件，对试验和对照干预相同或相似的试验进行 Meta– 分析。计数资料用相对危险度（relative risk，RR）测量；连续变量在测量单位相同的情况下，采用权重的均方差（weighted mean difference，WMD）测量，两者均以 95% 可信区间（confidence interval，CI）表示。当试验间存在显著异质性（定义为 $P < 0.1$）时，采用随机效应模型（random effects model），反之则采用固定效应模型（fixed effects model）进行资料的合并。对于不能合并的资料，进行定性的描述和分析。

（3）结果

小青龙汤治疗哮喘的 Meta– 分析主要结果如下：小青龙汤联合西医治疗在哮喘临床症状控制方面比单纯使用西医治疗更有效；小青龙汤在缓解症状方面与西医对症治疗疗效相当；在改善肺通气功能方面，提示单独使用小青龙汤和辅助西医对症治疗均有很好的疗效。

（4）讨论

①就当前所能获得的临床证据，本研究的资料综合分析显示小青龙汤在临床治愈、缓解哮喘症状、改善肺通气功能方面均有较好的疗效。鉴于受到各种偏倚的影响，目前我们尚不推荐小青龙汤广泛用于哮喘的临床治疗，但不排除在临床上根据患者的具体情况有选择性地使用小青龙汤治疗哮喘。

②国外医学期刊曾有关于小青龙汤临床应用导致低钾血性肌病的报道。本系统评价纳入的随机对照试验中绝大多数（85%）研究未对小青龙汤的不良反应进行报道。同时，由于哮喘反复发作的特征，现阶段的疗效只能是短期疗效，治疗后缺乏随访观察很难确定疗效的可持续性。本研究纳入试验未报告随访结果，故该系统评价的证据尚不能支持对其安全性做出肯定的结论。

③本文评价的疗效需要进一步在样本合理、严格设计的临床试验中进行验证，仍应当考虑采用在常规西医治疗基础上的"添加"试验设计，结局评估采用盲法，以便在国

内外推广中医的经典方剂。同时应当重视对中药不良反应的标准化检测和客观报告。

● 意义及展望

以上两个研究提示，循证医学系统评价和 Meta- 分析适用于经方疗效和安全性的评价，其研究结果具有一定的临床指导和借鉴价值。我们对研究所涉及的国内外相关文献，进行了严格评价、筛选，并纳入了最大数量文献，涉及的患者数量超过任何一个单个研究，最大限度地减少了偏倚，获得小柴胡汤治疗慢性肝病、小青龙汤治疗哮喘随机对照试验的临床疗效及安全性的研究结论。临床医生可以从以上研究中获得关于小柴胡汤治疗慢性肝病、小青龙汤治疗哮喘的疗效和安全性相关研究的定量分析（Meta- 分析）和定性总结。为临床医生节省了阅读海量文献的时间，同时亦为其临床决策提供了有益的参考。

但是，在以上研究过程中，我们也发现了一些问题。由于系统评价和 Meta- 分析是建立在临床研究文献基础上的二次研究，其研究结果质量及外推性有赖于原始研究随机对照试验的严格设计和方法学质量的保障，以及研究结果高质量论文的发表（特别是有关阴性结果的论文发表）。故设计严谨的多中心、大样本、随机双盲、安慰剂对照临床试验及高质量论文的发表，是经方疗效和安全性得到国内外认可及指导临床决策的源头活水。同时，针对经方研究的高质量系统评价的不断涌现必将促进古老的仲景医学焕发新机，为世界医学做出更大的贡献。

第 50 问　人工智能中医处方是否可行？研究进展如何？

● 研究背景

辨证论治是中医的特色，机器学习是当今人工智能领域的重要分支，将机器学习与中医辨证论治进行结合，建立智能化的辨证论治模型，可辅助临床医生进行处方决策，为中医复杂病机的"辨证论治"提供诊疗思路。因此，分析机器学习在中医辨证研究中的应用，探索智能化的辨证论治模型也是当今智能时代具有挑战意义的一项课题。那么，目前机器学习在人工智能化辨证处方研究方面有哪些进展？

● 研究内容与结果

回顾既往学者所用的 C4.5 决策树算法、随机森林算法、支持向量机算法、BP 神经网络算法的原理与用于中医辨证所取得的成果。本团队创新设计出一种复合结构的智能化辨证选方模型，相对于单一算法建立的模型，该模型可更准确地辨识出症状中所包含的证候，能够实现相对精准的辨证选方。

一、机器学习算法应用于中医辨证研究的回顾

（一）BP 神经网络（back propagation neural network）

BP 神经网络算法是基于反向传播算法而实现的，具有建立多分类模型的能力。该算法主要通过给定包含样本类别与样本特征的训练集合，自主建立多分类模型，具有较好的自学习与自组织能力。

这种算法，被中医较早地应用到辨证研究之中，如田禾等早在 1990 年就用 BP 神经网络算法进行中医智能辨证的研究，开发了用于中医儿科咳喘的辨证系统。目前使用 BP 神经网络进行中医辨证的研究仍是热点，如本课题组陈擎文曾通过 BP 神经网络对《伤寒论》中的"方 - 证要素"进行学习，初步构建出基于《伤寒论》的方证对应及"方 - 证要素对应"的辨证论治模型。徐亮等为探索挖掘名老中医辨证经验的新方法，运用 BP 神经网络对 684 例名老中医的医案构建辨证模型，其中用 669 例医案作为训练集，15 例气虚证医案作为测试集，预测一致性为 80%，证明了该方法的可行性。

（二）C4.5 决策树（C4.5 decision tree）

C4.5 决策树算法是一种可用于构建树形分类模型的决策树算法，通过对给定的训练数据计算信息熵、信息增益率建立分类模型，并可提取出树形的分类规则，实现对未知样本的类别进行可视化的分析与判断。

这种算法，出现于神经网络之后，被中医较多地用于提取证候的诊断规则，如杨开明将 85 例糖尿病病例结合 C4.5 决策树算法建立了中医辨证决策树，提取出糖尿病的 8 种中医证候分类规则。李治等对 447 例 AECOPD 病例结合 C4.5 决策树算法建立起 AECOPD 的中医辨证分型决策树模型，提取出痰热郁肺、痰瘀阻肺、痰浊阻肺、外寒内饮四种中医证候的诊断规则。刘广等运用 C4.5 决策树算法结合 800 例中医胃炎病例建立了中医胃炎辨证分类决策树，并提取出胃炎的中医证候分类规则。

（三）支持向量机（support vector machine）

支持向量机是由 Vapnik 提出的一种可用于二分类问题的机器学习算法。该算法通过运用支持向量机的核函数等公式进行一系列的计算，得出支持向量机的类别判定公式 $y=W^TX+b$，并结合支持向量机中划分样本类别的超平面，实现对样本类别的划分，建立分类模型。

本算法的出现略晚于决策树，但其在中医辨证研究中的应用却较为广泛，如晏峻峰用支持向量机算法结合"脾虚"与"阳虚"的证素，构建辨别"脾虚"与"阳虚"的智

能辨证模型。王阶等通过支持向量机算法从 115 例名中医治疗冠心病的医案中提取出血瘀、痰浊、气虚、阳虚、阴虚、内热、血虚、气滞八个证候要素的主要表现。此外，因为支持向量机算法构造的辨证模型具有很好的准确性，所以也常用于辨证模型之间的对照分析。如王华珍等运用随机森林算法对 2021 条"内生五邪"的病案建立辨证模型，并用支持向量机算法建立对照模型，分析辨证模型的准确性。

（四）随机森林（random forest）

随机森林算法是由 Breiman 所提出的一种组合分类器算法，可构造出多个树形分类模型。"随机"一词在这里有两层含义，第一层可以理解为在总训练样本中随机有放回地为森林中的每个决策树选取与总训练样本数相同的样本，作为构建决策树的训练集合；第二层是对森林中的每个决策树从所有样本属性中随机不放回地选择部分样本属性。随机森林算法就是先通过样本与属性随机选择，再像生成决策树模型一样，生成由决策树组成的"森林"。随机森林通过采用森林内决策树投票的方式判定待测样本类别，而不是某一决策树的单一判断，因此具有较高的准确性。

与前三种算法相比，本算法出现较晚，在中医辨证研究中可谓是一种较新技术手段。如 2015 年孙超运用随机森林算法对糖尿病肾病建立辨证模型，并同时对症状的重要程度进行了客观化度量，为糖尿病肾病辨证的客观化诊断提供了依据。2016 年蔡晓路运用随机森林对类风湿性关节炎的证候建立辨证模型，并提取出对证候诊断有意义的重要症状，为研究证候的主证探索了一种有效方法。此外，随机森林算法还被用于中医望诊的研究，如阚红星等用随机森林算法对 2 型糖尿病中 3 种证候的舌象建立辨识模型，通过舌象图，辨别 2 型糖尿病的中医证候。

以上所述的机器学习算法在中医辨证研究中有着广泛的应用，其共同点是均可建立智能化的中医辨证模型，用于中医智能辨证。但是，由于证候是一个多维多阶的复杂巨系统，面对的是高度非线性的研究对象，因此单一使用某一算法建立辨证模型，往往不能满足需求。例如临床医生在病历中记录的症状往往对应着多个证候的诊断，使症状与诊断结果间形成"多对多"的对应关系。若要求辨证模型也做到在记录下输入的多个症状后，输出多个证候诊断，形成输入症状与输出结果间"多对多"对应的关系，辨证模型则需要放宽输出的置信概率输出多个辨证结果，以覆盖可能对应的多个证候。但这种方式难以把握置信概率的大小，容易输出包含错误的辨证结果，无法保证正确性，难以进一步根据输出的辨证结果选择正确的方剂。因此，探索可用于输入症状与输出方剂之间是"多对多"对应关系的辨证选方模型，对建立用于临床的中医智能化辅助诊疗系统具有较好的发展潜力。

二、复合结构的智能化辨证选方模型

以往因计算机运算速度所限，多种算法的结合难以实现，如今计算机运算性能显著提升，配置机器学习的运行环境日趋便利，数据库管理系统处理数据的功能不断丰富，都为本复合设计提供了可行性。使本研究组可以创新地结合以上提及的多种算法设计一种复合结构的智能化辨证选方模型。使模型可对辨证结果进行验证，剔除错误结果，提高模型在多方证对应时输出结果的准确性，实现精准的辨证选方。

（一）模型总体结构与实现精准辨证选方的方式

复合结构的智能化辨证选方模型是由辨证层级、验证层级、选方层级三个层级构成，分别执行辨证、验证、选方的任务，在层级之间，前一个层级的输出作为下一层级的输入，使各层级构成链式的数据传递，使模型在输入症状与输出方剂之间存在"多对多"对应的联系时，准确输出辨证选方的结果。

模型实现准确辨证选方的方式主要有以下两点：一是在辨证层级中构建复合型智能辨证模型，例如本团队研究使用随机森林、支持向量机、BP 神经网络算法共同构建辨证模型，以 R 代表随机森林（random forest）算法构建的辨证模型，S 代表支持向量机（support vector machine）算法构建的辨证模型，B 代表 BP 神经网络（back propagation neural network）算法构建的辨证模型。这种多算法共同构建的智能辨证模型，可简称为 RSB 复合型智能辨证模型。该辨证模型可在给定输出的辨证结果数量后，由 R、S、B 分别根据输入症状从各自不同的角度给出辨证结果，为结果验证提供更多的可能。二是在验证层级中置入一种可对辨证结果进行检验的验证机制，通过验证机制对辨证层级输出的辨证结果进行验证，排除错误结果，保留正确结果，并将正确的辨证结果送往选方层级实现精准选方。

（二）模型各层级的结构

1. 辨证层级

智能模型的第一层级是辨证层级，模拟中医以症状辨证候的过程，与验证层相连形成链式关系。该层级是由用于辨别证候的 RSB 复合智能辨证模型构成，使用症状 - 证候数据（以症状作为特征，证候作为标签）训练。在模型训练完成后，通过设定输出的结果数量 N，输出前 N 个概率最高的辨证结果。但这里得出的 N 个结果是以放宽置信概率为代价，所以往往包含错误结果。因此，在该层级初步得出辨证结果后，还需再将辨证结果送入验证层级进行验证，对错误进行排除。

2. 验证层级

第二层级是验证层级，运用的是以证候推测症状的思想，因其上连辨证层级，下连选方层级，所以在三个层级的链式关系中扮演着承上启下的核心角色。该层级由验证机制、RSB 复合智能辨证模型组成。其中，验证机制的工作是根据辨证层级输出的证候，从症状 – 证候训练集中逆向提取出相应的症状，并在提取出相应的症状之后，再将提取的症状分别与辨证层级输入的症状取交集，依次提取出共有症状，模拟中医以证候推测症状的过程。RSB 复合智能辨证模型的工作则是根据依次提取出的共有症状输出概率最高或满足输出条件的辨证结果，完成模型的再次验证，以此来避免因放宽置信概率导致的误差。

3. 选方层级

第三层级是选方层级，与验证层级相连，主要是存储证候与对应方剂的数据库。在该层级中，对相连的验证层级输出的多个证候查询出数据库中对应的证候与方剂，并且为保证方剂的使用安全在查询出方剂后，检索组合后的方剂是否包含"十八反""十九畏"，若包含则用相近功效的中药进行代替，最终实现辨证选方。

（三）模型验证

复合结构的智能化辨证选方模型是通过辨证层级、验证层级、选方层级完成辨证选方的，按照这种层级结构的设计，在辨证选方时，输出的结果应有较高的准确性。因此，本团队研究对该模型进行了实现，并同基于单一算法建立的辨证选方模型比较输出结果的准确性。

1. 模型的构建与测试数据

本团队研究选择第 3 版"十三五"规划教材《伤寒论讲义》中，辨治要点所记录的主症、病机、方药等相关数据，建立用于构建辨证选方模型的训练集与选方数据库。其中，主症与病机数据作为训练集（主症作为特征，病机作为类别，形成症状 – 病机训练集），用于实现模型的辨证功能。方药数据则通过数据库管理系统（本研究使用的是 MySQL 数据库管理系统），建立选方数据库，使模型可根据辨证结果查询对应的方剂，实现选方功能。对于模型的测试数据，则是通过随机抽取训练集合中的 6 个样本产生；除此之外，如临床中也存在着四逆散与半夏泻心汤合用，旋覆代赭汤与四逆散合用，四逆汤与柴胡加龙骨牡蛎汤合用，大柴胡汤与芍药甘草汤合用等多方证对应的情况。因此，本研究也使用以上合用方剂的主症，与随机抽取的 6 个样本共同用于测试辨证选方模型输出结果的准确性。测试的示例与选方数据库中的内容如表 50–1 与表 50–2 所示。

表 50-1 测试数据与对应结果示例

模型应输出的方剂	模型应输出的病机	输入模型的测试数据（主症）
……	……	……
桂枝加附子汤	风寒袭表，营卫失调，阳虚不固	发热，恶风，漏汗不止，溲短，肢挛
小陷胸汤	痰热互结心下	心下硬满，按之疼痛，胸闷喘满，咳吐黄痰，舌红，苔黄腻，脉浮滑
旋覆代赭汤 + 四逆散	胃虚气逆，痰气壅塞 + 少阴阳气郁遏不达	心下痞硬，嗳气不除，四肢逆冷，脉弦
……	……	……

表 50-2 选方数据库内容示例

病机	方剂名称	方剂组成
……	……	……
风寒袭表，营卫失调，阳虚不固	桂枝加附子汤	桂枝、芍药、生姜、炙甘草、大枣、炮附子
痰热互结心下	小陷胸汤	黄连、半夏、瓜蒌实
少阴阳气郁遏不达	四逆散	柴胡、芍药、枳实、甘草
……	……	……

2. 建立复合结构的智能化辨证选方模型

本模型使用 Python 编程语言结合 scikit-learn，按照上述模型的各层级结构进行建立。其中，构建 RSB 复合辨证模型所使用的训练集与选方层级所使用选方数据库，均如前所述。对该模型验证层级中 RSB 复合模型所输出的条件，限定为置信概率大于 0.5，若未大于 0.5 但主症多于 3 个则取概率最高的结果。

3. 建立基于单一算法的辨证选方模型

该辨证选方模型同样使用 Python 编程语言与 scikit-learn 构建。其构建方法是先调取 scikit-learn 中的随机森林、支持向量机、BP 神经网络算法，并分别使用上述训练集进行训练，建立基于单一算法的辨证模型。再将构建出的辨证模型结合选方数据库，实现根据辨证结果查询出对应方剂的功能，完成辨证选方模型的建立。

4. 模型的测试结果

基于单一算法构建的辨证选方模型与复合结构的智能化辨证选方模型的准确性测试

如表 50-3 所示。其中表中模型的测试内容是方剂的主症，用于测试不同方法构建的模型能否根据输入的方剂主症正确输出所对应的病机与方剂，若输出正确则以"✓"表示，若输出错误则以"×"表示。结果显示，所有的辨证选方模型均能根据葛根汤、桂枝加附子汤、大青龙汤、小陷胸汤、猪苓汤、柴胡加龙骨牡蛎汤的主症，正确输出所对应的病机与方剂。但是对四逆散＋半夏泻心汤、旋覆代赭汤＋四逆散、四逆汤＋柴胡加龙骨牡蛎汤、大柴胡汤＋芍药甘草汤对应的主症，只有复合结构的智能化辨证选方模型输出的结果准确。

表 50-3　单一算法构建的辨证模型与复合结构的智能化辨证模型的辨证准确性对比

模型的测试内容	各模型辨证的准确性			
	基于支持向量算法机构建的辨证选方模型（S）	基于随机森林算法构建的辨证选方模型（R）	基于 BP 神经网络算法构建的辨证选方模型（B）	复合结构的智能化辨证选方模型（RSB）
葛根汤的主症	✓	✓	✓	✓
桂枝加附子汤的主症	✓	✓	✓	✓
大青龙汤的主症	✓	✓	✓	✓
小陷胸汤的主症	✓	✓	✓	✓
猪苓汤的主症	✓	✓	✓	✓
柴胡加龙骨牡蛎汤的主症	✓	✓	✓	✓
四逆散＋半夏泻心汤的主症	×	×	×	✓
旋覆代赭汤＋四逆散的主症	×	×	×	✓
四逆汤＋柴胡加龙骨牡蛎汤的主症	×	×	×	✓
大柴胡汤＋芍药甘草汤的主症	×	×	×	✓

注：✓表示输出的病机、方剂与输入模型的主症完全对应，辨证选方准确；×表示输出的病机、方剂同模型输入的主症不对应或不完全对应，辨证选方不准确。根据表中各模型的辨证选方准确性，所有的辨证模型均能根据葛根汤、桂枝加附子汤、大青龙汤、小陷胸汤、猪苓汤、柴胡加龙骨牡蛎汤对应的主症，正确输出所对应的病机与方剂。但对四逆散＋半夏泻心汤、旋覆代赭汤＋四逆散、四逆汤＋柴胡加龙骨牡蛎汤、大柴胡汤＋芍药甘草汤对应的主症，单一模型 R、S、B 由于难以确定第二个结果的输出概率，因此出现了结果不准确的情况，而包含 RSB 与验证机制的复合模型表现出精准的输出结果。

5. 结果分析

通过对辨证选方模型的准确性对比，可看出单一算法构建的辨证选方模型与具有复合结构的辨证选方模型，在面对单一方剂的主症时，都有正确的结果。而一旦将两个方剂的主症合并后一同输入模型，则最终输出的选用方剂也应是两个，即临床中的合方。

面对这种情况时，复合结构的智能化辨证选方模型的准确性明显高于单一算法构建的辨证模型。这是因为单一算法构建的辨证选方模型结构单一，仅输出概率最高的一个结果，这在输入模型的症状仅对应一个治疗方剂时，可保证准确。但面对两个方剂的主症合并后一同输入模型时，单一算法构建的辨证选方模型在辨证阶段仍只输出一个结果。即使要求其输出多个结果，由于结构单一，模型也难以具体确定输出多少结果或是确定输出的概率，从而容易导致错误的输出结果，并且不能排除。因此，单一算法构建的辨证选方模型无法根据辨证结果从选方数据库选择正确的方剂。而复合结构的智能化辨证模型通过 RSB 复合智能辨证模型与验证机制的结合则实现了对辨证结果的二次验证，保证了辨证结果的准确。

● 意义及展望

通过回顾机器学习中的 C4.5 决策树、随机森林、支持向量机、BP 神经网络算法的原理与在中医辨证研究中所取得的成果，创新设计出一种复合结构的智能化辨证选方模型，并对模型进行了实现与测试。结果表明，该模型输出结果的准确性高于仅使用单一算法建立的辨证选方模型，这为进一步与"方－证要素对应"的组方原则相结合，建立适用于复杂病机的临床诊疗辅助系统奠定了基础。以上验证表明，本创新模型可从多方证症状群中，精确提取对应的方证，提高辨证选方的准确性。但这仍然只是方证对应，即实现了"辨证选方"功能。若该模型能进一步结合一种可以紧扣病机的组方原则，使模型从方证对应的角度难以找到适合的方剂时，能以病机为导向，从现有方剂中选择对病机起治疗作用的最佳药物组合，组建新方，则可扩展模型的应用范围，从而实现"辨证组方"功能。

怎样才能在"辨证选方"的基础上进而实现"辨证组方"呢？本团队在 2009 年提出了"方－证要素对应"的组方原则，其中"方－证要素对应"是指"方剂要素"与"证候要素"的对应，即方剂中的主要药物组成与这些药物所主治的病机单元对应，使药物与病机之间形成靶向性的精确对应关系。运用"方－证要素对应"的组方原则，可在面对复合病机（即多个病机的组合），难以直接找到恰好对应的主治方剂时，将复合病机拆分为"证候要素"，使用与其对应的"方剂要素"进行组方。

综上所述，若本创新模型与"方－证要素对应"的组方原则结合，使用"方剂要素"与"证候要素"数据构建，则可建立出基于"方－正要素对应"的智能化辨证组方模型。该模型将能在"方－证要素对应"的基础上，进行智能组方，可用于辅助临床医生在病机比较复杂，方证对应难以适用时，从"方－证要素对应"的角度出发，紧扣病机，组建新方。希望能够利用人工智能技术，为中医复杂病机的"辨证论治"，提供新方法、新思路。

第51问　能否实现中医学名词术语转换的智能化？怎样研究？

● 研究背景

众所周知，中医学名词术语一词多义、一义多词，词义不统一，歧义较大的问题，不仅不利于中医药现代化研究，更不利于中医药的国际化传播。目前，中医药名词术语的规范化研究主要依靠医学研究者手动进行，是一项重复性高和精力耗费大的工作。因此，能不能探索一种人工智能技术和方法，辅助研究者实现研究的自动化和规范化值得深入研究。

● 研究内容与结果

一、解决方法

非规范化词语到规范化词语的转换过程，可以看作一个文字序列到另一个文字序列的过程，抑或文字序列所对应标签的分类过程。自然语言处理中基于语言生成模型的语言翻译模型以及处理文本类别的文本分类模型的过程与规范化处理相似。因此，以一个文字序列到另一个文字序列的语言翻译形式，或文字序列对应标签的文本分类形式来实现从非规范化词语到规范化词语的转换，或许是中医学名词术语规范化的一种有效方案。

二、研究思路

通常，以一个文字序列到另一个文字序列的形式来实现从非规范化词语到规范化词语的转换。但中医学名词术语的规范化不同于语言翻译和智能问答，语言翻译仅需输出的翻译结果符合原意，智能问答输出的结果只需与输入问题相对应；即语言翻译与智能问答中，相同的含义的输入可以输出不同的结果，而中医学名词术语的规范化则要求含义相同的词语，对应的规范化输出必须表述一致，因此运用自然语言中的语言生成模型进行中医学名词术语的规范化将是一个全新的挑战。

首先，从自然语言处理中的语言生成与多标签分类角度出发，对中医学名词术语规范化开展了研究，提出了通过语言生成及多标签分类进行名词术语规范化的建模设计方案。

其次，就是规范化中医学名词术语，从收集的所有中医电子病历、中医文献中，提取出相关中医学名词术语记录，这些提取的术语均未经过规范化处理，为原始术语。中医从业者对照《中医学主题词表》（北京中医药大学中医信息学研究中心提供），逐条对这些未经过规范化处理的术语进行规范化，将不规范的术语表达转换为规范的术语表达，形成非规范术语与规范化术语一一对应的记录。

接下来构建中医症状规范化的语言模型，研究将中医药名词术语的规范化看作根据非规范化的语言生成规范化语言的过程，这一过程正与 Encoder-Decoder 语言生成模型的功能一致。同时研究还将规范化的名词看作标签，故又可把名词术语的规范化任务转为多标签分类任务，即根据非规范化的名词术语识别可能对应的一个或多个规范化名词术语标签。因此，我们分别从 Encoder-Decoder 语言生成模型与多标签分类的角度对症状规范化展开研究。此外，由于 BERT 语言预训练模型在语言处理中的优异表现，我们探索了利用 BERT 构建规范化处理模型的研究。

（一）基于 Encoder-Decoder 语言生成模型建模

如图 51-1（A）所示（以症状为例），中医学名词术语规范化模型是基于 Encoder-Decoder 结构的语言生成模型构建，该模型使用双向长短时记忆（bi-directional long short-term memory，Bi-LSTM）循环神经网络（recurrent neural network，RNN），结合 Loung 注意力机制（attention）建立，并且根据非规范术语与规范化术语的文字构成方式，建立了多种基于不同输入形式（input form）与输出形式（output form）的中医学名词术语规范化模型，各规范化模型分别如下。

（1）输入模型的非规范化术语和模型输出的规范化术语均以词的形式构成，即图 51-1 中，模型的"Input form"与"Output form"均为"Word form"的结构，简称 Encoder（Word）-Decoder（Word）模型。

（2）输入模型的非规范化术语以词的形式构成，模型输出的规范化术语以标签的形式构成，即图 51-1 中，模型的"Input form"为"Word form"，"Output form"为"Label form"的结构，简称 Encoder（Word）-Decoder（Label）模型。

（3）输入模型的非规范化术语和模型输出的规范化术语均以字的形式构成，即图 51-1 中，模型的"Input form"与"Output form"均为"Character form"的结构，简称 Encoder（Char）-Decoder（Char）模型。

（4）Encoder（Char）-Decoder（Label）模型：输入模型的非规范化术语以字的形式构成，模型输出的规范化术语以标签的形式构成，即图 51-1 中，模型的"Input form"为"Character form"，"Output form"为"Label form"的结构，简称 Encoder（Char）-Decoder（Label）模型。

（二）基于多标签分类建模

如图 51-1（B）所示（以症状为例），中医学名词术语规范化模型是基于多标签的思想进行构建，该模型将规范化的术语看作标签，使用基于 Bi-LSTM-RNN 结构的多标签分类模型，探索使用多标签进行术语规范化的可行性，该模型的结构与输入和输出形式如图 51-1B 所示。两种模型规范化术语的输出形式皆为标签，故根据输入形式可分为 Encoder（Char）-Classification（即输入的非规范化术语由字组成）与 Encoder（Word）-Classification（即输入的非规范化术语由词组成）两种模型。

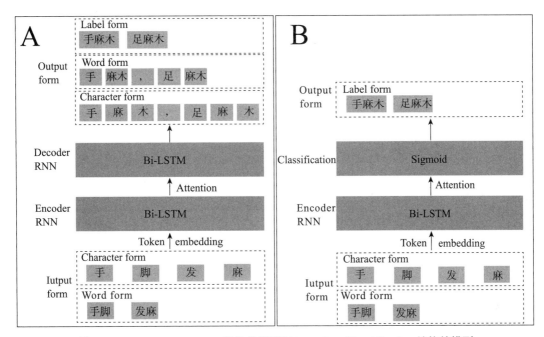

图 51-1　Encoder-Decoder 结构的模型与 Encoder-Classification 结构的模型

注：图 A 中基于 Bi-LSTM RNN 的 Encoder-Decoder model 的输入（input form）中，输入的非规范化症状分别有字（character）或词（word）两种形式输入形式，输出（output form）中的规范化症状有字（character）、词（word）、标签（label）三种形式。图 B 中基于 Encoder-Classification 输入的规范化术语形式为字（character）或词（word），输出的规范化术语为标签（label），并通过 Sigmoid 函数实现多标签的输出。

（三）基于 BERT 语言预训练模型建模

BERT（bidirectional encoder representation from transformers unified language model）是一个经过大量语料训练的预训练语言模型，融合了掩码语言模型（mask language model）、transformer 模型，以及句子级语义表示（sentence-level representation）功能。在众多语言处理任务中，该模型表现出众，为语言处理的研究开辟了一个新的方向。

基于 BERT 进行中医学名词规范化模型的研究中，我们采用了两种将非规范化术语转换到规范化术语的模型结构，分别如下所述。

一种是基于 BERT 的模型，通过 unified language model（UniLM）中 sequence-to-sequence 方式建立中医学名词规范化模型，简称 BERT-UniLM 模型。其中以字为规范化输出形式的模型称为 BERT-UniLM（Char），以规范化标签为输出形式的模型称为 BERT-UniLM（Label）。根据上述过程，模型在术语规范化时的输入与输出如图 51-2 所示。

另一种则与 Encoder-Classification 模型类似，利用 BERT 对输入的非规范化术语进行句子级语义表示，而后通过全连接层，并以 Sigmoid 函数为概率输出函数，输出各规范化术语的概率，即基于 BERT 的多标签分类模型，简称 BETT-Classification。

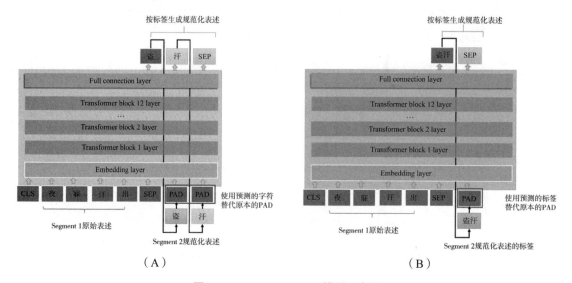

图 51-2　BERT-UniLM 模型示意图

注：A 为 BERT-UniLM（Char）模型结构，B 为 BERT-UniLM（Label）模型结构。两个模型的基础结构与 BERT 语言预训练模型结构一致，输入的各文字分别参照 BERT 编码方式，通过 BERT 的嵌入层（embedding layer）以及共 12 个 transformer block 进行编码。A 与 B 两个模型均已以 UniLM 的 sequence-to-sequence 的方式进行训练，12 个 transformer block 输出的上下文将通过全连接层（full connection layer）与 softmax 函数选择出概率最大的规范化表述的文字或规范化表述的标签。模型训练时输入 segment1 与 segment2 两部分。预测时，只输入 segment1，模型根据输入的 senment1 生成对应的 segment2。其中 PAD 是 BERT 中的补位符，保证输入的长度一致，SEP 是 BERT 中的分割符，用于分割 segment1 与 segment2，此处的 CLS 是指示输入文字的起始符号，指示此符号后为原始的非规范化表述。

三、研究结果

根据以上建模方式，各模型重复 10 次建模，并以 F1-score 作为模型表现的评价指标，各模型的结果如表 51-1 所示。结果显示，与基于 RNN 的 Encoder-Decoder 模型或 Encoder-Classification 模型相比，基于 BERT 的模型表现更优。在基于 BERT 的模型中，与 BERT-UniLM 模型相比，基于 BERT-Classification 的模型表现更优。

表 51-1　模型表现对比

基础结构	模型名称	F1-score
Bi-LSTM	Encoder（Char）-Decoder（Char）	0.7775 ± 0.0106
	Encoder（Char）-Decoder（Label）	0.7870 ± 0.0056
	Encoder（Word）-Decoder（Label）	0.7782 ± 0.0074
	Encoder（Word）-Decoder（Word）	0.7698 ± 0.0092
	Encoder（Char）-Classifification	0.7866 ± 0.0058
	Encoder（Word）-Classifification	0.7915 ± 0.0028
BERT	BERT-UniLM（Char）	$0.8097 \pm 0.0094^{*}$
	BERT-UniLM（Label）	$0.8098 \pm 0.0037^{*}$
	BERT-Classifification	$0.8574 \pm 0.0026^{*\#}$

注：结果以均值 ± 标准差表示，"*"表示与 Encoder-Dcoder 结构或 Encoder -Classifification 结构的模型比较 $P < 0.05$，"#"表示与基于 BERT-UniLM 的模型相比 $P < 0.05$。

● 意义及展望

　　本研究从自然语言处理的角度探索了多种进行中医学术语规范化处理的新方法，并经过对比实验，BERT 语言预训练模型结合多标签分类的方法具有最佳的表现。

第七章　名家经验传承

第52问　刘渡舟教授苓芍术甘汤的发现有何临床意义？

● 研究背景

　　著名伤寒学家刘渡舟教授一生致力于《伤寒论》研究，学验俱丰。他曾在研究中发现，《伤寒论》有"苓桂术甘汤"，却没有"苓芍术甘汤"，似乎显得失之有偏。某日，刘老在分析第28条桂枝去桂加茯苓白术汤时，谛视良久，顿有所悟，发现桂枝去桂加茯苓白术汤，正是"苓芍术甘汤"。"苓芍术甘汤"见《伤寒论》第28条，原名桂枝去桂加茯苓白术汤。刘渡舟教授提出，本方与苓桂术甘汤相对应，示人"和阴利水"之法，具有重要理论意义及临床价值。苓芍术甘汤的发现及"和阴利水法"有何临床意义？苓芍术甘汤及其演化方又有哪些？值得深入研究。

● 研究内容与结果

一、"苓芍术甘汤"与"和阴利水"法

　　《伤寒论》原文第28条云："服桂枝汤，或下之，仍头项强痛，翕翕发热，无汗，心下满微痛，小便不利者，桂枝去桂加茯苓白术汤主之。"

　　本证属太阳病误治后的变证，其病机为水遏太阳经腑，阳气抑郁不畅。水阻太阳经表、卫阳郁遏则见"仍头项强痛，翕翕发热，无汗"；水遏太阳之腑，水饮内停，膀胱气化不利则见"心下满微痛，小便不利"。故以桂枝去桂加茯苓白术汤主之，即苓芍术甘汤和阴、利水、通阳。

　　既是苓芍术甘汤，仲景为何不径称其名，反以桂枝去桂加茯苓白术汤名之？刘渡舟教授指出："一是为了突出桂芍两药的对应性；二是为了强调第28条所述的方药必须是去桂留芍。"

苓芍术甘汤由芍药、炙甘草、生姜、白术、茯苓、大枣组成。本方以茯苓、芍药为主药，茯苓淡渗利水消阴，配以白术健脾利水燥湿。《神农本草经》载芍药有"除血痹，利小便，益气"之功，有学者考证仲景方中的芍药与《神农本草经》一致，为现今所用之白芍，可和阴利水，故配大枣以调营活血利水；生姜宣散水气，化气行水；炙甘草调和诸药以和中州。诸药相合，共奏"和阴利水"之功，故第28条方后注云："小便利则愈。"

概括和阴利水法之"和阴"主要有两层含义：一是益阴养血；二是活血行瘀。

苓芍术甘汤的发现意义重大，不仅与苓桂术甘汤相对应而确立了"和阴利水"法，亦为推演与"温阳利水"之"苓桂剂群"相对应的"苓芍剂群"奠定了基础。

二、苓芍术甘汤与《金匮要略》"血不利则为水"的关系

（一）"血不利则为水"的出处与含义

"血不利则为水"出自《金匮要略·水气病脉证并治》第19条："……经为血，血不利则为水，名曰血分。"本义是指若女子经水不通，可导致水气病的发生。因月经来源于血，血行不利，血瘀气滞，津液不行，则渗溢肌肤而为水肿，即月经不调形成水肿，故名曰"血分"。正如尤在泾《金匮要略心典》所云："曰血分者，谓虽病于水，而实出于血也。"应该指出的是本条所述"血不利则为水"，论先病血而后病水，阐释"血病及水"的发病机理，并不仅限于女子月经病，对于临床各科均具有指导意义，从一个侧面揭示了血病及水，水病及血的相互关系。

（二）"血不利则为水"与水液代谢失常的关系

"血不利则为水"不仅可以导致水气病，它也是影响人体水液代谢失常而导致湿、水、饮、痰的病因之一。湿、水、饮、痰为水液代谢失常比较常见的四种病理产物，其在生理状态下原本为津液。津血同源，津血互生，互相转化；故在病理状态下，瘀血可导致湿、水、饮、痰等新的致病因素产生。这四种病理产物之间既有区别，又密切相关，并且在一定条件下可以相互转化，具有"湿为水散，水为湿聚，积水成饮，饮凝成痰"的特点。由于临床上湿、水、饮、痰有时难以截然划分，故多两两并称为"水湿""水饮""痰饮""痰湿"等，都说明了它们异流同源的本质，均与血之运行密切相关。因此，凡治水液代谢失常者，无论是湿、水、饮、痰，均应考虑到"血分"这一层面。如唐容川《血证论》曰："须知痰水之壅，由瘀血使然，但去瘀血，则痰水自消。"

（三）苓芍术甘汤与"血不利则为水"在治法上相呼应

《金匮要略》提出"血不利则为水"，阐明了先病血而后病水，"血病及水"的发病机理，然而，却没有提出具体治法方药。刘渡舟教授苓芍术甘汤的发现，是对"血不利则为水"在治法上的呼应。根据"和阴利水"的治疗原则，临床上可根据"血病及水"的具体病情，以《伤寒论》苓芍术甘汤为核心加减化裁应用。

三、"和阴利水"与叶天士"通阳不在温，而在利小便"的关系

（一）"通阳不在温，而在利小便"的出处与背景

叶天士《温热论》第 9 条曰："且吾吴湿邪害人最广……热病救阴犹易，通阳最难，救阴不在血，而在津与汗；通阳不在温，而在利小便，然较之杂症，则有不同也。"本条阐述了温热病中有关湿邪的致病特点、病机特征、治疗大法与注意事项。其中，针对湿热郁阻阳气的病机特点，提出了"通阳不在温，而在利小便"的治疗大法，对湿热病的治疗产生了深远的影响，不仅适用于温病中的湿热病，对于一些内科杂病也有一定指导作用。

（二）后世医家对"通阳不在温，而在利小便"用药的补充

由于叶天士提出"通阳不在温，而在利小便"，却没有明确具体方药，后世医家从不同角度有所阐发。多数医家认为，"通阳"与"温阳"概念不同，叶天士"通阳不在温，而在利小便"这一大法是针对外感湿热证而提出，湿热证阳气郁闭不通并非阳虚，若用附子、干姜一类温阳药，犹如抱薪救火，更会助长其热；而湿热证治热则需用寒药，若过用石膏、知母等寒凉之品，则凉遏会使湿邪不化而更阻阳气甚至冰伏，故曰"通阳最难"。归纳历代医家"既不助热，又不伤阳"的用药方案，主要有以下两种。

其一，分消宣化法。如清代陈光淞《温热论笺正》释曰："盖此语专属湿温……惟有河间分消宣化之法，通利小便，使三焦弥漫之湿，得以达膀胱以去，而阴霾湿浊之气既消，则热邪自透，阳气得通矣。"

关于"分消宣化"的具体用药，"分消"指的是从上、中、下三焦入手分散湿邪。用药可参《温热论》第 7 条之法，以杏仁、厚朴、茯苓分消上下之势，或温胆汤之走泄。"宣化"则指在分消湿邪的同时，配合宣肺化气之法，使三焦调畅，阳气通，透邪外出。赵绍琴教授亦倡导湿热病的治疗应以"分消宣化"为原则。常用杏仁、桔梗、前胡等，以宣畅气机，通调水道。

其二，淡以通阳法。淡渗利湿法在临床应用最早可追溯到《黄帝内经》，《素问·至真要大论》曰："湿淫所胜，平以苦热，佐以酸辛，以苦燥之，以淡泄之。"唐代王冰《重广补注黄帝内经素问》在"湿淫所胜"下注曰："治湿之病不下小便，非其法也。"以致后世朱震亨《金匮钩玄》有"治湿不利小便，非其治也"之说。《金匮要略·水气病脉证并治》曰："诸有水者，腰以下肿，当利小便，腰以上肿，当发汗乃愈。"亦阐释了利小便，对水气病的治疗具有重要意义。故蒲辅周指出：叶天士所以"利小便"，利小便药味淡，故谓之"淡以通阳"。盖病属湿热，不能用一般杂症用的温药去通阳，只能用药味淡薄者，如芦根、滑石、薏苡仁、通草、茯苓皮、竹叶之类渗利小便，湿去热孤，阳气自通。

上述医家所提出的具体用药方案，均是对叶天士"通阳不在温，而在利小便"大法具体用药的补充，具有重要的临床参考价值。但值得强调的有三点：一是叶天士提出的这一大法具有广泛的临床价值，并不局限于对湿热病的治疗，但所提出的背景却是针对湿热病；二是理解这一大法的具体应用，当结合临床实际，不必过于拘泥，但终究要遵循其基本原则；三是理解这一大法还应该从"阴阳对立统一"的角度来认识。

（三）"和阴利水"是叶天士"通阳大法"的重要组成部分

重温《温热论》第9条"热病救阴犹易，通阳最难，救阴不在血，而在津与汗；通阳不在温，而在利小便，然较之杂症，则有不同也"，不难发现，湿热证病机复杂，湿为阴邪，易困阳气；热为阳邪，易伤阴液。论其治疗，治湿当以温药化之，然温药有助于热；治热当以寒药清之，然寒药伤阳，又会使湿邪难化而进一步阻碍阳气。正是针对湿热证"温""清"两难的处境，叶天士提出了上述"救阴"与"通阳"的权宜之计。利小便固然可以通阳，但根据《伤寒论》181条"太阳病，若发汗，若下，若利小便，此亡津液，胃中干燥，因转属阳明"，可以看出"利小便"又是造成"亡津液"的重要因素之一。

有鉴于此，提出"通阳不在温，而在利小便"的最佳治疗方案之一，当为"和阴利水"。特根据刘渡舟教授苓芍术甘汤的发现及《伤寒论十四讲》有关苓桂剂的论述，在中医阴阳对立统一理论指导下，提出具体用药方案如下。

四、和阴利水法之主方与"苓芍剂"的化裁

（一）和阴利水主方

和阴利水主方：仲景苓芍术甘汤（白芍、炙甘草、生姜、白术、茯苓、大枣）。

功效特点：和阴、利水、通阳，而不伤津。

加减：仲景经方"示人以法"，加减化裁"宁舍其药，不失其法"，根据方证要素对应的组方原理，依芍药之法，选用《金匮》蒲灰散、《金匮》当归芍药散、猪苓汤、四物汤中的与证候相对应的方剂要素，或泽兰、益母草、茜草、丹参等养血、活血、利水之品。正如梅国强教授所说"通阳不在温而在活血化瘀"，方用当归、生地、土鳖、红花、川芎、赤白芍、柴胡、郁金、枳实、生蒲黄等。

（二）"苓芍剂"化裁方

《素问·经脉别论》云："饮入于胃，游溢精气，上输于脾，脾气散精，上归于肺，通调水道，下输膀胱，水精四布，五经并行。"揭示了人体水液代谢涉及心肺、脾胃、三焦、肾与膀胱等多脏腑功能，因此根据脏腑病变侧重不同，而有苓桂剂群，被称为"苓桂某甘汤"系列。现根据刘渡舟《伤寒论十四讲》具有温阳利水功效的"苓桂剂群"，化裁演绎具有和阴利水功效的"苓芍剂群"，举例如下。

（1）可将治疗"脾虚水停"的苓桂术甘汤（茯苓、桂枝、白术、炙甘草），演化为苓芍术甘汤（茯苓、白芍、白术、炙甘草）。

（2）可将治疗"胃虚水停"的苓桂姜甘汤，原名茯苓甘草汤（茯苓、桂枝、生姜、炙甘草），演化为苓芍姜甘汤（茯苓、白芍、生姜、炙甘草）。

（3）可将治疗"心阳不足，水气上冲"的苓桂枣甘汤（茯苓、桂枝、大枣、炙甘草），演化为苓芍枣甘汤（茯苓、白芍、大枣、炙甘草）。

通过上述推演结果可以发现，《伤寒论》第 28 条所载苓芍术甘汤，原名桂枝去桂加茯苓白术汤（白芍、炙甘草、生姜、白术、茯苓、大枣）竟是上述推演出的三方的合方。说明了本方具有较为广泛的适用范围。也从另一个侧面诠释了本方治疗《伤寒论》第 28 条所述水遏太阳，经腑不利，"小便利则愈"的机制。

余方准此，均可根据临床辨证之需要，以参苓桂剂群中的方剂加以化裁。如瘀阻偏重者，可参《伤寒论十四讲》苓桂茜红汤（茯苓、桂枝、茜草、红花）演化为苓芍茜红汤（茯苓、白芍、茜草、红花）；湿浊偏重者，则将《伤寒论十四讲》苓桂杏苡汤（茯苓、桂枝、杏仁、苡仁）演化为苓芍杏苡汤（茯苓、白芍、杏仁、薏苡仁）等，以适应临床上的各种需要。

● 意义及展望

《内经》及唐容川《血证论》有"津血同源""血水同源"等相关理论，《金匮要略》明确提出"血不利则为水"，均揭示出凡水液代谢失常而伴有湿、水、饮、痰者，往往与血分密切相关。因此临床有"治水必治血""治痰必治血"之说。

《伤寒论》苓芍术甘汤示人"和阴、利水、通阳"之法，其方后注云"小便利则愈"，实为温病宗师叶天士"通阳不在温，而在利小便"精辟论断之源头，从而确立了"利水通阳"之大法。

论湿热证利水通阳，有"分消走泄""宣肺利水""淡渗利水"等多种手段，然本文提出：当以"和阴利水"之法，利水不伤津液，更契合叶天士"通阳不在温，而在利小便"之本意，可视为湿热病"通阳最难"阶段的有效治疗手段之一。这也是对《内经》"开鬼门，洁净府"及《金匮要略》"诸有水者，腰以下肿，当利小便，腰以上肿，当发汗乃愈"两大治水法则的进一步诠释与补充。

本论根据中医阴阳对立统一理论，以刘渡舟《伤寒论十四讲》"苓桂剂"群中的方剂为基础，对"苓芍剂"的方剂进行化裁推演，生成了苓芍茜红汤、苓芍杏苡汤等具有"和阴利水"功效的新方，旨在启迪中医创新思维模式，羽翼前贤治水诸法，以便更好地继承和发扬仲景学术，指导临床实践。

第53问　刘渡舟三草降压汤降压机制是什么？

● 研究背景

三草降压汤是著名中医专家刘渡舟教授临床治疗高血压的经验方，经大量临床观察证明降压疗效显著。本实验采用正常家兔、Wistar 大鼠、急性实验性肾型高血压大鼠，分别由静脉注射、十二指肠给药，对该方的降压作用进行了观察，探讨其降压机理与降压特点，以便更好地指导临床应用。

● 研究内容与结果

1. 材料

（1）药品

①三草降压注射液，每毫升含生药 1g；② 三草降压颗粒剂，每克相当于生药 4g。均由北京中医药大学制剂研究室研制提供。

（2）器械

RM-6000 八导生理记录仪及其 AB600 生物放大器；AP600G 和 AP 610G 血压换能器。

（3）动物

大耳白家兔，体重 2.40kg±0.30kg；Wistar 大鼠，体重 194g±20g，由军事医学科学院动物中心提供。

2. 方法与结果

（1）三草降压注射液静脉给药对麻醉家兔血压的影响

大耳白家兔 11 只，雌雄不拘，用 3% 戊巴比妥钠，按 40mg/kg 腹腔麻醉后，仰卧固定，颈正中切口，左侧颈动脉插管连接 RM-6000 多导生理记录仪，连续描记血压和心电图。按拉丁方顺序，静脉注射三草降压注射液，分别按每千克体重 1.5mL、2.5mL、3mL、4mL 给药，测得平均动脉压分别降低 7.2%±0.9%、9.4%±1.8%、16.6%±2.7%、18.9%±3.0%（$P < 0.05$），可维持 50min 以上。而降低舒张压的作用尤为明显，其降压峰值平均达 34.4%±4.6%。

（2）三草降压颗粒剂十二指肠给药对 Wisatr 大鼠血压的影响

Wisatr 大鼠 13 只，雌雄不拘，腹腔注射乌拉坦 1.25g/kg 麻醉后，暴露颈总动脉，行动脉插管；在四肢皮下插入针形电极；从腹正中线打开腹腔，行十二指肠插管，然后关闭腹腔。

将 RM-6000 多导生理记录仪与血压换能器及动脉插管等连接，记录各项指标。同时，按每千克体重（2.2±0.6）g 生药折算给药，连续记录给药前后的收缩压（SP）、舒张压（DP）、心电图（ECG）等。取给药后降压峰值与给药前对比，收缩压、舒张压的降低有极显著的统计学意义（$P < 0.001$）。降压百分率超过 40%。降压作用可持续 1 小时（表 53-1）。

表 53-1　三草降压颗粒剂十二指肠给药对大鼠血压及心率的影响（$\bar{x} \pm S$；n=13 ）

观察项目	给药前	给药后
收缩压（kPa）	15.66±1.88	11.76±1.81[***]
舒张压（kPa）	6.18±2.52	4.15±1.18[***]
心率（beat/min）	357.54±32.70	365.77±49.75

注：与给药前比较，*** $P < 0.001$。

（3）三草降压颗粒剂十二指肠给药对急性实验性肾型高血压大鼠血压的影响

选雄性 Wistar 大鼠 16 只，随机分为给药组和生理盐水对照组。乙醚吸入麻醉，腹正中切口，分离左侧肾脏，用小金属夹夹持肾蒂部 4～5 小时（仿 Cangiano 法，又称急性肾动脉狭窄型高血压模型）。用 25% 乌拉坦 4mL/kg 腹腔注射麻醉。颈正中切口，颈动脉描记血压；十二指肠插管备用。给药组由十二指肠注入三草降压颗粒剂水溶液。按每千克体重（2.2±0.6）g 生药折算给药，对照组十二指肠注入等容量的生理盐水。松开动脉夹，同时描记动脉血压和记录心电图。实验观察到三草降压颗粒剂能明显抑制其血压的升高，与生理盐水对照组组间对比 $P < 0.05$ 或 $P < 0.01$，具有统计学意义，并以抑制舒张压的升高作用更为明显（表 53-2）。

表 53-2　肾型高血压大鼠给药后血压变化（$\bar{x} \pm S$；单位：kPa ）

时间	对照组（n=8）		给药组（n=8）	
	收缩压	舒张压	收缩压	舒张压
造模前	13.08±1.49	5.83±1.24	14.23±2.67	5.93±1.11
造模后 10min	13.63±3.33	8.20±2.96	14.60±2.47	5.85±1.70
造模后 30min	16.53±1.53	9.25±2.55	14.20±2.33[*]	5.23±1.85[**]

注：与对照组比较，* $P < 0.05$，** $P < 0.01$。

● 意义及展望

三草降压汤由益母草、夏枯草、龙胆草等组成。方中益母草活血化瘀、利水降压，《本草纲目》记载其具有治疗血晕、血风、血痛的功效，为本方之君药。配以夏枯草、龙胆草等以行经络、泻肝火、散郁结，诸药相合能活血通络、平肝利水，对原发性高血压，以及动脉硬化、肾病水肿等兼高血压者，均有显著疗效。上述研究从不同角度对其降压作用进行了实验观察。

1. 在家兔静脉给药实验中可以看出，该方降压作用有随剂量增大而增强的趋势，降压作用肯定并初步表现出一定的量效关系。同时，与某些降压复方对照，该方具有活血利水特点，降压作用稳定。

2. 正常 Wistar 大鼠十二指肠给药后，与给药前血压比较 $P < 0.01$，说明其降压作用有极显著的统计学意义。降压作用持续达 1 小时，表明本方药效作用持久。给药前后心率变化不大，因此其降压作用并不是通过抑制心率而产生。

3. 肾型高血压大鼠模型，夹持肾动脉后，造成急性肾脏缺血，以致肾素生成增多，血中血管紧张素含量增高，血管收缩，引起血压升高，为急性肾型高血压病理模型（RHR）。本实验十二指肠给药观察显示，三草降压颗粒剂能明显抑制 RHR 的血压升高，与生理盐水对照组组间对比 $P < 0.05$ 或 $P < 0.01$，具有统计学意义，并以抑制舒张压的升高作用更为明显。说明其降压作用与对抗肾素 – 血管紧张素的升压作用有关。

为探讨三草降压汤活血利水降压机制，我们还进行了以下实验观察：三草降压颗粒剂水溶液十二指肠给药后，在正常 Wistar 大鼠（8 只）和 RHR 大鼠（8 只），于低切率（5.75S–1）和中切率（38.46S–1）下，全血表观黏度及红细胞聚集指数有明显降低。与空白对照组（十二指肠灌注等容量生理盐水）比较，各切率下血黏度的降低有明显的统计学意义。这对于解释本方"活血行瘀"之功效，提供了一定的客观依据。

实验过程中，观察到膀胱插管所收集的尿量有明显增加趋势。表明该方降压作用，可能与其"利水"功效存在着一定的关系。同时还发现，其降压作用在剪断双侧迷走神经后仍然存在；但对静脉注射去甲肾上腺素所引起的血压升高，仅有轻度的抑制作用；而颈动脉血流阻断后的升压作用却受到明显抑制。

综上所述，三草降压汤具有对抗肾素 – 血管紧张素、降低血液黏度、增加尿量等作用，说明本方的降压作用既不是单一的中枢性，也不是单一的外周性，而是多靶点多途径的综合效应。其"活血""利水"功效，能够起到标本兼治的作用，这为临床根据"病症结合"及"方 – 证要素对应"的组方原则灵活化裁应用本方、提高疗效，提供了科学实验依据。

第54问　刘渡舟教授应用半夏泻心汤有哪些经验特色？

● 研究背景

　　刘渡舟教授为"燕京刘氏伤寒流派"创始人，生前为北京中医药大学终身教授、伤寒论专业首批博士生导师，当代著名的中医学家、中医教育家。刘渡舟教授行医、执教半个多世纪，力倡仲景之学，上溯岐黄之道，下逮诸家之说，博采众长，学验宏富，形成了鲜明的学术思想和医疗风格，被誉为"伤寒泰斗""经方大家""中国治伤寒第一人"，其学术成就被中医同仁所公认，在中医学界享有盛誉。本文作者师从于刘渡舟教授，曾在其指导下，整理其应用半夏泻心汤的临床经验。

● 研究内容与结果

一、方证结合，注重辨证

　　刘渡舟教授认为，使用经方，必须辨证论治，方证对应，才能达到预期治疗目的。方与证是《伤寒论》的核心。《伤寒论》的"方"，叫作"经方"。经方的特点，药简而精，神奇非凡，效如桴鼓，乃是"神农学派"的精华结晶。至于"证"的意义，所涉甚广。简而言之，凡人之疾病，反映体之内外上下，以及各种痛痒，各种异常现象，一些蛛丝马迹，都可以概称为证的线索。即《伤寒论》"观其脉证，知犯何逆，随证治之"的临床体现，通过全面采集临床信息，归纳病机（证），根据病机（证）与方证对应的原则予以精准治疗。

　　《伤寒论》泻心汤是为心下痞而设，心下痞可见于伤寒，又可见于杂病，为临床常见的一种疾病。它的成因，可来自伤寒的误下，又可发生于饮食不节和脾胃不和，故它属于脾胃病范畴。但是，"心下痞"的病位，却被赋予了一定的辨证意义。因为"心下"为处于胸之下、腹之上的狭隙，而为阴阳之交，所以脾气之升，胃气之降无不从"心下"的交界为必由之路。为此，心下痞的出现，多反映人的阴阳上下不和，升降不利，以及脾胃失调的问题。

　　痞者塞也。"心下痞"指心下（相当于胃脘）发生痞塞；这是气机不利的病变，并无实邪凝结，故有"但气痞耳"之说。所以，用手按之濡软无物而为辨。也有个别患者，可见到心下突起一包块，形如鸡卵大小，用手按之则消，抬手则随之即起，这种病情，也同属"气痞"的范围，而不必为之惊慌。另外，《伤寒论》记载的"心下痞"是没有疼痛的，但临床观察，不痛与痛两种情况皆有，为此不要一刀切，庶免于片面。

半夏泻心汤所主治的"心下痞"由脾胃阴阳之气不调而引起，阴不得阳则生寒，脾寒不升则作泻；阳不得阴则生热，胃热不降则上逆。溯其原因，又在于脾胃的斡旋无力，枢纽废弛之所致。

半夏泻心汤证，是心下痞满而夹有痰饮的一种证候。它的见证，《伤寒论》中是作为与大陷胸汤证相比较而提出的，即"心下满而硬痛者，此为结胸也，大陷胸汤主之；但满而不痛者，此为痞……宜半夏泻心汤"。《金匮要略·呕吐哕下利病脉证治》则做了较为详细的描述："呕而肠鸣，心下痞者，半夏泻心汤主之。"从两书所举之证并结合临床可以看出，心下痞、呕恶、肠鸣下利或大便不调，脉弦滑、苔白腻等，是为半夏泻心汤的辨证要点。

二、以"和"为本，斟酌药量

半夏泻心汤与生姜泻心汤、甘草泻心汤，均可谓小柴胡汤的变方，属和解之法而治心下痞。但三方中，又以本方为代表方。因本证以呕吐、心下痞、大便不调为特点，而《神农本草经》言半夏"主伤寒寒热，心下坚，下气……胸胀，咳逆肠鸣"，既能化痰降逆，又能消痞散结，故本方以半夏为君，而定名为半夏泻心汤。本方由七味药物组成，实系小柴胡汤去柴胡，加黄连，以干姜易生姜。半夏、干姜辛开而温，以散脾气之寒；黄芩、黄连苦泄而寒，以降胃气之热；人参、甘草、大枣甘温调补，和脾胃，补中气，以复中焦升降功能，此即"辛开苦降甘调"之法。本方寒温并用、苦辛相投、攻补同施，具有和阴阳、顺升降、调虚实之功，故为和解治痞之良方。

刘渡舟教授指出，五泻心汤以半夏泻心汤为纲，半夏泻心汤以半夏为主，因此应用本方，主要是要抓住半夏。古人用半夏，不是祛痰的，而是治胃的，治痰是后世的发展。半夏一味，就可调阴阳不和，大树下分出两枝，一加干姜，一加芩连，又有参甘枣调和脾胃。因此，临床应用之时，根据病机要考虑到辛开、苦降、甘调三方面的力量均衡。

《长沙方歌括》曰："三两姜参炙草芩，一连痞证呕多寻，半升半夏枣十二，去滓再煎守古箴。"然而，今人之病，与古人之方的用药剂量有时相合，有时也不尽相同。因此，刘渡舟教授临床掌握本方药量，主要针对本证脾胃功能失调而导致阴阳不和的病机特点，一是抓住君药半夏，二是注重对寒热药物用量比例的调整，从而突出本方和解剂的特点。刘渡舟教授运用半夏泻心汤常用药量如下：半夏 12～24g，干姜 6～10g，黄芩 3～6g，黄连 6～10g，党参 10～16g，炙甘草 6～10g，大枣 7～12 枚。（注：此处半夏剂量超过现行《药典》3～9g 之用量，临床应用，强调辨证精准，不可机械照搬）

三、观其脉证，灵活化裁

刘渡舟教授指出，使用经方必须掌握两种情况：第一，对经方不能随意改动药味及其剂量，以保持古人制方之意。第二，在特定的情况下，必须对经方加减变通，以求适应疾病变化的要求。由于半夏泻心汤证病机复杂，寒热错杂，痰气交阻，虚实互见，病位在中焦，往往影响上下，兼证颇多。因此，在临床上要想取得佳效，还须根据具体情况灵活加减。刘渡舟教授应用半夏泻心汤加减化裁有如下特点。

痞塞气滞，见胸中气塞、短气、呕吐气逆者，加橘皮、枳实、生姜。

兼肝气不舒者，加佛手、香橼皮、香附、川芎。

兼气血痰火湿食六郁者，合越鞠丸。

兼肝郁血虚，致脾土不和者，与逍遥散合方。

兼肝气郁滞，气郁化火，胸腹胁肋疼痛者，加金铃子散（延胡索、川楝子）。

湿盛不运，口淡无味，苔白厚腻者，加平胃散。

呕多者，加生姜。

肠鸣下利，小便不利，加茯苓。

兼食积者，加焦三仙。

泛酸不止，苔白厚者，加苍术；苔黄者，增黄芩。

寒多者，酌增干姜；热多者，酌增芩连。

胃脘痛者，属痰结苔厚腻者，重用半夏；属气滞血瘀者，加颠倒木金散（即木香、郁金。《医宗金鉴·杂病心法要诀》曰："属气郁重者，以倍木香君之。属血郁痛者，以倍郁金君之。"）

四、古今接轨，博采众长

张仲景方，我们叫经方（古方），经方以后之方，我们叫时方（今方）。中国文化，上下五千年，历史悠久，名家辈出，继仲景之方后，如雨后春笋，又产生了数以万计的"时方"，使方剂学大兴。方虽有古今之分，亦有同气连枝之义，都是我们伟大宝库中的瑰宝。应当兼收并蓄，使其古今相互补充，互相借鉴，因证制宜，把古今方变成既有淳朴的古意，又有灵活的新态，且能切中病情，一针见血地达成"古今接轨"创举。切不要厚古薄今，更不要倡新而非古，应当主动积极地创造古今之方接轨的新产品。

上述刘渡舟教授运用半夏泻心汤兼肝郁血虚，致脾土不和者，与逍遥散合方；兼气血痰火湿食六郁者，合越鞠丸；兼肝气郁滞，气郁化火，胸腹胁肋疼痛者，加金铃子散；湿盛不运，口淡无味，苔白厚腻者，加平胃散；胃脘痛，属气滞血瘀者，加颠倒木金散等，都是其"古今接轨论"学术思想在临床应用的具体体现。

刘渡舟教授是伤寒大家，同时他又十分重视汲取历代名家经验。他指出，半夏泻心汤的应用到后世得到了进一步发展，特别是明清时期叶天士、吴鞠通等温病大师，结合临床使用本方，加减变化，运用自如。叶天士继承《伤寒论》半夏泻心汤，加减化裁、灵活运用治疗多种温病，如暑湿、湿温、疟、噤口痢等。《临证指南医案》中应用此方，常去参、草、枣之守补，加枳实之宣通。若湿浊阻遏，加厚朴、郁金、香附、白蔻仁、滑石。食滞者，加保和丸。暑热伤气成疟者，加厚朴、杏仁。肝风犯胃者，加白芍、乌梅。暑秽蒙蔽三焦者，加黑山栀。腹痛下痢者，加白芍。阳虚者，加附子。酒热痰湿者，加茯苓。湿热上攻心胸者，加茯苓。吴鞠通吸取叶氏应用半夏泻心汤之经验，参以心得编入《温病条辨》共有五个泻心汤，即半夏泻心汤去人参、干姜、大枣、甘草加枳实、杏仁方；半夏泻心汤去人参、干姜、甘草、大枣加枳实、生姜方；人参泻心汤（人参、白芍、干姜、枳实、黄芩、黄连）；加减人参泻心汤（牡蛎、人参、干姜、生姜、枳实、黄连）；加减泻心汤（黄芩、黄连、干姜、金银花、山楂炭、木香汁、白芍）。概括其加减规律有如下几方面：偏湿热者，去参草枣，加枳实、杏仁；呕者，加生姜；里虚者，仍用参；阴不足者，加白芍；肝强伤胃，口黏反酸者，加牡蛎；湿热成噤口痢者，加金银花、山楂炭、木香汁。刘渡舟教授强调，这些宝贵经验，都值得我们很好地学习。只有古今接轨，博采众长，方能知常达变，左右逢源。

五、谨守病机，广泛应用

刘渡舟教授临床运用半夏泻心汤，广泛应用于多种疾病的治疗。其关键在于谨守病机，抓住寒热错杂，中焦脾胃升降失职这一病机实质。他精辟地指出，张仲景所立半夏泻心汤，实为内科治疗脾胃疾病开辟了法门。临床所见单纯胃寒或胃热证，均不难治，若遇寒热错杂证则较棘手，但善用泻心汤者，则有方可施，随手拈来。西医学所谓急慢性胃炎、胃肠炎、溃疡病、消化不良，以及肝胆病等疾患，常出现这类证候，运用此法，化裁得当，多能收效。

为进一步反映刘渡舟教授运用半夏泻心汤的经验特点，此附录刘渡舟教授应用半夏泻心汤的门诊病例三则。

1. 胃溃疡案

袁某，男，39岁。患胃溃疡2年余，胃脘疼痛，泛吐酸水，口干，口苦，心烦，胁胀，眠差，头晕，大便稀溏，腹中肠鸣，舌淡红，苔白腻，脉沉。处方：半夏12g，干姜6g，黄芩6g，黄连6g，党参10g，大枣7枚，炙甘草6g，川楝子6g，延胡索10g。5剂，诸症明显缓解，仍时有泛酸，上方加牡蛎12g，7剂而愈。本证属中焦寒热错杂兼肝气郁滞，故用半夏泻心汤与金铃子散合方；复诊加牡蛎参吴鞠通肝强伤胃口黏反酸加牡蛎之法。

2. 胃痛兼胸中气滞案

张某，女，75岁。胃脘胀痛，胸中憋闷，嗳气频频，恶心头晕，两手发麻，大便数日一行，初硬后溏，舌淡苔白腻，脉弦细。处方：半夏 12g，干姜 3g，黄芩 3g，黄连 6g，党参 10g，炙甘草 10g，大枣 12 枚，陈皮 10g，枳实 6g，生姜 15g。6 剂而愈。证属痰气痞，故以半夏泻心汤为主方；痞塞气滞，兼见气逆、胸中气塞，故加橘枳姜汤。

3. 酒伤脾胃呕吐案

张某，男，36 岁。素有饮酒癖好，因病心下痞满，时发呕吐，大便不成形，日三四次，多方治疗，不见功效。脉弦滑，舌苔白。处方：半夏 12g，干姜 6g，黄芩 6g，黄连 6g，党参 9g，炙甘草 9g，大枣 7 枚。服一剂后，大便泻下白色痰涎甚多，呕吐遂减十分之七；再一剂，其痞与呕吐俱减。又服两剂，其病痊愈。证为酒伤脾胃，升降失调，痰从中生，故应用半夏泻心汤原方，以和胃降逆，祛痰消痞。刘渡舟教授按曰："半夏泻心汤治心痞，早已被人所公认，按照注家的意见，此方是治'痰气痞'的，余对此说昔常疑之。本案大便泻白色痰涎甚多，病竟从此痊愈，方知古人之言，信不我欺。"

● 意义及展望

以上仅从五个方面总结刘渡舟教授应用半夏泻心汤经验，从中可窥见燕京刘氏伤寒学派经方临床应用经验之一斑。概括刘渡舟教授的学术观点及学术成就，主要包括五个方面：第一，以经络学说为基础，提出六经是脏腑、经络、气化的统一体的六经实质论；第二，倡导并阐发《伤寒论》398 条原文排列组织的有机联系；第三，强调"方证相对""抓主证"等经方临证应用之要点；第四，提出"古今接轨"，针对复杂病机应经方、时方联合组方的新观点；第五，创"气机论""火热论""水气论""湿证论""肝胆论"等，垂范临床实践。代表著作有《伤寒论通俗讲话》《伤寒论十四讲》《经方临证指南》《伤寒论诠解》《伤寒挈要》《金匮要略诠解》等，晚年主编的《伤寒论校注》目前被学术界公认为《伤寒论》的最佳版本，为丰富和发展仲景学术做出了杰出贡献。

第 55 问　聂惠民教授半夏泻心汤临证化裁主要有哪八法？

● 研究背景

《伤寒论》第 149 条曰："伤寒五六日，呕而发热者，柴胡汤证俱，而以他药下之……但满而不痛者，此为痞，柴胡不中与之，宜半夏泻心汤。"揭示出误下邪陷，脾胃功能失调，中焦斡旋失司，寒热失和是导致本证心下气机不利的主要原因。然结合临床，分析本证形成，并非误下一途，正如《伤寒挈要》所指出："痞，亦可见于饮食所伤，或肝胃不和等证，其原因很多，非皆来自误下，勿被条文所限。"临床辨证还需抓住恶心呕逆，大便不调（包括下利、便溏、大便不爽、便秘等），嘈杂心烦，厌食纳呆，舌红或淡，苔黄白而腻，脉弦或滑、细、数等，即可遣方用药。半夏泻心汤由半夏、干姜、黄芩、黄连、人参、甘草、大枣七味药物组成。共奏苦降辛开，寒温并用，阴阳并调之功，使中焦气振，升降得复，痞满则除。然而，临证所遇患者病机往往复杂多变，应用之时，可根据兼夹证候的不同，灵活化裁应用，或合方，或提取他方方剂要素针对病机，灵活组方。

● 研究内容与结果

一、《伤寒论》原著化裁系列

1. 生姜泻心汤

本方即半夏泻心汤减干姜用量，另加生姜而成。主治寒热错杂痞，病变偏重水饮食滞。症见胃中不和，心下痞硬，干噫食臭，胁下有水气，腹中雷鸣，下利等。故治疗以半夏泻心汤重加生姜而为君，则名生姜泻心汤，取其兼散水气，健胃导滞之功。

2. 甘草泻心汤

本方即半夏泻心汤重用甘草而成（宋本《伤寒论》此方无人参，然根据林亿等校注，并参《金匮要略》所载，说明本方当有人参），主治寒热错杂痞，中伤尤笃，客气上逆，痞利俱甚。症见下利日数十行，谷不化，腹中雷鸣，心下痞硬而满，干呕，心烦不得安等。故治疗以半夏泻心汤重用甘草为君，则名甘草泻心汤。取其补益中气，以缓客气之逆，寓有强主弱客的辩证思想。

3. 黄连汤

本方即半夏泻心汤去黄芩加桂枝，并增黄连用量而为君，故名黄连汤。本证与半夏泻心汤证同属寒热失和，但此非寒热互靖中焦，而属上热下寒，寒热互阻，所谓寒者自寒，热者自热，相互格拒。症见胸中有热，胃中有邪气，腹中痛，欲呕吐等。故治以半夏泻心汤重用黄连，清邪热于上，去黄芩加桂枝以宣通上下阴阳之气，共奏调和脾胃，清上温下，交通阴阳之功。

由上述可见，仲景治疗寒热失和诸方，实乃一法之通变，随证灵活加减用药之典范，给后人以莫大的启迪。

二、半夏泻心汤临证化裁八法

笔者曾于 1991 年总结聂惠民教授临床经验，根据功效特点归纳为八法，具体包括疏郁泻心汤、宣肺泻心汤、升清泻心汤、开胃泻心汤、宽胸泻心汤、化浊泻心汤、降逆泻心汤、散痛泻心汤八方。

1. 疏郁泻心汤

本方即半夏泻心汤与四逆散合方而成。主治肝气不舒，郁而化热，影响脾胃，中焦寒热失和。症见心下痞闷，胸胁胀满，时微呕逆，不思饮食，大便失调，脉弦等。本方具有疏肝解郁，调和脾胃之功效。用于治疗各种情志不遂所引起的消化系统疾患，病证相符，常获卓效。

高某，男，40 岁。初诊日期：1989 年 10 月 27 日。自觉心下痞满不适，伴胸胁胀闷半年余。不思饮食，大便不爽，心烦欲呕，舌淡黄，脉沉略弦。处方：半夏 10g，党参 10g，黄芩 6g，黄连 5g，柴胡 10g，炒枳壳 10g，杭白芍 10g，干姜 4g，甘草 6g，川朴 6g，大枣 5 枚。5 剂而愈。

2. 宣肺泻心汤

本方即半夏泻心汤加桔梗、贝母、百部而成。主治中焦脾胃失和，运化失司，湿聚成痰，痰壅气滞，肺失肃降。症见心下痞满，咳嗽短气，食少痰多，大便不调，苔腻脉滑等。本方具有调和脾胃，宣肺化痰之功效。用于治疗慢性气管炎、支气管哮喘等。

韩某，男，8 岁。初诊日期：1989 年 8 月 4 日。素日脾胃不和，近两周来咳嗽痰多。伴呕逆，大便不成形，一日二行，舌尖红，苔白，脉细数略滑。处方：半夏 8g，黄连 8g，黄芩 10g，干姜 2g，党参 10g，桔梗 10g，百部 8g，连翘 10g，浙贝母 10g，茯苓 10g，甘草 6g，4 剂。1989 年 8 月 8 日复诊，咳嗽减轻，余症缓解。上方加生龙骨、生牡蛎各 15g，4 剂而愈。

3. 升清泻心汤

本方即半夏泻心汤合痛泻要方而成。主治肝脾不和，中焦寒热错杂，脾虚气陷。症见心下痞满，大便泄泻，肠鸣腹痛，食少呕逆，苔白脉弦等。本方具有疏肝补脾，调和肠胃，升清止泻之功效。用于治疗各种急慢性肠炎具有上述证候者，疗效甚佳。

何某，男，25 岁。初诊日期：1988 年 7 月 9 日。慢性腹泻 3 年，近日加重，脘腹胀满，大便不爽，日二三行，且有坠重之感，舌淡红，苔黄白而腻，脉沉弦。处方：半夏 10g，党参 12g，黄连 8g，黄芩 5g，大枣 7 枚，干姜 5g，防风 10g，炒白术 12g，白芍 15g，葛根 18g，炒苡仁 15g，鸡内金 12g，木香 3g，焦三仙各 10g，7 剂。1988 年 7 月 19 日复诊，诸症缓解。继服上方 7 剂而愈。

4. 开胃泻心汤

本方即半夏泻心汤加鸡内金、炒苡仁而成。主治饮食不节，食积停滞。症见胸脘痞满，嗳腐吞酸，厌食纳呆，肠鸣便溏，脉滑等。本方具有调和脾胃，消滞化积之功。适用于急慢性胃炎及小儿脾胃不和所致的消化不良等疾患。

王某，男，5 岁。初诊日期：1986 年 12 月 23 日。不欲纳谷，时时欲呕，脘腹不适，便溏，夜卧不安，舌尖红，苔根部厚，脉数略滑。处方：清半夏 8g，淡干姜 3g，黄芩 3g，黄连 1.5g，党参 8g，炙草 2g，大枣 3 枚，焦三仙各 6g，炒苡仁 5g，鸡内金 6g，3 剂。3 日后复诊，纳谷渐增，大便成形，睡眠转安，上方去党参、炙草，加郁金 6g，连翘 5g，5 剂而愈。

5. 宽胸泻心汤

本方即半夏泻心汤与小陷胸汤合方而成。主治脾胃不和，痰热内结，中焦气机不畅。症见胸脘痞闷，按之则痛，吐痰黄稠，厌食纳呆，肠鸣便滞，脉浮滑，苔黄腻等。本方具有调和脾胃，清热化痰，宽胸散结之功效。用于治疗慢性胃炎、慢性支气管炎病证相符者，效果显著。

卞某，女，51 岁。初诊日期：1988 年 12 月 31 日。患慢性胃炎多年，胸脘胀闷，心下痞塞，按之疼痛，大便不爽，自汗，脉细滑略数，舌淡，苔黄白而腻。处方：法半夏 12g，黄芩 6g，黄连 3g，甘草 4g，党参 12g，大枣 5 枚，干姜 4g，瓜蒌 10g，麦冬 15g，五味子 4g，5 剂。1989 年 1 月 6 日复诊，诸症皆减，偶有隐痛，上方加神曲 10g，乌药 10 g，7 剂而安。

6. 化浊泻心汤

本方由半夏泻心汤加藿香、佩兰、厚朴而成。主治外感着湿或脾胃不和所引起的湿浊内阻，气机不利。症见胸脘满闷，头重身倦，恶心呕逆，肠鸣泄泻，苔腻，脉濡等。本方具有理气和中，芳化湿浊，和胃悦脾之功效。用于治疗胃肠型感冒、急慢性胃肠炎具有上述证候者疗效满意。

史某，女，60 岁。初诊日期：1985 年 8 月 2 日。心下痞满，堵闷不舒，时痛牵引两胁，呃逆后减，时时欲呕，嘈杂不适，不思饮食，微恶寒，大便恶臭不爽，可见不消化食物，舌苔厚腻根黄，脉沉细略弦。处方：半夏 10g，黄芩 10g，黄连粉 3g（冲服），干姜 6g，藿香根 10g，佩兰叶 10g，川朴 10g，大枣 5 枚，甘草 5g，党参 10g，7 剂。1986 年 9 月 12 日复诊，诸症减轻，再进 7 剂而愈，3 年未见复发。

7. 降逆泻心汤

本方由半夏泻心汤加旋覆花、苏子而成。主治脾胃不和，痰浊上逆，或土虚木乘，肝气犯胃，痰气交阻。症见心下痞硬，噫气不除，反胃呕吐，苔白滑，脉弦而虚等。本方具有调和脾胃，疏肝利肺，降逆化痰之功效。适用于神经性反胃、胃肠神经官能症、幽门不完全梗阻等，证候相符者，效果甚佳。

袁某，男，31 岁。初诊日期：1989 年 1 月 10 日。胃脘胀闷呃逆多年，有慢性胃炎、幽门溃疡病史，大便不成形，日三行，苔薄白，脉沉弦。处方：旋覆花 10g（包），苏子 6g，半夏 12g，黄芩 6g，黄连 3g，甘草 4g，党参 10g，大枣 7 枚，干姜 4g，鸡内金 12g，3 剂。1989 年 1 月 13 日复诊，诸症皆减，大便成形，日一次，苔薄黄，脉沉弦，上方加茯苓 10g，6 剂而诸症全部消失。

8. 散痛泻心汤

本方由半夏泻心汤加延胡索、佛手片而成。主治中焦寒热失和，气机壅滞，经脉气血运行不畅而致的痞满疼痛之证。症见心下痞满而痛，厌食纳呆，嘈杂心烦，大便不调，舌暗淡，脉弦等。本方具有调和脾胃，行气止痛之功效。对于各种胃炎、胃溃疡、十二指肠溃疡等出现的胃脘部疼痛，证属寒热错杂者，均有良效。

张某，男，22 岁，初诊日期：1988 年 2 月 23 日。脘腹胀满不舒，伴隐隐作痛，畏寒吞酸，大便不成形，舌尖红，苔薄黄而白，脉沉弦。处方：法半夏 10g，黄芩 10g，黄连 5g，甘草 4g，党参 12g，大枣 5 枚，延胡索 12g，佛手片 12g，炒枳壳 3g，杭白芍 15g，川楝 10g，煅瓦楞 12g，4 剂而安。

● 意义及展望

半夏泻心汤寒热并用，治在中焦，有升清降浊，调节全身气血阴阳之功效。故据此机理而化裁，其治疗作用，可上达胸肺、下及肠腑，不仅适用于治疗脾胃阴阳失和所引起的各种消化系统疾患，而且还能广泛运用于治疗呼吸系统、神经内分泌系统，以及儿科、妇科、五官科等多种疾患的治疗。应用要点在于抓住中焦寒热失和这一主要病机，知常达变，即根据病证之轻重及夹杂兼证之变化，有针对性地进行原方加减，扩大使用范围，更好地继承和发扬仲景学术。

第八章　教育教学研究

第56问　为什么说孙思邈"大医精诚"医德思想源于医圣张仲景？

● 研究背景

孙思邈是唐代著名医学家，所著《备急千金要方》和《千金翼方》保存了唐代以前许多医学文献资料，具有很高的科学价值，为我国现存最早的一部临床实用百科全书。《大医精诚》就出自《备急千金要方》的第一卷。这是论述医德的一篇极重要文献，广为流传，影响深远，被视为中医医德之纲领。

《大医精诚》之"大医"，是对品德、医术兼优医生的尊称。梳理孙思邈《大医精诚》之大医规范框架，主要体现为"精"（精通医术）、"诚"（诚心助人）、"体"（行为规范）、"法"（道德规范）"四个方面。

（1）精，即《大医精诚》第一段重点论述的内容。"张湛曰：夫经方之难精，由来尚矣……故学者必须博极医源，精勤不倦……"本段论"大医之精"，核心在于强调，医生要努力钻研业务，致力于"精通医术"。

（2）诚，即《大医精诚》第二段重点论述的内容。"凡大医治病，必当安神定志，无欲无求，先发大慈恻隐之心，誓愿普救含灵之苦……"本段论"大医之诚"，强调的是，医生面对患者，务必要"诚心相待"。

（3）体，即《大医精诚》第三段重点阐述的内容。"夫大医之体，欲得澄神内视，望之俨然。宽裕汪汪，不皎不昧……"本段论"大医之体"，强调的是，作为医生，要讲究"行为规范"。

（4）法，即《大医精诚》第四段重点阐述的内容。"夫为医之法，不得多语调笑，谈谑喧哗，道说是非，议论人物，炫耀声名，訾毁诸医，自矜己德……"本段论"大医之法"，强调的是，作为医生要讲品德，要有"道德规范"。

可见，《大医精诚》构建了以"精诚体法"为框架的大医规范，是我国现存最早的详细论述医德修养的文献，但很少有人了解《大医精诚》中的医德思想内涵很大程度上是受张仲景的影响。孙思邈《大医精诚》与《伤寒论·序》之间，存在着怎样的联系？下文通过对比《伤寒论·序》及《大医精诚》的原文，并挖掘其中内涵，探讨两者之间的传承关系以及《大医精诚》中医德思想的渊源。

● 研究内容与结果

孙思邈一生致力于搜集仲景《伤寒论》，早年在"江南诸师秘仲景要方不传"的情况下，搜集了很多条仲景《伤寒论》的条文，录入了《备急千金要方》中，直至晚年著《千金翼方》，则较完整地记录了《伤寒论》的内容，这些所收录的内容，被后人称为唐本《伤寒论》。其中《伤寒论·序》即是张仲景所著《伤寒论》的序言，而《大医精诚》则为孙思邈所著《备急千金要方》中描述医生品行的一篇文章。这两篇文章，虽出自不同朝代、不同作者，但两者在医德思想上十分相似，而且都是从四个方面来论述医生的医德修养问题，现从以下四个方面进行分析。

一、珍惜关爱生命

张仲景认为"天布五行，以运万类；人禀五常，以有五脏；经络府俞，阴阳汇通；玄冥幽微，变化难极"，把人体视为一个精妙、复杂的系统，只有"才高识妙"之人才能"探其理致"。张仲景还在序中用"至贵之重器"形容人体生命的宝贵，同样孙思邈也是因为"人命至重，有贵千金"这一思想，才为自己的著作取名为《备急千金要方》。

张仲景在序中批评了同时代的一些没有良知的医家看病时"按寸不及尺，握手不及足……名堂阙庭，尽不见察"，认为这些只能称为"窥管"的行为，并认为这些医家"欲视死别生，实为难矣"。这些语句虽为批评，但是却从反面为我们写出了作为一名合格医生，对待患者应该持有严谨的工作态度，绝不应该潦草、马虎。

孙思邈在《大医精诚》中对此论述得更为详细。他认为："大医治病"时，"若有疾厄来求救者，不得问其贵贱贫富，长幼妍媸，怨亲善友，华夷愚智，普同一等，皆如至亲之思。"指出了拥有"大慈恻隐之心"是一个优秀的医生对待患者时应该具有的基本态度。医生在对待患者时，不仅不应该做到嫌弃"患疮痍下痢，臭秽不可瞻视"这类污秽脏臭的患者，而且在看病时还不能有"不得瞻前顾后，自虑吉凶，护惜身命"的想法和做法，只有无私的对待患者，才能成为"苍生大医"。

由此可见，孙思邈与张仲景对待患者的态度高度一致，即尽自己最大的努力，以期望患者能够获得满意的疗效，就是这种"患者至上"的观点使他们成为被铭记至今的"大医"。

二、痛恨不良医风

张仲景在《伤寒论·序》中指出，当时的一些不负责任的医家不仅不精修医术，对于患者病情的诊断更是敷衍了事，这就导致当时一些医家不能精确诊断出患者的病情。在这样的大环境下，张仲景发出了"欲视死别生，实为难矣"的感慨，这表明张仲景对当时医界的歪风邪气十分愤慨，希望后世医家能以此为鉴，认真对待患者。

孙思邈在《大医精诚》中也指出同时代庸医的一些错误做法，更提出了一系列建议。孙思邈认为医生不但不应该为了自己的名誉而给患者开猛药、峻药，来让患者病情看起来快速好转；还要时刻体悟着患者的痛苦，不应被"绮罗""丝竹""珍馐"这些事物所吸引而"安然欢娱"，这些都是"人神之所共耻"的行为。

虽然《大医精诚》中有写道，作为一个医生不能"訾毁诸医，自矜己德"，但这只是说作为医生不能通过诋毁其他医家的医术，来炫耀自己的医术。倘若我们对医界个别医生的医疗作风问题闭口不谈，那受到损失的不仅仅是患者，更有可能是整个医界。

尽管孙思邈与张仲景都对不良医风提出了批评，但是二人的目的并不只是在于抨击，而是希望通过指出这些不正之风，起到警醒当时医家及后人的作用。

三、注重自身修养

在《伤寒论·序》中，张仲景开篇即表明学医的目的并不应该仅仅只为了自身的养生，更应该有"下以救贫贱之厄"的思想。而孙思邈也在《大医精诚》中写道"大医"治病应该有"大慈恻隐之心"和"誓愿普救含灵之苦"的态度，孙思邈这种心怀天下的"大医"观，与张仲景的医德思想不谋而合。

张仲景在序言中严厉批评了当时社会上所存在的不正确的价值观，世人一心追求功名利禄，"进不能爱人知人，退不能爱身知己"，最后轻者仅仅只是"华其外而悴其内"，重者则"厥身已毙，神明消灭，变为异物，幽潜重泉"。但这看似批评"当今居世之士"的话语，实则从另一方面表达出了仲景的医德观。张仲景认为对于一个医生来说，"竞逐荣势，企踵权豪，孜孜汲汲，惟名利是务"的价值观是可悲的。而仲景本人也的确是如此以身作则的，相传张仲景做长沙太守时，就在公堂之上为百姓诊病，救黎民百姓于水火之中，一时被传为佳话。

孙思邈也认为"议论人物，炫耀声名，訾毁诸医，自矜己德。偶然治瘥一病，则昂头戴面，而有自许之貌，谓天下无双"这种追求名利的行为是"医人之膏肓"。孙氏对此提出"凡大医治病，必当安神定志，无欲无求"的观念，与仲景的医德观有异曲同工之妙。

因此，在张仲景和孙思邈看来，普救苍生的意愿和不追逐名利的心态，皆是一个合格医生应该具备的医德修养。

四、倡导行医规范

行医首先应该精研医术，医术精湛是一个医生行医的根本。张仲景在《伤寒论·序》开篇就表达了其对扁鹊的崇敬之情，并在后文中有"上古有神农、黄帝……下此以往，未之闻也"的论述，这些都写出了仲景对以往圣贤的尊崇。也间接表达出了，仲景希望今世及后世医家能够以古代名医为榜样，勤学苦练，钻研医道。

孙思邈更是在《大医精诚》首段引用晋代著名医家张湛的话来直接说明医学的难以精通，随后论述云："学者必须博极医源，精勤不倦，不得道听途说，而言医道已了，深自误哉。"强调医者，必须要仔细诊断病情。

张仲景在《伤寒论·序》中批评了当时的医家对待患者极其不认真的行为，强调了作为一名合格医生行医的准则。对于仲景来说"按寸及尺""握手及足"是作为医生最基本的规范。而孙思邈也在《大医精诚》中用"省病诊疾，至意深心。详察形候，纤毫勿失。处判针药，无得参差"一句，表达了与张仲景同样的看法。

● 意义及展望

综上所述，孙思邈在《大医精诚》中所表达的医德观与《伤寒论·序》相比，在内容论述上更为翔实，尤其是在医德修养部分，孙思邈更是从"大医之精""大医之诚""大医之体""大医之法"等四方面进行论述，与仲景相比有较多的发挥。而且，在《备急千金要方·序》中，孙思邈认为当今世人生病的原因是"嗜欲泰甚，立心不常，淫放纵逸，有阙摄养"，这种"恬淡虚无"的养生观与张仲景在其序言中所表达的观点是相似的，两者都认为，世人的难以满足的欲望是生病和疾病难以被治愈的根本，只有减少对功名利禄的追求才是保障身体健康的前提。

可以看出，《大医精诚》中的医德思想内涵很大程度上是受张仲景的影响。张仲景和孙思邈都被认为是中医发展史上名垂千古的名医，探讨两者之间医德观念的渊源，既能更好地继承和发扬仲景学术，也能为培养现代医生的医德修养服务。

第57问 《伤寒论》成书于东汉末年，其常见的特殊行文手法 有哪些?

● 研究背景

　　《伤寒论》成书于东汉末年，其行文不仅体现了当时的语言风格，而且多寓深奥医理于质朴文字之中。今人在学习《伤寒论》时，如不了解它的语言特点，往往给深入领悟其辨证论治思想带来一定困难。《伤寒论》中常见的特殊行文手法有哪些? 特归纳10例如下，并结合原文加以说明。

● 研究内容与结果

一、假宾定主

　　定义：假借"宾文"以烘托"主文"的一种写作手法。亦称"宾主法"。

　　举例：太阳病，发汗后，大汗出，胃中干，烦躁不得眠，欲得饮水者，少少与饮之，令胃气和则愈。若脉浮，小便不利，微热消渴者，五苓散主之。(71)

　　说明：本条论太阳膀胱蓄水之证。前半段至"令胃气和则愈"，论汗后胃中津亏之证；后半段至"五苓散主之"，论水蓄膀胱气化不利之证。二者均见口渴，但病机不同，治法各异。前宾后主，借助"宾文"而使"主文"卓然醒目，从而突出了"小便不利"为五苓散证的辨证要点。

二、举此赅彼

　　定义：只描述事物的某一方面，而另一方面的内容则不言而喻。有言为实，无言为虚，寓虚于实，故又称"虚实法"。虚者不见其文，故亦称"省文法"。

　　举例：太阳之为病，脉浮，头项强痛而恶寒。(1)

　　太阳病，发热，汗出，恶风，脉缓者，名为中风。(2)

　　太阳病，或已发热，或未发热，必恶寒，体痛，呕逆，脉阴阳俱紧者，名为伤寒。(3)

　　说明：发热与恶寒并见，为太阳表证特征之一。原文第1条，论太阳病脉证提纲，但言"恶寒",乃举此赅彼之文法。实论恶寒,而虚含发热。观下文 2、3 条论太阳中风、伤寒之证,皆列"发热"于首可知。这种寓虚于实的省文笔法,不仅执简驭繁,往往还具有耐人寻味的效果。

三、正反设变

定义:于"正面"直叙中加以"反面"论述,以求设变、启迪思路的一种写作手法。

举例:伤寒,服汤药,下利不止,心下痞硬,服泻心汤已。复以他药下之,利不止,医以理中理之,利益甚。理中者,理中焦,此利在下焦,赤石脂禹余粮汤主之。复不止者,当利其小便。(159)

说明:本条自始至"服泻心汤已",论病发于阴而反下之,遂见痞利,当服泻心汤,可谓常理,为正面写。自"复以他药下之"至终,由与常理大相径庭的再行误下,引出了与"下利"一证有关的种种病理变化及治疗方法,为反面写。当知仲景在此,并非以药试人,乃设法御变,以示后人。可以看出,反面写具有以下特点:其一,不受"正面"文法的约束。其二,可对"正面"论述的某些不足加以补充。其三,设变于常,有利于抓住某一论述环节层层深入。

四、对比发明

定义:把看似脉证相近的条文集中排列,以利于相互鉴别,分析研究。

举例:太阳中风,阳浮而阴弱,阳浮者热自发,阴弱者汗自出,啬啬恶寒,淅淅恶风,翕翕发热,鼻鸣干呕者,桂枝汤主之。(12)

太阳病,头痛,发热,汗出,恶风,桂枝汤主之。(13)

说明:原文第 12 条与第 13 条皆论桂枝汤证恶风、发热、汗出等,看似相近。然对比中,第 13 条无"中风"二字显而易见。揭示出桂枝汤的临床辨证应用,并不局限于中风外感。正如柯韵伯《伤寒来苏集》所说:"此条(第 13 条)是桂枝本证,辨证为主,合此证即用此汤,不必问其为伤寒、中风、杂病也。"可见,两条对比,同中求异,扩大了桂枝汤临床应用视野。

五、举偏概全

定义:举出某些事物的抽象或局部,去概括它们的具体或全部。

举例:伤寒一日,太阳受之,脉若静者,为不传,颇欲吐,若躁烦,脉数急者,为传也。(4)

说明:原文第 4 条辨太阳病传于不传,所言脉"静"、脉"数急"并非临床具体或全部实际脉象。以脉静论不传，是概括太阳病原有脉证未发生根本改变，或浮缓，或浮紧，或浮数等。以数急论传变，则强调脉证的变化，是相对脉静而言，或洪大滑数，或沉实有力，或弦细无力等。从本条可以看出，在一定情况下，举偏法则更能突出某事物于另一事物间的差异性，利于宏观鉴别。

六、分承并举

定义：先论述某一种病理表现，而后列举与之相关的种种转归，分别与之承接。这是《伤寒论》条文中比较常见的布局形式。

举例：太阳病，得之八九日，如疟状，发热恶寒，热多寒少，其人不呕，清便欲自可，一日二三度发。脉微缓者，为欲愈也；脉微而恶寒者，此阴阳俱虚，不可更发汗更下更吐也；面色反有热色者，未欲解也，以其不得小汗出，身必痒，宜桂枝麻黄各半汤。（23）

说明：本条自"太阳病"至"一日二三度发"，论太阳病日久，邪郁不解的证候。以下分述三种不同的转归与之承接。其一，脉微缓者，为欲愈佳兆。其二，脉微恶寒者，为表里俱虚之证，故不可更行汗吐下法。其三，面色反有热色，是指前述表郁不解之证仍在，又见面赤身痒，故治宜桂枝麻黄各半汤小发其汗。由于所列举的这三种转归均分别与前文承接，因此也有人称这种行文结构为"一头多尾"。

七、排除限定

定义：采用否定排除的写作手法，使辨证范围逐步得以缩小或限定，从而更加有利于对疾病的鉴别及诊断。

举例：下之后，复发汗，昼日烦躁不得眠，夜而安静，不呕，不渴，无表证，脉沉微，身无大热者，干姜附子汤主之。（61）

说明：本条辨汗下后烦躁之证，以"不呕"排除少阳病，以"不渴"排除阳明病，又以"无表证"除外了太阳病，使辨证范围逐渐缩小，说明病不在三阳。阴证见烦躁，多责于肾阳虚衰，又以"身无大热"排除了残阳尽越于外的阴盛格阳之证。故知此乃误治后，肾阳暴伤之证。当速与干姜附子汤顿服，单刀直入急救回阳。

八、寓意双关

定义：在论述临床脉证的同时，寓意揭示其病理变化。

举例：太阳中风，阳浮而阴弱，阳浮者热自发，阴弱者汗自出，啬啬恶寒，淅淅恶风，翕翕发热，鼻鸣干呕者，桂枝汤主之。（12）

说明：第12条论太阳中风证治。"阳浮而阴弱"一句，既指出了桂枝汤证主脉为浮缓之象，同时也揭示出其卫阳浮盛、营阴外泄的病理机制。观下文自注句"阳浮者热自发，阴弱者汗自出"可见其意。

九、夹叙插说

定义：指夹于条文中的插入语句，往往是对上文的注释、补充或说明。这样的语句一般可以括注的形式表示。也有人称之"自注句"。

举例：少阴病，欲吐不吐，心烦，但欲寐，五六日自利而渴者，属少阴也，虚故引水自救。若小便色白者，少阴病形悉具，小便白者，以下焦虚有寒，不能制水，故令色白也。（282）

说明：本条论少阴虚寒之证，其中"虚故引水自救"及"小便白者，以下焦虚有寒，不能制水，故令色白也"均为夹叙自注之句。少阴寒证"自利而渴"固然是与太阴寒证"自利不渴"（227）相鉴别的辨证要点，但为说明其有别于三阳实热下利而伴有的口渴，故自注曰"虚故引水自救"，意在揭示本证肾阳虚衰，不能蒸化津液上承而口渴的病机。此时又进一步提出辨别少阴虚寒之证的关键是小便色白，并自注阐明其机理在于"下焦虚有寒，不能制水，故令色白也"。

十、反文兜转

定义：即将条文后面的某段文字提前到另一段文字之前。这种安排，往往具有突出和渲染作用。在理解条文原意时一般需要将句子顺序加以调整。亦有人称之为"倒装"。

举例：太阳病，发热恶寒，热多寒少，脉微弱者，此无阳也，不可发汗，宜桂枝二越婢一汤。（27）

说明：理解本条需要将句子顺序加以调整，"脉微弱者，此无阳也，不可发汗"应接在"宜桂枝二越婢一汤"之后。如张虚谷《伤寒本旨》所云："此条经文，宜作两截看。宜桂枝二越婢一汤句，是接寒多热少句来，今为煞句，是汉文兜转法也。"有强调桂枝二越婢一汤虽然属小汗方，但若阳气不足，脉微弱者，亦当禁用之意。

● 意义及展望

《伤寒论》成书于东汉末年，文字古朴，寓意深刻，医理精深。写作手法与现代汉语不同，存在有一些特殊的行文手法，常见的包括假宾定主，举此赅彼，正反设变，对比发明，举偏概全，分承并举，排除限定，寓意双关，夹叙插说，反文兜转等 10 余种。了解这些行文手法，对于提高对《伤寒论》原文的理解力并融会贯通，均会大有裨益。

第58问 想学好《伤寒论》，需要背诵原文吗？为什么？怎样背诵？

● 研究背景

历史的经验告诉我们，要想学好中医，背诵经典是夯实中医药基础的重要环节，现代中医教育称之为"基本理论、基本知识、基本思维、基本技能"。

早在 1962 年 7 月 16 日，北京中医学院秦伯未、于道济、陈慎吾、任应秋、李重人等五位老中医，针对当时中医教育及毕业生所存在的问题，向卫生部党组提交了《对修订中医学院教学计划的几点意见》的信，这就是现代中医教育史上著名的"五老上书"。该《意见》指出："据我们了解，过去从师学医，老师选择对象，首先要求文章要通顺。拜师以后，头两年学习内容主要是诵读，如《内经》（多数是《内经》节本）《伤寒论》《金匮》《脉诀》，以及《药性》《汤头》等书读得烂熟，甚至要求某些注解都要能记住。"说明了培养优秀的中医人才，要遵循其自身的规律，要掌握扎实的经典原文基本功。

2007 年，王永炎院士在"为培养优秀中医临床人才开展读经典做临床的读书活动开篇语"一文中亦指出："综观古往今来贤哲名医均是熟谙经典，勤于临证，发遑古义，创立新说者。"并强调说："中医药学是具有中国特色的生命科学，是科学与人文融合得比较好的科学，在人才培养方面，只要遵循中医药学自身发展的规律，只要把中医理论知识的深厚积淀与临床经验的活用有机地结合起来，就能培养出优秀的中医临床人才。"

那么，想学好《伤寒论》需要背诵原文吗？为什么？有没有一些具体的背诵方法可供借鉴？

● 研究内容与结果

一、背诵是读书的基本功之一

背诵是我国传统的读书方法之一，指不看原文凭记忆而念出读过的文字。古人读书，非常重视背诵，也很讲究背功。可以说背诵的魅力是无穷的，也是令人受益匪浅的。中国古代，无论是私塾、书院、太学，都要求学生能够背诵。每天都书声琅琅，诵读声不断。这些背诵的内容会伴随着学生的一生，成为他们安身立命、修齐治平的根本。因此，近年来有教育工作者提出："背诵就是把经典文章中优秀甚至卓越的思维方式复制到自己的血脉中来。"

二、背诵中医经典，复制辨证论治思维模式

著名伤寒学家刘渡舟教授曾经说过："关于背书的问题，历来也有争论。我的意见，倾向于应该背点书的。"他经常引《医宗金鉴·凡例》中的一段话："医者书不熟则理不明，理不明则识不精，临证游移，漫无定见，药证不和，难以奏效。"并进一步阐述背诵经典的临证意义："背"是为了"书熟"，"书熟"是为了"理明"，"理明"是为了"识清"，"识清"是为了临床辨证，最终达到提高临床疗效的目的。所以，刘老一向倡导"识明启悟，背功为先。"就是将背书作为中医的基本功之一，这不仅仅是为了应付考试，更重要的是，背诵有助于学生对中医"悟性"的提高，有助于中医思维模式的复制及构建。

为什么背诵中医经典可以复中医思维模式呢？曾有德国医学博士提出："一再重复的念唱，即使没有刻意去理解，所读唱之内容不只是会存入大脑记忆，它更会烙印在潜意识里。而潜意识的妙用就是无须经过意志的运作，能直接地、默默地、自然地影响了人类的思维与行为。"这便从一个侧面解释了为什么古今中医名家，多出于熟谙中医经典之人。

三、以原文背诵为先导的学习方法

所谓"以原文背诵为先导的学习方法"就是在学习过程中，强调原文背诵的重要性，制定强化经典原文背诵的学习方案并加以实施。把"听－读""录－听""背－写"原文背诵三步法，贯穿到《伤寒论》学习的课前预习、课堂学习、课后复习等全过程。

（1）听－读：即对照经典原文听示范录音，从跟读数遍后，逐渐过渡到熟读。学生可以事先找来《伤寒论》原文录音。或老师课前将《伤寒论》原文朗读的示范录音，共 398 段音频文件（录音文件名与条文号码对应），发给每一位学生。（现行《伤寒论讲义》本科教材收录原文计 398 条，并配套有条文朗读录音）

（2）录－听：在熟读的基础上，学生开始自行按照条文号码的段落录音，每段录音直至自己满意后保存，日积月累，直到录完 398 条。从录出第一条开始，便可经常戴着耳机播放收听自己的录音。尤其是可以充分利用碎片时间，如散步、洗衣、食堂排队等时候都可利充分用起来边听边默念或跟读。自己录音的次序不一定要按原文号码，可根据课程进度参考《中医经典等级考试指南》原文分级，结合自己的情况，自由安排。

（3）背－写：经过以上步骤的训练后，选出预定要背诵的条文，对照原文朗读数遍后，开始进行背诵练习。由于有录音及熟读的基础，所以能较快地掌握对该条文的背

诵。在能够背诵的基础上，趁热打铁，默写一遍，加强对生僻字的掌握，并能在下一次听录音复习巩固的时候，产生联想，巩固学习成果。

可见，采用原文背诵三步法，能够有效地帮助学生在背诵过程中，尽快扫清文字障碍，反复诵读、听读，快速体验到背诵成果。由于这种方法充分调动了视听感官，能将逻辑记忆与动作记忆有机结合，具有水到渠成，记忆牢固，简便易行等特点，便于学生掌握。此外，保存自己的录音，也方便今后参照艾宾浩斯（H.Ebbinghaus）遗忘曲线定期播放回顾，将临时记忆转化为永久记忆。

四、背诵效果

2018 年 10 月，原文背诵三步法在某班级《伤寒论》教学中实施，授课时间自 2018 年 10 月 8 日至 2018 年 11 月 16 日，共计 6 周 42 天，课堂授课 107 学时。全班学生 24 人，除 3 人因个人原因不能到校听课外，其余 21 人全部参加了原文背诵基本功训练。

6 周伤寒课，第 1 周为导读阶段，第 6 周进入考试复习阶段，故以 2～5 周作为原文背诵的重点实训阶段，统计重点实训这 4 周的原文背诵进展，见图 58-1。

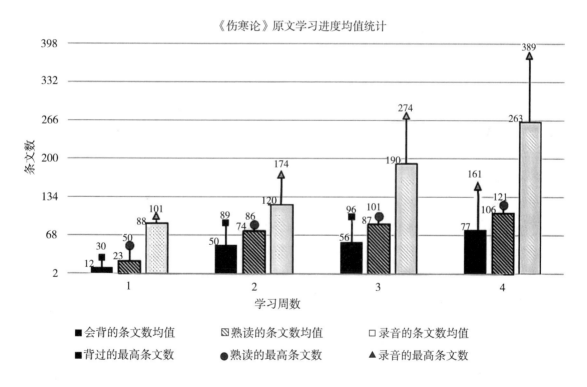

图 58-1 《伤寒论》原文背诵进度复式柱状图

如图，纵向坐标自下而上，表示条文数（本科《伤寒论》教材原文共计 398 条）；横向坐标自左向右，表示统计周数。对四周原文背诵、熟读、录音的条文数量进行均值与最高值统计，结果如下。

第一周，学生平均会背原文 12 条；能够背诵条文最多的同学达到了 30 条；熟读情况，平均每人 23 条，最多的熟读 50 条；录音情况，平均每人录音 88 条，最多的录音 101 条。

第二周，平均背过 50 条，最多的会背 89 条；熟读平均 74 条，最多的熟读 86 条；录音平均 120 条，最多的录音到 174 条。

第三周，平均背过 56 条，最多的会背 96 条；熟读平均 87 条，最多的熟读 101 条；录音平均为 190 条，最多的录音完成 274 条。

第四周，平均背过 77 条，最多的会背 161 条；熟读平均为 106 条，最多的熟读 121 条；录音人均 263 条，最多的录音达到 389 条。

从以上图形可以看出，每一周背诵条文数目都在稳步增长；背诵条文数目的背后，都会有更多熟读条文和更多录音条文的数目作为支撑。可见，录音 – 熟读 – 背诵三者密切相关。录音给熟读扫清了古汉语发音障碍，熟读为背诵奠定了坚实的基础；背诵的背后，是以熟读为基础；而熟读的背后是以准确发音的录音为基础。如此稳步推进，为打下扎实的中医经典基本功，奠定了坚实的基础。

《伤寒论》课程结束后，全校统一安排了期末考试。考试结果表明，大多数学生均能这在 42 天内，较好地掌握《伤寒论》重点条文，达到了教学大纲所要求的水平。《伤寒论》期末考试机读阅卷反馈报告（group report）亦显示，原文基本功测试类试题，具有较高的正确率。

结果表明，以原文背诵为先导的学习方法，成效显著。尽管有同学在开始阶段对老师要求背诵原文不太理解甚至有抵触情绪，但只要明确认识、坚持数日，便会体验到背诵中医经典原文的学习效果。例如，有同学在课程结束后给老师留言写道："……从您的教学中我受到了许多启发，学术上得到了许多收获。从来都不喜欢背书的我，也被迫背了好多条文，感觉我整个人有了新的提升。"

● 意义及展望

历史的经验及大量古今案例均告诉我们，背诵是储备中医药知识、培养悟性、发展辨证论治能力的一个必不可少的环节。故中医教学要求学生背诵一定的中医经典原文，而善于背诵、勤于背诵的学习习惯，不仅有助于学习效率的提高，更有助于中医辨证论治素养的提高。

第59问　中医"四大经典"课程常用的教学方法有哪些?

● 研究背景

目前,各高等中医药院校把内经、伤寒论、金匮要略、温病学设置为中医学经典必修课程,简称中医"四大经典"。中医四大经典历来是中医教育的核心,有着很强的理论性,它们构建了中医的基本理论框架,涵盖了中医基本理论的主要内容,是中医理论的基石,具有很强的实践指导性,对于培养提高学生辨证论治的综合能力发挥着十分重要的作用。

学习中医四大经典是理解和领会中医学辨证论治、理法方药基本理论框架体系发展规律的必由之路。中医理论框架的形成,是以《内经》为基础,而《伤寒论》《金匮要略》则是在《内经》的基础上,建立了外感和内伤杂病辨证论治的理论体系;而后温病学又进一步丰富并完善了辨证论治的理论体系。可见,学好中医四大经典医著,是全面掌握中医理论、掌握中医辨证论治理论体系最直接、最有效的方法。

那么,中医"四大经典"教学方法有哪些? 以下结合内经、伤寒论、金匮要略、温病学大学本科课程的教学特点,借鉴国内外现代常用的几种教学方法,研讨中医经典课程教学方法,与同道交流,共同提高。

● 常见的教学方法

一、以讲授为基础的学习

纵观全国各高等中医药院校本科教育,中医四大经典课程主要采用以授课为基础的LBL(lecture-based learning)学习方式。LBL属于传统教育模式方法,是以教师给学生提供信息和知识为先导,以获取知识为最高境界,它系统地讲解基本理论知识,传授信息量大、进展速度快、系统性强,对基本概念的讲授比较深刻、全面,容易理解,对低年级学生尤为重要。此种模式以教师为主,学生为辅。

LBL的基本模式为"预习→听课→复习→考试"的四段式教学方法。近年来,很多教师利用多媒体等教学手段,通过电化教学等直观生动的形式加强了学生对经典内容的理解和认识。例如,在温病学教学中,为了使学生了解温病诊法中颇具特色的舌诊、斑疹等的鉴别,应用形象逼真的幻灯片、录像片,既能使学生有感性的、客观的认识,也可通过对舌苔与病情动态变化过程的分析，更加深刻地理解卫气营血辨证、三焦辨证及其病理转归等。

但是，传统的 LBL 教学往往让学生缺乏学习的主动性，导致上课注意力不集中，特别是在教育改革日新月异的今天，这种教学方法面临着更多的挑战，被称为"灌输式"或"填鸭式"的教学模式。一些教师的教学形式过于单调，教学效果不尽如人意，导致了学生的临床能力、自学能力、组织表达能力、人际交往能力均得不到培养和提高。

尽管 LBL 教学存在重知识传授，轻素质和能力培养等诸多的缺点，但其系统、全面传授医学理论知识等优点是公认的。针对以上情况，在中医四大经典教学中，可以尝试引入一些成功的教学方法，将传统的 LBL 教学法与其他教学方法有机结合，以便取长补短，优势互补。

二、以问题为基础的学习

以问题为基础的 PBL（problem-based learning）学习方式是 20 世纪 60 年代美国 Barrows 教授创立的一种自主学习模式，是目前国际上比较流行的一种教学方法。

PBL 教学基本程序：教师课前提出问题 → 学生查找资料 → 分组讨论 → 教师总结。因此，这种教学法不仅对学生的学习能力要求较高，而且对教师自身的素质和教学技巧也都有很高的要求。教师备课中，首先要根据授课的内容查阅相关教材、文献、临床资料等，然后提出问题，课前一周发给每位同学，要求同学根据所提问题充分预习教材、查找相关资料后，分组进行讨论，课上教师提出问题，同学以组为单位来回答，回答不足之处，再由其他同学或教师进行补充，最后教师对本节重点和学生回答模糊的问题作出小结。

譬如，在学习《内经》原文"正气存内，邪不可干"时，可以给学生提出问题：本段经文在当今临床上有什么现实意义？学生们可以结合如何防治新的高致病性流感病毒引起的新一轮的流感大暴发，展开调研和讨论，从中领会中医"治未病"的思想，思考如何才能调动人体显在的与潜在的抗病能力，从而深入理解中医预防与治疗疾病的原则。又如，在《伤寒论》太阳变证学习中，让学生思考：什么是结胸？现代疾病谱中有哪些疾病属于结胸范畴？通过资料检索、深入思考、分组讨论，使学生们能够从现代疾病观的角度来认识这一古老的病名，特别是有助于学生们掌握大、小陷胸汤的现代临床应用及其辨证要点。

可见，PBL 教学模式以学生为主，教师为辅，是一种先进的教学方法，但其自身也存在一定的弊端，如学生往往需要花费更多的时间和精力在相同知识的学习上，知识缺乏连续性和系统性等，这就要求 PBL 一定要与传统的授课方法有机结合，才能获得理想的效果。

三、案例式教学法

案例式教学法（case teaching method）始创于美国哈佛大学，最早用于商学院及法学院的教学中，随后迅速推广到其他领域的教学当中。案例教学法在医学教育中有类似的模式，称之为病例分析法。案例式教学法是教师根据教学目标与要求，本着理论联系实践的宗旨，以案例为基本素材，将学生引入一个特定的真实情景中，通过师生互动、学生参与、平等对话或分组研讨等形式，促进学生对基本知识和技能的掌握，提高学生分析问题、解决问题的能力。

在中医四大经典教学中，采用案例式教学法引入临床病例，往往能够取得更佳的教学效果。例如，在内经课程教学中，讲到《素问·至真要大论》病机十九条"诸风掉眩，皆属于肝"时，可以结合临床实际，引入肝风内动引发心脑血管疾病的临床案例，来加深学生对中医病机的认识和理解；在讲解伤寒论课程的茵陈蒿汤证时，可以例举该方在临床治疗急性黄疸型肝炎证属"阳黄"的有效病例来加深认识；在解析金匮要略课程的桂枝芍药知母汤证时，可例举类风湿性关节炎证属感受风湿之邪，日久化热伤阴的临床验案；而讲解温病学课程的湿热病时，则可结合某些缠绵难愈的急性热病、难治性疾病的临床验案，分析湿热病提纲"湿热证，始恶寒，后但热不寒，汗出胸痞，舌白，口渴不引饮"并加深理解。

案例式教学法以临床案例为导入，有助于拓展学生的思维空间、活跃课堂气氛、唤起学生的求知欲望和激发学生的探索精神；有助于培养学生的临床思维能力和提高教师的综合素质等，是一种行之有效的教学方法。

四、启发式教学方法

启发式教学方法是教师在教学过程中，依据教学规律，引导学生主动、积极、自觉地掌握知识的教学方法。启发式教学的关键就是要唤起学生学习的积极性，让学生充分发展自我。在教学过程中，重视学生的认知过程和思维过程，彻底改变学生的被动状态，充分调动学生的积极性、主动性和创造性。启发式教育特别注重以学生为主体，学生可以自由发表意见，教师对有见地的学生发言应予以充分肯定，鼓励创新思维，鼓励个性发展。对理解有失偏颇甚至理解错误的学生，不要挫伤他们的学习积极性，要给以鼓励，给予正确引导。

以金匮要略课程教学为例，教师拟出几个疾病，如百合病、虚劳病、胸痹病、肺痿病等的典型病例交给学生，并假设将组织几支医疗队前往某社区或边远地区，需要在出发前做些准备工作，比如怎样确定百合病、虚劳病、胸痹病、肺痿病等病的诊断和治疗？接着，让学生们以小组为单位进行讨论并提出诊断治疗的方案。学生可以自由设计场景，形式不限，可以小品、表演、对话、知识问答、模拟社区医院或卫生院等表现形式，采用分组讨论，派人发言，其他小组质疑及提出不同看法，由发言组再补充解释，最后由教师点评总结。通过创设情景教学，学生如同身临现场，感受临床医生运用仲景的相关治疗思想进行辨证论治过程，等等。学生积极参与，兴致高涨，表演生动，能激发学习的创造性、主动性和积极性。

然而，启发式教学法不同于其他具体的教学法。具体的教学方法都有一套固定的教学格式和若干具体的教学环节，具有很强的操作性和程序性。启发式教学法更主要的是引入一种教学思想，但在实际应用中还没有一套固定的教学模式可寻，缺乏程序性和可操作性。因而在教学实践中，要求教师们要将所传授的知识点进行分析归纳，要吃透教材，要了解学生的心理状态，并结合本专业课程的特点来精心设计，不断创新，切不可生搬硬套。

五、易位式教学法

易位式教学法是指师生换位，变学生被动为主动的教学方式。在课堂教学中，教师与学生相互交换角色，由学生在讲台上进行有关课程的讲解，而教师坐在下面听讲。通过教师与学生在课堂上角色的互换，达到全方位提高学生综合素质的目的。

具体地说，就是在教学过程中，教师事先将应讲述的内容分配给学生，让他们在课余时间自学，然后作为教师在课堂上讲解，教师则作为一名学生认真听讲。在学生讲课的过程中，教师通过举手提问的方式来补充学生讲述的不足，并完成教学大纲所规定的教学内容。

如在《伤寒论》少阳病篇的学习过程中，教师在讲完小柴胡汤证后，学生们对少阳本证的因机证治已有一定认识。此时，可以把小柴胡汤兼证五方（柴胡桂枝汤、大柴胡汤、柴胡加芒硝汤、柴胡桂枝汤、柴胡加龙骨牡蛎汤）的证治分别交给学生们登台讲解。学生通过查阅资料、精心备课、讲解答疑等体验，能加深对各方证因机证治的理解和掌握。这种教师与学生换位的体验，让学生能从教师的角度去认真思考教学过程、教学内容和教学方法，学生讲课有效地调动了教学过程中参与者的积极性。对教师而言，通过这种体验，则更能把握学生的心理变化、了解学生的需求。

师生易位法的课堂教学，能够打破传统教学方法的束缚，激发学生的学习热情，锻炼学生在众人面前的表达能力，提高学生的自我学习能力、对知识的总结能力、抓住要点与核心问题的能力，促进学生对教学内容的理解，并使学生在这个学习过程中逐步建立起今后从事自己职业所必需的职业态度，最终达到全面提高学生综合素质的目的，从而实现以"教师为中心"向"学习者为中心"的新型教学理念的转变。

但是，在实施师生易位教学过程中，教师的责任更加重大，对教师各个方面的能力也提出了更新、更高的要求。教师在上课过程中必须全神贯注，以便随时掌握和控制教学的进程。教师的提问发言必须要有技巧，避免让学生感到难堪而损伤他们的自尊心。

同时课堂气氛的活跃使学生更愿意提出自己的想法和观点，教师必须具有更加丰富的知识、能力和经验，才能满足学生的求知欲望。在实施师生易位式教学方法时应注意以下几点：一是所选用的课程最好能够小班上课（人数不宜超过30人）；二是学生所讲述的部分课程必须要有详细的教材或教学参考书；三是学生所讲述的课程应该是大学生通过自学完全可以掌握或基本掌握的内容；四是教师不是被动地听讲，而是主动地听讲，教师应随时掌握教学进程和内容的深浅，并根据实施效果，不断加以调整，以取得最佳的学习效果。

六、体验式学习

体验式学习是"实践—认识—再实践—再认识"这一哲学原理在教学过程中的具体运用。体验式学习建立在马克思主义认识论基础上，通过突出实践的重要性和学生的主体地位，充分发挥学生的主观能动性，把学生的认知过程置于一定的场景中，调动学生学习的积极性和主动性，形成初步的体验。在教师的指导下，学生通过彼此交流，整合初步的体验，实现由感性认识到理性认识的飞跃。

在中医四大经典课程教学中，体验式教学方法的运用具有特殊意义。目前高等中医药院校的本科经典教学大致分为2种情况：一是本科前3年（基础阶段）的课程安排，一般是在课堂教学的同时，还要匹配1/4～1/3的临床见习课程，有的学校还能增加10周的集中见习；二是本科后2年（临床阶段）的课程安排，除了上课，一半以上的时间是在医院的病房或门诊实习。我们的体会是，在四大经典临床见习或实习中，一般经过6～8次的正规示范带教后，即可放手让学生尽早亲自体验，独立完成问诊、书写病例、辨证立法和书写处方等临证环节，最后由老师把关审定、修改后签字。这样做，一般不会影响患者的就医质量，只要解释到位，大多数患者都能够积极配合。"早动手，多临床"正是优秀中医人才培养的必由之路。

正如王永炎院士所指出："读经典做临床"关键在"做"字上苦下功夫，敢于置疑而后验证、诠释进而创新，务必活学活用，最可贵的是取得鲜活的临床经验，"经验"是感知，距理性思考还远，然而第一手感性的知识至关重要。

体验式教学是以培养学生具有独立、自主、创新等主体精神为目标，以营造教学氛围、激发学生情感为主要特点，以学生自我体验为主要学习方式，力求在师生互动的教学过程中，达到认知过程和情感体验过程的有机结合。因此，除了临床见习或实习外，在课堂教学中，也可根据每一章节的教学内容，结合教学过程，适时设计体验式教学内容，如设计课堂虚拟演练等，以获得更加满意的教学效果。

七、讨论式教学法

讨论式教学法，亦称研讨式教学法，源于德国，目前在西方国家高等学校已成为一种普遍的教学方法，它的目的在于为学生提供思考问题和讨论问题的机会。这属于一种民主的教学方法，不仅能使学生增长知识、开阔视野、激发科研兴趣，还有助于学生综合能力的提高和活跃课堂气氛，有助于师生共同探索、发现和研究，进而密切师生关系，促进教学相长。研讨式教学一般分为 5 个步骤：指导选题 → 独立探索 → 专题演示 → 课堂讨论 → 总结提高。这种教学模式有 3 个突出的特点：一是教学具有开放性，无唯一的答案；二是需要对知识进行综合运用，促进新旧知识的整合；三是多用于归纳思维并鼓励协作。

在中医四大经典教学中，可以根据教学进度及教学内容的需要，适当引入讨论式教学形式，引导学生团结合作、共同探索、分析问题和寻求解决问题的方法。将讨论式教学法引入《伤寒论》的教学中，老师可事先提出问题让学生们思考并查阅资料。例如，为何小青龙汤证既可见到"口渴"也可见到"口不渴"？为何真武汤证既可见"小便利"也可见到"小便不利"？这些貌似相互矛盾的问题，要求学生在独立思考的基础上，结合书中讲解及参考书，分析归纳，提出自己的看法和见解，从而找出解决问题的方法，以此来激发学习兴趣，促进创造性思维能力的发展。

讨论式教学是以"教师为主导，学生为主体"。教师作用就像拍戏中的导演，学生演出的质量如何，关键是导演，要保证教学质量，这就要求老师必须带着问题认真钻研教材，阅读各种参考书，将教学大纲重点和难点知识分解成不同的知识点，拟出讨论题目。一个好的选题应满足以下条件：一是题目要有新意，能增加学生的兴趣性及新鲜感，学生能看懂、理解专题所涉及的主要知识点，并能用运所学到的知识和查阅相关的文献来寻找答案；二是紧扣教学内容、体现教学目的；三是讨论结果并非唯一。

可见，讨论式学习在医学教学领域的应用，要求教师结合医学专业的课程重点，进行精心的设计与周密的组织，让学生经过自学思考，并在教师引导下就某一问题发表自己的见解，主动探寻并获取知识。在学习过程中，大家形成一种伙伴关系，优势互补，资源共享，借助集体的智慧提高自身的综合医学素质。

● 意义及展望

在中医"四大经典"教学实践中，可以灵活地将以问题为基础的学习教学法、案例式教学法、启发式教学方法、易位式教学法、体验式学习、讨论式教学法等运用到教学实践当中，并与传统教学模式相结合，即在教学实践中应将多种教学方法综合运用并优化组合。

中医四大经典课程的特点是文字古奥、义理幽深。对于本科学生而言，能够学懂、学透，实属不易。不仅如此，还要着力培养学生中医辨证论治的思维模式。因此，就中医四大经典课程而言，有 2 个知识模块：一是基本知识学习。以 LBL 的教学模式为主，可运用多种教学手段来提高教学效果，如发挥计算机多媒体的图、文、音、视、动和颜色的综合优势，从而调动学生的积极性与主动性，使学生对疾病有更直观的认识，既能丰富教学内容，又能提高学习兴趣，从而提高教学质量。应该强调的是，为了打下扎实的临床基本功，重点原文应该要求学生熟练掌握和背诵。二是基本技能的学习。可灵活选用上述多种教学方法，引导学生独立思考，以提高学生临床辨证论治能力。通过丰富的教学方法，帮助学生建立中医思维模式，培养学生的创新能力，从而引导学生掌握学习技巧与思维方法，让学生掌握和运用知识去解决实际问题。通过临床见习、随师临证等方式使学生早临床、多临床，加强中医经典课程的实践教学环节，使理论与临床实际紧密结合，使学生能够真切地感受到中医经典著作的实用价值和魅力所在，从而激发学生学习的积极性和主动性。

因此，尝试将一些新兴的教学方式融入中医四大经典教学模式中，以提高教学质量。这与 STM（synthetic teaching methodology）综合教学法模式十分相近。所谓 STM 是指通过综合运用课堂讲授、问题式、案例式、讨论式、启发式、易位式、体验式等教学方法开展教学活动。这些教学方法能让学生较好地置身于最理想的学习环境中，提高学习的主动性、积极性和参与性，深入体验学习的全过程，最终达到提高学习能力、解决实际问题的能力和创新能力的目的。

总之，教学有法，但无定法，需因课、因地、因人而运用具体的教学方法，并不是每一堂课都要机械地采用多种教学方法。就像中医强调"辨证论治"一样，要具体问题具体分析，在中医四大经典教学中，应该结合不同课程的特点以及教学各阶段的具体内容，灵活运用各种教学方法，以帮助获得满意的教学效果。

主要参考文献

［1］刘渡舟.伤寒论校注［M］.第1版.北京：人民卫生出版社，2013.

［2］刘渡舟.伤寒论十四讲［M］.第1版.北京：人民卫生出版社，2013.

［3］刘渡舟.伤寒论诠解.天津：天津科学技术出版社，1996.

［4］刘渡舟.伤寒挈要.北京：人民卫生出版社，1983.

［5］刘渡舟.金匮要略诠解［M］.天津：天津科学技术出版社，1984.

［6］钱超尘.《伤寒论》文献新考［M］.北京：北京科学技术出版社，2018.

［7］聂惠民.三订聂氏伤寒学［M］.第1版.北京：学苑出版社，2010.

［8］王庆国.伤寒论讲义［M］.北京：高等教育出版社，2007.

［9］王庆国.伤寒论解要［M］.第1版.天津：天津科技翻译出版公司，2008.

［10］王庆国，高飞，王雪茜.《伤寒论》历代名家集注［M］.北京：人民卫生出版社，2023.

［11］何任.金匮要略校注［M］.北京：人民卫生出版社，1990.

［12］徐叔云，卞如濂，陈修.药理实验方法学［M］.北京：人民卫生出版社，1982.

［13］刘建平.临床科研方法—理论与实践［M］.北京：军事医学科学出版社，2001.

［14］李宇航.《伤寒论》方药剂量与配伍比例研究.北京：人民卫生出版社，2015.

［15］李宇航.伤寒论研读［M］.第1版.北京：中国中医药出版社，2016.

［16］李宇航.宋本《伤寒论》全释［M］.北京：人民卫生出版社，2020.

［17］郑丰杰，周璐，李宇航.元代邓珍本《金匮要略》262方与640条原文计数考［J］.河南中医，2021，41（10）：1459-1464.

［18］钟相根，李宇航.《金匮要略》本科教学三部曲——溯源、贯通、致用［J］.浙江中医药大学学报，2021，45（05）：550-554.

［19］刘双巧，周璐，李彩艳，等.基于Sentence Piece的中医学分词模型建模研究［J］.世界中医药，2021，16（06）：981-985+990.

［20］王敏，周璐，孙燕，等.大柴胡汤及其"方剂要素"对NAFLD模型大鼠"肠－肝轴"作用的相关分析［J］.世界中医药，2021，16（03）：430-436.

［21］钟相根，李宇航.金匮要略教学探索——回归"病脉证并治"逐级分类循证推理之临床诊疗模式［J］.中医教育，2021，40（01）：43-45.

［22］李宇航.谈半夏泻心汤之演化方半芩泻心汤［J］.河南中医，2021，41（01）:1-5.

［23］高誉珊，张鑫蕾，吴梦瑶，等.大柴胡汤及其拆方对非酒精性脂肪肝病（NAFLD）大鼠模型"肝-肠轴"影响的形态学［J］.世界中医药，2020，15（21）：3260-3265.

［24］郑丰杰，李宇航.谈宋本《伤寒论》原文的398条与808条［J］.河南中医，2020，40（06）：811-814.

［25］李宇航.以原文背诵为先导的伤寒论教学探索与实践——新加坡南洋理工大学教学案例［J］.中医教育，2019，38（06）：67-70+74.

［26］王玥，郑丰杰，李宇航.从热力学角度研究中药寒热量化的回顾与思考［J］.环球中医药，2019，12（11）：1765-1769.

［27］吴梦瑶，王敏，周璐，等.《伤寒论》"阳微结"历代文献梳理及证治探讨［J］.环球中医药，2018，11（05）：689-693.

［28］陈琳，王敏，李宇航.从《伤寒论》"以知为度"谈仲景对用药药量的宏观把握［J］.世界中医药，2018，13（03）：585-591.

［29］李宇航."五脏苦欲补泻"用药法则在仲景经方中的体现——经方"五脏五味补泻"用药范例［J］.世界中医药，2018，13（02）：295-308.

［30］周雨玫，李宇航.读《伤寒论·平脉法》第4条之体会——谈诈病与主诉偏倚［J］.河北中医药学报，2017，32（04）：29-31.

［31］王敏，李宇航.基于"方-证要素对应"的甘麦大枣汤治疗脏躁机制分析［J］.北京中医药大学学报，2017，40（05）：366-370.

［32］邱岩，李宇航.浅谈温热药物在湿热病治疗中应用［J］.世界中医药，2017，12（04）：912-916.

［33］王振亦，孙燕，张淑静，等."肺主呼吸"对"通调水道"影响的实验观察［J］.世界中医药，2016，11（05）：872-875.

［34］张金超，李宇航."肺主通调水道"在《伤寒论》《金匮要略》中的体现［J］.世界中医药，2016，11（04）：725-727.

［35］王振亦，李宇航.《伤寒论·序》对《千金方·大医精诚》的影响［J］.国医论坛，2016，31（01）：2-3.

［36］刘艳红，李宇航.从"方-证要素对应"角度探讨三承气汤及其衍化方演化规律［J］.辽宁中医药大学学报，2015，17（04）：154-157.

［37］刘妙，李宇航.《伤寒论》"当齐握热"探讨［J］.北京中医药大学学报，2015，38（02）：83-84.

［38］魏雅楠，李宇航.谈《伤寒论》中的欲愈候［J］.世界中医药，2015，10（02）：192-195+198.

［39］孙燕，郑丰杰，高誉珊，等.基于中药四性理论的"量化组方"研究［J］.世界中医药，2015，10（01）：17-21.

［40］郑丰杰，孙燕，李宇航.经方方证要素解析［J］.世界中医药，2015，10（01）：1-6+12.

［41］钟相根，李宇航.宣白承气汤"承顺胃气"以"宣肺"的生物学机制［J］.世界中医药，2015，10（01）：34-38.

［42］刘妙，郑丰杰，高誉珊，等."从肠论治"对哮喘小鼠 BALF 炎症细胞及血清 IgE含量的影响［J］.世界中医药，2015，10（01）：26-29.

［43］高誉珊，郑丰杰，李鑫，等.基于微量量热法的寒热中药对大肠杆菌生长热谱曲线的影响［J］.云南中医学院学报，2014，37（02）：10-13+33.

［44］王坦，张前，李宇航，等."通利大肠"对 COPD 大鼠细胞因子含量的影响［J］.北京中医药大学学报，2013，36（02）：104-107.

［45］郑丰杰，李宇航，许红，等.加味桔梗汤对慢传输型便秘小鼠肺肠组织神经肽含量的影响［J］.北京中医药大学学报，2013，36（01）：30-33.

［46］刘玉超，李宇航.《伤寒论》治喘六方［J］.河北中医药学报，2012，27（03）：9-11.

［47］刘玉超，苏惠萍，李宇航，等.慢性阻塞性肺疾病"从肠论治"的经方运用［J］.辽宁中医杂志，2012，39（09）：1705-1706.

［48］郑丰杰，李宇航，许红，等.通腑对哮喘模型小鼠肺及肠组织 VIP、TFF3 及NKA 含量的影响［J］.中华中医药杂志，2012，27（08）：2023-2027.

［49］全贞雪，钟相根，李宇航，等."通利大肠"对 COPD 大鼠气道重构的影响［J］.中国实验方剂学杂志，2012，18（19）：157-161.

［50］全贞雪，钟相根，彭桂英，等.通利大肠对慢性阻塞性肺疾病大鼠外周血 T 淋巴细胞亚群的影响［J］.中华中医药杂志，2012，27（04）：992-994.

［51］林峻生，郑丰杰，李宇航，等.宣肺中药对慢传输型便秘小鼠肺肠组织神经肽的影响［J］.广州中医药大学学报，2012，29（02）：168-171.

［52］郑丰杰，李宇航，许红，等."通腑"方法对直肠半结扎模型大鼠肺组织 NKA、VIP、TFF3 含量的影响［J］.北京中医药大学学报，2012，35（01）：15-18.

［53］钟相根，程发峰，王庆国，等.经方现代应用的临床与基础研究思路探讨［J］.中医杂志，2011，52（19）：1640-1642.

［54］孙燕，李宇航，郭明章.基于数据库技术的《伤寒论》及《金匮要略》方药数量解析研究［J］.中国中医药信息杂志，2011，18（09）：28-29.

［55］马小鑫，李宇航.中药四气记载年代考［J］.中医杂志，2011，52（17）：1522-1524.

［56］钟相根，李宇航，祝小惠，等."通利大肠"对慢性阻塞性肺疾病模型大鼠 SIgA含量的影响［J］.辽宁中医杂志，2011，38（08）：1670-1671.

［57］钟相根，李宇航，祝小惠.慢性阻塞性肺疾病气道黏液高分泌机制及中医药干预作用［J］.中华中医药杂志，2011，26（08）：686-689.

［58］贾旭，钟相根，李宇航，等."从肠论治"对慢性阻塞性肺疾病模型大鼠肺组织病理学影响［J］.辽宁中医杂志，2011，38（07）：1439–1440.

［59］王毅，李宇航，郑丰杰，等.宣肺中药对COPD模型大鼠肺组织NKA及VIP含量的影响［J］.中华中医药杂志，2011，26（05）：1161–1164.

［60］王毅，李宇航，郑丰杰，等.宣肺中药对小鼠肠道传输功能减缓的调节作用［J］.中华中医药学刊，2011，29（04）：731–733.

［61］尹妍，李宇航.中药寒热属性的现代研究进展［J］.世界中西医结合杂志，2011，6（03）：254–256.

［62］刘敏，闫军堂，李宇航，等.《伤寒论》竹叶石膏汤"竹叶二把"考辨［J］.中华中医药学刊，2011，29（03）：478–479.

［63］祝小惠，钟相根，李宇航，等.COPD大鼠AQPs mRNA表达及"从肠论治"干预作用［J］.中华中医药学刊，2011，29（01）：39–41.

［64］钟相根，李宇航，张前，等.COPD大鼠气道黏液分泌调控机制及"从肠论治"干预作用［J］.中国中医基础医学杂志，2010，16（12）：1123–1125.

［65］钟相根，李宇航，贾旭，等."通利大肠"对慢性阻塞性肺疾病大鼠气道黏液高分泌的影响［J］.北京中医药大学学报，2010，33（12）：809–812+871.

［66］刘敏，郭明章，李宇航，等.仲景方中豆豉用药剂量研究［J］.辽宁中医杂志，2010，37（11）：2218–2219.

［67］李宇航，钟相根，贾旭，等.通利大肠对慢性阻塞性肺疾病大鼠肺组织γ–GCS及Nrf2 mRNA表达的影响［J］.中华中医药杂志，2010，25（11）：1785–1788.

［68］李宇航，郭明章，孙燕，等.仲景方用药度量衡古今折算标准研究［J］.北京中医药大学学报，2010，33（09）：597–600.

［69］孙燕，郭明章，李宇航，等.仲景方中枳实用药剂量古今折算研究［J］.中华中医药学刊，2010，28（08）：1597–1599.

［70］李宇航，钟相根，贾旭，等."通利大肠"对慢性阻塞性肺疾病模型大鼠氧化应激的影响［J］.中华中医药杂志，2010，25（08）：1196–1198.

［71］李宇航，钟相根，贾旭，等."通利大肠"对慢性阻塞性肺疾病模型大鼠肺功能及血气的影响［J］.北京中医药大学学报，2010，33（07）：452–455.

［72］郭明章，孙燕，李宇航，等.仲景方中"石膏如鸡子大"的折算研究［J］.中华中医药学刊，2010，28（07）：1385–1386.

［73］刘敏，郑丰杰，李宇航，等.仲景方中葶苈子用药剂量研究［J］.时珍国医国药，2010，21（06）：1366.

［74］刘敏，郭明章，李宇航，等.仲景方中半夏用药剂量及配伍比例研究［J］.北京中医药大学学报，2010，33（06）：365–368.

［75］孙燕，郭明章，李宇航.仲景方中以容量为计量单位的药物剂量折算研究［J］.

吉林中医药, 2010, 30 (04): 362-364.

[76] 刘敏, 王庆国, 李宇航, 等.《伤寒论》"大黄如博碁子大"考辨 [J]. 中医杂志, 2010, 51 (04): 374-376.

[77] 刘敏, 孙燕, 李宇航, 等. 仲景方麦冬用药剂量研究 [J]. 国医论坛, 2010, 25 (02): 1-2.

[78] 孙燕, 郭明章, 李宇航. 建立经方药物古今剂量折算标准面临的两大关键问题 [J]. 中医研究, 2009, 22 (12): 1-2.

[79] 李宇航. 中医"四大经典"教学方法研究 [J]. 中医教育, 2009, 28 (06): 11-15.

[80] 刘敏, 刘振权, 李宇航, 等. 仲景方中水蛭用药剂量研究 [J]. 中国现代药物应用, 2009, 3 (21): 77-78.

[81] 郭明章, 黄颖, 李宇航, 等. 桔梗对慢性阻塞性肺疾病大鼠不同组织血管活性肠肽 (VIP) 含量的影响 [J]. 中华中医药学刊, 2009, 27 (04): 714-715.

[82] 李宇航. 谈"证候要素"与"方剂要素" [J]. 中华中医药杂志, 2009, 24 (02): 117-121.

[83] 黄颖, 郭明章, 李丽娜, 等. 桔梗对 COPD 大鼠不同组织肠三叶因子 (TFF3) mRNA 基因表达的影响 [J]. 中国中医基础医学杂志, 2009, 15 (01): 69-71.

[84] 王培利, 李宇航, 钟相根, 等. 仲景合法方对 BCG/LPS 所致小鼠免疫性肝损伤免疫功能的影响 [J]. 中华中医药学刊, 2008, (01): 69-72.

[85] 杨红, 刘建平, 李宇航, 等. 小青龙汤治疗哮喘随机对照试验的系统评价 [J]. 北京中医药大学学报 (中医临床版), 2008, (01): 25-29.

[86] 朱明, 周铭心, 林亭秀, 等. 红外成像技术在中医科研中导向性应用 [J]. 新疆医科大学学报, 2007, (09): 1025-1026.

[87] 祝捷, 李宇航, 王庆国, 等. 半夏泻心汤药物血清对 ICC 线粒体膜电位与 $[Ca^{2+}]$ i 的影响 [J]. 辽宁中医杂志, 2007, (09): 1328-1330.

[88] 朱明, 李宇航, 林亭秀, 等. 关于中药寒热药性试验的红外成像观测 [J]. 中国体视学与图像分析, 2007, (01): 53-58.

[89] 孙燕, 臧传新, 任廷革, 等. 支持向量机方法在《伤寒论》方分类建模中的应用 [J]. 中国中医药信息杂志, 2007, (01): 101-102.

[90] 李宇航, 王庆国, 陈萌, 等. 半夏泻心汤及其拆方对胃电节律失常大鼠胃电慢波频率变异系数的影响 [J]. 中国中西医结合杂志, 2006, (S1): 53-55.

[91] 孙燕, 臧传新, 任廷革, 等. 支持向量机分类器在中医方剂模式识别中的应用研究 [J]. 中医药管理杂志, 2006, (11): 25-28.

[92] 祝捷, 李宇航, 王庆国, 等. 半夏泻心汤药物血清对 ICC 膜电位与 $[Ca2+)]$ i 的影响 [J]. 中华中医药杂志, 2006, (10): 624-625.

［93］祝捷，李宇航，王庆国，等.半夏泻心汤对功能性消化不良大鼠胃排空及血浆胃动素的影响［J］.中华中医药杂志，2005，（06）：335-337.

［94］李宇航，李丽娜，牛潞芳，等.加味桔梗汤治疗实验性肺纤维化的初步观察［J］.中华中医药杂志，2005，（03）：183-184.

［95］赵琰，李宇航，王庆国，等.半夏泻心汤不同性味拆方对胃溃疡大鼠血清胃泌素的影响［J］.上海中医药杂志，2004，（10）：45-47.

［96］赵琰，王庆国，李宇航，等.半夏泻心汤的不同性味配伍对慢性胃溃疡大鼠胃液分泌及胃蛋白酶活性的影响［J］.浙江中医杂志，2004，（04）：40-42.

［97］王庆国，李宇航，李丽娜，等.半夏泻心汤对胃电节律失常大鼠胃壁c-kit基因表达水平的影响［J］.中国医药学报，2004，（03）：143-145+132.

［98］李宇航，王庆国，杨美娟，等.半夏泻心汤及其拆方对胃电节律失常大鼠胃肌间ICC含量的影响［J］.北京中医药大学学报，2004，（01）：21-23.

［99］王庆国，李宇航，陈明.苍生大医刘渡舟（连载三）［J］.河南中医学院学报，2003，（03）：1-2.

［100］王庆国，李宇航，陈明.苍生大医刘渡舟（连载二）［J］.河南中医学院学报，2003，（02）：3-5.

［101］王庆国，李宇航，陈明.苍生大医刘渡舟（连载一）［J］.河南中医学院学报，2003，（01）：4-6.

［102］王庆国，李宇航，赵琰，等.半夏泻心汤及其拆方对正常大鼠胃肠运动功能的影响［J］.北京中医药大学学报，2001，（06）：19-21.

［103］李宇航，王庆国，牛欣，等.半夏泻心汤及其拆方对慢性胃溃疡大鼠胃黏膜细胞增殖活性的影响［J］.北京中医药大学学报，2001，（03）：30-32.

［104］王庆国，李宇航，牛欣，等.半夏泻心汤及其拆方对慢性胃溃疡大鼠表皮生长因子的影响［J］.中国中西医结合急救杂志，2001，（03）：137-139.

［105］李宇航，王庆国，牛欣，等.半夏泻心汤配伍意义的拆方研究——对大鼠离体胃底肌条收缩活动的影响［J］.北京中医药大学学报，2000，（06）：27-29.

［106］李宇航，王庆国，牛欣，等.半夏泻心汤配伍意义的拆方研究——调节胃分泌作用的实验观察［J］.北京中医药大学学报，1999，（05）：49-52.

［107］李宇航，牛欣，李云谷，等.三草降压汤的降血压作用探讨［J］.北京中医药大学学报，1996，（01）：45-46.

［108］李宇航.论四逆散开阖以运枢机［J］.北京中医药大学学报，1998，（04）：11-13.

［109］李宇航，许山鹰.《伤寒论》特殊行文手法10例［J］.中医教育，1996，（05）：30-31.

［110］李宇航，牛欣，李云谷，等.三草降压汤的降血压作用探讨［J］.北京中医药大

学学报，1996，（01）：45-46.

［111］李宇航.《伤寒论》"四逆辈"探讨［J］.北京中医药大学学报，1995，（01）:9-11.

［112］聂惠民，李宇航.半夏泻心汤临证化裁系列研究［J］.实用中医内科杂志，1991，（04）：3-5.

［113］李宇航.半夏泻心汤治疗心下痞证治规律的研究——古今医案 159 例统计分析［J］.北京中医，1991，（05）：11-13.

［114］李宇航.失眠验方僵蚕二黄散［J］.中医杂志，1989，（08）：25.